2015

中国卫生和计划生育统计年鉴

国家卫生和计划生育委员会 编

中国协和医科大学出版社

图书在版编目（CIP）数据

2015 中国卫生和计划生育统计年鉴 / 国家卫生和计划生育委员会编. —北京：中国协和医科大学出版社，2015.7

ISBN 978-7-5679-0385-2

Ⅰ. ①2… Ⅱ. ①国… Ⅲ. ① 卫生统计-统计资料-中国-2015-年鉴 ②计划生育-统计资料-中国-2015-年鉴 Ⅳ. ①R195.1-54 ②C924.21-54

中国版本图书馆 CIP 数据核字（2015）第 180721 号

2015 中国卫生和计划生育统计年鉴

编　　者： 国家卫生和计划生育委员会
责任编辑： 吴桂梅　孙阳鹏

出版发行： 中国协和医科大学出版社
（北京东单三条九号　邮编 100730　电话 65260378）
网　　址： www. pumcp. com
经　　销： 新华书店总店北京发行所
印　　刷： 北京佳艺恒彩印刷有限公司

开　　本： 889×1194　1/16 开
印　　张： 26.5
字　　数： 640 千字
版　　次： 2015 年 9 月第 1 版　2015 年 9 月第 1 次印刷
印　　数： 1—2000
定　　价： 198.00 元

ISBN 978-7-5679-0385-2

《中国卫生和计划生育统计年鉴》编辑委员会

《中国卫生和计划生育统计年鉴》编辑部

编 者 说 明

一、《中国卫生和计划生育统计年鉴》是一部反映中国卫生计生事业发展情况和居民健康状况的资料性年刊。本书收录了全国及31个省、自治区、直辖市卫生计生事业发展情况和目前居民健康水平的统计数据，以及历史重要年份的全国统计数据。本书为《中国卫生和计划生育统计年鉴》2015卷，收编的内容截至2014年底。

二、全书分为16个部分，即：医疗卫生机构、卫生人员、卫生设施、卫生经费、医疗服务、基层医疗卫生服务、中医药服务、妇幼保健与计划生育、人民健康水平、疾病控制与公共卫生、居民病伤死亡原因、食品安全及卫生监督、医疗保障、人口指标，另附主要社会经济指标、世界各国卫生状况。各章前设简要说明及主要指标解释，简要说明主要介绍本章的主要内容、资料来源、统计范围、统计方法以及历史变动情况。

三、资料来源

（一）本资料主要来自年度卫生统计报表，一部分来自抽样调查。

（二）人口和社会经济数据摘自《中国统计年鉴》以及公安部、教育部、民政部统计资料，城镇居民基本医疗保险数据摘自人力资源与社会保障部，各国卫生状况数据摘自世界卫生组织《世界卫生统计》。

四、统计口径

（一）除行政区划外，书中所涉及的全国性统计数据均未包括香港特别行政区、澳门特别行政区和台湾省数据。

（二）由于修订《国家卫生统计调查制度》，适当调整了医疗卫生机构和人员的统计口径，导致1996、2002、2007、2013年机构和人员数变动较大，2013年起医疗卫生机构及人员数包括卫生计生部门主管的计划生育技术服务机构。

（三）村卫生室的机构、人员和诊疗人次分别计入医疗卫生机构总数、卫生人员总数、总诊疗人次数中（村卫生室不再单独统计）。

五、统计分组

（一）机构类别：医疗卫生机构分为医院、基层医疗卫生机构、专业公共卫生机构、其他机构四类。医院包括综合医院、中医医院、中西医结合医院、民族医院、各类专科医院和护理院，不包括专科疾病防治院、妇幼保健院和疗养院；基层医疗卫生机构包括社区卫生服务中心（站）、乡镇（街道）卫生院、村卫生室、门诊部、诊所（医务室）；专业公共卫生机构包括疾病预防控制中心、专科疾病防治机构、健康教育机构、妇幼保健机构、急救中心（站）、采供血机构、卫生监督机构、计划生育技术服务机构；其他医疗卫生机构包括疗养院、医学科研机构、医学在职教育机构、医学考试中心、人才交流中心、统计信息中心等卫生计生事业单位。

（二）登记注册类型：分为公立、非公立医疗卫生机构。公立医疗卫生机构包括登记注册类型为国有和集体办的医疗卫生机构；非公立医疗卫生机构包括联营、股份合作、私营、台港澳投资和外国投资等医疗卫生机构。

医院按登记注册类型分为公立医院和民营医院，公立医院指经济类型为国有和集体办的医院，民营医院指公立医院以外的其他医院，包括联营、股份合作、私营、台港澳投资和外国投资等医院。

（三）主办单位：以医疗机构登记注册为依据，分为政府办、社会办和私人办。政府办医疗卫生机构包括卫生计生行政部门和教育、民政、公安、司法等政府机关主办的医疗卫生机构；社会办医疗卫生机构包括企业、事业单位、社会团体和其他社会组织办。

（四）东、中、西部地区：东部地区包括北京、天津、河北、辽宁、上海、江苏、浙江、福建、山东、广东、海南 11 个省、直辖市；中部地区包括山西、吉林、黑龙江、安徽、江西、河南、湖北、湖南 8 个省；西部地区包括内蒙古、重庆、广西、四川、贵州、云南、西藏、陕西、甘肃、青海、宁夏、新疆 12 个省、自治区、直辖市。

（五）城乡：1949～1984 年以前医疗卫生机构及其床位和人员按城市、农村分组，1985～2004 年按市、县分组，2005 年起按城市、农村分组。城市包括直辖市区和地级市辖区，农村包括县及县级市，乡镇卫生院及村卫生室计入农村。

六、符号使用说明：“空格”表示无数字，“…”表示数字不详，“①”表示表下有注解。

国家卫生和计划生育委员会

统计信息中心

目　录

三、卫生设施

四、卫生经费

五、医疗服务

八、妇幼保健与计划生育

九、人民健康水平

一、医疗卫生机构

简要说明

一、本章主要介绍全国及31个省、自治区、直辖市医疗卫生机构数，主要包括各级各类医院、基层医疗卫生机构、专业公共卫生机构和其他医疗卫生机构数，医院等级情况，按床位数分组的医院、乡镇卫生院和社区卫生服务中心数等。

二、本章数据来源于卫生资源统计年报。

三、医疗卫生机构分类

1. 机构类别：医疗卫生机构分为医院、基层医疗卫生机构、专业公共卫生机构、其他医疗卫生机构四类。

2. 登记注册类型：分为公立、非公立医疗卫生机构。公立医疗卫生机构包括登记注册类型为国有和集体办的医疗卫生机构；非公立医疗卫生机构包括联营、股份合作、私营、台港澳投资和外国投资等医疗卫生机构。

3. 按主办单位分为政府办、社会办和私人办。政府办包括卫生计生、教育、民政、公安、司法等行政部门办的医疗卫生机构，社会办包括企业、事业单位、社会团体和其他社会组织办的医疗卫生机构。

4. 按分类管理分为非营利性和营利性医疗卫生机构。

5. 按城乡分，城市包括直辖市区和地级市辖区，农村包括县及县级市，乡镇卫生院及村卫生室计入农村。按市县分，市包括直辖市区、地级市区和县级市，县包括自治县和旗。

四、统计口径调整

1. 村卫生室数计入卫生机构总数中（不再单独统计）。

2. 2002年起，医疗卫生机构数按卫生或工商、民政部门登记注册数统计，1949~2001年医疗卫生机构数按卫生或其他行政部门批准成立数统计。

3. 2002年起，按照行业管理原则，医疗卫生机构总数不再包括国境卫生检疫所、高中等医学院校、药品检验所（室）和由各级计生委批准设立的计划生育指导中心。

4. 2013年起，医疗卫生机构总数包括卫生计生部门主管的计划生育技术服务机构，2013年以前医疗卫生机构数不包括原人口计生部门主管的计划生育技术服务机构数。

5. 1996年起，依据《医疗机构管理条例》将个体开业人员改称私人诊所计入卫生机构，当年医疗卫生机构总数增加较多（包括13万所私人诊所）。

主要指标解释

医疗卫生机构　指从卫生计生行政部门取得《医疗机构执业许可证》，或从民政、工商行政、机构编制管理部门取得法人单位登记证书，为社会提供医疗保健、疾病控制、卫生监督服务或从事医学科研和医学在职培训等工作的单位。医疗卫生机构包括医院、基层医疗卫生机构、专业公共卫生机构、其他医疗卫生机构。

医院　包括综合医院、中医医院、中西医结合医院、民族医院、各类专科医院和护理院，不包括专科疾病防治院、妇幼保健院和疗养院。

中医医院　指中医（综合）医院和中医专科医院，不包括中西医结合医院和民族医院。

专科医院　包括口腔医院、眼科医院、耳鼻喉科医院、肿瘤医院、心血管病医院、胸科医院、血液病医院、妇产（科）医院、儿童医院、精神病医院、传染病医院、皮肤病医院、结核病医院、麻风病医院、职业病医院、骨科医院、康复医院、整形外科医院、美容医院等其他专科医院，不包括中医专科医院、各类专科疾病防治院和妇幼保健院。

公立医院 指登记注册类型为国有和集体的医院。

民营医院 指登记注册类型为国有和集体以外的医院，包括联营、股份合作、私营、台港澳投资和外国投资等医院。

基层医疗卫生机构 包括社区卫生服务中心（站）、街道卫生院、乡镇卫生院、村卫生室、门诊部、诊所（医务室）。

专业公共卫生机构 包括疾病预防控制中心、专科疾病防治机构、妇幼保健机构、健康教育机构、急救中心（站）、采供血机构、卫生监督机构、卫生计生部门主管的计划生育技术服务机构。不包括传染病院、结核病医院、血防医院、精神病医院、卫生监督（监测、检测）机构。

其他医疗卫生机构 包括疗养院、临床检验中心、医学科研机构、医学在职教育机构、医学考试中心、人才交流中心、统计信息中心等卫生事业单位。

医院等级 由卫生（卫生计生）行政部门评定，级别分为一级、二级、三级、未定级，等次分为甲、乙、丙、未定等，是反映医院规模和医疗水平的综合指标。

联合办村卫生室 指由两个或多个乡村医生联合办、执业（助理）医师与乡村医生联合办的村卫生室。

1-1-1 医疗卫生机构数

年份	合计	医院				基层医疗卫生机构					专业公共卫生机构数				
			综合医院	中医医院	专科医院		社区卫生服务中心（站）	乡镇卫生院	村卫生室	门诊部(所)		疾病预防控制中心	专科疾病防治院（所/站）	妇幼保健院（所/站）	卫生监督所（中心）
1950	8915	2803	2692	4	85					3356		61	30	426	
1955	67725	3648	3351	67	188					51600		315	287	3944	
1960	261195	6020	5173	330	401			24849		213823		1866	683	4213	
1965	224266	5330	4747	131	339			36965		170430		2499	822	2910	
1970	149823	5964	5353	117	385			56568		79600		1714	607	1124	
1975	151733	7654	6817	160	543			54026		80739		2912	683	2128	
1980	180553	9902	7859	678	694			55413		102474		3105	1138	2745	
1981	800205	10252	8044	781	718			55500	610079	111189		3202	1197	2789	
1982	801869	10471	8146	878	731			55496	608431	113916		3271	1272	2827	
1983	870686	10901	8370	1009	772			55559	674669	115826		3274	1326	2851	
1984	905424	11381	8545	1218	810			55549	707168	117028		3339	1458	2955	
1985	978540	11955	9197	1485	938			47387	777674	126604		3410	1566	2996	
1986	999102	12442	9363	1646	1030			46967	795963	127575		3475	1635	3059	
1987	1012804	12962	9657	1790	1097			47177	807844	128459		3512	1697	3082	
1988	1012485	13544	9916	1932	1190			47529	806497	128422		3532	1727	3103	
1989	1027522	14090	10242	2046	1265			47523	820798	128112		3591	1747	3112	
1990	1012690	14377	10424	2115	1362			47749	803956	129332		3618	1781	3148	
1991	1003769	14628	10562	2195	1345			48140	794733	128665		3652	1818	3187	
1992	1001310	14889	10774	2269	1376			46117	796523	125873		3673	1845	3187	
1993	1000531	15436	11426	2298	1438			45024	806945	115161		3729	1872	3115	
1994	1005271	15595	11549	2336	1440			51929	813529	105984		3711	1905	3190	
1995	994409	15663	11586	2361	1445			51797	804352	104406		3729	1895	3179	
1996	1078131	15833	11696	2405	1473			51277	755565	237153		3737	1887	3172	
1997	1048657	15944	11771	2413	1488			50981	733624	229474		3747	1893	3180	
1998	1042885	16001	11779	2443	1495			50071	728788	229349		3746	1889	3191	
1999	1017673	16678	11868	2441	1533			49694	716677	226588		3763	1877	3180	
2000	1034229	16318	11872	2453	1543	1000169		49229	709458	240934	11386	3741	1839	3163	
2001	1029314	16197	11834	2478	1576	995670		48090	698966	248061	11471	3813	1783	3132	
2002	1005004	17844	12716	2492	2237	973098	8211	44992	698966	219907	10787	3580	1839	3067	571
2003	806243	17764	12599	2518	2271	774693	10101	44279	514920	204468	10792	3584	1749	3033	838
2004	849140	18393	12900	2611	2492	817018	14153	41626	551600	208794	10878	3588	1583	2998	1284
2005	882206	18703	12982	2620	2682	849488	17128	40907	583209	207457	11177	3585	1502	3021	1702
2006	918097	19246	13120	2665	3022	884818	22656	39975	609128	212243	11269	3548	1402	3003	2097
2007	912263	19852	13372	2720	3282	878686	27069	39876	613855	197083	11528	3585	1365	3051	2553
2008	891480	19712	13119	2688	3437	858015	24260	39080	613143	180752	11485	3534	1310	3011	2675
2009	916571	20291	13364	2728	3716	882153	27308	38475	632770	182448	11665	3536	1291	3020	2809
2010	936927	20918	13681	2778	3956	901709	32739	37836	648424	181781	11835	3513	1274	3025	2992
2011	954389	21979	14328	2831	4283	918003	32860	37295	662894	184287	11926	3484	1294	3036	3022
2012	950297	23170	15021	2889	4665	912620	33562	37097	653419	187932	12083	3490	1289	3044	3088
2013	974398	24709	15887	3015	5127	915368	33965	37015	648619	195176	31155	3516	1271	3144	2967
2014	981432	25860	16524	3115	5478	917335	34238	36902	645470	200130	35029	3490	1242	3098	2975

注：①村卫生室数计入医疗卫生机构数中；②2008年社区卫生服务中心（站）减少的原因是江苏省约5000家农村社区卫生服务站划归村卫生室；③2002年起，医疗卫生机构数不再包括高中等医学院校本部、药检机构、国境卫生检疫所和非卫生部门举办的计划生育指导站；④2013年起，医疗卫生机构数包括原计生部门主管的计划生育技术服务机构；⑤1996年以前门诊部（所）不包括私人诊所。

1-1-2　2014年各地区医疗卫生机构数

地区	合计	医院							基层医疗卫生机构						
		小计	综合医院	中医医院	中西医结合医院	民族医院	专科医院	护理院	小计	社区卫生服务中心	社区卫生服务站	街道卫生院	乡镇卫生院	村卫生室	门诊部
总　计	**981432**	**25860**	**16524**	**3115**	**384**	**233**	**5478**	**126**	**917335**	**8669**	**25569**	**595**	**36902**	**645470**	**12030**
东　部	354503	9937	6103	1142	158	9	2416	109	332481	4202	16084	46	9318	219355	7833
中　部	314396	7552	4639	1057	99	13	1737	7	295069	2434	5253	503	11461	223755	2266
西　部	312533	8371	5782	916	127	211	1325	10	289785	2033	4232	46	16123	202360	1931
北　京	9638	608	296	144	18	3	144	3	8802	322	1574			2802	917
天　津	4990	373	254	40	4		75		4419	109	460	1	148	2350	410
河　北	78895	1341	894	179	31		237		75623	274	895		1960	61450	197
山　西	40777	1234	638	188	14		394		39010	209	645	451	1202	28248	284
内蒙古	23426	639	379	79	13	55	111	2	22053	292	888	3	1332	13835	181
辽　宁	35441	962	584	106	8	1	262	1	33297	360	778	13	1012	19844	499
吉　林	19891	582	346	73	5	2	154	2	18856	202	162		773	11225	405
黑龙江	21229	1002	672	130	9	5	185	1	18725	438	327	4	992	11638	339
上　海	4984	332	182	18	8		102	22	4489	305	722			1310	609
江　苏	31995	1524	999	102	23		343	57	28921	543	2260	2	1044	15523	992
浙　江	30358	935	444	132	26		319	14	28673	481	5685	9	1139	12042	1060
安　徽	24824	968	640	96	15		215	2	22014	406	1535	1	1398	15288	181
福　建	28030	557	345	78	9	2	123		25994	219	312		879	19242	493
江　西	38873	565	371	100	8		86		37372	168	442	6	1593	31017	214
山　东	77012	1854	1195	179	15	3	454	8	72834	510	1798		1637	53870	443
河　南	71154	1412	877	233	16		285	1	66952	402	910	3	2055	56721	138
湖　北	36077	771	483	102	14	3	169		34503	325	850	36	1150	24919	317
湖　南	61571	1018	612	135	18	3	249	1	57637	284	382	2	2298	44699	388
广　东	48085	1260	760	148	11		337	4	44675	1057	1470	21	1201	28161	2167
广　西	34667	486	298	90	10	4	82	2	32497	144	125		1270	21917	108
海　南	5075	191	150	16	5		20		4754	22	130		298	2761	46
重　庆	18767	565	404	48	9		103	1	17886	203	297	12	933	10778	347
四　川	81070	1814	1217	189	22	23	363		76110	397	531		4575	55981	412
贵　州	28995	1067	821	83	16	9	135	3	26432	157	439	18	1427	20945	84
云　南	24281	1060	706	120	32	3	199		21835	163	316		1376	13364	159
西　藏	6795	112	88		1	20	3		6542	7	2		678	5366	
陕　西	37247	977	694	144	8		129	2	34202	245	344	9	1601	25969	245
甘　肃	27916	427	275	76	9	13	54		25254	203	394	3	1375	16681	75
青　海	6241	185	114	13	1	36	21		5878	23	182	1	404	4481	7
宁　夏	4255	161	105	19	2	3	32		3918	16	106		223	2455	22
新　疆	18873	878	681	55	4	45	93		17178	183	608		929	10588	291

注：部分地区人口计生部门所属的计划生育技术服务机构未报数据。

1-1-2　续表

诊所(医务室、护理站)	专业公共卫生机构									其他医疗卫生机构					
	小计	疾病预防控制中心	专科疾病防治院(所、站)	健康教育所(站)	妇幼保健院(所、站)	急救中心(站)	采供血机构	卫生监督所(中心)	计划生育技术服务机构	小计	疗养院	医学科研机构	医学在职培训机构	统计信息中心	其他
188100	**35029**	**3490**	**1242**	**172**	**3098**	**325**	**541**	**2975**	**23186**	**3208**	**172**	**206**	**414**	**63**	**2353**
75643	10544	1065	530	61	995	166	188	886	6653	1541	98	102	168	33	1140
49397	10820	1079	512	34	985	93	162	940	7015	955	35	47	148	14	711
63060	13665	1346	200	77	1118	66	191	1149	9518	712	39	57	98	16	502
3187	117	32	26	1	19	12	7	18	2	111		28	9	9	65
941	145	24	17	1	22	2	6	19	54	53	3	9	13	1	27
10847	1657	193	7	3	222	5	14	180	1033	274	3	2		1	268
7971	463	134	8	13	133	9	21	131	14	70	8	7	4	2	49
5522	660	119	53	23	117	7	18	114	209	74	6	8	4	3	53
10791	1031	131	86	10	110	13	23	89	569	151	15	6	3	4	123
6089	348	68	50	3	68	6	20	38	95	105	11	4	1	1	88
4987	1443	169	112		148	14	27	138	835	59	3	10	10	4	32
1543	116	20	19	2	21	11	8	18	17	47	4	9	8	2	24
8557	1290	123	43	5	110	34	30	109	836	260	14	8	29	3	206
8257	577	100	20	3	89	44	20	101	200	173	14	7	42	5	105
3205	1755	121	48	3	121	14	23	113	1312	87	7	11	22	2	45
4849	1404	96	24	1	87	7	9	85	1095	75	11	8	23	1	32
3932	827	148	110	7	112	8	13	110	319	109	3	5	3		98
14576	2108	181	131	3	161	17	26	105	1484	216	18	8	24	3	163
6723	2478	180	22	4	164	28	22	177	1881	312	2	6	84	1	219
6906	696	112	76	1	100	11	21	103	272	107		1	22	3	81
9584	2810	147	86	3	139	3	15	130	2287	106	1	3	2	1	99
10598	1978	137	136	31	130	18	43	138	1345	172	14	17	17	4	120
8933	1646	113	41	1	104	2	27	110	1248	38	5	14	1	2	16
1497	121	28	21	1	24	3	2	24	18	9	2				7
5316	298	42	15	3	40		11	39	148	18	4		6	1	7
14214	2962	207	34	18	202	17	27	204	2253	184	3	6	17	5	153
3362	1464	101	9		100	5	28	95	1126	32	1	2	9		20
6457	1324	150	29	7	145	21	16	142	814	62	6	10	6	1	39
489	139	82			54		2	1		2	1		1		
5789	1949	119	6	4	118	4	10	115	1573	119	5	11	42	1	60
6523	2082	103	7	13	100	3	17	92	1747	153	4	5	11	2	131
780	174	56	1	4	24		9	55	25	4		1			3
1096	166	25		4	22	2	5	24	84	10	1		1	1	7
4579	801	229	5		92	5	21	158	291	16	3				13

1-1-3　2014年各类医疗卫生机构数

机构分类	合计	按城乡分		按登记		
		城市	农村	公立		
					国有	集体
总　计	**981432**	**156256**	**825176**	**542616**	**145166**	**397450**
一、医院	25860	13495	12365	13314	12148	1166
综合医院	16524	8038	8486	8825	8076	749
中医医院	3115	1279	1836	2340	2210	130
中西医结合医院	384	228	156	137	112	25
民族医院	233	32	201	188	185	3
专科医院	5478	3815	1663	1802	1548	254
口腔医院	432	329	103	165	138	27
眼科医院	403	289	114	56	39	17
耳鼻喉科医院	82	59	23	11	10	1
肿瘤医院	128	106	22	76	70	6
心血管病医院	76	50	26	22	16	6
胸科医院	21	18	3	15	14	1
血液病医院	9	7	2	2	2	
妇产(科)医院	622	448	174	63	54	9
儿童医院	99	80	19	69	59	10
精神病医院	831	446	385	620	566	54
传染病医院	166	140	26	163	163	
皮肤病医院	152	123	29	41	35	6
结核病医院	34	26	8	34	34	
麻风病医院	30	15	15	30	30	
职业病医院	16	14	2	15	14	1
骨科医院	529	261	268	66	41	25
康复医院	396	265	131	166	130	36
整形外科医院	49	47	2	3	2	1
美容医院	192	176	16	1	1	
其他专科医院	1211	916	295	184	130	54
护理院	126	103	23	22	17	5
二、基层医疗卫生机构	917335	132269	785066	491885	96527	395358
社区卫生服务中心(站)	34238	24090	10148	26344	15647	10697
社区卫生服务中心	8669	6436	2233	8114	6168	1946
社区卫生服务站	25569	17654	7915	18230	9479	8751
卫生院	37497	119	37378	37288	27764	9524
街道卫生院	595	119	476	590	251	339
乡镇卫生院	36902		36902	36698	27513	9185
中心卫生院	10540		10540	10521	9201	1320
乡卫生院	26362		26362	26177	18312	7865
村卫生室	645470		645470	396977	35095	361882
门诊部	12030	9251	2779	2823	1815	1008
综合门诊部	6416	4663	1753	2074	1312	762
中医门诊部	1154	1000	154	139	71	68
中西医结合门诊部	301	227	74	41	20	21
民族医门诊部	13	4	9	2		2
专科门诊部	4146	3357	789	567	412	155
诊所、卫生所、医务室、护理站	188100	98809	89291	28453	16206	12247
诊所	155220	81118	74102	6045	1864	4181
卫生所、医务室	32816	17667	15149	22406	14341	8065
护理站	64	24	40	2	1	1

注：①城市包括直辖市区、地级市辖区，农村包括县和县级市、农村乡镇卫生院和村卫生室；②社会办包括企业、事业单位、社会团体和其他社会组织办的卫生机构。

1-1-3　续表1

注册类型分			按主办单位分			
非公立	联营	私营	政府办	卫生计生部门	社会办	个人办
438816	**21944**	**359930**	**160381**	**144475**	**482191**	**338613**
12546	143	9439	9668	8659	6331	9861
7699	99	5863	5620	4855	4838	6066
775	7	585	2262	2242	205	648
247	2	202	119	116	46	219
45	1	35	179	178	16	38
3676	33		1474	1258	1189	2815
267		193	142	139	84	206
347	4	234	46	44	125	232
71		53	8	8	21	53
52		29	65	65	37	26
54		39	14	14	17	45
6		4	12	12	3	6
7		5	2	2	1	6
559	3	394	56	49	148	418
30		21	61	61	18	20
211	4	171	571	454	78	182
3		1	158	157	6	2
111		85	33	33	27	92
			32	32	2	
			28	25	2	
1			11	10	5	
463	7	352	39	37	105	385
230	3	160	84	36	149	163
46		32	2	2	13	34
191	1	121			71	121
1027	11	787	110	78	277	824
104	1	73	14	10	37	75
425450	21794	350392	116948	113568	471722	328665
7894	87	6308	18306	17167	8835	7097
555	5	299	6099	5851	2211	359
7339	82	6009	12207	11316	6624	6738
209	3	180	36966	36762	334	197
5		2	521	517	68	6
204	3	178	36445	36245	266	191
19		15	10494	10441	28	18
185	3	163	25951	25804	238	173
248493	21225	188249	59396	59396	425525	160549
9207	36	7336	224	51	4123	7683
4342	25	3517	162	45	2644	3610
1015	2	745	2		325	827
260	1	226	1		67	233
11		11			2	11
3579	8	2837	59	6	1085	3002
159647	443	148319	2056	192	32905	153139
149175	296	141659	281	65	8896	146043
10410	147	6607	1775	127	24001	7040
62		53			8	56

1-1-3 续表2

机构分类	合计	按城乡分		按登记		
		城市	农村	公立	国有	集体
三、专业公共卫生机构	35029	9198	25831	34382	33524	858
疾病预防控制中心	3490	1279	2211	3490	3479	11
省属	31	31		32	32	
地级市(地区)属	407	346	61	407	406	1
县级市(区)属	1171	795	376	1160	1159	1
县属	1645		1645	1656	1655	1
其他	236	107	129	235	227	8
专科疾病防治院(所、站)	1242	470	772	1213	1159	54
专科疾病防治院	194	116	78	185	177	8
传染病防治院	11	5	6	10	9	1
结核病防治院	21	14	7	21	21	
职业病防治院	37	35	2	35	35	
其他	125	62	63	119	112	7
专科疾病防治所(站、中心)	1048	354	694	1028	982	46
口腔病防治所(站、中心)	97	60	37	84	50	34
精神病防治所(站、中心)	28	8	20	27	24	3
皮肤病与性病防治所(中心)	236	59	177	234	229	5
结核病防治所(站、中心)	355	119	236	355	354	1
职业病防治所(站、中心)	35	32	3	33	32	1
地方病防治所(站、中心)	31	8	23	31	31	
血吸虫病防治所(站、中心)	164	28	136	164	163	1
药物戒毒所(中心)	16	13	3	15	14	1
其他	86	27	59	85	85	
健康教育所(站、中心)	172	110	62	168	164	4
妇幼保健院(所、站)	3098	1096	2002	3092	3074	18
省属	27	27		27	27	
地级市(地区)属	368	333	35	368	368	
县级市(区)属	1035	672	363	1035	1025	10
县属	1543		1543	1543	1537	6
其他	125	64	61	119	117	2
妇幼保健院	1931	627	1304	1927	1915	12
妇幼保健所	579	289	290	579	577	2
妇幼保健站	562	171	391	561	557	4
生殖保健中心	26	9	17	25	25	
急救中心(站)	325	211	114	322	319	3
采供血机构	541	335	206	495	488	7
卫生监督所(中心)	2975	1062	1913	2975	2963	12
省属	31	31		31	31	
地级市(地区)属	391	337	54	389	388	1
县级市(区)属	1030	691	339	1018	1015	3
县属	1500		1500	1514	1507	7
其他	23	3	20	23	22	1
计划生育技术服务机构	23186	4635	18551	22627	21878	749
四、其他医疗卫生机构	3208	1294	1914	3035	2967	68
疗养院	172	113	59	159	155	4
卫生监督检验(监测)机构	16	10	6	13	13	
医学科学研究机构	206	182	24	206	204	2
医学在职培训机构	414	118	296	413	410	3
临床检验中心(所、站)	105	101	4	21	18	3
统计信息中心	63	57	6	62	62	
其他	2232	713	1519	2161	2105	56

1-1-3 续表3

注册类型分			按主办单位分			
非公立	联营	私营	政府办	卫生计生部门	社会办	个人办
647	4	28	31140	20169	3617	26
			3389	3277	101	
			31	31		
			407	407		
			1171	1171		
			1645	1645		
			135	23	101	
29		17	1132	1109	92	18
9		6	172	167	17	5
1			10	10	1	
			21	20		
2			26	24	11	
6		6	115	113	5	5
20		11	960	942	75	13
13		8	76	75	11	10
1		1	24	22	3	1
2		1	220	216	14	2
			338	338	17	
2			17	17	18	
			30	30	1	
			162	160	2	
1			12	3	4	
1		1	81	81	5	
4		2	155	151	15	2
6		3	3040	2981	54	4
			27	27		
			368	368		
			1035	1035		
			1543	1543		
6		3	67	8	54	4
4		2	1907	1875	21	3
			569	569	10	
1			545	531	17	
1		1	19	6	6	1
3		2	290	285	34	1
46	4	4	474	466	66	1
			2975	2953		
			31	31		
			391	391		
			1030	1030		
			1500	1500		
			23	1		
559			19685	8947	3255	
173	3	71	2625	2079	521	61
13		4	84	38	85	3
3		2	11	10	3	2
			178	173	28	
1			401	398	13	
84	3	47	12	12	55	38
1			58	55	5	
71		18	1881	1393	332	18

1-2-1 医院数(按登记注册类型/主办单位/管理类别/等级/机构类别分)

医院分类	2005	2010	2011	2012	2013	2014
总 计	**18703**	**20918**	**21979**	**23170**	**24709**	**25860**
按登记注册类型分						
公立医院	15483	13850	13539	13384	13396	13314
民营医院	3220	7068	8440	9786	11313	12546
按主办单位分						
政府办	9880	9629	9579	9637	9673	9668
社会办	6604	5892	5926	6029	6193	6331
个人办	2219	5397	6474	7504	8843	9861
按管理类别分						
非营利性	15673	15822	16258	16767	17269	17705
营利性	2971	5096	5721	6403	7440	8155
不详	59					
按医院等级分						
其中：三级医院	946	1284	1399	1624	1787	1954
二级医院	5156	6472	6468	6566	6709	6850
一级医院	2714	5271	5636	5962	6473	7009
按机构类别分						
综合医院	12982	13681	14328	15021	15887	16524
中医医院	2620	2778	2831	2889	3015	3115
中西医结合医院	194	256	277	312	358	384
民族医院	195	198	200	208	217	233
专科医院	2682	3956	4283	4665	5127	5478
护理院	30	49	60	75	105	126

1-2-2 2014年各地区公立医院数

地区	医院合计	按医院级别分				按机构类别分						公立医院中:政府办医院
		三级医院	二级医院	一级医院	未定级	综合医院	中医医院	中西医结合医院	民族医院	专科医院	护理院	
总　计	**13314**	**1842**	**5901**	**2752**	**2819**	**8825**	**2340**	**137**	**188**	**1802**	**22**	**9668**
东　部	4916	862	1991	1057	1006	3185	779	71	5	857	19	3563
中　部	4366	506	1971	1025	864	2948	816	32	5	563	2	2947
西　部	4032	474	1939	670	949	2692	745	34	178	382	1	3158
北　京	236	68	72	84	12	146	38	8	1	42	1	145
天　津	162	39	46	66	11	101	19	2		40		99
河　北	757	58	382	199	118	508	142	12		95		530
山　西	682	50	256	125	251	449	126	5		102		385
内蒙古	370	52	193	84	41	222	62	3	49	34		298
辽　宁	571	114	217	147	93	370	70	5	1	125		389
吉　林	327	42	173	51	61	205	60	4	2	56		220
黑龙江	689	82	301	217	89	512	92	4	1	79	1	418
上　海	178	44	106	10	18	98	15	7		50	8	160
江　苏	527	123	198	124	82	315	76	12		119	5	386
浙　江	441	121	195	9	116	260	84	9		85	3	404
安　徽	405	53	204	95	53	266	83	3		52	1	297
福　建	261	52	128	26	55	151	66	4	2	38		231
江　西	372	49	175	29	119	242	93	7		30		273
山　东	854	104	343	235	172	592	122	4	1	135		540
河　南	892	85	379	300	128	621	160	2		109		600
湖　北	449	83	214	79	73	296	85	2	2	64		344
湖　南	550	62	269	129	90	357	117	5		71		410
广　东	771	128	280	136	227	510	131	7		121	2	628
广　西	328	55	177	34	62	187	84	8	3	45	1	292
海　南	158	11	24	21	102	134	16	1		7		51
重　庆	276	23	98	51	104	187	41	5		43		175
四　川	730	123	351	58	198	448	152	8	23	99		587
贵　州	300	44	150	43	63	196	66	3	3	32		230
云　南	415	48	229	24	114	278	100	1	2	34		351
西　藏	99	4	10	43	42	80			18	1		98
陕　西	542	47	250	82	163	388	115	2		37		301
甘　肃	306	35	157	7	107	207	69	3	10	17		231
青　海	117	14	74	1	28	70	13		28	6		105
宁　夏	71	7	53	8	3	47	18			6		67
新　疆	478	22	197	235	24	382	25	1	42	28		423

1-2-3　2014年各地区民营医院数

地区	医院	按医院级别分				按机构类别分					
		三级医院	二级医院	一级医院	未定级	综合医院	中医医院	中西医结合医院	民族医院	专科医院	护理院
总　计	**12546**	**112**	**949**	**4257**	**7228**	**7699**	**775**	**247**	**45**	**3676**	**104**
东　部	5021	48	416	1887	2670	2918	363	87	4	1559	90
中　部	3186	40	238	1058	1850	1691	241	67	8	1174	5
西　部	4339	24	295	1312	2708	3090	171	93	33	943	9
北　京	372	5	41	286	40	150	106	10	2	102	2
天　津	211		8	98	105	153	21	2		35	
河　北	584	4	37	309	234	386	37	19		142	
山　西	552		8	81	463	189	62	9		292	
内蒙古	269	3	29	131	106	157	17	10	6	77	2
辽　宁	391	2	41	172	176	214	36	3		137	1
吉　林	255	1	24	27	203	141	13	1		98	2
黑龙江	313	4	19	96	194	160	38	5	4	106	
上　海	154		1	1	152	84	3	1		52	14
江　苏	997	12	128	522	335	684	26	11		224	52
浙　江	494	2	25	18	449	184	48	17		234	11
安　徽	563	8	74	279	202	374	13	12		163	1
福　建	296	7	32	43	214	194	12	5		85	
江　西	193	3	12	38	140	129	7	1		56	
山　东	1000	12	82	346	560	603	57	11	2	319	8
河　南	520	2	43	303	172	256	73	14		176	1
湖　北	322	18	39	99	166	187	17	12	1	105	
湖　南	468	4	19	135	310	255	18	13	3	178	1
广　东	489	4	20	86	379	250	17	4		216	2
广　西	158	1	7	73	77	111	6	2	1	37	1
海　南	33		1	6	26	16		4		13	
重　庆	289		8	60	221	217	7	4		60	1
四　川	1084	2	83	184	815	769	37	14		264	
贵　州	767	5	38	304	420	625	17	13	6	103	3
云　南	645	6	42	120	477	428	20	31	1	165	
西　藏	13			2	11	8		1	2	2	
陕　西	435	3	32	110	290	306	29	6		92	2
甘　肃	121	2	10	13	96	68	7	6	3	37	
青　海	68		11		57	44		1	8	15	
宁　夏	90	1	5	30	54	58	1	2	3	26	
新　疆	400	1	30	285	84	299	30	3	3	65	

1-3-1 2014年医院等级情况

医院分类	医院	综合医院	中医医院	中西医结合医院	民族医院	专科医院
总 计	**25860**	**16524**	**3115**	**384**	**233**	**5478**
三级	1954	1116	368	47	10	413
甲等	1158	636	287	42	7	186
乙等	391	272	71	2	3	43
丙等	36	25	1	1		9
未定等	369	183	9	2		175
二级	6850	4192	1629	70	92	864
甲等	3944	2486	1150	37	47	224
乙等	1606	1086	310	16	28	165
丙等	73	51	5	1	3	13
未定等	1227	569	164	16	14	462
一级	7009	5389	400	100	37	1064
甲等	2252	1957	60	14	7	210
乙等	535	431	20	10	4	69
丙等	174	108	41	3	2	19
未定等	4048	2893	279	73	24	766
未定级	10047	5827	718	167	94	3137

1-3-2 2014年各地区医院等级情况

地区	合计	三级	甲等	乙等	丙等	二级	甲等	乙等	丙等	一级	甲等	乙等	丙等	未定级
总　计	**25860**	**1954**	**1158**	**391**	**36**	**6850**	**3944**	**1606**	**73**	**7009**	**2252**	**535**	**174**	**10047**
东　部	9937	910	528	166	16	2407	1428	459	35	2944	980	224	133	3676
中　部	7552	546	363	62	13	2209	1181	587	28	2083	752	194	22	2714
西　部	8371	498	267	163	7	2234	1335	560	10	1982	520	117	19	3657
北　京	608	73	45	1	13	113	44	6	21	370	55	6	98	52
天　津	373	39	29	4		54	30	11		164	37	7	1	116
河　北	1341	62	38			419	320	49	2	508	170	12	8	352
山　西	1234	50	37	12		264	173	81	1	206	119	25	3	714
内蒙古	639	55	17	17	6	222	74	106	5	215	62	10	2	147
辽　宁	962	116	62	20	2	258	154	51	1	319	104	14	6	269
吉　林	582	43	27	8	8	197	75	101	14	78	40	19	1	264
黑龙江	1002	86	62	12	2	320	112	157	5	313	146	47	5	283
上　海	332	44	35	5		107	47	37	1	11	7			170
江　苏	1524	135	61	37		326	122	79	3	646	231	150	13	417
浙　江	935	123	62	61		220	121	92	2	27	5	3	1	565
安　徽	968	61	41	9		278	148	44	1	374	94	44	1	255
福　建	557	59	34	8		160	87	54	1	69	28	5	1	269
江　西	565	52	44	4		187	156	23	1	67	17		1	259
山　东	1854	116	61	26	1	425	265	54	3	581	196	23	4	732
河　南	1412	87	46	2		422	192	65	4	603	177	27	1	300
湖　北	771	101	64	12	3	253	155	60		178	72	13	4	239
湖　南	1018	66	42	3		288	170	56	2	264	87	19	6	400
广　东	1260	132	91	4		300	223	20		222	126	4		606
广　西	486	56	43	6	1	184	144	19		107	36	2	5	139
海　南	191	11	10			25	15	6		27	21		1	128
重　庆	565	23	19			106	65	23		111	34	4	1	325
四　川	1814	125	62	63		434	241	165		242	106	49		1013
贵　州	1067	49	28	5		188	102	29		347	18	19	3	483
云　南	1060	54	18	24		271	158	64	2	144	17	9	3	591
西　藏	112	4	2	2		10	8			45	41	1		53
陕　西	977	50	32	17		282	182	79		192	35	9	1	453
甘　肃	427	37	17	19		167	140	15		20	5	1		203
青　海	185	14	10	4		85	60	20	1	1	1			85
宁　夏	161	8	3	4		58	26	11		38	4			57
新　疆	878	23	16	2		227	135	29	2	520	161	13	4	108

1-4-1　2014年按床位数分组的医院数

医院分类	合计	0～49张	50～99张	100～199张	200～299张	300～399张	400～499张	500～799张	800张及以上
医院	**25860**	**9967**	**5507**	**3755**	**1804**	**1136**	**818**	**1504**	**1369**
按登记注册类型分									
公立医院	13314	3153	1839	2365	1455	998	760	1411	1333
民营医院	12546	6814	3668	1390	349	138	58	93	36
按类别分									
综合医院	16524	6444	3544	2152	1033	731	462	1035	1123
中医医院	3115	703	503	713	446	222	205	220	103
中西医结合医院	384	143	91	60	26	11	20	17	16
民族医院	233	96	56	57	9	8	1	5	
专科医院	5478	2567	1275	730	274	157	130	221	124
口腔医院	432	395	28	6	2				1
眼科医院	403	209	139	41	9	3	1	1	
耳鼻喉科医院	82	34	38	9			1		
肿瘤医院	128	16	15	27	14	6	4	15	31
心血管病医院	76	21	19	20	5	4	2	3	2
胸科医院	21		2	7	2	1		8	1
血液病医院	9	5	1		1	1		1	
妇产(科)医院	622	295	238	55	13	5	3	10	3
儿童医院	99	40	10	10		5	3	13	18
精神病医院	831	91	147	166	109	78	76	112	52
传染病医院	166	17	20	33	30	18	18	25	5
皮肤病医院	152	102	33	16	1				
结核病医院	34	1	2	9	3	1	4	12	2
麻风病医院	30	22	3	3	1	1			
职业病医院	16	3	3	3	3	3		1	
骨科医院	529	225	153	106	27	7	1	6	4
康复医院	396	138	106	93	24	15	12	7	1
整形外科医院	49	41	3	4		1			
美容医院	192	181	9	1	1				
其他专科医院	1211	731	306	121	29	8	5	7	4
护理院	126	14	38	43	16	7		6	2

1-4-2 2014年各地区按床位数分组医院数

地区	合计	0～49张	50～99张	100～199张	200～299张	300～399张	400～499张	500～799张	800张及以上
总 计	**25860**	**9967**	**5507**	**3755**	**1804**	**1136**	**818**	**1504**	**1369**
东 部	9937	4048	1876	1342	632	423	348	642	626
中 部	7552	2838	1533	1169	566	319	225	454	448
西 部	8371	3081	2098	1244	606	394	245	408	295
北 京	608	317	101	65	20	18	18	38	31
天 津	373	211	68	31	14	9	6	20	14
河 北	1341	581	246	168	89	61	66	82	
山 西	1234	689	197	184	58	40	13	25	28
内蒙古	639	271	118	109	46	30	18	27	20
辽 宁	962	322	207	165	61	35	33	76	63
吉 林	582	201	99	120	56	26	25	30	25
黑龙江	1002	405	190	197	70	41	21	47	31
上 海	332	112	31	38	35	25	19	37	35
江 苏	1524	666	279	199	95	59	46	72	108
浙 江	935	343	171	139	80	40	32	61	69
安 徽	968	394	207	129	66	30	23	57	62
福 建	557	207	106	82	33	31	21	43	34
江 西	565	175	90	108	51	38	28	47	28
山 东	1854	841	369	218	93	63	47	104	119
河 南	1412	478	320	190	111	64	42	90	117
湖 北	771	205	173	99	76	32	35	64	87
湖 南	1018	291	257	142	78	48	38	94	70
广 东	1260	352	256	218	104	74	54	101	101
广 西	486	133	74	72	56	39	31	45	36
海 南	191	96	42	19	8	8	6	8	4
重 庆	565	161	181	71	41	28	24	28	31
四 川	1814	572	521	305	125	72	53	97	69
贵 州	1067	397	383	116	47	44	21	32	27
云 南	1060	338	283	199	85	51	31	38	35
西 藏	112	58	31	14	7	1		1	
陕 西	977	414	200	133	80	46	21	51	32
甘 肃	427	131	65	79	45	34	16	42	15
青 海	185	68	48	29	15	10	4	7	4
宁 夏	161	55	37	26	19	7	5	8	4
新 疆	878	483	157	91	40	32	21	32	22

1-5 基层医疗卫生机构数(按登记注册类型/主办单位/管理类别/机构类别分)

机构分类	2005	2010	2011	2012	2013	2014
总　计	**849488**	**901709**	**918003**	**912620**	**915368**	**917335**
按登记注册类型分						
公立	485113	460927	469624	475544	487802	491885
非公立	364375	440782	448379	437076	427566	425450
按主办单位分						
政府办	105213	111290	118108	119661	117765	116948
社会办	419736	470858	477068	473095	476868	471722
个人办	324539	319561	322827	319864	320735	328665
按管理类别分						
非营利性		675760	693102	692158	694827	695290
营利性		225949	224901	220462	220541	222045
不详						
按机构类别分						
社区卫生服务中心(站)	17128	32739	32860	33562	33965	34238
社区卫生服务中心	1382	6903	7861	8182	8488	8669
社区卫生服务站	15746	25836	24999	25380	25477	25569
卫生院	41694	38765	37962	37707	37608	37497
街道卫生院	787	929	667	610	593	595
乡镇卫生院	40907	37836	37295	37097	37015	36902
村卫生室	583209	648424	662894	653419	648619	645470
门诊部	5895	8291	9218	10134	11126	12030
诊所(医务室)	201562	173434	175069	177798	184050	188100

1-6-1　2014年各地区按床位数分组的社区卫生服务中心(站)数

地区	社区卫生服务中心							社区卫生服务站			
	总计	无床	1～9张	10～29张	30～49张	50～99张	100张及以上	总计	无床	1～9张	10张及以上
总　计	**8669**	**4002**	**505**	**1809**	**1137**	**958**	**258**	**25569**	**22971**	**1796**	**802**
东　部	4202	2194	179	677	515	477	160	16084	15217	560	307
中　部	2434	902	173	638	371	296	54	5253	4473	586	194
西　部	2033	906	153	494	251	185	44	4232	3281	650	301
北　京	322	162	36	73	26	18	7	1574	1574		
天　津	109	46		15	12	34	2	460			
河　北	274	57	33	99	55	29	1	895	517	204	174
山　西	209	84	18	64	29	12	2	645	499	109	37
内蒙古	292	107	44	106	23	11	1	888	515	282	91
辽　宁	360	237	9	46	19	36	13	778	768	3	7
吉　林	202	96	19	43	24	19	1	162	114	43	5
黑龙江	438	219	42	89	49	34	5	327	191	94	42
上　海	305	102	4	18	43	79	59	722	722		
江　苏	543	135	7	113	138	115	35	2260	2170	84	6
浙　江	481	239	44	93	62	38	5	5685	5673	8	4
安　徽	406	144	34	121	56	43	8	1535	1534	1	0
福　建	219	112	9	57	23	17	1	312	312	0	0
江　西	168	48	25	51	30	14		442	273	142	27
山　东	510	217	20	99	88	63	23	1798	1442	243	113
河　南	402	145	11	102	79	57	8	910	789	94	27
湖　北	325	104	2	61	51	85	22	850	777	57	16
湖　南	284	62	22	107	53	32	8	382	296	46	40
广　东	1057	872	17	63	49	43	13	1470	1469		1
广　西	144	102	5	18	9	8	2	125	123	1	1
海　南	22	15		1		5	1	130	110	18	2
重　庆	203	90	1	26	32	33	21	297	288	5	4
四　川	397	143	22	107	62	55	8	531	408	62	61
贵　州	157	57	11	46	23	20	0	439	426	5	8
云　南	163	59	13	38	30	21	2	316	239	49	28
西　藏	7	1	3	3				2		2	
陕　西	245	130	21	44	33	15	2	344	296	24	24
甘　肃	203	91	27	54	19	11	1	394	283	76	35
青　海	23	7	4	7	1	2	2	182	66	89	27
宁　夏	16	13		2	1			106	86	14	6
新　疆	183	106	2	43	18	9	5	608	551	41	16

1-6-2　2014年各地区按床位数分组乡镇卫生院数

类别 地区	合计	无床	1～9张	10～29张	30～49张	50～99张	100张 及以上
乡镇卫生院	**36902**	**1427**	**5515**	**14847**	**7315**	**6214**	**1584**
中心卫生院	10540	169	633	2910	2585	3179	1064
乡卫生院	26362	1258	4882	11937	4730	3035	520
各地区乡镇卫生院							
东　部	9318	712	560	3254	2197	1981	614
中　部	11461	204	897	4696	2735	2399	530
西　部	16123	511	4058	6897	2383	1834	440
北　京							
天　津	148	27	6	65	16	31	3
河　北	1960	10	54	991	554	317	34
山　西	1202	9	121	718	239	104	11
内蒙古	1332	28	546	618	98	36	6
辽　宁	1012	27	34	574	238	107	32
吉　林	773	12	97	455	127	72	10
黑龙江	992	41	135	563	182	66	5
上　海							
江　苏	1044	44	2	193	323	350	132
浙　江	1139	466	254	231	94	79	15
安　徽	1398	34	112	454	396	344	58
福　建	879	24	57	420	210	118	50
江　西	1593	21	177	834	287	248	26
山　东	1637	54	8	238	465	617	255
河　南	2055	17	20	483	723	698	114
湖　北	1150	23	18	187	312	444	166
湖　南	2298	47	217	1002	469	423	140
广　东	1201	50	77	371	264	347	92
广　西	1270	19	42	436	322	355	96
海　南	298	10	68	171	33	15	1
重　庆	933	86	46	347	182	193	79
四　川	4575	80	1320	1847	600	582	146
贵　州	1427	8	202	742	275	180	20
云　南	1376	23	113	698	272	222	48
西　藏	678	25	602	51			
陕　西	1601	80	368	805	243	88	17
甘　肃	1375	26	414	731	136	56	12
青　海	404	8	243	129	19	5	
宁　夏	223	62	40	93	21	7	
新　疆	929	66	122	400	215	110	16

1-6-3　村卫生室数

年份 地区	村卫生室(个)						行政村数 (个)	设卫生室 的村数占 行政村数%
	合计	村办	乡卫生院 设点	联合办	私人办	其他		
1985	777674	305537	29769	88803	323904	29661	940617	87.4
1990	803956	266137	29963	87149	381844	38863	743278	86.2
1995	804352	297462	36388	90681	354981	22876	740150	88.9
2000	709458	300864	47101	89828	255179	16486	734715	89.8
2005	583209	313633	32396	38561	180403	18216	629079	85.8
2010	648424	365153	49678	32650	177080	23863	594658	92.3
2011	662894	372661	56128	33639	175747	24719	589874	93.4
2012	653419	370099	58317	32278	167025	25700	588475	93.3
2013	648619	371579	59896	32690	158811	25643	589447	93.0
2014	645470	349428	59396	29180	160549	46917	585451	93.3
东　部	219355	118247	24870	8654	54137	13447	221595	82.7
中　部	223755	132802	12551	11686	50353	16363	191993	99.7
西　部	202360	98379	21975	8840	56059	17107	171863	99.6
北　京	2802	2468	10	3	297	24	3937	71.2
天　津	2350	838	622	113	260	517	3698	63.5
河　北	61450	27452	2107	1039	27179	3673	48636	100.0
山　西	28248	19630	957	740	3351	3570	28072	100.0
内蒙古	13835	5471	1903	318	5363	780	11192	100.0
辽　宁	19844	9457	354	148	9319	566	11558	100.0
吉　林	11225	4237	1092	1336	4074	486	9313	100.0
黑龙江	11638	8845	669	158	1324	642	8902	100.0
上　海	1310	969	179	48		114	1605	81.6
江　苏	15523	8309	4119	2093	39	963	14428	100.0
浙　江	12042	7500	1238	175	2107	1022	27997	43.0
安　徽	15288	7215	3152	1481	947	2493	14786	100.0
福　建	19242	11890	309	237	4751	2055	14440	100.0
江　西	31017	14183	234	1629	13335	1636	17011	100.0
山　东	53870	27178	14369	4598	4197	3528	73388	73.4
河　南	56721	33520	820	2852	16569	2960	46938	100.0
湖　北	24919	15551	4085	2445	1999	839	25448	97.9
湖　南	44699	29621	1542	1045	8754	3737	41523	100.0
广　东	28161	21418	1433	176	4356	778	19347	100.0
广　西	21917	7725	2156	695	8586	2755	14291	100.0
海　南	2761	768	130	24	1632	207	2561	100.0
重　庆	10778	6255	1122	378	1941	1082	8255	100.0
四　川	55981	27132	1578	2556	20390	4325	46318	100.0
贵　州	20945	9308	2146	533	6977	1981	16747	100.0
云　南	13364	9944	1360	620	500	940	12035	100.0
西　藏	5366	1760	2634	150		822	5255	100.0
陕　西	25969	19502	719	607	4360	781	26608	97.6
甘　肃	16681	6987	1622	958	5475	1639	15957	100.0
青　海	4481	1820	595	571	1060	435	4157	100.0
宁　夏	2455	769	363	212	843	268	2274	100.0
新　疆	10588	1706	5777	1242	564	1299	8774	100.0

注：行政村数即村民委员会数。

1-7 专业公共卫生机构数(按登记注册类型/主办单位/机构类别分)

机构分类	2005	2010	2011	2012	2013	2014
总　计	**11177**	**11835**	**11926**	**12083**	**31155**	**35029**
按登记注册类型分						
公立	11127	11764	11845	12004	30824	34382
非公立	50	71	81	79	331	401
按主办单位分						
政府办	10513	11421	11452	11642	28269	31140
社会办	650	396	452	421	2858	3617
个人办	14	18	22	20	28	26
按机构类别分						
疾病预防控制中心	3585	3513	3484	3490	3516	3490
专科疾病防治院(所/站)	1502	1274	1294	1289	1271	1242
健康教育所(站)	134	139	147	160	169	172
妇幼保健院(所/站)	3021	3025	3036	3044	3144	3098
急救中心(站)	141	245	270	295	312	325
采供血机构	577	530	525	531	538	541
卫生监督所(中心)	1702	2992	3022	3088	2967	2975
计划生育技术服务机构	515	117	148	186	19238	23186

注：2013年起增加原计生部门主管的计划生育技术服务机构。

二、卫生人员

简要说明

一、本章主要介绍全国及31个省、自治区、直辖市卫生人员数，主要包括各类卫生人员，按性别、年龄、学历、职称、科室分专业卫生人员数，执业（助理）医师执业类别及执业范围等。

二、本章数据来源于卫生资源统计年报和教育部《教育事业发展情况统计简报》。

三、统计口径调整

（一）卫生人员总数

1. 村卫生室人员数（包括乡村医生、卫生员、执业医师和执业助理医师、注册护士）计入卫生人员总数。

2. 2002年起，按照行业管理原则，卫生人员数不再包括国境卫生检疫所、高中等医学院校、药品检验所（室）人员数。

3. 2007年起，卫生人员数增加返聘本单位半年以上人员数。

4. 2010年起，卫生人员总数包括获得"卫生监督员"证书的公务员数。

5. 2013年起卫生人员数包括卫生计生部门主管的计划生育技术服务机构人员数，2013年以前卫生人员数不包括原人口计生部门主管的计划生育技术服务机构人员数。

（二）卫生技术人员

1. 2007年起，卫生技术人员不再包括药剂员和检验员等技能人员；2007年以前药师（士）包括药剂员，检验师（士）包括检验员。

2. 执业（助理）医师：2002年起，按取得医师执业证书的人数统计（不含未取得执业医师证书的见习医师）；2002年以前按实际在岗的医生统计。执业（助理）医师数包括村卫生室执业（助理）医师数。

2002年以前执业（助理）医师系医生数（包括主任医师、副主任医师、主治医师、住院医师和医士），执业医师系医师数（包括主任医师、副主任医师、主治医师、住院医师）。

3. 注册护士：2002年起按注册数统计，2002年以前按实际在岗的护士数统计。

（三）工勤技能人员

2007年以前工勤技能人员系工勤人员数，不包括药剂员和检验员等技能人员。

四、本章涉及卫生机构的口径变动和指标解释与"卫生机构"章一致。

五、分科执业（助理）医师的科室分类主要依据《医疗机构诊疗科目》。中医医院和专科医院人员的科室归类原则如下：中医医院全部计入中医科，中西医结合医院全部计入中西医结合科，民族医院全部计入民族医学科，妇幼保健院分别计入妇产科、儿科，儿童医院计入儿科，传染病院、麻风病院全部计入传染科，疗养院、康复医院全部计入康复医学科，肿瘤医院全部计入肿瘤科，其他专科医院计入相关科室。

主要指标解释

卫生人员　指在医院、基层医疗卫生机构、专业公共卫生机构及其他医疗卫生机构工作的职工，包括卫生技术人员、乡村医生和卫生员、其他技术人员、管理人员和工勤人员。一律按支付年底工资的在岗职工统计，包括各类聘任人员（含合同工）及返聘本单位半年以上人员，不包括临时工、离退休人员、退职人员、离开本单位仍保留劳动关系人员、本单位返聘和临聘不足半年人员。

卫生技术人员 包括执业医师、执业助理医师、注册护士、药师（士）、检验技师（士）、影像技师（士）、卫生监督员和见习医（药、护、技）师（士）等卫生专业人员。不包括从事管理工作的卫生技术人员（如院长、副院长、党委书记等）。

执业医师 指《医师执业证》“级别”为“执业医师”且实际从事医疗、预防保健工作的人员，不包括实际从事管理工作的执业医师。执业医师类别分为临床、中医、口腔和公共卫生四类。

执业助理医师 指《医师执业证》“级别”为“执业助理医师”且实际从事医疗、预防保健工作的人员，不包括实际从事管理工作的执业助理医师。执业助理医师类别分为临床、中医、口腔和公共卫生四类。

见习医师 指毕业于高等院校医学专业、尚未取得医师执业证书的医师。

注册护士 指具有注册护士证书且实际从事护理工作的人员，不包括从事管理工作的护士。

药剂师（士） 包括主任药师、副主任药师、主管药师、药师、药士，不包括药剂员。

技师（士） 指检验技师（士）和影像技师（士）。包括主任技师、副主任技师、主管技师、技师、技士。

检验师（士） 包括主任检验技师、副主任检验技师、主管检验技师、检验技师、检验技士，不包括检验员。

其他卫生技术人员 包括见习医（药、护、技）师（士）等卫生专业人员，不包括药剂员、检验员、护理员等。

其他技术人员 指从事医疗器械修配、卫生宣传、科研、教学等技术工作的非卫生专业人员。

管理人员 指担负领导职责或管理任务的工作人员。包括从事医疗保健、疾病控制、卫生监督、医学科研与教学等业务管理工作的人员；主要从事党政、人事、财务、信息、安全保卫等行政管理工作的人员。

工勤技能人员 指承担技能操作和维护、后勤保障服务等职责的工作人员。工勤技能人员分为技术工和普通工。技术工包括护理员（工）、药剂员（工）、检验员、收费员、挂号员等，但不包括实验员、技术员、研究实习员（计入其他技术人员），也不包括经济员、会计员和统计员等（计入管理人员）。

卫生监督员 指医疗卫生机构中获得“卫生监督员”证书且实际从事卫生监督工作的人员，不包括从事管理工作的卫生监督员。

每千人口卫生技术人员 即卫生技术人员数/人口数×1000。人口数系国家统计局常住人口。

每千人口执业（助理）医师 即执业（助理）医师数/人口数×1000。人口数系国家统计局常住人口。

每万人口全科医生数 即全科医生数/人口数×10000。人口数系国家统计局常住人口。

乡村医生 指在村卫生室工作并且取得“乡村医生”证书的人员。

中专学历（水平） 指获得中专文凭或获得当地卫生（卫生计生）行政部门认可的中专水平证书的乡村医生。

卫生员 指在村卫生室工作但未取得“乡村医生”证书的人员。

2-1-1　卫生人员数

年份	卫生人员	卫生技术人员						乡村医生和卫生员	其他技术人员	管理人员	工勤技能人员
			执业(助理)医师	执业医师	注册护士	药师(士)	检验师(士)				
1950	611240	555040	380800	327400	37800	8080				21877	34323
1955	1052787	874063	500398	402409	107344	60974	15394			86465	92259
1960	1769205	1504894	596109	427498	170143	119293				132034	132277
1965	1872300	1531600	762804	510091	234546	117314			10996	168845	160899
1970	6571795	1453247	702304	446251	295147	…		4779280	10813	156862	171593
1975	7435212	2057068	877716	521617	379545	219904	77506	4841695	14122	251420	270907
1980	7355483	2798241	1153234	709473	465798	308438	114290	3820776	27834	310805	397827
1981	7199133	3011038	1243787	620291	525311	323786	123652	3403012	29622	318721	436740
1982	6954413	3142943	1307205	668010	563912	342451	130625	2996609	32207	326883	455771
1983	6757244	3252836	1352651	704060	595569	351002	136630	2667214	37830	326927	472437
1984	6622973	3343998	1381456	716365	616080	358969	140728	2409327	42539	341271	485838
1985	5606105	3410910	1413281	724238	636974	365145	145217	1293094	46052	358812	497237
1986	5725854	3506517	1444150	745592	680583	372760	150132	1279935	50957	370056	518389
1987	5842621	3608618	1481754	777333	717596	382121	156878	1278499	57255	371167	527082
1988	5924557	3723756	1618174	1095926	829261	394287	161615	1247045	65063	368227	520466
1989	6028234	3809097	1718018	1257668	921687	401098	166383	1241275	73530	384890	519442
1990	6137711	3897921	1763086	1302997	974541	405978	170371	1231510	85504	396694	526082
1991	6278458	3984974	1779545	1310933	1011943	409325	176832	1253324	91265	408819	540076
1992	6409307	4073986	1808194	1327875	1039674	413598	180754	1269061	99177	417670	549413
1993	6540522	4117067	1831665	1372471	1056096	413025	183657	1325106	113138	432903	552311
1994	6630710	4199217	1882180	1425375	1093544	417166	186415	1323701	116921	438084	552787
1995	6704395	4256923	1917772	1454926	1125661	418520	189488	1331017	120782	450013	545660
1996	6735097	4311845	1941235	1475232	1162609	424952	192873	1316095	125480	444571	537106
1997	6833962	4397805	1984867	1505342	1198228	428295	198016	1317786	133369	448047	536955
1998	6863315	4423721	1999521	1513975	1218836	423644	200846	1327633	145060	435507	531394
1999	6894985	4458669	2044672	1561584	1244844	418574	201272	1324937	150041	434997	526341
2000	6910383	4490803	2075843	1603266	1266838	414408	200900	1319357	157533	426789	515901
2001	6874527	4507700	2099658	1637337	1286938	404087	203378	1290595	157961	412757	505514
2002	6528674	4269779	1843995	1463573	1246545	357659	209144	1290595	179962	332628	455710
2003	6216971	4380878	1942364	1534046	1265959	357378	209616	867778	199331	318692	450292
2004	6332739	4485983	1999457	1582442	1308433	355451	211553	883075	209422	315595	438664
2005	6447246	4564050	2042135	1622684	1349589	349533	211495	916532	225697	312826	428141
2006	6681184	4728350	2099064	1678031	1426339	353565	218771	957459	235466	323705	436204
2007	6964389	4913186	2122925	1715460	1558822	325212	206487	931761	243460	356569	519413
2008	7251803	5174478	2201904	1791881	1678091	330525	212618	938313	255149	356854	527009
2009	7781448	5535124	2329206	1905436	1854818	341910	220695	1050991	275006	362665	557662
2010	8207502	5876158	2413259	1972840	2048071	353916	230572	1091863	290161	370548	578772
2011	8616040	6202858	2466094	2020154	2244020	363993	238874	1126443	305981	374885	605873
2012	9115705	6675549	2616064	2138836	2496599	377398	249255	1094419	319117	372997	653623
2013	9790483	7210578	2794754	2285794	2783121	395578	266607	1081063	359819	420971	718052
2014	10234213	7589790	2892518	2374917	3004144	409595	279277	1058182	379740	451250	755251

注：①卫生人员和卫生技术人员包括获得“卫生监督员”证书的公务员1万人；②2013年以后卫生人员数包括卫生计生部门主管的计划生育技术服务机构人员数，2013年以前不包括原人口计生部门主管的计划生育技术服务机构人员数；③执业（助理）医师数包括村卫生室执业（助理）医师数；④1985年以前乡村医生和卫生员系赤脚医生数。

2-1-2　2014年各类医疗卫生机构人员数

机构分类	合计	卫生技术人员				
		小计	执业(助理)医师	执业医师	注册护士
总　计	**10234213**	**7589790**	**2892518**	**2374917**	**3004144**
一、医院	5741680	4741677	1584393	1470470	2222293
综合医院	4189072	3488864	1156675	1079125	1666484
中医医院	769166	646152	231485	211859	267493
中西医结合医院	81144	67589	24332	22644	29732
民族医院	19404	16008	6567	5416	4711
专科医院	674506	517987	164214	150457	250970
口腔医院	38160	30567	14493	13379	11219
眼科医院	35484	23755	7664	7001	11282
耳鼻喉科医院	5986	4535	1563	1361	2044
肿瘤医院	71633	58598	17478	17032	29575
心血管病医院	16674	13454	4121	3817	6850
胸科医院	10426	8656	2446	2402	4637
血液病医院	1522	1153	306	297	587
妇产(科)医院	70788	53180	17256	15771	26074
儿童医院	55105	46330	14044	13858	23362
精神病医院	125812	94960	25307	22860	51571
传染病医院	48229	38069	11477	11085	19015
皮肤病医院	8283	6112	2181	1949	2439
结核病医院	10995	8601	2494	2417	4481
麻风病医院	888	591	256	198	176
职业病医院	3218	2326	845	794	972
骨科医院	43614	34539	11772	9834	14885
康复医院	31445	22800	7018	6028	9629
整形外科医院	3521	2290	782	704	1152
美容医院	12538	6708	2368	2114	3416
其他专科医院	80185	60763	20343	17556	27604
护理院	8388	5077	1120	969	2903
二、基层医疗卫生机构	3536753	2176823	1064136	704759	603900
社区卫生服务中心(站)	488771	417503	176998	141752	145672
社区卫生服务中心	381856	323053	134258	107142	110081
社区卫生服务站	106915	94450	42740	34610	35591
卫生院	1257096	1061513	436506	250538	284165
街道卫生院	9797	8165	3675	2365	2301
乡镇卫生院	1247299	1053348	432831	248173	281864
中心卫生院	530942	452400	183300	112490	127012
乡卫生院	716357	600948	249531	135683	154852
村卫生室	1216513	158331	139787	48856	18544
门诊部	141022	119101	59899	52682	39297
综合门诊部	82115	70330	34284	30610	23258
中医门诊部	15144	11906	6831	6382	2196
中西医结合门诊部	3361	3001	1535	1391	926
民族医门诊部	92	74	38	27	17
专科门诊部	40310	33790	17211	14272	12900
诊所、卫生所、医务室、护理站	433351	420375	250946	210931	116222
诊所	349435	339580	204658	173574	93892
卫生所、医务室	83552	80470	46222	37306	22122
护理站	364	325	66	51	208

注：①卫生人员数合计包括获得“卫生监督员”证书的公务员1万人，乡村医生和卫生员1058182人；②本表村卫生室人员数不包括乡镇卫生院在村卫生室工作的人员数（这部分人员计入乡镇卫生院中）。

2-1-2　续表1

药师(士)	技师(士)		其他		其他技术人员	管理人员	工勤技能人员
		检验师(士)		见习医师			
409595	**407296**	**279277**	**876237**	**220821**	**379740**	**451250**	**755251**
255748	257821	168078	421422	152793	228119	287543	484341
172104	189757	123904	303844	111764	155395	201551	343262
52028	34234	21653	60912	24234	30555	32224	60235
4282	3514	2350	5729	1904	3335	4033	6187
1673	811	486	2246	698	1083	892	1421
25408	29327	19575	48068	14010	37524	48282	70713
545	696	267	3614	766	1918	2393	3282
1100	956	674	2753	708	3135	3916	4678
283	244	150	401	102	351	451	649
2613	3617	1875	5315	1562	3781	4066	5188
495	670	441	1318	423	992	1108	1120
414	576	357	583	270	542	582	646
64	129	122	67	28	136	135	98
2376	3592	2524	3882	968	3911	5542	8155
2367	2813	2129	3744	1584	2285	2894	3596
4703	4051	2802	9328	2651	6609	7967	16276
2386	2940	2291	2251	877	2512	3323	4325
592	417	379	483	107	483	664	1024
474	717	512	435	194	593	716	1085
60	44	38	55	9	76	80	141
114	171	132	224	83	307	287	298
1808	2182	1175	3892	1485	1989	2990	4096
1246	1093	684	3814	624	2046	2357	4242
82	82	59	192	26	256	400	575
291	282	216	351	113	1290	1678	2862
3395	4055	2748	5366	1430	4312	6733	8377
253	178	110	623	183	227	561	2523
131493	84441	55328	292853	53490	75276	62438	164034
33021	19721	14053	42091	9707	18963	20380	31925
27301	17576	12444	33837	8412	15355	15435	28013
5720	2145	1609	8254	1295	3608	4945	3912
74096	55665	34959	211081	37331	56301	42050	97232
594	373	263	1222	234	527	373	732
73502	55292	34696	209859	37097	55774	41677	96500
31894	25694	15794	84500	16225	21458	15893	41191
41608	29598	18902	125359	20872	34316	25784	55309
7403	6705	4660	5797	1225			21921
4691	4977	3394	3120	555			11785
1563	408	324	908	214			3238
245	183	117	112	18			360
9	5	3	5	3			18
895	1132	822	1652	435			6512
16973	2350	1656	33884	5227	12	8	12956
14598	1464	956	24968	4083			9855
2370	879	696	8877	1139			3082
5	7	4	39	5	12	8	19

2-1-2 续表2

机构分类	合计	卫生技术人员			
		小计	执业（助理）医师	执业医师	注册护士
三、专业公共卫生机构	875045	631558	230173	188364	168782
疾病预防控制中心	192397	142297	71450	60388	13467
省属	11287	7858	4021	3961	194
地级市（地区）属	42573	31778	16781	15606	2133
县级市（区）属	57133	42289	21484	18153	4473
县属	74608	55294	26971	20802	6143
其他	6796	5078	2193	1866	524
专科疾病防治院（所、站）	49916	38061	15894	13449	11481
专科疾病防治院	19187	14615	5254	4669	5657
传染病防治院	1682	1209	348	307	573
结核病防治院	3164	2488	795	744	1172
职业病防治院	5276	3886	1465	1390	1358
其他	9065	7032	2646	2228	2554
专科疾病防治所（站、中心）	30729	23446	10640	8780	5824
口腔病防治所（站、中心）	2286	1867	1076	906	441
精神病防治所（站、中心）	934	787	310	222	335
皮肤病与性病防治所（中心）	6307	4761	2142	1815	1218
结核病防治所（站、中心）	9220	6946	2878	2397	1685
职业病防治所（站、中心）	2180	1672	838	790	282
地方病防治所（站、中心）	877	628	361	317	48
血吸虫病防治所（站、中心）	5687	4337	1933	1528	1164
药物戒毒所（中心）	313	151	66	46	43
其他	2925	2297	1036	759	608
健康教育所（站、中心）	1906	849	425	375	84
妇幼保健院（所、站）	326732	270674	98748	86836	114212
省属	17936	14872	4760	4739	7713
地级市（地区）属	94698	78803	26450	25416	37052
县级市（区）属	98616	81809	30638	27196	33271
县属	108502	89489	34678	27605	33882
其他	6980	5701	2222	1880	2294
妇幼保健院	289747	240798	83727	74191	106147
妇幼保健所	20034	16254	8291	7298	4286
妇幼保健站	16211	13087	6420	5136	3655
生殖保健中心	740	535	310	211	124
急救中心（站）	14406	7400	3266	2974	3072
采供血机构	31960	22618	3509	2987	10460
卫生监督所（中心）	82395	69794			
省属	2641	2100			
地级市（地区）属	16372	13848			
县级市（区）属	25217	20922			
县属	28003	22798			
其他	162	126			
计划生育技术服务机构	175333	79865	36881	21355	16006
四、其他医疗卫生机构	80735	39732	13816	11324	9169
疗养院	15515	9264	3176	2854	4032
卫生监督检验（监测）机构	501	219	27	13	4
医学科学研究机构	11899	6195	2132	2007	694
医学在职培训机构	14496	6555	2441	1913	1432
临床检验中心（所、站）	9536	4608	444	408	223
统计信息中心	914	70	39	39	6
其他	27874	12821	5557	4090	2778

2-1-2 续表3

药师(士)	技师(士)		其他		其他技术人员	管理人员	工勤技能人员
		检验师(士)		见习医师			
20193	60818	52164	141592	13805	61727	87749	94011
2730	26826	25005	27824	2635	14362	14677	21061
112	2127	2094	1404	150	1415	842	1172
431	8083	7751	4350	788	3244	3610	3941
865	7405	6899	8062	637	4065	4590	6189
1255	8552	7646	12373	971	4983	4987	9344
67	659	615	1635	89	655	648	415
2726	3675	2841	4285	857	3184	3472	5199
982	1267	988	1455	472	1280	1209	2083
60	91	72	137	68	137	67	269
136	222	166	163	81	158	213	305
239	387	328	437	118	466	364	560
547	567	422	718	205	519	565	949
1744	2408	1853	2830	385	1904	2263	3116
26	23	10	301	27	112	158	149
39	26	18	77	15	58	30	59
607	397	364	397	94	384	401	761
499	988	668	896	105	616	811	847
52	254	203	246	27	162	175	171
23	78	70	118	9	40	72	137
265	443	366	532	45	358	332	660
9	17	11	16	2	12	124	26
224	182	143	247	61	162	160	306
31	31	23	278	13	508	381	168
11877	19337	14843	26500	8451	14366	15265	26427
549	1012	884	838	393	649	859	1556
3273	5256	4302	6772	2734	4329	4610	6956
3730	6094	4644	8076	2504	4380	4673	7754
4121	6561	4697	10247	2672	4641	4762	9610
204	414	316	567	148	367	361	551
10693	16664	12733	23567	7765	12539	12793	23617
660	1649	1338	1368	449	1003	1309	1468
506	968	735	1538	233	788	1116	1220
18	56	37	27	4	36	47	122
130	88	66	844	409	1306	1283	4417
312	5806	5767	2531	192	2910	2234	4198
			69794		2126	5638	4837
			2100		73	295	173
			13807		376	1214	924
			20749		723	1940	1597
			23012		954	2161	2135
			126			28	8
2387	5055	3619	19536	1248	22965	44799	27704
2161	4216	3707	10370	733	14618	13520	12865
498	545	386	1013	212	1001	1894	3356
2	119	118	67	1	175	54	53
538	427	358	2404	51	3103	1497	1104
471	271	173	1940	77	4020	1874	2047
9	2245	2229	1687	123	1497	940	2491
3			22		588	198	58
640	609	443	3237	269	4234	7063	3756

2-1-3　2014年卫生人员数(按城乡/登记注册类型/主办单位分)

分类	合计	卫生技术人员							乡村医生和卫生员	其他技术人员	管理人员	工勤技能人员
		小计	执业(助理)医师	执业医师	注册护士	药师(士)	技师(士)	其他				
总计	10234213	7589790	2892518	2374917	3004144	409595	407296	876237	1058182	379740	451250	755251
按城乡分												
城市	4770561	3922453	1431691	1330822	1737367	205206	211913	336276		195728	251882	400490
农村	5453652	3657337	1460827	1044095	1266777	204389	195383	529961	1058182	184012	199368	354753
按登记注册类型分												
公立	8376889	6339325	2327229	1921275	2551339	349825	355831	755101	696391	334550	380128	626495
国有	7068157	5757643	2032792	1747118	2395983	314385	332384	682099	63707	308599	358166	580042
集体	1308732	581682	294437	174157	155356	35440	23447	73002	632684	25951	21962	46453
非公立	1847324	1240465	565289	453642	452805	59770	51465	111136	361791	45190	71122	128756
其中：联营	65348	19879	10357	6005	6074	649	770	2029	41967	618	1045	1839
私营	1313910	898873	430308	343169	311837	43086	33707	79935	260071	29230	43908	81828
按主办单位分												
政府办	7038731	5697173	2021761	1702661	2321919	319148	327359	706986	117864	311850	339041	572803
其中：卫生计生部门	6734813	5485585	1942087	1636770	2238970	308648	315336	680544	117864	289852	302362	539150
社会办	1881768	949376	428205	316818	355455	45305	44631	75780	733326	36833	65462	96771
个人办	1303714	933241	442552	355438	326770	45142	35306	83471	206992	31057	46747	85669

注：①卫生人员和卫生技术人员中包括公务员中卫生监督员10000名；②城市包括直辖市区和地级市辖区，农村包括县及县级市；③社会办包括企业、事业单位、社会团体和其他社会组织办的卫生机构。

2-1-4 2010年卫生人员性别、年龄、学历、职称构成(%)

分类	卫生技术人员							其他技术人员	管理人员
	合计	执业(助理)医师	执业医师	注册护士	药师(士)	技师(士)	其他		
总　计	**100.0**	**100.0**	**100.0**	**100.0**	**100.0**	**100.0**	**100.0**	**100.0**	**100.0**
按性别分									
男	34.2	57.1	57.8	1.7	39.0	45.2	45.2	42.3	49.4
女	65.8	42.9	42.2	98.3	61.1	54.8	54.8	57.7	50.6
按年龄分									
25岁以下	8.1	0.2	0.1	14.1	5.3	5.2	18.8	7.2	3.0
25～34岁	34.9	31.7	27.7	39.6	27.1	35.1	35.4	31.8	21.3
35～44岁	29.7	34.2	34.1	26.9	30.1	29.9	23.4	31.7	32.1
45～54岁	18.9	20.1	22.3	16.9	27.9	22.0	15.2	22.5	32.4
55～59岁	5.2	7.5	8.6	2.2	7.6	5.9	4.6	5.2	8.9
60岁及以上	3.2	6.2	7.2	0.4	2.0	1.8	2.5	1.6	2.3
按工作年限分									
5年以下	19.9	13.1	12.2	23.6	12.3	15.3	36.0	18.5	10.2
5～9年	13.9	13.5	12.0	16.2	9.4	13.1	11.3	12.2	7.8
10～19年	30.2	33.2	31.5	29.1	29.5	31.1	24.0	28.6	25.2
20～29年	20.9	20.8	22.3	21.8	25.1	22.4	16.2	23.7	31.1
30年及以上	15.1	19.4	22.0	9.3	23.7	18.0	12.5	17.1	25.8
按学历分									
研究生	3.2	6.9	8.4	0.1	0.9	1.5	2.2	1.7	2.5
大学本科	21.7	36.1	43.1	8.7	13.2	18.2	19.1	18.0	26.0
大专	36.3	32.3	29.2	42.5	32.5	39.0	32.6	35.3	39.7
中专	34.5	22.0	16.9	46.0	40.1	35.9	38.1	29.3	20.5
高中及以下	4.2	2.7	2.3	2.7	13.4	5.4	8.0	15.7	11.4
按专业技术资格分									
正高	1.7	3.8	4.6	0.1	0.5	0.6	0.6	0.4	2.1
副高	6.1	12.1	14.7	1.8	2.8	4.2	2.0	2.6	8.1
中级	24.8	30.1	36.3	24.4	22.7	26.5	10.0	14.5	22.6
师级/助理	32.5	37.3	36.8	29.6	38.9	35.8	20.9	24.8	21.1
士级	25.3	10.6	2.1	37.6	28.5	25.1	35.5	31.8	17.4
不详	9.7	6.2	5.4	6.5	6.7	7.9	31.1	26.0	28.7
按聘任技术职务分									
正高	1.6	3.6	4.4	0.1	0.5	0.5	0.5	0.4	2.8
副高	6.1	12.2	14.9	1.7	2.8	4.1	2.1	2.7	9.5
中级	25.5	31.1	37.4	24.4	23.3	27.2	11.1	15.9	28.4
师级/助理	34.4	39.8	38.2	31.2	39.9	37.3	22.4	29.0	28.0
士级	26.0	9.9	2.3	39.0	30.0	26.6	37.5	35.0	21.2
待聘	6.5	3.5	2.8	3.7	3.5	4.2	26.3	17.0	10.2

注：本表不包括村卫生室数字。

2-1-5　2014年卫生人员性别、年龄、学历、职称构成(%)

分类	卫生技术人员							其他技术人员	管理人员
	合计	执业(助理)医师	执业医师	注册护士	药师(士)	技师(士)	其他		
总　计	**100.0**	**100.0**	**100.0**	**100.0**	**100.0**	**100.0**	**100.0**	**100.0**	**100.0**
按性别分									
男	30.8	55.5	56.3	1.9	36.3	43.1	43.5	40.1	48.5
女	69.2	44.5	43.7	98.1	63.7	56.9	56.5	59.9	51.5
按年龄分									
25岁以下	9.0	0.2	0.1	15.8	4.7	6.3	14.0	6.8	2.7
25～34岁	36.8	24.3	22.6	44.4	30.8	36.6	48.2	35.0	23.4
35～44岁	27.8	35.9	34.4	23.1	29.1	28.6	20.3	30.0	30.6
45～54岁	17.3	22.7	24.1	13.5	23.8	19.3	11.5	20.9	30.7
55～59岁	4.3	6.7	7.3	2.1	7.5	5.5	3.1	4.9	8.4
60岁及以上	4.8	10.2	11.6	1.0	4.1	3.7	2.9	2.5	4.1
按工作年限分									
5年以下	24.5	10.8	10.3	31.0	17.7	21.4	43.1	23.4	13.7
5～9年	18.4	15.6	14.9	21.7	14.5	16.6	18.5	16.9	11.4
10～19年	23.1	28.0	26.5	21.0	22.4	24.0	16.8	22.7	21.1
20～29年	19.5	24.4	24.8	17.2	23.2	21.0	12.5	21.6	28.3
30年及以上	14.4	21.2	23.4	9.0	22.1	17.0	9.1	15.3	25.5
按学历分									
研究生	4.4	9.5	11.2	0.1	2.0	2.5	5.3	2.5	3.3
大学本科	24.8	38.0	43.5	13.1	19.9	24.6	26.9	23.6	30.6
大专	38.8	31.3	28.5	47.5	34.9	41.2	33.8	37.7	39.8
中专	29.5	19.1	15.0	38.0	34.4	28.5	29.5	25.1	17.2
高中及以下	2.6	2.1	1.8	1.3	8.8	3.3	4.4	11.0	9.1
按专业技术资格分									
正高	1.7	4.5	5.3	0.1	0.6	0.8	0.4	0.4	2.0
副高	5.8	12.7	15.0	2.0	3.1	4.6	1.3	2.5	6.8
中级	21.2	30.3	35.4	18.7	20.5	22.9	5.9	13.0	17.4
师级/助理	29.6	38.0	37.3	24.3	35.7	32.5	20.6	21.6	16.1
士级	29.6	8.3	1.4	45.2	30.4	28.0	37.8	32.8	14.2
不详	12.2	6.3	5.7	9.6	9.7	11.2	34.0	29.7	43.5
按聘任技术职务分									
正高	1.6	4.2	5.0	0.1	0.6	0.7	0.4	0.4	3.3
副高	5.8	12.8	15.1	1.9	3.0	4.5	1.3	2.5	9.9
中级	21.8	31.5	36.8	18.6	21.1	23.7	6.7	14.0	27.1
师级/助理	31.4	41.4	39.2	25.8	36.5	33.5	20.0	25.2	26.7
士级	29.3	7.8	1.9	46.0	31.4	28.9	34.5	32.6	20.8
待聘	10.1	2.2	2.0	7.6	7.4	8.7	37.1	25.2	12.2

注：本表不包括村卫生室数字。

2-1-6　各地区卫生人员数

地区	合计	卫生技术人员							乡村医生和卫生员	其他技术人员	管理人员	工勤技能人员
		小计	执业(助理)医师	执业医师	注册护士	药师(士)	技师(士)	其他				
2010	8207502	5876158	2413259	1972840	2048071	353916	338755	722157	1091863	290161	370548	578772
2014	10234213	7589790	2892518	2374917	3004144	409595	407296	876237	1058182	379740	451250	755251
东　部	4396080	3348271	1298743	1100670	1340816	190091	173067	345554	355431	173445	177646	341287
中　部	3071282	2214311	861659	680901	881318	117959	126453	226922	387466	117999	136849	214657
西　部	2756851	2017208	732116	593346	782010	101545	107776	293761	315285	88296	136755	199307
北　京	274036	213245	79949	75299	88488	12744	11291	20773	3406	13451	15494	28440
天　津	111672	84880	33340	31007	31577	5193	4697	10073	5205	4095	9275	8217
河　北	512877	351513	157725	121014	121845	14975	17831	39137	83519	23788	19334	34723
山　西	289266	209474	89835	76689	79055	10045	11127	19412	39450	11025	11273	18044
内蒙古	202999	154483	62182	52624	56723	9668	8235	17675	18422	8457	9487	12150
辽　宁	339187	256284	101636	91213	105828	13214	14297	21309	24642	12640	17458	28163
吉　林	206092	151427	63234	55377	57433	7794	7845	15121	18954	7564	12496	15651
黑龙江	283494	212207	81371	68892	77720	11390	12465	29261	24359	9501	16565	20862
上　海	201735	164054	61202	57425	71929	9225	9497	12201	802	9880	9796	17203
江　苏	589559	458503	178551	149651	188767	25521	23063	42601	37796	19977	26080	47203
浙　江	455809	375902	145725	124670	145141	24451	19372	41213	8546	18130	14914	38317
安　徽	365662	268039	103742	80525	111497	12909	15908	23983	48271	13893	13668	21791
福　建	273602	206516	75324	64366	85664	13794	10496	21238	27201	9480	7713	22692
江　西	280766	201362	74647	62050	84140	13700	13212	15663	46841	7332	8026	17205
山　东	838474	603785	230883	195791	245711	31741	30441	65009	132234	36505	25151	40799
河　南	745144	494815	189335	134405	191117	23963	29346	61054	119307	33585	34009	63428
湖　北	438164	335583	126123	103905	144109	17837	17520	29994	42264	17431	18054	24832
湖　南	462694	341404	133372	99058	136247	20321	19030	32434	48020	17668	22758	32844
广　东	732573	583009	216799	176112	233483	36548	29433	66746	28515	23388	29009	68652
广　西	357622	258599	86525	68419	103955	14353	13542	40224	36757	10813	17488	33965
海　南	66556	50580	17609	14122	22383	2685	2649	5254	3565	2111	3422	6878
重　庆	210501	154278	58084	44252	62739	7628	7210	18617	22775	6200	10010	17238
四　川	626938	451938	179523	145028	175520	22642	22093	52160	72998	20079	31842	50081
贵　州	237518	169963	57845	45649	67204	6912	9562	28440	36294	8881	10831	11549
云　南	282760	208905	75426	62266	82823	8790	11130	30736	35666	10284	9250	18655
西　藏	26531	12882	5609	3987	2715	593	583	3382	11109	723	694	1123
陕　西	336288	252611	76460	63214	97221	13544	15734	49652	33372	4258	23786	22261
甘　肃	178968	126396	47681	38626	45472	6056	6423	20764	21682	6639	12601	11650
青　海	46363	33936	12953	10954	12750	1729	2119	4385	6938	1682	1247	2560
宁　夏	50714	39800	15023	13328	15096	2376	2179	5126	3930	1683	2048	3253
新　疆	199649	153417	54805	44999	59792	7254	8966	22600	15342	8597	7471	14822

2-1-7　2014年各地区卫生人员数(城市)

地　区	合计	卫生技术人员							其他技术人员	管理人员	工勤技能人员
		小计	执业(助理)医师	执业医师	注册护士	药师(士)	技师(士)	其他			
总　计	**4770561**	**3922453**	**1431691**	**1330822**	**1737367**	**205206**	**211913**	**336276**	**195728**	**251882**	**400498**
东　部	2452523	2017009	746817	697436	875637	112884	108005	173666	103782	118035	213697
中　部	1226871	1014753	365955	339232	468998	47750	56213	75837	52434	68723	90961
西　部	1091167	890691	318919	294154	392732	44572	47695	86773	39512	65124	95840
北　京	263811	207455	77268	73056	86629	12267	10958	20333	13147	15290	27919
天　津	94627	74720	28264	27023	28888	4687	4260	8621	3855	8402	7650
河　北	180324	149065	60548	55945	64890	6267	7679	9681	9122	8173	13964
山　西	134338	111876	44530	41508	48808	4993	6062	7483	5912	7027	9523
内蒙古	92474	76121	28341	26502	32559	4743	4140	6338	4704	5086	6563
辽　宁	214362	177254	67871	64507	79162	8778	9969	11474	8297	11294	17517
吉　林	85562	69605	28449	27010	29804	3259	3679	4414	3707	5688	6562
黑龙江	149716	121203	43957	41001	51996	5486	6710	13054	5577	9882	13054
上　海	194939	158915	58355	56021	70352	8971	9256	11981	9835	9483	16706
江　苏	299244	247730	88969	83772	110834	13355	13103	21469	10574	15349	25591
浙　江	227470	188343	69682	64699	79107	11624	10322	17608	9610	8861	20656
安　徽	156708	131305	46311	42477	62857	5782	7367	8988	7023	7887	10493
福　建	124925	104209	37863	35332	46076	6678	5497	8095	4998	4570	11148
江　西	95295	80855	27799	26323	38888	4602	5057	4509	3269	4468	6703
山　东	327668	276794	104005	96590	124046	13780	13885	21078	17775	13486	19613
河　南	250921	204605	70403	64002	95734	9276	11391	17801	11676	13996	20644
湖　北	188760	158141	56116	52853	74932	7790	8593	10710	8592	9595	12432
湖　南	165571	137163	48390	44058	65979	6562	7354	8878	6678	10180	11550
广　东	496754	410041	146287	133271	174865	25303	21840	41746	15374	21549	49790
广　西	142493	115562	39377	36793	51396	6104	6012	12673	4446	7695	14790
海　南	28399	22483	7705	7220	10788	1174	1236	1580	1195	1578	3143
重　庆	119198	97092	34798	29896	43528	4947	4862	8957	3829	6796	11481
四　川	251512	202665	74098	69160	91191	9902	10378	17096	9941	14942	23964
贵　州	69179	57474	20572	19201	26239	2359	3060	5244	3172	3729	4804
云　南	81974	68507	26043	24300	29565	3055	3751	6093	3733	3707	6027
西　藏	3770	2938	1293	1135	1005	149	150	341	124	244	464
陕　西	156845	128389	41158	37383	56605	6252	7486	16888	2021	13514	12921
甘　肃	73770	60470	23041	21318	25568	2945	3352	5564	3026	4839	5435
青　海	19713	16501	5982	5487	7630	822	1099	968	1036	692	1484
宁　夏	32380	27220	9898	9243	11247	1466	1489	3120	1177	1631	2352
新　疆	47859	37752	14318	13736	16199	1828	1916	3491	2303	2249	5555

注：城市包括直辖市区和地级市辖区。

2-1-8　2014年各地区卫生人员数(农村)

地区	合计	卫生技术人员							乡村医生和卫生员	其他技术人员	管理人员	工勤技能人员
		小计	执业(助理)医师	执业医师	注册护士	药师(士)	技师(士)	其他				
总　计	**5453652**	**3657337**	**1460827**	**1044095**	**1266777**	**204389**	**195383**	**128520**	**1058182**	**184012**	**199368**	**354753**
东　部	1943557	1331262	551926	403234	465179	77207	65062	44874	355431	69663	59611	127590
中　部	1844411	1199558	495704	341669	412320	70209	70240	44415	387466	65565	68126	123696
西　部	1665684	1126517	413197	299192	389278	56973	60081	39231	315285	48784	71631	103467
北　京	10225	5790	2681	2243	1859	477	333	246	3406	304	204	521
天　津	17045	10160	5076	3984	2689	506	437	328	5205	240	873	567
河　北	332553	202448	97177	65069	56955	8708	10152	6406	83519	14666	11161	20759
山　西	154928	97598	45305	35181	30247	5052	5065	3466	39450	5113	4246	8521
内蒙古	110525	78362	33841	26122	24164	4925	4095	2626	18422	3753	4401	5587
辽　宁	124825	79030	33765	26706	26666	4436	4328	2844	24642	4343	6164	10646
吉　林	120530	81822	34785	28367	27629	4535	4166	2713	18954	3857	6808	9089
黑龙江	133778	91004	37414	27891	25724	5904	5755	3766	24359	3924	6683	7808
上　海	6796	5139	2847	1404	1577	254	241	181	802	45	313	497
江　苏	290315	210773	89582	65879	77933	12166	9960	7495	37796	9403	10731	21612
浙　江	228339	187559	76043	59971	66034	12827	9050	6994	8546	8520	6053	17661
安　徽	208954	136734	57431	38048	48640	7127	8541	5431	48271	6870	5781	11298
福　建	148677	102307	37461	29034	39588	7116	4999	3511	27201	4482	3143	11544
江　西	185471	120507	46848	35727	45252	9098	8155	5491	46841	4063	3558	10502
山　东	510806	326991	126878	99201	121665	17961	16556	10346	132234	18730	11665	21186
河　南	494223	290210	118932	70403	95383	14687	17955	10123	119307	21909	20013	42784
湖　北	249404	177442	70007	51052	69177	10047	8927	6095	42264	8839	8459	12400
湖　南	297123	204241	84982	55000	70268	13759	11676	7330	48020	10990	12578	21294
广　东	235819	172968	70512	42841	58618	11245	7593	5494	28515	8014	7460	18862
广　西	215129	143037	47148	31626	52559	8249	7530	5431	36757	6367	9793	19175
海　南	38157	28097	9904	6902	11595	1511	1413	1029	3565	916	1844	3735
重　庆	91303	57186	23286	14356	19211	2681	2348	1588	22775	2371	3214	5757
四　川	375426	249273	105425	75868	84329	12740	11715	7786	72998	10138	16900	26117
贵　州	168339	112489	37273	26448	40965	4553	6502	4035	36294	5709	7102	6745
云　南	200786	140398	49383	37966	53258	5735	7379	5076	35666	6551	5543	12628
西　藏	22761	9944	4316	2852	1710	444	433	232	11109	599	450	659
陕　西	179443	124222	35302	25831	40616	7292	8248	4852	33372	2237	10272	9340
甘　肃	105198	65926	24640	17308	19904	3111	3071	1708	21682	3613	7762	6215
青　海	26650	17435	6971	5467	5120	907	1020	649	6938	646	555	1076
宁　夏	18334	12580	5125	4085	3849	910	690	453	3930	506	417	901
新　疆	151790	115665	40487	31263	43593	5426	7050	4795	15342	6294	5222	9267

2-2-1 每千人口卫生技术人员数

年份	卫生技术人员			执业（助理）医师			其中：执业医师	注册护士		
	合计	城市	农村	合计	城市	农村		合计	城市	农村
1949	0.93	1.87	0.73	0.67	0.70	0.66	0.58	0.06	0.25	0.02
1955	1.42	3.49	1.01	0.81	1.24	0.74	0.70	0.14	0.64	0.04
1960	2.37	5.67	1.85	1.04	1.97	0.90	0.79	0.23	1.04	0.07
1965	2.11	5.37	1.46	1.05	2.22	0.82	0.70	0.32	1.45	0.10
1970	1.76	4.88	1.22	0.85	1.97	0.66	0.43	0.29	1.10	0.14
1975	2.24	6.92	1.41	0.95	2.66	0.65	0.57	0.41	1.74	0.18
1980	2.85	8.03	1.81	1.17	3.22	0.76	0.72	0.47	1.83	0.20
1985	3.28	7.92	2.09	1.36	3.35	0.85	0.70	0.61	1.85	0.30
1990	3.45	6.59	2.15	1.56	2.95	0.98	1.15	0.86	1.91	0.43
1995	3.59	5.36	2.32	1.62	2.39	1.07	1.23	0.95	1.59	0.49
1998	3.64	5.30	2.35	1.65	2.34	1.11	1.25	1.00	1.64	0.51
1999	3.64	5.24	2.38	1.67	2.33	1.14	1.27	1.02	1.64	0.52
2000	3.63	5.17	2.41	1.68	2.31	1.17	1.30	1.02	1.64	0.54
2001	3.62	5.15	2.38	1.69	2.32	1.17	1.32	1.03	1.65	0.54
2002	3.41	…	…	1.47	…	…	1.17	1.00	…	…
2003	3.48	4.88	2.26	1.54	2.13	1.04	1.22	1.00	1.59	0.50
2004	3.53	4.99	2.24	1.57	2.18	1.04	1.25	1.03	1.63	0.50
2005	3.50	5.82	2.69	1.56	2.46	1.26	1.24	1.03	2.10	0.65
2006	3.60	6.09	2.70	1.60	2.56	1.26	1.28	1.09	2.22	0.66
2007	3.72	6.44	2.69	1.61	2.61	1.23	1.30	1.18	2.42	0.70
2008	3.90	6.68	2.80	1.66	2.68	1.26	1.35	1.27	2.54	0.76
2009	4.15	7.15	2.94	1.75	2.83	1.31	1.43	1.39	2.82	0.81
2010	4.39	7.62	3.04	1.80	2.97	1.32	1.47	1.53	3.09	0.89
2011	4.61	6.68	2.66	1.83	2.62	1.10	1.50	1.67	2.62	0.79
2012	4.94	8.54	3.41	1.94	3.19	1.40	1.58	1.85	3.65	1.09
2013	5.27	9.18	3.64	2.04	3.39	1.48	1.67	2.04	4.00	1.22
2014	5.56	9.70	3.77	2.12	3.54	1.51	1.74	2.20	4.30	1.31

注：①2002年以前，执业(助理)医师数系医生，执业医师数系医师,注册护士数系护师(士)；②城市包括直辖市区和地级市辖区，农村包括县及县级市；③分母系常住人口数。

2-2-2 2014年各地区每千人口卫生技术人员数

地区	卫生技术人员			执业(助理)医师			其中：执业医师			注册护士		
	合计	城市	农村	合计	城市	农村	合计	城市	农村	合计	城市	农村
总 计	**5.56**	**9.70**	**3.77**	**2.12**	**3.54**	**1.51**	**1.74**	**3.29**	**1.08**	**2.20**	**4.30**	**1.31**
东 部	5.92	10.63	4.11	2.30	3.93	1.70	1.95	3.67	1.25	2.37	4.61	1.44
中 部	5.17	9.01	3.44	2.01	3.25	1.42	1.59	3.01	0.98	2.06	4.16	1.18
西 部	5.48	8.73	3.80	1.99	3.13	1.39	1.61	2.88	1.01	2.12	3.85	1.31
北 京	9.91	16.38	8.09	3.72	6.10	3.74	3.50	5.77	3.13	4.11	6.84	2.60
天 津	5.60	8.97	5.52	2.20	3.39	2.76	2.04	3.24	2.17	2.08	3.47	1.46
河 北	4.76	10.95	3.25	2.14	4.45	1.56	1.64	4.11	1.04	1.65	4.77	0.91
山 西	5.74	11.33	3.85	2.46	4.51	1.79	2.10	4.20	1.39	2.17	4.94	1.19
内蒙古	6.17	11.19	4.40	2.48	4.17	1.90	2.10	3.90	1.47	2.26	4.79	1.36
辽 宁	5.84	9.24	3.40	2.31	3.54	1.45	2.08	3.36	1.15	2.41	4.13	1.15
吉 林	5.50	8.37	4.45	2.30	3.42	1.89	2.01	3.25	1.54	2.09	3.58	1.50
黑龙江	5.54	9.04	3.82	2.12	3.28	1.57	1.80	3.06	1.17	2.03	3.88	1.08
上 海	6.76	11.58	7.58	2.52	4.25	4.20	2.37	4.08	2.07	2.96	5.13	2.33
江 苏	5.76	8.98	4.29	2.24	3.22	1.82	1.88	3.04	1.34	2.37	4.02	1.58
浙 江	6.82	11.59	5.82	2.65	4.29	2.36	2.26	3.98	1.86	2.64	4.87	2.05
安 徽	4.41	6.64	2.78	1.71	2.34	1.17	1.32	2.15	0.77	1.83	3.18	0.99
福 建	5.43	10.33	3.81	1.98	3.75	1.40	1.69	3.50	1.08	2.25	4.57	1.48
江 西	4.43	8.86	3.01	1.64	3.05	1.17	1.37	2.88	0.89	1.85	4.26	1.13
山 东	6.17	9.30	4.83	2.36	3.49	1.87	2.00	3.24	1.47	2.51	4.17	1.80
河 南	5.24	9.94	3.19	2.01	3.42	1.31	1.42	3.11	0.77	2.03	4.65	1.05
湖 北	5.77	8.62	4.17	2.17	3.06	1.65	1.79	2.88	1.20	2.48	4.08	1.63
湖 南	5.07	10.40	3.48	1.98	3.67	1.45	1.47	3.34	0.94	2.02	5.00	1.20
广 东	5.44	11.30	3.31	2.02	4.03	1.35	1.64	3.67	0.82	2.18	4.82	1.12
广 西	5.44	7.91	3.58	1.82	2.70	1.18	1.44	2.52	0.79	2.19	3.52	1.31
海 南	5.60	9.76	4.11	1.95	3.34	1.45	1.56	3.13	1.01	2.48	4.68	1.70
重 庆	5.16	6.06	3.23	1.94	2.17	1.32	1.48	1.86	0.81	2.10	2.72	1.09
四 川	5.55	8.00	3.76	2.21	2.92	1.59	1.78	2.73	1.15	2.16	3.60	1.27
贵 州	4.85	10.99	2.99	1.65	3.93	0.99	1.30	3.67	0.70	1.92	5.02	1.09
云 南	4.43	10.97	3.49	1.60	4.17	1.23	1.32	3.89	0.94	1.76	4.73	1.33
西 藏	4.05	13.96	3.29	1.76	6.15	1.43	1.25	5.39	0.94	0.85	4.78	0.57
陕 西	6.69	9.71	4.78	2.03	3.11	1.36	1.67	2.83	0.99	2.58	4.28	1.56
甘 肃	4.88	7.42	3.44	1.84	2.83	1.28	1.49	2.61	0.90	1.75	3.14	1.04
青 海	5.82	17.50	3.58	2.22	6.35	1.43	1.88	5.82	1.12	2.19	8.09	1.05
宁 夏	6.01	9.70	3.21	2.27	3.53	1.31	2.01	3.30	1.04	2.28	4.01	0.98
新 疆	6.68	15.50	5.82	2.38	5.88	2.04	1.96	5.64	1.57	2.60	6.65	2.19

注：分母系常住人口数。

2-3-1　2010年执业(助理)医师性别、年龄、学历及职称构成(%)

分类	执业(助理)医师					其中：执业医师				
	合计	临床	中医	口腔	公共卫生	合计	临床	中医	口腔	公共卫生
总　计										
按性别分										
男	57.1	55.6	67.0	56.0	58.4	57.8	56.5	66.7	56.3	58.7
女	42.9	44.4	33.0	44.0	41.7	42.2	43.5	33.3	43.7	41.3
按年龄分										
25岁以下	0.2	0.2	0.4	0.8	0.2	0.1	0.1	0.1	0.2	0.1
25～34岁	31.7	29.4	23.2	33.4	19.5	27.7	25.7	20.8	27.5	17.1
35～44岁	34.2	36.7	30.0	33.5	35.3	34.1	36.5	29.8	35.5	34.3
45～54岁	20.1	20.2	24.8	20.3	31.0	22.3	22.3	26.1	22.9	32.9
55～59岁	7.5	7.4	10.8	6.7	11.5	8.6	8.4	11.5	7.7	12.8
60岁及以上	6.2	6.1	10.9	5.3	2.7	7.2	7.1	11.9	6.2	2.9
按工作年限分										
5年以下	13.1	9.9	11.3	12.7	5.0	12.2	9.1	10.3	10.4	4.9
5～9年	13.5	13.7	11.4	15.8	7.2	12.0	12.6	10.4	12.9	6.5
10～19年	33.2	35.8	27.3	33.1	30.7	31.5	33.9	26.4	33.3	28.4
20～29年	20.8	21.6	21.8	20.2	29.0	22.3	23.0	22.5	22.4	29.8
30年及以上	19.4	19.0	28.2	18.2	28.1	22.0	21.4	30.4	20.9	30.4
按学历分										
研究生	6.9	7.0	6.5	6.8	2.3	8.4	8.3	7.5	8.6	2.9
大学本科	36.1	37.6	32.1	26.5	21.2	43.1	43.6	36.4	32.4	25.8
大专	32.3	32.5	32.8	36.2	34.4	29.2	30.0	31.7	33.6	34.5
中专	22.0	21.0	21.7	26.8	34.6	16.9	16.6	18.5	22.4	31.2
高中及以下	2.7	1.9	6.9	3.8	7.5	2.3	1.6	6.0	3.1	5.6
按专业技术资格分										
正高	3.8	4.3	4.0	2.3	1.9	4.6	5.1	4.7	3.0	2.4
副高	12.1	13.4	13.4	8.0	7.5	14.7	16.0	15.4	10.1	9.5
中级	30.1	32.5	30.6	27.5	34.5	36.3	38.2	35.0	34.4	42.9
师级/助理	37.3	37.2	39.0	43.8	41.6	36.8	35.9	38.6	44.1	41.2
士级	10.6	8.6	7.4	10.7	11.4	2.1	1.2	1.2	1.7	1.3
不详	6.2	4.0	5.7	7.7	3.2	5.4	3.6	5.2	6.8	2.8
按聘任技术职务分										
正高	3.6	4.1	3.8	2.3	1.6	4.4	4.9	4.4	2.9	2.0
副高	12.2	13.5	13.6	8.2	7.3	14.9	16.1	15.6	10.4	9.2
中级	31.1	33.4	31.9	29.4	35.4	37.4	39.3	36.4	36.7	44.0
师级/助理	39.8	39.8	42.0	48.2	44.2	38.2	37.3	40.5	46.4	42.8
士级	9.9	7.9	6.9	9.9	10.8	2.3	1.4	1.4	2.0	1.4
待聘	3.5	1.3	1.9	2.1	0.8	2.8	1.1	1.6	1.7	0.6

2-3-2 2014年执业(助理)医师性别、年龄、学历及职称构成(%)

分类	执业(助理)医师					其中：执业医师				
	合计	临床	中医	口腔	公共卫生	合计	临床	中医	口腔	公共卫生
总　计	**100.0**	**100.0**	**100.0**	**100.0**	**100.0**	**100.0**	**100.0**	**100.0**	**100.0**	**100.0**
按性别分										
男	55.5	54.0	64.7	53.5	56.0	56.3	54.9	64.5	54.0	56.4
女	44.5	46.0	35.3	46.5	44.0	43.7	45.1	35.5	46.0	43.6
按年龄分										
25岁以下	0.2	0.1	0.2	0.4	0.2	0.1	0.1	0.0	0.1	0.1
25～34岁	24.3	24.0	24.6	33.3	17.8	22.6	22.4	22.7	28.3	17.2
35～44岁	35.9	37.6	28.4	33.1	33.2	34.4	35.8	27.7	34.0	30.7
45～54岁	22.7	22.6	22.3	19.7	31.3	24.1	24.0	23.0	21.9	32.7
55～59岁	6.7	6.0	9.2	5.8	11.0	7.3	6.7	9.8	6.5	11.9
60岁及以上	10.2	9.6	15.3	7.8	6.6	11.6	11.0	16.7	9.2	7.4
按工作年限分										
5年以下	10.8	10.3	13.4	14.7	7.3	10.3	9.9	12.6	12.8	7.1
5～9年	15.6	15.5	16.3	19.1	9.7	14.9	14.9	15.4	17.1	9.9
10～19年	28.0	29.4	22.4	28.1	22.0	26.5	27.7	21.7	27.5	19.9
20～29年	24.4	25.0	20.4	21.0	31.2	24.8	25.3	20.8	23.2	31.3
30年及以上	21.2	19.9	27.5	17.2	29.8	23.4	22.1	29.5	19.5	31.9
按学历分										
研究生	9.5	9.7	10.1	8.4	4.2	11.2	11.5	11.5	10.5	5.3
大学本科	38.0	39.9	33.6	28.3	27.7	43.5	45.6	37.7	34.0	33.3
大专	31.3	30.7	31.7	38.1	32.7	28.5	27.7	30.0	34.6	31.8
中专	19.1	18.3	19.4	22.6	29.8	15.0	14.1	16.2	18.9	25.5
高中及以下	2.1	1.4	5.1	2.6	5.6	1.8	1.2	4.6	2.0	4.0
按专业技术资格分										
正高	4.4	4.7	4.2	2.3	2.3	5.3	5.6	4.8	2.9	2.9
副高	12.7	13.4	12.1	7.1	8.1	15.0	15.8	13.8	8.9	10.3
中级	30.3	31.0	27.3	24.5	33.6	35.4	36.2	31.1	30.2	42.0
师级/助理	38.0	37.0	41.1	45.2	39.3	37.3	35.9	41.4	46.4	38.6
士级	8.3	8.2	7.3	10.5	11.4	1.4	1.4	1.4	2.0	1.5
不详	6.3	5.7	8.0	10.4	5.3	5.7	5.1	7.5	9.6	4.6
按聘任技术职务分										
正高	4.2	4.5	4.0	2.2	2.0	5.0	5.3	4.6	2.7	2.6
副高	12.8	13.5	12.4	7.4	7.9	15.1	15.9	14.2	9.2	10.1
中级	31.5	32.1	28.9	26.7	34.9	36.8	37.4	32.9	33.0	43.6
师级/助理	41.4	40.1	44.8	50.6	42.6	39.2	37.7	43.9	49.5	40.5
士级	7.8	7.7	7.0	9.7	10.9	1.9	1.8	1.9	2.6	1.9
待聘	2.2	2.0	2.9	3.4	1.6	2.0	1.8	2.5	2.9	1.3

2-3-3 各类别执业（助理）医师数

	合计		执业医师		执业助理医师	
	2010	2014	2010	2014	2010	2014
人数(万人)	**241.3**	**289.3**	**197.3**	**237.5**	**44.0**	**51.8**
临床类别	188.1	222.2	152.7	181.8	35.4	40.3
中医类别	29.4	41.9	25.6	35.5	3.8	6.4
口腔类别	11.1	14.0	8.3	11.4	2.8	2.7
公共卫生类别	12.7	11.2	10.7	8.8	2.0	2.4
构成(%)	**100.0**	**100.0**	**100.0**	**100.0**	**100.0**	**100.0**
临床类别	78.0	76.8	94.1	76.6	80.5	77.9
中医类别	12.2	14.5	15.8	14.9	8.6	12.3
口腔类别	4.6	4.9	5.1	4.8	6.4	5.1
公共卫生类别	5.3	3.9	6.6	3.7	4.5	4.7

注：2010年临床、口腔、公共卫生类别医师数系推算数。

2-3-4 全科医生数

	合计		注册为全科医学专业的人数		取得全科医生培训合格证的人数	
	2013	2014	2013	2014	2013	2014
总　　计	**145511**	**172597**	**47402**	**64156**	**98109**	**108441**
其中：医院	25758	30428	6260	9395	19498	21033
社区卫生服务中心(站)	60181	68914	23488	31202	36693	37712
乡镇卫生院	56825	70296	16836	22594	39989	47702

注：全科医生数指注册为全科医学专业或取得全科医生培训合格证的执业（助理）医师数之和。

2-3-5 2014年各地区分类别执业(助理)医师和全科医生数

地区	执业(助理)医师数					全科医生数			每万人口全科医生数
	合计	临床	中医	口腔	公共卫生	合计	注册为全科医学专业的人数	取得全科医生培训合格证书的人数	
总 计	**2892518**	**2221609**	**418573**	**140454**	**111882**	**172597**	**64156**	**108441**	**1.27**
东 部	1298743	997472	175617	74258	51396	96979	39229	57750	1.71
中 部	861659	680618	115250	34705	31086	39020	13642	25378	0.91
西 部	732116	543519	127706	31491	29400	36598	11285	25313	0.99
北 京	79949	55570	14652	6832	2895	8221	4221	4000	3.82
天 津	33340	24308	5977	1936	1119	1622	458	1164	1.07
河 北	157725	125112	22476	6652	3485	8637	2105	6532	1.17
山 西	89835	67778	13986	4615	3456	3618	1133	2485	0.99
内蒙古	62182	44073	11474	3165	3470	2937	1131	1806	1.17
辽 宁	101636	78870	11666	6828	4272	3777	1214	2563	0.86
吉 林	63234	47938	8402	4359	2535	2299	843	1456	0.84
黑龙江	81371	63885	9683	5145	2658	3730	1055	2675	0.97
上 海	61202	46144	7118	4499	3441	6925	5040	1885	2.85
江 苏	178551	141761	20038	8223	8529	19748	7527	12221	2.48
浙 江	145725	111008	20321	9386	5010	19640	7819	11821	3.57
安 徽	103742	84919	11468	3323	4032	6814	2844	3970	1.12
福 建	75324	55339	12349	4440	3196	4310	1229	3081	1.13
江 西	74647	58744	10547	2219	3137	3020	1084	1936	0.66
山 东	230883	181179	28393	11898	9413	8967	2515	6452	0.92
河 南	189335	149291	27852	6339	5853	8394	2497	5897	0.89
湖 北	126123	101473	14708	5212	4730	6090	2064	4026	1.05
湖 南	133372	106590	18604	3493	4685	5055	2122	2933	0.75
广 东	216799	164123	30903	12646	9127	14404	6768	7636	1.34
广 西	86525	66765	11883	4172	3705	4527	1475	3052	0.95
海 南	17609	14058	1724	918	909	728	333	395	0.81
重 庆	58084	41759	12046	2445	1834	2527	730	1797	0.84
四 川	179523	126125	41444	6696	5258	9819	2278	7541	1.21
贵 州	57845	45737	7528	1983	2597	2416	1125	1291	0.69
云 南	75426	58740	9382	3311	3993	4106	911	3195	0.87
西 藏	5609	3994	998	123	494	109	84	25	0.34
陕 西	76460	59658	11182	3540	2080	2770	1017	1753	0.73
甘 肃	47681	32759	11352	1796	1774	2710	870	1840	1.05
青 海	12953	9834	2309	421	389	881	298	583	1.51
宁 夏	15023	11398	1838	1061	726	471	186	285	0.71
新 疆	54805	42677	6270	2778	3080	3325	1180	2145	1.45

2-3-6　分科执业(助理)医师构成(%)

分科	2010			2014		
	合计	执业医师	执业助理医师	合计	执业医师	执业助理医师
总　　计	**100.0**	**100.0**	**100.0**	**100.0**	**100.0**	**100.0**
预防保健科	2.8	2.1	6.0	2.8	2.2	6.5
全科医疗科	5.4	4.3	10.1	5.3	4.5	9.6
内科	21.2	20.7	23.5	22.8	22.4	24.9
外科	12.1	12.9	8.8	12.7	13.4	8.5
儿科	4.8	5.3	2.9	3.9	4.2	2.1
妇产科	10.1	9.7	11.8	9.4	9.1	11.0
眼科	1.2	1.4	0.5	1.3	1.4	0.5
耳鼻咽喉科	1.4	1.5	0.8	1.4	1.5	0.8
口腔科	4.3	4.1	5.4	5.0	4.7	6.5
皮肤科	0.9	1.0	0.5	0.9	0.9	0.5
医疗美容科	0.2	0.2	0.1	0.2	0.2	0.1
精神科	1.3	1.4	0.9	0.9	1.0	0.6
传染科	1.1	1.2	0.4	0.7	0.8	0.1
结核病科	0.4	0.4	0.2	0.2	0.2	0.1
地方病科	0.0	0.0	0.0	0.0	0.0	0.0
肿瘤科	1.1	1.3	0.2	0.9	1.0	0.1
急诊医学科	1.6	1.8	0.7	1.8	2.0	0.7
康复医学科	0.8	0.8	0.7	0.8	0.8	0.7
运动医学科	0.0	0.0	0.0	0.0	0.0	0.0
职业病科	0.2	0.2	0.1	0.1	0.1	0.0
麻醉科	2.0	2.1	1.3	2.4	2.5	1.3
医学检验科	0.3	0.2	0.7	0.3	0.3	0.8
病理科	0.4	0.4	0.2	0.5	0.5	0.2
医学影像科	5.6	5.4	6.1	6.6	6.5	7.1
中医科	15.4	16.2	11.6	11.6	12.3	8.1
民族医学科	0.2	0.2	0.3	0.1	0.1	0.1
中西医结合科	1.7	1.7	1.7	0.9	0.8	1.5
其他	3.7	3.5	4.6	6.5	6.3	7.5

注：本表不包括村卫生室数字。

2-4-1 医院人员数

	合计	卫生技术人员							其他技术人员	管理人员	工勤技能人员
		小计	执业(助理)医师	执业医师	注册护士	药师(士)	技师(士)	其他			
2010	4227374	3438394	1260892	1155534	1468754	210693	206469	291586	166528	243421	379031
2014	5741680	4741677	1584393	1470470	2222293	255748	257821	421422	228119	287543	484341
按城乡分											
城市	3576780	2934287	983917	940582	1415657	152145	154017	228551	145473	195277	301743
农村	2164900	1807390	600476	529888	806636	103603	103804	192871	82646	92266	182598
按登记注册类型分											
公立医院	4882015	4080345	1358911	1281071	1934710	220371	217525	348828	188194	223110	390366
民营医院	859665	661332	225482	189399	287583	35377	40296	72594	39925	64433	93975
按主办单位分											
政府办	4452982	3727561	1234779	1168701	1776116	200163	197084	319419	174102	195651	355668
社会办	723667	579044	198519	178449	262338	31751	33027	53409	26255	49689	68679
个人办	565031	435072	151095	123320	183839	23834	27710	48594	27762	42203	59994
按管理类别分											
非营利性	5241187	4365684	1454583	1361332	2060646	235525	233985	380945	202949	246826	425728
营利性	500493	375993	129810	109138	161647	20223	23836	40477	25170	40717	58613
按医院等级分											
其中:三级医院	2439222	2043179	666425	656112	1024253	97869	99629	155003	97573	113841	184629
二级医院	2302546	1919915	636741	583433	881067	110350	108675	183082	83900	102667	196064
一级医院	381095	302299	113377	91519	119251	19719	19799	30153	16963	26092	35741

2-4-2 各地区医院人员数

地区	合计	卫生技术人员							其他技术人员	管理人员	工勤技能人员
		小计	执业(助理)医师	执业医师	注册护士	药师(士)	技师(士)	其他			
2010	4227374	3438394	1260892	1155534	1468754	210693	206469	291586	166528	243421	379031
2014	5741680	4741677	1584393	1470470	2222293	255748	257821	421422	228119	287543	484341
东　部	2594337	2143730	732001	689017	1000546	118567	110906	181710	108108	120536	221963
中　部	1648389	1367236	462529	424006	651211	73567	78089	101840	66745	85500	128908
西　部	1498954	1230711	389863	357447	570536	63614	68826	137872	53266	81507	133470
北　京	196336	154152	53292	51885	71362	8341	7896	13261	9652	12458	20074
天　津	77895	62815	22551	21866	26551	3736	3278	6699	2295	7074	5711
河　北	271654	223609	86658	77765	96589	10237	12332	17793	13879	11724	22442
山　西	164264	136298	51371	47483	61055	6973	7885	9014	7660	8203	12103
内蒙古	116839	95415	32703	30293	43435	5422	5463	8392	5820	6619	8985
辽　宁	219964	179081	63841	60514	83951	9718	9934	11637	8878	11563	20442
吉　林	119884	96329	36240	33975	43032	5133	5046	6878	4714	8231	10610
黑龙江	176036	143742	50746	46700	62247	7917	8424	14408	5842	11456	14996
上　海	135926	112055	36901	36512	54982	6216	6369	7587	6825	7383	9663
江　苏	346630	290803	95865	91557	141374	15608	14111	23845	11462	15738	28627
浙　江	285761	237498	79498	75922	110059	14454	12274	21213	11405	10797	26061
安　徽	204412	171428	56052	52112	85584	8393	9658	11741	8923	9067	14994
福　建	148634	124113	39461	37292	60731	7269	6306	10346	5753	5238	13530
江　西	136656	117450	38132	35848	58144	7497	7174	6503	4509	5210	9487
山　东	433715	367888	126901	117600	175079	18920	18506	28482	22692	16138	26997
河　南	371662	305515	101311	88531	142977	15738	18446	27043	15746	17713	32688
湖　北	233697	196323	64614	61153	97885	10586	10210	13028	9719	12094	15561
湖　南	241773	200151	64063	58204	100287	11330	11246	13225	9632	13526	18469
广　东	439411	361223	117320	109475	164963	22371	18187	38382	14033	20140	44015
广　西	171500	139001	41081	39150	67239	7570	7186	15925	4523	8396	19580
海　南	38411	30493	9713	8629	14905	1697	1713	2465	1234	2283	4401
重　庆	117227	94625	29534	26326	46443	4779	4717	9152	3827	7202	11573
四　川	336692	270865	88448	82903	129449	13701	14146	25121	12402	20292	33133
贵　州	129913	108501	32895	29943	50819	4935	6304	13548	5901	6628	8883
云　南	161745	135288	42249	38497	62356	6729	7327	16627	6686	6537	13234
西　藏	8677	6962	3151	2319	2007	445	466	893	417	550	748
陕　西	193005	162033	44873	40778	73903	8327	10260	24670	1666	14182	15124
甘　肃	79417	66327	24633	22576	28445	3579	3994	5676	3164	3408	6518
青　海	26700	22642	7829	6893	10100	1204	1551	1958	1265	845	1948
宁　夏	32948	27688	9358	8683	12061	1585	1536	3148	1238	1570	2452
新　疆	124291	101364	33109	29086	44279	5338	5876	12762	6357	5278	11292

2-4-3 2010年医院人员性别、年龄、学历及职称构成(%)

分类	卫生技术人员							其他技术人员	管理人员
	合计	执业(助理)医师	执业医师	注册护士	药师(士)	技师(士)	其他		
总　计	**100.0**	**100.0**	**100.0**	**100.0**	**100.0**	**100.0**	**100.0**	**100.0**	**100.0**
按性别分									
男	30.0	57.5	58.1	1.8	36.6	45.6	37.2	41.0	45.4
女	70.0	42.5	41.9	98.2	63.4	54.4	62.8	59.0	54.6
按年龄分									
25岁以下	9.3	0.2	0.1	14.7	5.1	5.0	29.0	7.0	3.2
25～34岁	36.5	35.1	32.6	39.0	26.2	34.4	39.5	30.8	20.6
35～44岁	28.9	34.0	34.6	26.6	31.4	29.6	15.3	31.8	31.1
45～54岁	19.1	20.3	21.6	17.6	28.9	22.9	11.5	24.1	33.8
55～59岁	4.3	6.4	6.9	2.0	7.1	6.3	3.3	5.1	9.1
60岁及以上	1.9	4.0	4.4	0.2	1.4	1.9	1.3	1.3	2.2
按工作年限分									
5年以下	22.1	15.3	14.8	24.3	12.2	15.8	53.9	18.4	10.7
5～9年	15.1	15.7	14.6	16.5	9.4	13.4	10.5	12.0	7.7
10～19年	28.0	31.8	31.5	27.2	28.3	29.0	14.6	26.2	22.8
20～29年	21.5	21.2	22.1	22.8	26.7	23.1	11.4	25.1	31.8
30年及以上	13.3	16.0	17.1	9.3	23.6	18.8	9.6	18.3	27.0
按学历分									
研究生	4.8	11.4	12.5	0.1	1.3	1.8	4.2	1.7	3.0
大学本科	27.8	50.2	54.3	10.5	17.7	21.3	29.8	21.2	28.7
大专	36.7	26.4	23.2	45.5	35.4	40.7	35.0	38.7	39.2
中专	28.0	11.0	9.0	41.5	35.0	31.4	26.6	23.9	18.0
高中及以下	2.8	1.1	1.0	2.5	10.6	4.7	4.5	14.4	11.2
按专业技术资格分									
正高	2.3	5.9	6.4	0.1	0.8	0.6	0.6	0.3	2.6
副高	8.0	17.2	18.9	2.2	4.1	4.9	2.3	2.9	9.7
中级	27.9	32.6	35.5	26.8	28.6	29.7	10.4	17.4	24.9
师级/助理	31.2	33.2	32.3	29.2	39.0	36.1	22.9	28.1	20.9
士级	22.6	5.9	2.2	35.8	22.1	21.3	30.7	28.6	15.6
不详	7.9	5.2	4.7	5.9	5.4	7.3	33.2	22.7	26.2
按聘任技术职务分									
正高	2.3	5.7	6.2	0.1	0.8	0.5	0.7	0.4	3.4
副高	8.0	17.3	19.0	2.1	4.0	4.9	2.5	2.9	11.0
中级	28.2	33.2	36.1	26.6	29.0	30.4	11.0	18.6	30.1
师级/助理	32.5	34.6	33.3	30.7	39.9	37.6	23.2	32.8	27.3
士级	23.0	5.6	2.2	36.8	23.0	22.4	29.8	30.9	18.7
待聘	6.1	3.6	3.2	3.8	3.3	4.1	32.9	14.5	9.4

2-4-4 2014年医院人员性别、年龄、学历及职称构成(%)

分类	卫生技术人员							其他技术人员	管理人员
	合计	执业(助理)医师	执业医师	注册护士	药师(士)	技师(士)	其他		
总　计	**100.0**	**100.0**	**100.0**	**100.0**	**100.0**	**100.0**	**100.0**	**100.0**	**100.0**
按性别分									
男	27.6	56.6	57.1	2.1	34.9	44.0	40.4	40.1	44.5
女	72.4	43.4	42.9	97.9	65.1	56.0	59.6	59.9	55.5
按年龄分									
25岁以下	10.6	0.1	0.1	16.9	4.8	6.4	18.7	7.3	3.2
25～34岁	41.0	28.9	27.6	46.0	32.0	38.1	59.4	36.2	24.6
35～44岁	25.0	34.7	34.4	21.1	28.0	26.6	11.9	27.5	27.1
45～54岁	16.6	22.9	23.8	13.5	24.6	19.3	6.6	21.6	31.6
55～59岁	3.6	5.9	6.1	1.9	7.1	5.8	1.9	5.1	9.1
60岁及以上	3.2	7.5	8.0	0.6	3.5	4.0	1.5	2.2	4.5
按工作年限分									
5年以下	28.1	12.6	12.3	32.8	18.7	22.7	58.2	25.0	16.1
5～9年	19.9	18.0	17.5	22.3	14.7	17.3	19.5	17.4	12.0
10～19年	21.1	27.7	27.1	19.3	20.6	22.1	9.9	19.9	17.4
20～29年	18.4	23.7	24.3	16.8	24.2	20.5	6.7	21.1	26.9
30年及以上	12.5	18.0	18.8	8.8	21.9	17.4	5.7	16.7	27.6
按学历分									
研究生	6.3	15.5	16.6	0.1	3.1	3.0	9.5	3.1	4.4
大学本科	30.2	50.2	52.9	15.2	25.3	28.4	39.2	28.0	34.0
大专	38.5	24.1	21.8	50.1	36.0	41.4	31.2	38.8	37.4
中专	23.4	9.4	8.1	33.5	28.7	24.4	18.1	20.0	15.2
高中及以下	1.5	0.8	0.7	1.1	6.9	2.8	2.0	10.1	9.0
按专业技术资格分									
正高	2.3	6.7	7.2	0.2	0.9	0.9	0.4	0.4	2.7
副高	7.2	17.5	18.8	2.3	4.4	5.3	1.3	2.9	8.8
中级	22.6	32.6	34.8	19.6	24.8	24.8	5.5	15.4	20.6
师级/助理	28.5	34.3	33.4	24.0	36.3	33.1	24.6	24.3	17.3
士级	28.4	3.9	1.2	44.7	25.1	25.3	32.7	30.1	13.7
不详	10.9	4.9	4.6	9.2	8.6	10.6	35.5	26.8	36.9
按聘任技术职务分									
正高	2.2	6.5	7.0	0.1	0.8	0.7	0.4	0.5	4.0
副高	7.2	17.6	18.9	2.2	4.3	5.2	1.4	2.9	11.5
中级	22.9	33.4	35.6	19.4	25.3	25.5	5.9	15.9	28.4
师级/助理	29.5	36.6	35.0	25.3	36.7	33.8	21.4	27.8	26.1
士级	27.9	3.9	1.6	45.0	25.3	25.7	26.8	28.9	18.0
待聘	10.3	2.0	1.9	8.0	7.5	9.0	44.1	24.0	12.0

2-5-1 基层医疗卫生机构人员数

机构分类	合计	卫生技术人员							乡村医生和卫生员	其他技术人员	管理人员	工勤技能人员
		小计	执业(助理)医师	执业医师	注册护士	药师(士)	技师(士)	其他				
2010	3282091	1913948	949054	645480	466503	125467	79485	293439	1091863	73848	71825	130607
2014	3536753	2176823	1064136	704759	603900	131493	84441	292853	1058182	75276	62438	164034
按城乡分												
城市	757613	675200	338817	291289	227856	42904	22435	43188		14402	16438	51573
农村	2779140	1501623	725319	413470	376044	88589	62006	249665	1058182	60874	46000	112461
按登记注册类型分												
公立	2565931	1607038	726416	442200	441068	107237	75702	256615	696391	72316	57719	132467
非公立	970822	569785	337720	262559	162832	24256	8739	36238	361791	2960	4719	31567
按主办单位分												
政府办	1704319	1341592	554840	343146	376308	97764	69689	242991	117864	69423	53892	121548
社会办	1099001	339737	218480	130033	85344	12480	7959	15474	733326	3388	4552	17998
个人办	733433	495494	290816	231580	142248	21249	6793	34388	206992	2465	3994	24488
按管理类别分												
非营利性	2979573	1735110	805551	490095	476114	112230	78397	262818	969749	74917	61869	137928
营利性	557180	441713	258585	214664	127786	19263	6044	30035	88433	359	569	26106

2-5-2　各地区基层医疗卫生机构人员数

地区	合计	卫生技术人员							乡村医生和卫生员	其他技术人员	管理人员	工勤技能人员
		小计	执业(助理)医师	执业医师	注册护士	药师(士)	技师(士)	其他				
2010	3374993	1962497	959965	644858	492554	125698	79747	304533	1126443	74595	71663	139795
2014	3536753	2176823	1064136	704759	603900	131493	84441	292853	1058182	75276	62438	164034
东　部	1432653	944248	471328	330181	269322	62039	35762	105797	355431	32515	23126	77333
中　部	1118014	636180	321168	195518	172754	37220	27883	77155	387466	25505	20331	48532
西　部	986086	596395	271640	179060	161824	32234	20796	109901	315285	17256	18981	38109
北　京	57750	45327	22415	19404	13787	3893	1941	3291	3406	1541	1298	6178
天　津	24848	16437	8729	7267	3974	1305	768	1661	5205	476	977	1753
河　北	194210	97759	59459	34291	18363	3860	2988	13089	83519	4496	2419	6017
山　西	103356	57047	32498	24107	14706	2653	1668	5522	39450	1874	1297	3688
内蒙古	65220	42512	22525	16399	10324	3743	1241	4679	18422	1321	1108	1857
辽　宁	93240	58902	30020	24068	18323	2989	2171	5399	24642	1999	2466	5231
吉　林	68413	42195	21605	16714	11621	2220	1465	5284	18954	1665	2027	3572
黑龙江	80144	48801	23587	16549	11423	2880	2072	8839	24359	1515	2192	3277
上　海	51456	42367	20664	17400	14608	2854	1962	2279	802	1505	1209	5573
江　苏	200880	141389	72760	49137	41528	9157	5772	12172	37796	4513	4072	13110
浙　江	136516	113351	57278	40408	27882	9082	4246	14863	8546	3401	2031	9187
安　徽	132664	75427	38916	21947	21188	3942	3884	7497	48271	2408	2180	4378
福　建	98741	63077	28377	21040	19568	5842	2319	6971	27201	2011	930	5522
江　西	115681	61412	28569	19164	18041	5135	3713	5954	46841	1571	1073	4784
山　东	337331	186614	85987	62934	56316	10935	7361	26015	132234	7069	3498	7916
河　南	283256	137395	70295	33026	34131	6459	6369	20141	119307	7379	5020	14155
湖　北	165282	108413	50688	33456	35648	6141	4284	11652	42264	4678	3376	6551
湖　南	169218	105490	55010	30555	25996	7790	4428	12266	48020	4415	3166	8127
广　东	216093	163844	79447	50171	49250	11342	5791	18014	28515	4935	3601	15198
广　西	136303	88032	35086	20581	25372	5481	3328	18765	36757	3010	1377	7127
海　南	21588	15181	6192	4061	5723	780	443	2043	3565	569	625	1648
重　庆	81635	50758	25514	15235	13468	2598	1456	7722	22775	1810	1838	4454
四　川	241745	145770	77117	50939	36093	7895	4382	20283	72998	4200	7005	11772
贵　州	86333	45000	18099	10835	12892	1678	1893	10438	36294	1869	1618	1552
云　南	93386	52186	23776	16328	15673	1642	1860	9235	35666	1885	870	2779
西　藏	16050	4501	1826	1257	518	120	18	2019	11109	218	28	194
陕　西	105056	64852	24843	17109	16720	4256	3249	15784	33372	420	3173	3239
甘　肃	71102	45755	17649	11692	13384	2041	1348	11333	21682	866	682	2117
青　海	16425	8705	4178	3223	2142	451	254	1680	6938	233	202	347
宁　夏	13035	8457	4209	3311	2285	683	240	1040	3930	193	75	380
新　疆	59796	39867	16818	12151	12953	1646	1527	6923	15342	1231	1005	2351

2-6-1 各地区社区卫生服务中心(站)人员数

地区	合计	卫生技术人员							其他技术人员	管理人员	工勤技能人员
		小计	执业(助理)医师	执业医师	注册护士	药师(士)	技师(士)	其他			
2010	389516	331322	144225	115773	106528	26727	17629	36213	14879	18652	24663
2014	488771	417503	176998	141752	145672	33021	19721	42091	18963	20380	31925
东部	279115	238116	102418	82347	78835	21004	11049	24810	11247	10333	19419
中部	119053	101827	43189	34457	38423	6565	5107	8543	4665	5560	7001
西部	90603	77560	31391	24948	28414	5452	3565	8738	3051	4487	5505
北京	30676	25561	11276	9300	7500	2876	1222	2687	1541	1298	2276
天津	7418	5980	2481	2206	1731	644	360	764	337	646	455
河北	15564	13521	6616	5284	4771	711	654	769	620	719	704
山西	11993	10546	4892	4139	4003	559	427	665	381	533	533
内蒙古	11482	10090	4578	3688	3487	834	387	804	491	455	446
辽宁	15411	12948	5394	4676	5342	928	650	634	643	948	872
吉林	8404	6871	2786	2390	2572	454	324	735	431	502	600
黑龙江	15797	13351	5329	4455	4895	952	792	1383	593	888	965
上海	33856	27958	12080	10650	10083	2387	1447	1961	1505	1209	3184
江苏	43495	36813	15596	12765	11865	3215	1749	4388	1555	1630	3497
浙江	38503	33485	14630	10650	8829	3255	1560	5211	1574	989	2455
安徽	18346	16187	7149	5347	6141	881	766	1250	657	720	782
福建	11362	9855	4111	3325	3426	924	421	973	567	280	660
江西	8735	7561	2956	2605	3087	656	533	329	241	425	508
山东	32908	28788	11606	9294	9885	2190	1312	3795	1555	1105	1460
河南	20830	17349	7505	5855	6372	855	853	1764	882	1094	1505
湖北	20323	17326	7108	5789	6909	1151	814	1344	923	874	1200
湖南	14625	12636	5464	3877	4444	1057	598	1073	557	524	908
广东	47151	40859	17811	13554	14351	3717	1590	3390	1266	1349	3677
广西	6597	5804	2381	1980	2195	473	259	496	208	192	393
海南	2771	2348	817	643	1052	157	84	238	84	160	179
重庆	9982	8250	3248	2223	2898	590	373	1141	294	520	918
四川	19108	15846	6481	5213	5753	1237	764	1611	696	1102	1464
贵州	6348	5355	2096	1629	2119	218	233	689	399	329	265
云南	6164	5351	2213	1747	2035	258	212	633	237	264	312
西藏	161	120	53	43	19	2	4	42	3	1	37
陕西	11269	9478	3362	2624	3222	686	558	1650	46	948	797
甘肃	7468	6748	2858	2357	2657	382	277	574	196	200	324
青海	2174	1878	697	582	700	187	68	226	76	86	134
宁夏	1172	1091	392	308	456	92	34	117	37	13	31
新疆	8678	7549	3032	2554	2873	493	396	755	368	377	384

2-6-2 2010年社区卫生服务中心人员性别、年龄、学历及职称构成(%)

分类	卫生技术人员							其他技术人员	管理人员
	合计	执业(助理)医师	执业医师	注册护士	药师(士)	技师(士)	其他		
总　计	**100.0**	**100.0**	**100.0**	**100.0**	**100.0**	**100.0**	**100.0**	**100.0**	**100.0**
按性别分									
男	28.8	46.8	47.1	0.7	31.5	36.0	36.3	31.9	41.5
女	71.2	53.2	52.9	99.3	68.5	64.0	63.7	68.1	58.5
按年龄分									
25岁以下	7.8	0.4	0.1	12.3	8.8	6.5	26.6	10.5	3.7
25～34岁	33.8	31.6	26.3	36.3	31.1	35.9	36.9	33.4	23.6
35～44岁	28.8	32.3	33.3	29.7	22.9	25.1	17.1	26.5	31.5
45～54岁	19.5	19.9	22.1	18.7	27.1	21.1	12.1	21.5	31.2
55～59岁	6.9	10.1	11.5	2.7	8.4	8.7	4.7	6.0	8.2
60岁及以上	3.1	5.6	6.8	0.3	1.7	2.7	2.7	2.1	1.9
按工作年限分									
5年以下	18.8	12.3	10.7	19.9	17.9	16.7	47.5	23.9	11.6
5～9年	12.7	11.9	9.5	14.5	11.9	12.7	11.0	12.3	7.9
10～19年	29.7	33.1	32.1	30.0	24.5	29.6	18.4	26.5	27.0
20～29年	19.6	18.7	20.5	23.9	19.0	18.0	10.6	19.7	28.7
30年及以上	19.1	24.0	27.3	11.7	26.8	23.0	12.6	17.7	24.9
按学历分									
研究生	0.6	1.3	1.6	0.0	0.3	0.1	0.3	0.2	1.1
大学本科	18.4	30.8	37.1	5.0	10.2	12.4	18.8	13.3	25.1
大专	39.9	41.3	39.0	40.0	36.3	42.3	35.2	38.7	43.0
中专	35.9	23.1	19.5	51.7	39.1	38.4	36.3	29.3	20.1
高中及以下	5.2	3.5	2.9	3.4	14.2	6.8	9.3	18.5	10.6
按专业技术资格分									
正高	0.5	1.1	1.4	0.1	0.1	0.1	0.1	0.0	0.8
副高	3.8	7.5	9.5	0.8	0.8	1.5	0.6	0.4	5.8
中级	25.1	33.2	41.3	23.0	16.5	20.7	5.3	8.3	23.4
师级/助理	34.5	38.5	39.5	32.5	37.9	38.6	16.6	19.4	21.2
士级	25.1	12.4	2.0	35.3	34.3	28.5	38.2	38.2	21.5
不详	11.1	7.3	6.4	8.4	10.4	10.6	39.1	33.6	27.3
按聘任技术职务分									
正高	0.4	1.0	1.2	0.0	0.1	0.1	0.1	0.0	1.4
副高	3.8	7.7	9.6	0.8	0.9	1.6	0.6	0.4	6.9
中级	25.7	34.0	42.2	23.3	17.3	21.9	6.1	9.2	28.4
师级/助理	37.9	43.0	42.5	35.5	40.1	41.1	18.2	24.1	28.2
士级	26.4	11.6	2.4	38.4	36.9	31.5	40.5	45.6	25.3
待聘	5.7	2.8	2.1	2.1	4.8	3.9	34.5	20.6	9.7

2-6-3　2014年社区卫生服务中心人员性别、年龄、学历及职称构成(%)

分类	卫生技术人员							其他技术人员	管理人员
	合计	执业（助理）医师	执业医师	注册护士	药师（士）	技师（士）	其他		
总　计	**100.0**	**100.0**	**100.0**	**100.0**	**100.0**	**100.0**	**100.0**	**100.0**	**100.0**
按性别分									
男	28.0	46.4	46.8	0.6	30.2	35.2	38.1	29.7	41.9
女	72.0	53.6	53.2	99.4	69.8	64.8	61.9	70.3	58.1
按年龄分									
25岁以下	6.2	0.2	0.0	10.3	5.0	5.4	15.5	6.7	2.5
25～34岁	32.9	23.3	20.6	37.8	37.4	36.0	46.3	37.1	23.5
35～44岁	32.8	39.6	38.8	31.4	26.8	30.3	20.0	30.5	33.9
45～54岁	17.9	20.7	22.2	17.5	19.3	17.2	10.0	19.1	29.0
55～59岁	5.5	7.9	8.7	2.4	8.3	6.8	3.7	4.5	8.0
60岁及以上	4.6	8.3	9.7	0.7	3.2	4.4	4.6	2.1	3.2
按工作年限分									
5年以下	18.3	9.7	8.6	20.7	16.3	17.2	41.2	24.2	12.0
5～9年	18.0	15.1	14.0	19.6	20.5	17.7	21.7	19.7	12.7
10～19年	26.2	29.0	27.6	26.5	24.1	27.3	17.5	23.9	23.4
20～29年	21.4	24.8	26.0	22.6	18.2	19.4	10.3	18.8	28.8
30年及以上	16.0	21.4	23.8	10.6	20.9	18.3	9.3	13.4	23.0
按学历分									
研究生	0.9	1.8	2.3	0.0	0.4	0.2	0.9	0.4	1.3
大学本科	22.9	35.2	41.7	10.3	18.6	19.1	22.2	21.4	29.6
大专	41.6	39.4	36.9	45.3	39.1	44.7	39.4	42.7	42.8
中专	30.6	20.3	16.6	42.4	32.2	31.3	30.0	24.2	18.1
高中及以下	4.0	3.2	2.5	2.0	9.7	4.7	7.5	11.3	8.2
按专业技术资格分									
正高	0.6	1.2	1.5	0.1	0.1	0.1	0.1	0.1	1.0
副高	3.6	7.2	9.0	1.4	1.1	1.6	0.4	0.7	5.4
中级	23.5	33.0	41.3	22.2	15.9	19.7	3.5	8.8	19.1
师级/助理	32.7	39.4	40.5	30.0	36.0	36.0	15.1	20.7	17.6
士级	27.0	12.4	1.4	36.9	34.7	29.9	40.1	35.7	17.6
不详	12.7	6.8	6.2	9.4	12.0	12.6	40.8	34.0	39.3
按聘任技术职务分									
正高	0.5	1.0	1.3	0.0	0.1	0.1	0.1	0.1	1.4
副高	3.6	7.4	9.3	1.3	1.2	1.7	0.5	0.7	7.5
中级	24.1	34.0	42.5	22.3	16.4	20.8	4.3	9.1	27.9
师级/助理	36.3	44.6	44.0	32.9	38.4	38.6	16.1	24.6	28.5
士级	27.5	11.6	1.9	39.7	37.6	32.2	36.5	36.8	24.2
待聘	8.0	1.4	1.1	3.8	6.3	6.5	42.5	28.7	10.5

2-7-1 各地区乡镇卫生院人员数

地区	合计	卫生技术人员							其他技术人员	管理人员	工勤技能人员	每千农业人口乡镇卫生院人员数
		小计	执业(助理)医师	执业医师	注册护士	药剂人员	技师(士)	其他				
2010	1151349	973059	422648	250459	217693	73188	51428	208102	53508	43983	80799	1.30
2014	1247299	1053348	432831	248173	281864	73502	55292	209859	55774	41677	96500	1.43
东　部	444661	376251	161955	99452	101603	28552	18759	65382	21183	12721	34506	1.66
中　部	419978	349511	152693	83205	93020	26407	20963	56428	20447	14581	35439	1.28
西　部	382660	327586	118183	65516	87241	18543	15570	88049	14144	14375	26555	1.39
北　京												0.00
天　津	5133	4446	2416	1794	939	298	220	573	139	328	220	1.38
河　北	55543	45501	24541	12360	6782	2488	2129	9561	3876	1700	4466	1.09
山　西	23583	20019	10182	6119	4506	1316	863	3152	1236	651	1677	1.01
内蒙古	20171	17711	9063	5428	3508	1194	727	3219	830	648	982	1.40
辽　宁	24663	18640	8607	5549	4963	1349	1118	2603	1342	1502	3179	1.20
吉　林	24566	19298	8536	5845	4957	1285	968	3552	1234	1525	2509	1.73
黑龙江	23067	19267	8164	4984	3695	1356	1005	5047	910	1303	1587	1.21
上　海												0.00
江　苏	72367	60284	26444	19497	19185	4731	3244	6680	2957	2441	6685	2.36
浙　江	47702	41499	17898	11355	9730	3960	1961	7950	1820	1037	3346	1.45
安　徽	48538	42111	19590	10913	11325	2841	2942	5413	1751	1456	3220	0.91
福　建	33203	27993	9637	6873	9512	2780	1407	4657	1444	650	3116	1.37
江　西	44898	39069	14750	9950	12237	4127	3069	4886	1323	646	3860	1.23
山　东	116543	103482	41299	27611	28840	7513	5601	20229	5502	2387	5172	2.13
河　南	101969	79901	35057	15448	18581	5163	5298	15802	6480	3916	11672	1.18
湖　北	75182	64583	26754	15955	21417	4239	3157	9016	3665	2442	4492	1.87
湖　南	78175	65263	29660	13991	16302	6080	3661	9560	3848	2642	6422	1.40
广　东	79294	66426	28487	13066	18815	4900	2747	11477	3618	2211	7039	1.95
广　西	66527	56298	16769	8100	17044	3771	2891	15823	2802	1185	6242	1.65
海　南	10213	7980	2626	1347	2837	533	332	1652	485	465	1283	1.79
重　庆	31515	25888	10759	5846	6934	1430	931	5834	1466	1272	2889	1.57
四　川	97671	79852	33822	20012	20739	4620	3277	17394	3504	5903	8412	1.51
贵　州	32845	29183	9902	4624	7571	1133	1568	9009	1460	1233	969	0.91
云　南	32244	28227	10050	5466	7887	975	1509	7806	1648	606	1763	0.98
西　藏	3633	3317	1054	601	299	90	5	1869	215	27	74	1.36
陕　西	38374	33879	9417	5560	7679	2500	2373	11910	374	2213	1908	1.58
甘　肃	28165	25574	7818	4453	7848	1394	972	7542	669	482	1440	1.43
青　海	4702	4272	1669	1133	990	212	164	1237	157	116	157	1.56
宁　夏	4333	3941	1805	1295	829	388	182	737	156	62	174	1.08
新　疆	22480	19444	6055	2998	5913	836	971	5669	863	628	1545	1.67

2-7-2　2010年乡镇卫生院人员性别、年龄、学历及职称构成(%)

分类	卫生技术人员							其他技术人员	管理人员
	合计	执业(助理)医师	执业医师	注册护士	药师(士)	技师(士)	其他		
总　计	**100.0**	**100.0**	**100.0**	**100.0**	**100.0**	**100.0**	**100.0**	**100.0**	**100.0**
按性别分									
男	44.3	63.3	68.1	1.8	49.3	50.4	49.2	48.0	63.4
女	55.7	36.7	31.9	98.2	50.7	49.6	50.8	52.0	36.6
按年龄分									
25岁以下	7.4	0.5	0.1	12.2	5.1	7.1	16.5	9.3	3.4
25～34岁	36.9	33.5	22.3	44.7	28.5	40.9	37.2	34.4	25.0
35～44岁	33.5	39.6	41.2	30.3	29.2	31.6	27.0	32.5	38.1
45～54岁	15.3	16.8	22.0	11.6	26.4	15.5	12.4	16.9	24.1
55～59岁	5.0	7.1	10.7	1.0	8.7	3.8	4.3	4.9	7.2
60岁及以上	1.9	2.6	3.8	0.2	2.2	1.0	2.7	2.1	2.2
按工作年限分									
5年以下	18.2	11.0	6.4	21.6	10.9	15.6	31.8	21.1	10.0
5～9年	11.5	10.5	5.9	13.5	7.9	12.6	12.5	12.2	8.1
10～19年	39.7	43.5	41.6	42.1	34.5	41.3	31.4	35.6	36.8
20～29年	17.8	18.9	22.5	17.1	23.4	18.4	14.3	19.2	26.5
30年及以上	12.8	16.1	23.5	5.7	23.3	12.1	10.1	11.9	18.7
按学历分									
研究生	0.1	0.1	0.2	0.0	0.0	0.0	0.0	0.0	0.1
大学本科	5.6	9.1	14.9	1.8	3.0	3.0	4.4	3.7	7.3
大专	33.9	41.4	42.6	30.4	23.3	30.5	27.9	24.7	38.0
中专	52.2	43.9	36.3	63.4	51.9	57.5	55.2	49.3	37.1
高中及以下	8.3	5.5	6.1	4.5	21.8	9.0	12.5	22.2	17.6
按专业技术资格分									
正高	0.1	0.2	0.3	0.0	0.0	0.0	0.0	0.1	0.2
副高	0.8	1.8	3.2	0.2	0.2	0.2	0.1	0.1	1.3
中级	14.0	20.8	36.3	14.4	10.6	10.4	2.7	3.8	13.4
师级/助理	35.8	46.6	54.5	34.0	39.8	35.1	15.7	16.1	26.5
士级	38.5	25.8	2.9	44.9	42.8	45.3	52.8	47.4	33.2
不详	10.8	4.9	2.9	6.5	6.6	9.0	28.7	32.5	25.4
按聘任技术职务分									
正高	0.0	0.1	0.1	0.0	0.0	0.0	0.0	0.0	0.1
副高	0.8	1.8	3.2	0.2	0.2	0.2	0.1	0.1	1.6
中级	14.5	21.3	37.2	14.5	11.1	10.9	3.2	5.0	16.7
师级/助理	37.9	50.0	55.1	35.2	40.7	36.2	17.0	18.4	33.1
士级	38.6	23.8	3.0	46.5	44.4	47.3	54.7	52.3	38.8
待聘	8.2	3.1	1.4	3.6	3.6	5.4	25.0	24.2	9.6

2-7-3　2014年乡镇卫生院人员性别、年龄、学历及职称构成(%)

分类	卫生技术人员							其他技术人员	管理人员
	合计	执业(助理)医师	执业医师	注册护士	药师(士)	技师(士)	其他		
总　计	**100.0**	**100.0**	**100.0**	**100.0**	**100.0**	**100.0**	**100.0**	**100.0**	**100.0**
按性别分									
男	41.0	62.8	66.9	1.6	45.4	47.3	48.0	43.6	62.4
女	59.0	37.2	33.1	98.4	54.6	52.7	52.0	56.4	37.6
按年龄分									
25岁以下	7.7	0.3	0.0	14.3	4.9	9.5	12.1	8.8	2.8
25～34岁	32.0	20.6	13.5	39.6	26.4	35.3	41.3	35.2	21.6
35～44岁	36.5	46.0	44.7	32.9	32.6	34.3	28.0	32.7	39.4
45～54岁	16.5	21.5	25.1	11.9	23.6	15.5	12.3	16.6	26.2
55～59岁	4.2	6.4	8.8	1.0	8.6	3.7	3.1	3.9	6.8
60岁及以上	3.1	5.3	7.8	0.3	3.8	1.6	3.2	2.8	3.3
按工作年限分									
5年以下	21.9	8.8	6.0	29.1	16.6	23.8	34.4	28.3	12.0
5～9年	15.9	12.7	9.2	18.3	11.7	14.6	19.3	17.0	11.1
10～19年	28.7	33.2	30.5	27.9	26.2	29.9	23.4	25.4	27.7
20～29年	21.4	27.5	29.9	19.2	22.7	20.2	14.7	19.2	29.8
30年及以上	12.2	17.8	24.4	5.5	22.7	11.5	8.2	10.1	19.3
按学历分									
研究生	0.1	0.1	0.2	0.0	0.0	0.0	0.0	0.0	0.1
大学本科	7.7	11.8	17.4	3.8	6.4	5.3	6.6	6.6	10.7
大专	38.3	42.5	43.8	36.4	29.2	39.2	36.6	31.9	41.3
中专	48.5	41.1	34.0	57.4	49.1	49.7	49.6	45.4	34.5
高中及以下	5.5	4.5	4.7	2.4	15.2	5.7	7.2	16.0	13.4
按专业技术资格分									
正高	0.1	0.2	0.4	0.0	0.0	0.0	0.0	0.1	0.2
副高	1.1	2.5	4.3	0.4	0.3	0.3	0.1	0.1	1.5
中级	13.3	21.6	36.4	14.0	11.4	10.1	1.9	3.6	11.7
师级/助理	31.2	46.8	52.3	26.5	33.9	28.5	13.4	14.0	21.8
士级	41.3	23.8	3.1	49.8	45.2	47.9	54.9	49.2	28.9
不详	13.1	5.0	3.5	9.3	9.2	13.2	29.6	33.0	35.9
按聘任技术职务分									
正高	0.0	0.1	0.2	0.0	0.0	0.0	0.0	0.0	0.2
副高	1.0	2.4	4.2	0.4	0.3	0.3	0.1	0.2	2.0
中级	13.6	22.2	37.3	13.8	11.6	10.5	2.4	4.4	17.2
师级/助理	33.6	51.5	53.7	27.9	34.8	29.6	14.3	15.9	31.7
士级	39.8	21.8	3.6	50.2	45.7	48.8	51.4	48.7	38.5
待聘	11.9	2.0	1.1	7.8	7.6	10.7	31.8	30.8	10.4

2-8-1 乡村医生和卫生员数

年份	乡村医生和卫生员			平均每村乡村医生和卫生员	每千农业人口乡村医生和卫生员
	合计	乡村医生	卫生员		
1980	1463406	607879	2357370	2.10	1.79
1985	1293094	643022	650072	1.80	1.55
1990	1231510	776859	454651	1.64	1.38
1991	1253324	794507	458817	1.69	1.39
1992	1269061	816557	452504	1.73	1.41
1993	1325106	910664	414442	1.81	1.47
1994	1323701	933386	390351	1.81	1.47
1995	1331017	955933	375084	1.81	1.48
1996	1316095	954630	361465	1.79	1.46
1997	1317786	972288	345498	1.80	1.45
1998	1327633	990217	337416	1.81	1.46
1999	1324937	1009665	315272	1.82	1.45
2000	1319357	1019845	299512	1.81	1.44
2001	1290595	1021542	269053	1.82	1.41
2003	867778	791956	75822	1.31	0.98
2004	883075	825672	57403	1.37	1.00
2005	916532	864168	52364	1.46	1.05
2006	957459	906320	51139	1.53	1.10
2007	931761	882218	49543	1.52	1.06
2008	938313	893535	44778	1.55	1.06
2009	1050991	995449	55542	1.75	1.19
2010	1091863	1031828	60035	1.68	1.23
2011	1126443	1060548	65895	1.91	1.27
2012	1094419	1022869	71550	1.86	1.25
2013	1081063	1004502	76561	1.83	1.23
2014	1058182	985692	72490	1.64	1.21

注：1985年以前的乡村医生系赤脚医生。

2-8-2 村卫生室人员数

按主办单位分	人员总数	执业(助理)医师	注册护士	乡村医生	卫生员
2005	1020395	103863	-	864168	52364
2010	1292410	173275	27272	1031828	60035
2011	1350222	193277	30502	1060548	65895
2012	1371592	232826	44347	1022869	71550
2013	1457276	291291	84922	1004502	76561
2014	1460389	304343	97864	985692	72490
村办	690943	87044	11307	554279	38313
乡卫生院设点	361740	164556	79320	110366	7498
联合办	75191	10611	1305	59217	4058
私人办	241606	30662	3952	191639	15353
其他	90909	11470	1980	70191	7268

注：本表包括卫生院在村卫生室工作的执业(助理)医师和注册护士。

2-8-3　各地区村卫生室人员数

地区	人员总数	执业(助理)医师	注册护士	乡村医生和卫生员			平均每村村卫生室人员	每千农业人口村卫生室人员数
				合计	乡村医生	卫生员		
2010	1292410	173275	27272	1091863	1031828	60035	2.17	1.46
2014	1460389	304343	97864	1058182	985692	72490	2.26	1.67
东　部	504990	113883	35676	355431	340379	15052	2.30	1.89
中　部	546449	120293	38690	387466	361808	25658	2.44	1.66
西　部	408950	70167	23498	315285	283505	31780	2.02	1.48
北　京	4505	791	308	3406	3375	31	1.61	1.85
天　津	7006	1410	391	5205	5072	133	2.98	1.88
河　北	114228	26775	3934	83519	79012	4507	1.86	2.24
山　西	51436	9463	2523	39450	36543	2907	1.82	2.21
内蒙古	26435	5981	2032	18422	17312	1110	1.91	1.83
辽　宁	31770	4887	2241	24642	24257	385	1.60	1.55
吉　林	25118	4738	1426	18954	18160	794	2.24	1.76
黑龙江	32482	6577	1546	24359	23421	938	2.79	1.70
上　海	5359	3899	658	802	680	122	4.09	3.85
江　苏	66771	22862	6113	37796	36223	1573	4.30	2.18
浙　江	23340	11570	3224	8546	8084	462	1.94	0.71
安　徽	69446	16540	4635	48271	45227	3044	4.54	1.30
福　建	35817	6591	2025	27201	26493	708	1.86	1.47
江　西	62475	11370	4264	46841	45203	1638	2.01	1.71
山　东	161681	19910	9537	132234	128313	3921	3.00	2.96
河　南	166511	35384	11820	119307	108851	10456	2.94	1.93
湖　北	65368	15774	7330	42264	40463	1801	2.62	1.62
湖　南	73613	20447	5146	48020	43940	4080	1.65	1.31
广　东	48124	13549	6060	28515	26154	2361	1.71	1.19
广　西	49820	9610	3453	36757	33173	3584	2.27	1.23
海　南	6389	1639	1185	3565	2716	849	2.31	1.12
重　庆	31196	6732	1689	22775	21568	1207	2.89	1.56
四　川	93949	19474	1477	72998	67739	5259	1.68	1.45
贵　州	41543	3766	1483	36294	27210	9084	1.98	1.15
云　南	42935	4658	2611	35666	33528	2138	3.21	1.31
西　藏	11575	357	109	11109	9020	2089	2.16	4.35
陕　西	43174	6897	2905	33372	31857	1515	1.66	1.78
甘　肃	31212	5776	3754	21682	18990	2692	1.87	1.58
青　海	9694	2109	647	6938	6031	907	2.16	3.21
宁　夏	5450	1060	460	3930	3170	760	2.22	1.35
新　疆	21967	3747	2878	15342	13907	1435	2.07	1.64

注：本表包括乡镇卫生院在村卫生室工作的执业(助理)医师和注册护士。

2-8-4　2014年村卫生室人员性别、年龄、学历及职称构成(%)

分类	合计	执业(助理)医师	注册护士	乡村医生	卫生员
总　计	**100.0**	**100.0**	**100.0**	**100.0**	**100.0**
按性别分					
男	70.4	70.3	5.1	72.3	58.1
女	29.6	29.7	94.9	27.7	41.9
按年龄分					
25岁以下	1.2	0.1	15.2	0.6	8.9
25～34岁	13.9	17.5	47.2	11.9	27.3
35～44岁	35.3	51.0	28.0	33.6	29.6
45～54岁	20.6	18.8	6.5	21.3	17.0
55～59岁	9.4	4.2	1.4	10.6	5.6
60岁及以上	19.6	8.4	1.7	22.0	11.7
按工作年限分					
5年以下	6.3	1.9	35.1	4.1	32.2
5～9年	10.1	3.8	25.3	8.8	19.7
10～19年	33.8	12.9	29.4	33.1	23.6
20～29年	21.9	6.5	7.4	22.6	11.9
30年及以上	27.9	74.9	2.9	31.3	12.6
按学历分					
大学本科及以上	0.3	1.9	0.0	0.2	0.0
大专	6.7	19.6	17.2	4.8	5.7
中专	51.4	51.6	64.5	52.1	39.8
中专水平	27.1	21.2	17.0	28.7	19.5
高中及以下	14.4	5.8	1.3	14.3	35.0
内:在职培训合格者	10.9	0.0	0.0	13.4	0.0
按专业技术资格分					
副高及以上	0.0	0.2	0.0		
中级	0.6	2.1	0.9		
师级/助理	10.9	48.1	7.9		
士级	25.9	47.0	49.6		
不详	62.5	2.6	41.5		
按聘任技术职务分					
高级	0.1	0.1	0.1		
中级	1.9	2.8	1.7		
师级/助理	26.4	52.7	13.7		
士级	55.0	32.8	75.3		
待聘	16.6	11.6	9.2		

2-9-1 专业公共卫生机构人员数

机构分类	合计	卫生技术人员								其他技术人员	管理人员	工勤技能人员
		小计	执业（助理）医师	执业医师	注册护士	药师（士）	技师（士）	其他				
2010	624515	486801	188590	159847	104247	15628	49753	128583		34655	45059	58000
2014	875045	631558	230173	188364	168782	20193	60818	151592		61727	87749	94011
按城乡分												
城市	386301	289865	101860	92477	88641	9012	32148	58204		25217	32527	38692
农村	478744	331693	128313	95887	80141	11181	28670	83388		36510	55222	55319
按登记注册类型分												
公立	859434	617728	229000	187506	167040	20092	60427	141169		61152	86974	93580
非公立	5611	3830	1173	858	1742	101	391	423		575	775	431
按主办单位分												
政府办	823385	599882	221202	181921	162764	19519	58862	137535		56748	79169	87586
社会办	40607	20848	8705	6246	5615	630	1897	4001		4907	8513	6339
个人办	1053	828	266	197	403	44	59	56		72	67	86

注：人员总计中包括公务员中卫生监督员10000名。

2-9-2 各地区专业公共卫生机构人员数

地区	合计	卫生技术人员							其他技术人员	管理人员	工勤技能人员
		小计	执业(助理)医师	执业医师	注册护士	药师(士)	技师(士)	其他			
2010	630889	488213	185542	158570	115233	16281	50671	120486	36072	45701	60903
2014	875045	631558	230173	188364	168782	20193	60818	151592	61727	87749	94011
东　部	327406	239949	88765	75751	66316	8470	23797	52601	24487	27731	35239
中　部	281233	198836	73417	58018	54570	6452	19389	45008	22286	27176	32935
西　部	256406	182773	67991	54595	47896	5271	17632	43983	14954	32842	25837
北　京	14819	11216	3766	3537	3152	294	1210	2794	1021	857	1725
天　津	6388	4839	1773	1599	917	119	537	1493	385	637	527
河　北	43944	29097	11114	8610	6773	847	2453	7910	4858	4286	5703
山　西	19321	14922	5483	4697	3014	379	1392	4654	1191	1428	1780
内蒙古	19444	15637	6525	5565	2772	442	1476	4422	1081	1578	1148
辽　宁	23183	16646	7115	6093	2979	418	2111	4023	1474	3012	2051
吉　林	15561	11535	4849	4246	2382	357	1216	2731	916	1888	1222
黑龙江	25811	18848	6774	5434	3820	564	1939	5751	1911	2690	2362
上　海	11841	8419	3290	3171	2024	127	967	2011	908	874	1640
江　苏	36086	23050	8830	8028	5191	627	2452	5950	3071	5574	4391
浙　江	28377	23114	8387	7833	6781	816	2543	4587	1790	1191	2282
安　徽	25961	19955	8352	6117	4517	494	2106	4486	1884	2090	2032
福　建	24569	18532	7217	5799	5089	627	1779	3820	1393	1318	3326
江　西	26559	21314	7542	6712	7537	1014	2240	2981	1109	1541	2595
山　东	61273	45886	16605	14145	13320	1734	4308	9919	5677	4787	4923
河　南	81197	47590	16094	11770	13116	1455	4177	12748	9309	9808	14490
湖　北	36382	29533	10314	8914	10305	1026	2983	4905	2469	1963	2417
湖　南	50441	35139	14009	10128	9879	1163	3336	6752	3497	5768	6037
广　东	70850	54598	19070	15600	18510	2682	4964	9372	3626	4716	7910
广　西	48578	30882	10144	8492	11095	1251	2979	5413	3108	7561	7027
海　南	6076	4552	1598	1336	1580	179	473	722	284	479	761
重　庆	11071	8647	2939	2605	2738	233	1024	1713	469	868	1087
四　川	45060	33751	13408	10713	9537	961	3442	6403	2477	3954	4878
贵　州	20834	16231	6747	4799	3438	285	1343	4418	1068	2448	1087
云　南	25373	20308	8966	7081	4603	374	1835	4530	1214	1535	2316
西　藏	1756	1402	631	410	176	26	99	470	87	101	166
陕　西	35347	24056	6272	4930	6273	881	2129	8501	1806	5878	3607
甘　肃	25887	13675	5195	4170	3526	376	1046	3532	2264	7201	2747
青　海	3224	2581	942	834	506	73	314	746	183	196	264
宁　夏	4477	3514	1385	1268	710	105	388	926	211	369	383
新　疆	15355	12089	4837	3728	2522	264	1557	2909	986	1153	1127

2-10-1 各地区妇幼保健院(所、站)人员数

地区	合计	卫生技术人员							其他技术人员	管理人员	工勤技能人员
		小计	执业(助理)医师	执业医师	注册护士	药师(士)	技师(士)	其他			
2010	245102	202365	85932	74072	73195	9519	14132	19587	10334	13622	18781
2014	326732	270674	98748	86836	114212	11877	19337	26500	14366	15265	26427
东　部	131914	109646	40169	36122	45664	5080	7660	11073	6435	5293	10540
中　部	102759	85145	31696	27266	36749	3621	6280	6799	4741	4903	7970
西　部	92059	75883	26883	23448	31799	3176	5397	8628	3190	5069	7917
北　京	6153	5000	1877	1810	2135	238	361	389	275	318	560
天　津	1475	1185	564	501	350	50	103	118	61	152	77
河　北	18845	15027	6601	5299	5102	629	1088	1607	1323	731	1764
山　西	7321	5978	2756	2438	2137	246	362	477	380	343	620
内蒙古	6307	5337	2578	2273	1752	235	376	396	308	327	335
辽　宁	4651	3650	1907	1703	928	145	345	325	235	462	304
吉　林	5249	4289	2006	1805	1335	179	296	473	211	469	280
黑龙江	7128	5826	2531	2177	1866	286	526	617	300	480	522
上　海	3079	2612	1013	1000	1258	89	180	72	118	136	213
江　苏	9924	8144	3228	3105	3329	337	642	608	454	562	764
浙　江	15424	13210	4718	4494	5748	631	882	1231	779	342	1093
安　徽	6938	5748	2202	1964	2357	212	501	476	344	413	433
福　建	8589	7214	2552	2345	3185	362	612	503	361	214	800
江　西	12828	11074	3705	3423	5253	605	878	633	405	406	943
山　东	25282	21365	7548	6813	9380	930	1453	2054	1423	881	1613
河　南	26599	21184	7409	5746	9480	813	1466	2016	1403	1228	2784
湖　北	17870	15428	5342	4740	7381	582	1004	1119	991	544	907
湖　南	18826	15618	5745	4973	6940	698	1247	988	707	1020	1481
广　东	35905	30163	9563	8497	13254	1572	1863	3911	1286	1345	3111
广　西	22436	18357	5309	4783	8652	882	1347	2167	818	804	2457
海　南	2587	2076	598	555	995	97	131	255	120	150	241
重　庆	5937	4797	1564	1407	2278	182	334	439	186	352	602
四　川	18096	14706	4945	4514	6860	617	1042	1242	782	1031	1577
贵　州	5355	4596	2177	1824	1470	113	311	525	168	349	242
云　南	8108	6812	2714	2325	2576	208	484	830	318	346	632
西　藏	541	460	192	116	133	17	35	83	8	33	40
陕　西	12886	10616	3066	2525	4275	524	749	2002	136	1109	1025
甘　肃	5565	4522	1942	1669	1796	139	244	401	136	329	578
青　海	787	665	305	263	222	32	54	52	27	47	48
宁　夏	1847	1532	651	623	490	78	116	197	99	75	141
新　疆	4194	3483	1440	1126	1295	149	305	294	204	267	240

2-10-2　2010年妇幼保健院(所、站)人员性别、年龄、学历及职称构成(%)

分类	卫生技术人员							其他技术人员	管理人员
	合计	执业(助理)医师	执业医师	注册护士	药师(士)	技师(士)	其他		
总　计	**100.0**	**100.0**	**100.0**	**100.0**	**100.0**	**100.0**	**100.0**	**100.0**	**100.0**
按性别分									
男	16.8	25.5	25.8	0.8	26.9	34.1	21.8	31.3	40.6
女	83.2	74.5	74.2	99.2	73.1	65.9	78.2	68.7	59.4
按年龄分									
25岁以下	7.8	0.2	0.1	13.3	5.6	5.6	23.2	7.3	2.5
25～34岁	37.4	31.5	27.4	43.2	32.1	39.2	42.3	34.6	21.2
35～44岁	30.6	36.1	36.3	26.6	31.4	31.9	20.2	32.3	33.3
45～54岁	19.9	25.0	28.0	15.4	26.3	19.5	11.4	21.8	34.7
55～59岁	3.6	5.8	6.6	1.4	4.1	3.2	2.3	3.5	7.5
60岁及以上	0.8	1.4	1.6	0.1	0.6	0.5	0.7	0.6	0.9
按工作年限分									
5年以下	18.1	10.6	10.3	21.4	12.7	16.0	42.5	17.9	8.0
5～9年	14.2	11.7	10.1	18.1	11.3	14.1	12.3	13.1	7.3
10～19年	32.3	34.7	32.4	31.6	31.9	33.9	23.3	30.0	25.8
20～29年	23.7	27.5	29.7	21.7	26.0	23.0	13.8	24.0	34.6
30年及以上	11.7	15.6	17.5	7.2	18.2	13.1	8.2	15.0	24.4
按学历分									
研究生	1.7	3.4	3.9	0.0	0.7	1.3	1.2	0.6	1.7
大学本科	22.3	35.9	40.7	7.7	15.3	19.9	23.0	17.4	25.5
大专	41.2	38.3	34.9	45.6	37.6	44.2	36.9	41.2	43.6
中专	32.8	21.5	19.7	44.9	38.0	31.0	35.1	27.1	19.2
高中及以下	2.0	0.8	0.8	1.7	8.3	3.6	3.9	13.8	10.0
按专业技术资格分									
正高	1.1	2.3	2.7	0.1	0.3	0.2	0.2	0.2	2.1
副高	5.8	11.1	12.9	1.7	2.4	3.1	1.4	1.8	9.2
中级	29.0	39.1	45.0	23.9	23.6	25.2	9.5	14.3	24.3
师级/助理	32.7	35.2	33.7	30.4	39.3	39.3	22.4	27.2	20.9
士级	24.3	8.4	2.3	38.6	28.3	25.2	36.7	33.1	16.5
不详	7.2	3.9	3.4	5.3	6.2	7.0	29.9	23.3	27.1
按聘任技术职务分									
正高	0.9	2.1	2.4	0.0	0.2	0.2	0.2	0.3	2.6
副高	5.7	11.1	12.9	1.7	2.3	3.1	1.4	1.6	10.8
中级	29.1	39.3	45.2	23.7	24.1	25.8	9.9	15.4	30.3
师级/助理	34.0	36.7	34.5	31.7	40.2	40.5	23.0	31.4	27.2
士级	24.4	7.8	2.3	39.4	29.3	26.3	36.4	35.5	19.6
待聘	5.9	3.1	2.6	3.5	3.9	4.3	29.1	15.8	9.6

2-10-3 2014年妇幼保健院(所、站)人员性别、年龄、学历及职称构成(%)

分类	卫生技术人员							其他技术人员	管理人员
	合计	执业(助理)医师	执业医师	注册护士	药师(士)	技师(士)	其他		
总　计	**100.0**	**100.0**	**100.0**	**100.0**	**100.0**	**100.0**	**100.0**	**100.0**	**100.0**
按性别分									
男	15.7	25.9	26.3	0.8	26.5	32.6	23.1	31.1	40.9
女	84.3	74.1	73.7	99.2	73.5	67.4	76.9	68.9	59.1
按年龄分									
25岁以下	8.9	0.1	0.1	14.6	4.3	6.2	17.4	6.1	2.6
25～34岁	38.4	23.2	21.8	45.7	35.3	40.8	54.9	37.8	22.1
35～44岁	30.0	40.1	38.5	25.0	32.0	31.2	17.9	31.0	31.5
45～54岁	18.0	27.6	29.6	13.0	22.3	17.2	7.3	20.1	33.5
55～59岁	3.1	5.5	6.1	1.3	4.7	3.3	1.5	3.8	7.6
60岁及以上	1.6	3.5	3.9	0.3	1.4	1.3	1.0	1.2	2.8
按工作年限分									
5年以下	22.6	7.4	7.2	27.6	16.3	22.2	49.1	22.5	11.1
5～9年	18.5	13.9	13.5	22.4	16.8	17.5	19.8	18.2	10.3
10～19年	25.7	29.8	27.9	25.1	25.6	26.4	16.6	23.5	21.0
20～29年	21.2	30.0	30.7	17.2	24.3	21.5	9.4	21.7	31.1
30年及以上	12.0	19.0	20.8	7.7	17.1	12.4	5.1	14.0	26.5
按学历分									
研究生	2.3	4.7	5.3	0.1	1.5	2.0	3.3	1.0	2.6
大学本科	26.2	41.2	45.2	11.6	22.7	26.5	33.4	24.7	32.0
大专	42.7	36.4	33.7	49.8	39.3	45.3	36.8	42.6	41.9
中专	27.7	17.1	15.2	37.7	31.3	24.1	24.8	21.9	15.9
高中及以下	1.2	0.7	0.6	0.8	5.1	2.1	1.7	9.9	7.6
按专业技术资格分									
正高	1.1	2.9	3.3	0.1	0.4	0.3	0.2	0.2	2.4
副高	5.8	13.0	14.8	2.1	2.8	3.8	0.8	1.9	8.6
中级	23.9	37.9	42.5	18.8	21.6	21.6	5.2	13.1	19.9
师级/助理	29.6	36.4	34.8	25.4	36.5	35.3	19.8	23.8	17.7
士级	29.5	6.2	1.3	45.7	30.4	28.8	40.1	34.0	14.3
不详	10.0	3.6	3.3	8.0	8.4	10.3	33.8	27.0	37.1
按聘任技术职务分									
正高	1.0	2.7	3.1	0.1	0.3	0.2	0.1	0.3	3.5
副高	5.8	12.9	14.6	2.0	2.7	3.8	0.9	1.8	11.6
中级	23.9	38.1	42.7	18.4	22.0	22.1	5.5	13.5	28.6
师级/助理	31.2	39.2	37.0	26.9	37.3	36.3	19.2	27.7	26.8
士级	28.5	5.8	1.5	45.7	30.7	28.9	33.6	32.0	19.2
待聘	9.5	1.2	1.1	7.0	7.0	8.7	40.7	24.8	10.3

2-11-1 各地区疾病预防控制中心人员数

地区	合计	卫生技术人员							其他技术人员	管理人员	工勤技能人员
		小计	执业(助理)医师	执业医师	注册护士	药师(士)	技师(士)	其他			
2010	195467	147347	78608	65667	11616	2821	26824	27478	13243	14594	20283
2014	192397	142297	71450	60388	13467	2730	26826	27824	14362	14677	21061
东 部	68341	51315	26190	23029	3751	778	10330	10266	5604	4962	6460
中 部	62709	43879	20860	16933	4970	1055	8154	8840	5473	5010	8347
西 部	61347	47103	24400	20426	4746	897	8342	8718	3285	4705	6254
北 京	3929	2964	1204	1172	145	12	700	903	469	279	217
天 津	1787	1318	744	687	72	14	274	214	142	189	138
河 北	8713	5884	2499	1939	319	87	957	2022	1023	584	1222
山 西	5300	3750	2053	1660	320	102	779	496	459	487	604
内蒙古	5661	4605	2543	2144	319	67	640	1036	281	389	386
辽 宁	7907	5796	3086	2599	443	69	1214	984	419	1005	687
吉 林	5113	3817	1923	1652	310	78	627	879	356	498	442
黑龙江	6259	4479	1862	1505	298	83	853	1383	579	639	562
上 海	3075	2361	1278	1229	47	4	604	428	182	258	274
江 苏	8134	6278	3710	3524	415	118	1195	840	757	486	613
浙 江	5617	4425	2427	2290	199	55	1204	540	471	311	410
安 徽	5078	3958	2090	1765	272	57	918	621	355	282	483
福 建	4534	3651	2047	1879	251	52	739	562	264	170	449
江 西	5167	3928	1835	1609	663	103	798	529	300	310	629
山 东	12332	9578	4507	3907	758	161	1500	2652	1070	819	865
河 南	17532	10475	4768	3484	1233	232	1478	2764	1829	1558	3670
湖 北	8696	6766	3136	2698	1126	202	1363	939	793	509	628
湖 南	9564	6706	3193	2560	748	198	1338	1229	802	727	1329
广 东	10665	7896	4069	3332	927	187	1736	977	714	725	1330
广 西	7188	5435	2706	2365	794	164	1040	731	460	446	847
海 南	1648	1164	619	471	175	19	207	144	93	136	255
重 庆	2676	1930	989	873	110	23	520	288	174	286	286
四 川	11552	8381	4549	3893	670	97	1733	1332	786	950	1435
贵 州	4944	3953	2219	1797	299	56	636	743	185	505	301
云 南	8143	6624	3837	3203	687	90	994	1016	436	331	752
西 藏	1157	905	438	294	41	9	56	361	78	57	117
陕 西	6227	4656	1553	1239	522	146	810	1625	247	694	630
甘 肃	4974	3613	1950	1633	501	134	589	439	142	489	730
青 海	1412	1122	527	474	186	30	211	168	88	60	142
宁 夏	1080	880	511	482	70	14	216	69	50	54	96
新 疆	6333	4999	2578	2029	547	67	897	910	358	444	532

2-11-2 2010年疾病预防控制中心人员性别、年龄、学历及职称构成(%)

分类	卫生技术人员						其他技术人员	管理人员
	小计	执业(助理)医师	执业医师	药师(士)	技师(士)	其他		
总　计	**100.0**	**100.0**	**100.0**	**100.0**	**100.0**	**100.0**	**100.0**	**100.0**
按性别分								
男	48.2	58.3	59.8	36.7	42.8	50.34	45.0	58.4
女	51.8	41.7	40.2	63.3	57.2	49.66	55.1	41.6
按年龄分								
25岁以下	1.8	0.1	0.1	1.6	1.7	3.59	3.2	2.0
25～34岁	25.5	20.5	18.4	28.4	27.3	29.17	29.7	18.2
35～44岁	33.6	34.3	32.5	33.0	33.6	31.80	32.3	31.2
45～54岁	29.4	31.9	34.2	30.5	30.4	26.73	27.0	36.8
55～59岁	8.4	11.4	12.9	5.3	6.3	7.48	6.7	10.3
60岁及以上	1.3	1.8	2.0	1.2	0.7	1.23	1.1	1.6
按工作年限分								
5年以下	8.6	6.2	6.5	5.2	8.4	12.43	10.2	6.4
5～9年	9.3	7.9	7.3	8.5	10.2	9.91	11.4	6.3
10～19年	29.7	28.3	25.2	34.0	30.3	29.05	29.0	23.5
20～29年	29.6	30.6	31.5	29.6	29.8	27.68	27.8	34.4
30年及以上	22.9	27.0	29.5	22.8	21.3	20.93	21.7	29.5
按学历分								
研究生	3.0	3.3	4.0	0.5	3.2	3.39	1.7	2.3
大学本科	23.6	27.4	31.3	12.5	25.3	22.45	21.3	27.1
大专	38.1	37.0	34.7	39.7	39.6	37.14	40.2	43.2
中专	30.6	28.9	27.4	37.2	27.7	30.49	23.2	18.7
高中及以下	4.6	3.3	2.7	10.2	4.2	6.52	13.6	8.7
按专业技术资格分								
正高	1.9	2.5	3.0	0.4	1.8	1.67	0.8	2.3
副高	7.5	10.3	12.1	2.0	8.1	5.57	3.6	8.5
中级	33.7	39.8	46.1	21.3	38.0	24.60	20.0	24.8
师级/助理	33.7	35.8	33.7	42.6	34.2	30.16	28.6	19.2
士级	14.2	7.5	1.4	26.4	12.1	20.38	23.4	11.6
不详	9.0	4.2	3.8	7.2	5.8	17.62	23.6	33.5
按聘任技术职务分								
正高	1.6	2.2	2.5	0.3	1.5	1.53	0.6	2.8
副高	7.4	10.0	11.8	1.8	7.9	5.74	3.6	11.1
中级	34.9	40.5	46.9	22.8	39.1	26.6	22.2	33.4
师级/助理	35.9	37.7	35.1	44.5	35.7	33.0	33.2	26.8
士级	15.1	7.3	1.5	28.7	12.9	22.5	26.3	14.7
待聘	5.1	2.4	2.2	1.9	2.9	10.7	14.2	11.2

2-11-3 2014年疾病预防控制中心人员性别、年龄、学历及职称构成(%)

分类	卫生技术人员						其他技术人员	管理人员
	小计	执业(助理)医师	执业医师	药师(士)	技师(士)	其他		
总　计	**100.0**	**100.0**	**100.0**	**100.0**	**100.0**	**100.0**	**100.0**	**100.0**
按性别分								
男	46.1	56.2	57.4	36.4	43.1	47.3	42.8	56.2
女	53.9	43.8	42.6	63.6	56.9	52.7	57.2	43.8
按年龄分								
25岁以下	1.4	0.1	0.1	0.6	1.7	2.7	2.1	1.3
25～34岁	23.5	16.3	15.7	20.5	25.4	32.9	28.0	19.3
35～44岁	33.2	33.0	30.4	38.6	32.8	30.7	32.9	28.3
45～54岁	30.6	34.7	36.4	31.6	31.3	24.6	27.9	36.6
55～59岁	8.3	11.1	12.2	6.9	6.8	6.8	6.9	11.0
60岁及以上	3.1	4.7	5.2	1.8	2.0	2.4	2.2	3.6
按工作年限分								
5年以下	9.6	5.5	5.4	5.0	9.9	16.9	10.6	6.7
5～9年	10.7	8.8	9.0	9.6	12.0	13.1	13.2	8.9
10～19年	23.8	21.8	19.5	28.8	25.1	23.5	25.3	19.8
20～29年	30.6	33.0	33.0	31.3	29.8	25.9	28.2	31.4
30年及以上	25.3	30.9	33.1	25.3	23.1	20.6	22.7	33.3
按学历分								
研究生	4.9	5.2	6.1	1.0	5.8	5.6	3.4	2.8
大学本科	29.3	33.1	36.6	17.8	32.0	28.1	27.8	33.0
大专	36.9	35.1	33.1	40.9	37.7	35.3	40.2	41.8
中专	25.3	23.6	22.1	32.9	21.8	25.6	19.0	15.1
高中及以下	3.5	2.9	2.2	7.4	2.7	5.4	9.6	7.3
按专业技术资格分								
正高	2.3	3.3	3.9	0.5	2.6	1.4	0.9	2.5
副高	8.1	11.2	13.2	2.8	9.4	4.5	4.3	7.4
中级	32.3	39.2	45.0	23.9	36.2	18.9	20.2	20.0
师级/助理	32.2	34.3	32.0	37.8	31.1	29.1	27.3	16.0
士级	14.6	6.8	1.2	27.4	12.8	24.0	23.0	11.0
不详	10.5	5.1	4.7	7.6	7.9	22.2	24.2	43.2
按聘任技术职务分								
正高	2.1	3.0	3.6	0.3	2.2	1.2	0.7	3.5
副高	8.0	11.0	12.9	2.7	9.3	4.6	4.2	11.2
中级	33.6	40.7	46.7	25.0	37.2	20.6	22.1	31.9
师级/助理	34.5	37.0	33.8	40.1	33.1	31.1	32.4	26.4
士级	15.1	6.7	1.5	29.0	13.4	25.1	24.9	16.4
待聘	6.6	1.6	1.5	2.9	4.7	17.5	15.7	10.5

2-12-1 各地区卫生监督所(中心)人员数

地区	合计	卫生技术人员			其他技术人员	管理人员	工勤技能人员
		小计	卫生监督员	其他			
2010	93612	73559	67496	6063	3917	9618	6518
2014	72395	59794	56673	3121	2126	5638	4837
东　部	26540	22220	20808	1412	885	1856	1579
中　部	25474	20479	19287	1192	891	2167	1937
西　部	20381	17095	16578	517	350	1615	1321
北　京	1285	1197	1155	42	20	19	49
天　津	1056	961	946	15	2	51	42
河　北	4378	3287	2862	425	280	367	444
山　西	4258	3452	3223	229	109	381	316
内蒙古	2877	2483	2347	136	77	227	90
辽　宁	2757	2265	2080	185	87	266	139
吉　林	1424	1154	1092	62	55	145	70
黑龙江	3047	2628	2487	141	125	203	91
上　海	1287	1115	1036	79	37	98	37
江　苏	4053	3567	3385	182	142	195	149
浙　江	2971	2576	2499	77	97	142	156
安　徽	2385	2016	1913	103	46	198	125
福　建	1893	1519	1372	147	63	138	173
江　西	1879	1520	1480	40	28	164	167
山　东	3212	2798	2644	154	69	215	130
河　南	6704	4776	4388	388	368	729	831
湖　北	2731	2228	2050	178	130	198	175
湖　南	3046	2705	2654	51	30	149	162
广　东	3343	2687	2610	77	81	329	246
广　西	2107	1758	1670	88	116	128	105
海　南	305	248	219	29	7	36	14
重　庆	993	922	920	2	1	55	15
四　川	3136	2781	2743	38	34	91	230
贵　州	1679	1389	1368	21	12	131	147
云　南	2038	1630	1624	6	10	252	146
西　藏	23	15	15	0	0	2	6
陕　西	2851	2262	2158	104	36	303	250
甘　肃	1851	1481	1448	33	18	200	152
青　海	572	457	433	24	21	58	36
宁　夏	617	532	494	38	15	35	35
新　疆	1637	1385	1358	27	10	133	109

注：①2014年疾病预防控制中心(防疫站)卫生监督员1827人；②本表人员总计中包括10000名公务员中取得卫生监督员证书的人员。

2-12-2　卫生监督所(中心)人员性别、年龄、学历及职称构成(%)

分类	2010			2014		
	卫生技术人员	其他技术人员	管理人员	卫生技术人员	其他技术人员	管理人员
总　计	**100.0**	**100.0**	**100.0**	**100.0**	**100.0**	**100.0**
按性别分						
男	61.2	50.9	64.5	59.9	48.8	63.0
女	38.8	49.1	35.6	40.1	51.2	37.0
按年龄分						
25岁以下	1.7	5.9	2.5	1.1	3.1	1.4
25～34岁	25.2	35.8	22.1	21.1	32.1	21.4
35～44岁	37.7	32.3	34.4	34.3	32.0	30.4
45～54岁	29.1	21.0	33.2	33.4	25.4	35.8
55～59岁	5.8	4.0	7.0	7.7	5.5	8.0
60岁及以上	0.6	0.9	0.9	2.4	1.9	2.9
按工作年限分						
5年以下	6.5	14.2	8.0	6.8	13.1	8.4
5～9年	8.7	13.3	7.5	9.4	14.0	10.1
10～19年	32.1	31.1	26.7	23.8	25.9	20.6
20～29年	33.9	25.9	35.7	34.0	28.2	32.9
30年及以上	18.8	15.6	22.1	26.1	18.8	28.0
按学历分						
研究生	1.4	0.7	2.2	2.0	1.4	3.6
大学本科	30.0	25.3	36.7	35.4	29.1	43.2
大专	42.4	39.9	42.9	39.8	41.7	38.8
中专	20.9	21.8	13.6	17.8	17.0	11.2
高中及以下	5.2	12.3	4.6	5.0	10.8	3.2
按专业技术资格分						
正高	1.0	0.2	1.5	1.0	0.2	1.6
副高	4.6	1.4	7.5	4.2	1.3	6.1
中级	26.6	15.1	24.8	23.5	15.1	19.7
助理/师级	27.9	25.4	19.0	24.2	22.4	15.5
员/士	12.8	24.1	12.0	11.4	23.2	10.0
不详	27.1	33.8	35.1	35.6	37.6	47.0
按聘任技术职务分						
正高	0.9	0.2	2.0	0.9	0.1	2.3
副高	5.2	1.7	10.0	5.3	1.4	9.9
中级	33.4	17.4	34.4	32.6	17.6	33.1
助理/师级	35.8	31.8	26.9	33.9	28.8	26.6
员/士	16.3	29.0	16.4	15.8	26.0	16.5
待聘	8.4	19.9	10.4	11.5	26.1	11.6

2-13-1 医学专业招生及在校学生数

年份	普通高等学校				中等职业学校			
	招生总数（人）	医学专业	在校生总数（人）	医学专业	招生总数（人）	医学专业	在校生总数（人）	医学专业
1952	79000	6547	191000	24752	351000	28518	636000	59407
1955	98000	9927	288000	36472	190000	22647	537000	57284
1960	323000	31392	962000	116925	54000	120878	2216000	255825
1965	164000	20044	674000	82861	208000	36604	547000	88972
1970	42000	8620	48000	13235	54000	8092	64000	10688
1975	191000	33785	501000	86336	344000	66890	707000	139113
1980	281000	31277	1144000	139569	468000	65719	1243000	244695
1985	619000	42919	1703000	157388	668000	87925	1571000	221441
1986	572000	40647	1880000	170317	677000	88259	1757000	250679
1987	617000	43699	1959000	182154	715000	96818	1874000	274575
1988	670000	48135	2066000	191527	776000	109504	2052000	300061
1989	597000	46245	2082000	199305	735000	93142	2177000	306506
1990	608850	46772	2062695	201789	730000	93261	2244000	308394
1991	619874	48943	2043662	202344	780000	95700	2277000	298540
1992	754192	58915	2184376	214285	879000	106215	2408000	311040
1993	923952	66877	2535517	231375	1149000	138168	2820000	355410
1994	899846	66105	2798639	247485	1225000	127874	3198000	364700
1995	925940	65695	2906429	256003	1381000	133357	3722000	402319
1996	965812	68576	3021079	262665	1523000	141868	4228000	432216
1997	1000393	70425	3174362	271137	1621000	152717	4654000	462396
1998	1083627	75188	3408764	283320	1668000	168744	4981000	499117
1999	1548554	108384	4085874	329200	1634000	175854	5155000	534161
2000	2206072	149928	5560900	422869	1325870	179210	4895000	567599
2001	2347987	190956	7190658	529410	1276754	197565	4580000	647800
2002	3407587	227724	9033631	656560	1553062	252455	4563511	678833
2003	4090626	284182	11085642	814741	2268595	359361	6078219	1081853
2004	4799708	332326	13334969	976261	2438462	388142	6578221	1108831
2005	5409412	386905	15617767	1132165	2890805	468960	7423128	1226777
2006	5358455	422283	18493094	1384488	3250420	491784	8334340	1328663
2007	6077806	410229	20044001	1514760	3492925	477527	8946105	1371676
2008	6656404	449365	21867111	1673448	3596158	538974	9379253	1442658
2009	7021870	499582	23245843	1788175	3986035	628765	10014233	1597102
2010	7280599	533618	24276639	1864655	4327210	582799	10901115	1683865
2011	7509238	593030	25192616	2001756	4035364	530467	10939346	1650724
2012	7618638	591683	26122830	2120880	3831753	513420	10668355	1539531
2013	7777287	630203	27033409	2256404	3577307	519612	10021648	1470917
2014	7992684	680128	27920774	2419365	3338195	488066	9434962	1465838

注：①普通高等学校招生和在校生数包括博士和硕士研究生、本科生及大专生，含研究机构研究生和在职研究生，不含成人本专科生；2013年起中等职业学校包括调整后中职学生、普通中专、成人中专，不包括职业高中。下表同；②2014年医学专业成人本专科招生505233人。

2-13-2 医学专业毕业人数

年份	普通高等学校		中等职业学校	
	毕业人数	医学专业	毕业人数	医学专业
1950～1952	69000	6393	200000	31263
1953～1957	269000	25918	842000	96042
1958～1962	606000	60135	1393000	169545
1963～1965	589000	72882	452000	69513
1966～1970	669000	78246	617000	100956
1971～1975	215000	44167	720000	126437
1976～1980	740000	116612	1502000	256473
1981～1985	1535000	152054	2231000	329218
1981	140000	9512	605000	93548
1982	457000	25963	446000	70244
1983	335000	55490	375000	62652
1984	287000	31899	376000	51324
1985	316000	29190	429000	51450
1986～1990	2668000	179431	2922000	392637
1986	393000	27907	496000	61952
1987	532000	32124	578000	70362
1988	553000	38153	596000	83365
1989	576000	38366	591000	82783
1990	614000	42881	661000	94175
1991～1995	3230715	243052	3787000	464913
1991	614000	46028	740000	103515
1992	604000	45664	743000	93883
1993	570715	48559	736000	93813
1994	637000	47090	729000	81718
1995	805000	55711	839000	92369
1996～2000	4295217	305437	6378000	625354
1996	839000	61417	1019000	112608
1997	829000	61239	1157000	121885
1998	829833	61379	1293000	127608
1999	847617	61545	1402000	137255
2000	949767	59857	1507000	129893
2001～2005	10310478	673667	8591583	1277051
2001	1104132	69630	1502867	141989
2002	1418150	88177	1441539	161151
2003	1988583	123563	1884786	302174
2004	2541929	170315	1801330	340554
2005	3257684	221982	1961061	331183
2006～2010	26105920	1933525	13160994	1977097
2006	4030610	279667	2223174	350700
2007	4789746	332842	2403596	360584
2008	5464323	408983	2594601	409167
2009	5683396	428422	2805128	420776
2010	6137845	483611	3134495	435870
2011～2014				
2011	6511559	498184	3233244	504644
2012	6733793	513376	3369442	534092
2013	6900836	559000	5575587	500063
2014	7129534	588724	3377791	452132

补充资料：①2014年医学专业成人本专科毕业355169人；②1928～1947年高校医药专业毕业生9499人，新中国成立前中等医药学校毕业生41437人。

2-13-3 医学专业研究生数

年份	研究生总数(人)			其中：医学专业		
	招生数	在校生数	毕业生数	招生数	在校生数	毕业生数
1978	10708	10934	9	1417	1474	
1979	8110	18830	140	1462	3113	57
1980	3616	21604	476	640	3651	32
1981	9363	18848	11669	591	2442	1512
1982	11080	25847	4058	610	2558	558
1983	15642	37166	4497	1869	3781	966
1984	23181	57566	2756	2243	5608	424
1985	46871	87331	17004	4373	9196	777
1986	41310	110371	16950			
1987	39017	120191	27603	4583	13331	2359
1988	35645	112776	40838			
1989	28569	101339	37232			
1990	29649	93018	35440			
1991	29679	88128	23537			
1992	33439	94164	25692			
1993	42145	106771	28214			
1994	50864	127935	28047			
1995	51053	145443	31877			
1996	59398	163322	39652			
1997	63749	176353	46539	6452	17652	4886
1998	72508	198885	47077	7280	19375	4681
1999	92225	233513	54670	9056	22706	5370
2000	128484	301239	58767	12832	30070	6166
2001	165197	393256	67809	16274	37571	6722
2002	203000	501000	81000	16800	38837	6992
2003	268925	651260	111091	26501	63939	12207
2004	326286	819896	150777	33012	81859	16128
2005	364831	978610	189728	31602	80107	21923
2006	397925	1104653	255902	42200	115901	26415
2007	418612	1195047	311839	44161	128471	32453
2008	446422	1283046	344825	47412	140030	37402
2009	510953	1404942	371273	44713	128205	34629
2010	538177	1538416	383600	40067	128916	35582
2011	560168	1645845	429994	60831	181129	49039
2012	589673	1719818	486455	64868	188666	56001
2013	611381	1793953	513626	66525	196621	58550
2014	621323	1847689	535863	70466	204148	61192

注：研究生包括博士和硕士研究生。

三、卫生设施

简要说明

一、本章主要介绍全国及31个省、自治区、直辖市医疗卫生机构床位、医用设备和房屋面积情况。主要包括各级各类医疗卫生机构床位数，医院、社区卫生服务中心、乡镇卫生院主要医用设备台数，各类医疗卫生机构房屋建筑面积等。

二、本章数据来源于卫生资源统计年报。

三、分科床位数中所列科室主要依据医疗机构《诊疗科目》。中医医院和专科医院床位的科室归类原则如下：中医医院全部计入中医科，中西医结合医院全部计入中西医结合科，民族医院全部计入民族医学科，妇幼保健院分别计入妇产科、儿科，儿童医院全部计入儿科，传染病院、麻风病院全部计入传染科，疗养院、康复医院全部计入康复医学科，肿瘤医院全部计入肿瘤科，其他专科医院计入相关科室。

四、房屋面积统计口径和指标解释与《综合医院建设标准》《妇幼保健院建设标准》《乡镇卫生院建设标准》《防疫站建设标准》一致。

主要指标解释

床位数　指年底固定实有床位（非编制床位），包括正规床、简易床、监护床、正在消毒和修理床位、因扩建或大修而停用的床位，不包括产科新生儿床、接产室待产床、库存床、观察床、临时加床和病人家属陪侍床。

每千人口医疗卫生机构床位数　即医疗卫生机构床位数/人口数×1000。人口数系国家统计局常住人口。

设备台数　指实有设备数，即单位实际拥有的、可供调配的设备，包括安装的和未安装的设备，不包括已经批准报废的设备和已订购尚未运抵单位的设备。

房屋建筑面积　指单位购建且有产权证的房屋建筑面积，不包括租房面积。

租房面积　医疗卫生机构使用的无产权证的房屋建筑面积，无论其是否缴纳租金，均计入租房面积。

业务用房面积　医院包括门急诊、住院、医技科室、保障系统、行政管理和院内生活用房面积；社区卫生服务中心和卫生院包括医疗、预防保健、行政后勤保障用房面积；妇幼保健院（所、站）包括医疗保健、医技、行政后勤保障等用房面积；专科疾病防治院（所、站）包括医疗、医技、疾控、行政后勤保障等用房面积；疾病预防控制中心（防疫站）包括检验、疾病控制、行政后勤保障等用房面积。

每床占用业务用房面积　即业务用房面积/床位数。床位数系实有床位（非编制床位）数。

3-1-1 医疗卫生机构床位数(万张)

年份	合计	医院				基层医疗卫生机构			专业公共卫生机构			其他医疗卫生机构
			综合医院	中医医院	专科医院		社区卫生服务中心(站)	乡镇卫生院		妇幼保健院(所、站)	专科疾病防治院(所、站)	
1950	11.91	9.71	8.46	0.01	0.74					0.27		
1955	36.28	21.53	17.08	0.14	2.80					0.57		
1960	97.68	59.14	44.74	1.42	7.95			4.63		0.88	1.74	
1965	103.33	61.20	48.04	1.04	7.49			13.25		0.92		
1970	126.15	70.50	57.21	1.01	7.79			36.80		0.70		
1975	176.43	94.02	76.33	1.37	11.11			62.03		0.97	2.88	
1978	204.17	110.00	87.33	3.40	12.10			74.73		1.16	2.63	
1980	218.44	119.58	94.11	5.00	12.87			77.54		1.64	2.73	
1981	223.38	124.09	96.80	5.79	13.49			76.31		1.97	2.71	
1982	228.03	128.52	99.83	6.40	13.90			75.32		2.33	2.73	
1983	234.16	134.53	103.99	7.24	14.58			74.62		2.75	2.85	
1984	241.24	141.24	108.00	8.65	15.29			73.14		3.18	2.96	
1985	248.71	150.86	112.77	11.23	16.56			72.06		3.46	2.95	
1986	256.25	155.98	117.52	12.52	17.71			71.12		3.67	3.06	
1987	268.50	165.34	123.71	14.21	19.03			72.30		4.00	3.07	
1988	279.49	174.70	129.06	15.55	20.23			72.61		4.35	3.00	
1989	286.70	181.46	133.60	16.60	20.93			72.30		4.50	3.10	
1990	292.54	186.89	136.90	17.57	21.95			72.29		4.66	3.10	
1991	299.19	192.61	140.55	18.82	22.26			72.92		4.80	3.17	
1992	304.94	197.66	144.10	20.04	22.71			73.28		5.00	3.22	
1993	309.90	203.64	156.63	21.35	24.37			73.08		4.50	3.03	
1994	313.40	207.04	158.70	22.18	24.85			73.24		4.80	2.98	
1995	314.06	206.33	158.72	22.72	24.51			73.31		5.13	3.07	
1996	309.96	209.65	159.73	23.75	24.86			73.47		5.60	2.83	
1997	313.45	211.92	161.21	24.46	24.97			74.24		6.02	3.06	
1998	314.30	213.41	162.00	24.95	25.01			73.77		6.30	2.90	
1999	315.90	215.07	163.25	25.33	25.03			73.40		6.63	2.93	
2000	317.70	216.67	164.09	25.93	25.08	76.65		73.48	11.86	7.12	2.84	12.52
2001	320.12	215.56	150.50	24.60	25.65	77.14		74.00	12.02	7.40	2.70	15.40
2002	313.61	222.18	168.38	24.67	26.21	71.05	1.20	67.13	12.37	7.98	3.18	8.01
2003	316.40	226.95	171.34	26.02	26.72	71.05	1.21	67.27	12.61	8.09	3.38	5.79
2004	326.84	236.35	177.68	27.55	28.26	71.44	1.81	66.89	12.73	8.70	3.12	6.32
2005	336.75	244.50	183.47	28.77	29.21	72.58	2.50	67.82	13.58	9.41	3.34	6.09
2006	351.18	256.04	190.29	30.32	32.05	76.19	4.12	69.62	13.50	9.93	2.80	5.45
2007	370.11	267.51	197.16	32.16	34.37	85.03	7.66	74.72	13.29	10.62	2.59	4.28
2008	403.87	288.29	211.28	35.03	37.77	97.10	9.80	84.69	14.66	11.73	2.64	3.82
2009	441.66	312.08	227.11	38.56	41.67	109.98	13.13	93.34	15.40	12.61	2.71	4.21
2010	478.68	338.74	244.95	42.42	45.95	119.22	16.88	99.43	16.45	13.44	2.93	4.26
2011	515.99	370.51	267.07	47.71	49.65	123.37	18.71	102.63	17.81	14.59	3.14	4.29
2012	572.48	416.15	297.99	54.80	55.74	132.43	20.32	109.93	19.82	16.16	3.57	4.08
2013	618.19	457.86	325.52	60.88	62.11	134.99	19.42	113.65	21.49	17.55	3.85	3.85
2014	660.12	496.12	349.99	66.50	68.58	138.12	19.59	116.72	22.30	18.48	3.76	3.58

3-1-2　2014年各类医疗卫生机构床位数

机构分类	合计	按城乡分		按登记注册		
		城市	农村	公立	国有	集体
总　计	**6601214**	**3189421**	**3411793**	**5725010**	**5294968**	**430042**
医院	4961161	2909549	2051612	4125715	4027463	98252
综合医院	3499924	1991728	1508196	2956876	2899826	57050
中医医院	665005	301817	363188	617750	603279	14471
中西医结合医院	67277	53720	13557	50265	45888	4377
民族医院	22768	4460	18308	20177	20138	39
专科医院	685839	540177	145662	476533	454963	21570
护理院	20348	17647	2701	4114	3369	745
基层医疗卫生机构	1381197	149047	1232150	1342843	1014762	328081
社区卫生服务中心(站)	195913	140693	55220	169780	114925	54855
社区卫生服务中心	171754	123300	48454	158299	108784	49515
社区卫生服务站	24159	17393	6766	11481	6141	5340
卫生院	1176641	2986	1173655	1169719	897437	272282
街道卫生院	9396	2986	6410	9241	4737	4504
乡镇卫生院	1167245		1167245	1160478	892700	267778
门诊部	8306	5063	3243	3218	2294	924
护理站	337	305	32	126	106	20
专业公共卫生机构	223033	106495	116538	221675	218661	3014
专科疾病防治院(所、站)	37618	22826	14792	36868	34734	2134
专科疾病防治院	19834	15439	4395	19254	17531	1723
专科疾病防治所(中心)	17784	7387	10397	17614	17203	411
妇幼保健院(所、站)	184815	83376	101439	184217	183339	878
其中：妇幼保健院	171450	81643	89807	170872	170044	828
妇幼保健所(站)	12995	1607	11388	12995	12945	50
急救中心(站)	600	293	307	590	588	2
其他医疗卫生机构	35823	24330	11493	34777	34082	695
疗养院	35823	24330	11493	34777	34082	695

注：①城市包括直辖市区和地级市辖区，农村包括县和县级市；②社会办包括企业、事业单位、社会团体和其他社会组织办的医疗卫生机构。

3-1-2 续表

类型分			按主办单位分				按管理类别分	
非公立	联营	私营	政府办	卫生计生部门	社会办	个人办	非营利	营利
876204	**13136**	**586975**	**5279705**	**5090472**	**702359**	**619150**	**6136153**	**465061**
835446	12878	557608	3737556	3571866	636468	587137	4505275	455886
543048	8508	358745	2615100	2510564	511981	372843	3209311	290613
47255	864	31177	612833	606922	17093	35079	640917	24088
17012	203	12968	47261	46551	5177	14839	57267	10010
2591	20	2007	19733	19713	1065	1970	20934	1834
209306	3163	141561	440574	386997	93920	151345	557648	128191
16234	120	11150	2055	1119	7232	11061	19198	1150
38354	258	28467	1302817	1293242	47284	31096	1372550	8647
26133	179	17778	138717	134257	37459	19737	192118	3795
13455	160	7447	134356	130530	29095	8303	170163	1591
12678	19	10331	4361	3727	8364	11434	21955	2204
6922	28	6130	1163422	1158975	6804	6415	1176360	281
155		105	8585	8545	623	188	9396	
6767	28	6025	1154837	1150430	6181	6227	1166964	281
5088	51	4525	678	10	2817	4811	3744	4562
211		34			204	133	328	9
1358		630	217275	212462	5111	647	222943	90
750		320	33769	30591	3629	220	37548	70
580		220	16611	15621	3053	170	19814	20
170		100	17158	14970	576	50	17734	50
598		300	182965	181334	1423	427	184795	20
578		280	169835	168543	1208	407	171450	
			12846	12699	149		12995	
10		10	541	537	59		600	
1046		270	22057	12902	13496	270	35385	438
1046		270	22057	12902	13496	270	35385	438

3-1-3 2014年各地区医疗卫生机构床位数

地区	合计	医院						
		小计	综合医院	中医医院	中西医结合医院	民族医院	专科医院	护理院
总 计	**6601214**	**4961161**	**3499924**	**665005**	**67277**	**22768**	**685839**	**20348**
东 部	2610290	2051832	1416408	255529	35595	756	324387	19157
中 部	2090868	1525990	1086220	220159	12709	1329	205036	537
西 部	1900056	1383339	997296	189317	18973	20683	156416	654
北 京	109811	102852	62501	13150	5453	177	21471	100
天 津	60869	52350	29335	5836	1660		15519	
河 北	322909	236889	177534	30105	5260		23990	
山 西	177442	133957	93445	14914	1959		23639	
内蒙古	129011	99050	69928	10319	1066	5898	11689	150
辽 宁	255513	210154	145169	21848	1400	300	41237	200
吉 林	140995	113960	80044	12540	1505	82	19559	230
黑龙江	201337	163122	117338	19476	848	272	25158	30
上 海	117510	98261	58257	5829	3395		25365	5415
江 苏	392293	309301	200400	39247	5803		53148	10703
浙 江	245756	213365	141283	30594	4741		35622	1125
安 徽	252044	187730	134819	25653	1582		25498	178
福 建	164781	122838	86734	16872	2793	80	16359	
江 西	186727	125110	87769	22692	958		13691	
山 东	500631	359637	259023	49907	2745	199	47263	500
河 南	459338	332705	242494	51264	1510		37387	50
湖 北	317500	222388	164577	31217	2771	869	22954	
湖 南	355485	247018	165734	42403	1576	106	37150	49
广 东	405751	319729	235375	38816	1985		42439	1114
广 西	201600	129383	90407	21450	2893	355	14148	130
海 南	34466	26456	20797	3325	360		1974	
重 庆	160579	109299	74515	17028	1482		16175	99
四 川	459596	319155	218143	45478	6846	778	47910	
贵 州	182189	135561	102584	17490	1437	521	13306	223
云 南	224899	169722	124657	21694	1914	362	21095	
西 藏	11929	7984	6338		50	1298	298	
陕 西	199372	154871	118116	23702	1316		11685	52
甘 肃	122412	90528	65811	17661	1244	818	4994	
青 海	33007	26936	18960	2302	30	2767	2877	
宁 夏	32506	28493	22421	3825	128	115	2004	
新 疆	142956	112357	85416	8368	567	7771	10235	

3-1-3 续表

基层医疗卫生机构							专业公共卫生机构				其他医疗卫生机构
小计	社区卫生服务中心	社区卫生服务站	街道卫生院	乡镇卫生院	门诊部	护理站	小计	专科疾病防治院（所、站）	妇幼保健院（所、站）	急救中心（站）	
1381197	**171754**	**24159**	**9396**	**1167245**	**8306**	**337**	**223033**	**37618**	**184815**	**600**	**35823**
451569	84657	8981	1213	354281	2121	316	86622	17233	68996	393	20267
476394	50934	6034	6652	409124	3641	9	79417	16344	63021	52	9067
453234	36163	9144	1531	403840	2544	12	56994	4041	52798	155	6489
4515	4515						2444	484	1939	21	
7111	2891			4134	86		992	682	310		416
73108	5579	4088		62930	511		11907	837	11015	55	1005
38053	3170	1142	4962	28434	345		3727	190	3522	15	1705
25460	3539	2694	15	18945	267		3811	340	3471		690
35295	5530	109	229	29381	46		3728	2371	1227	130	6336
21250	2898	216		17982	145	9	3027	976	2051		2758
29286	6126	1165	21	21529	445		7329	3477	3848	4	1600
17074	17074						1452	170	1282		723
74803	18543	463	35	55551	105	106	5572	1085	4482	5	2617
23061	7089	121	83	15398	370		7813	598	7194	21	1517
58561	7427	6	30	50851	247		4831	1438	3390	3	922
32727	3046			29671	10		6842	1456	5355	31	2374
48987	2866	970	70	44802	279		10820	2525	8295		1810
117092	12306	4053		99716	807	210	20670	4318	16222	130	3232
106408	9236	966	72	95562	572		20080	1339	18711	30	145
80287	11487	714	1417	66557	112		14825	2486	12339		
93562	7724	855	80	83407	1496		14778	3913	10865		127
60605	7513	20	866	52042	164		23852	5160	18692		1565
59733	1338	20		58319	56		11683	416	11267		801
6178	571	127		5458	22		1350	72	1278		482
47407	7312	171	925	38491	508		3058	178	2880		815
128645	9046	1879		117042	678		11303	1095	10152	56	493
41699	2797	168	492	38172	70		4831	455	4376		98
47895	3387	772		43526	210		6255	501	5717	37	1027
3374	58	11		3305			531		531		40
34900	3193	685	86	30831	105		8035	890	7145		1566
27629	2304	1169	7	23811	326	12	3605	32	3561	12	650
5730	481	973	6	4234	36		341	35	306		
3052	87	136		2799	30		861		861		100
27710	2621	466		24365	258		2680	99	2531	50	209

3-1-4 每千人口医疗卫生机构床位数

年份 地区	医疗卫生机构床位数（张）			每千人口医疗卫生机构床位数（张）			每千农业人口乡镇卫生院床位数（张）
	合计	城市	农村	合计	城市	农村	
2008	4038707	1963581	2075126	3.05	5.17	2.20	0.96
2009	4416612	2126302	2290310	3.32	5.54	2.41	1.05
2010	4786831	2302297	2484534	3.58	5.94	2.60	1.12
2011	5159889	2475222	2684667	3.84	6.24	2.80	1.16
2012	5724775	2733403	2991372	4.24	6.88	3.11	1.24
2013	6181891	2948465	3233426	4.55	7.36	3.35	1.30
2014	6601214	3169880	3431334	4.85	7.84	3.54	1.34
东 部	2610290	1485296	1124994	4.62	7.83	3.47	1.32
中 部	2090868	936733	1154135	4.88	8.32	3.31	1.24
西 部	1900056	747851	1152205	5.16	7.33	3.89	1.46
北 京	109811	107133	2678	5.10	8.46	3.74	
天 津	60869	53494	7375	4.01	6.42	4.01	1.11
河 北	322909	125325	197584	4.37	9.21	3.17	1.23
山 西	177442	86466	90976	4.86	8.76	3.59	1.22
内蒙古	129011	62250	66761	5.15	9.15	3.75	1.31
辽 宁	255513	167506	88007	5.82	8.73	3.78	1.43
吉 林	140995	72758	68237	5.12	8.75	3.71	1.26
黑龙江	201337	123102	78235	5.25	9.18	3.28	1.13
上 海	117510	114445	3065	4.84	8.34	4.52	
江 苏	392293	208907	183386	4.93	7.57	3.73	1.81
浙 江	245756	130735	115021	4.46	8.05	3.57	0.47
安 徽	252044	120243	131801	4.14	6.08	2.68	0.95
福 建	164781	74515	90266	4.33	7.39	3.36	1.22
江 西	186727	70408	116319	4.11	7.71	2.91	1.23
山 东	500631	217428	283203	5.11	7.30	4.18	1.83
河 南	459338	183258	276080	4.87	8.90	3.03	1.11
湖 北	317500	146307	171193	5.46	7.97	4.03	1.65
湖 南	355485	134191	221294	5.28	10.18	3.77	1.49
广 东	405751	271669	134082	3.78	7.49	2.57	1.28
广 西	201600	77446	124154	4.24	5.30	3.11	1.44
海 南	34466	14139	20327	3.82	6.14	2.97	0.96
重 庆	160579	91619	68960	5.37	5.71	3.90	1.92
四 川	459596	184076	275520	5.65	7.26	4.16	1.81
贵 州	182189	52643	129546	5.19	10.06	3.44	1.06
云 南	224899	59502	165397	4.77	9.53	4.12	1.32
西 藏	11929	2222	9707	3.75	10.56	3.21	1.24
陕 西	199372	98196	101176	5.28	7.43	3.89	1.27
甘 肃	122412	53306	69106	4.72	6.54	3.60	1.21
青 海	33007	14152	18855	5.66	15.01	3.88	1.40
宁 夏	32506	22184	10322	4.91	7.91	2.64	0.70
新 疆	142956	30255	112701	6.22	12.42	5.67	1.81

3-1-5 2014年医疗卫生机构分科床位数及构成

分科	医疗卫生机构		其中：医院	
	床位数（张）	构成（%）	床位数（张）	构成（%）
总　计	**6601214**	**100.00**	**4961161**	**100.00**
预防保健科	16773	0.25	4216	0.08
全科医疗科	388067	5.88	67517	1.36
内科	1725360	26.14	1242128	25.04
外科	1251958	18.97	1038878	20.94
儿科	441632	6.69	277679	5.60
妇产科	661592	10.02	404886	8.16
眼科	92428	1.40	85550	1.72
耳鼻咽喉科	75292	1.14	71234	1.44
口腔科	29299	0.44	25635	0.52
皮肤科	25322	0.38	19591	0.39
医疗美容科	7936	0.12	7738	0.16
精神科	300872	4.56	287770	5.80
传染科	130771	1.98	118477	2.39
结核病科	30026	0.45	21543	0.43
肿瘤科	183737	2.78	183388	3.70
急诊医学科	38646	0.59	32263	0.65
康复医学科	138839	2.10	109198	2.20
职业病科	14204	0.22	8321	0.17
中医科	764251	11.58	720890	14.53
民族医学科	20277	0.31	20259	0.41
中西医结合科	84729	1.28	84356	1.70
重症医学科	33698	0.51	33685	0.68
其他	145505	2.20	95959	1.93

注：儿科包括小儿外科和儿童保健科，妇产科包括妇女保健科。下表同。

3-1-6　2014年各地区医院分科床位数

地区	总计	预防保健科	全科医疗科	内科	外科	儿科	妇产科	眼科	耳鼻咽喉科	口腔科	皮肤科
总　计	**4961161**	**4216**	**67517**	**1242128**	**1038878**	**277679**	**404886**	**85550**	**71234**	**25635**	**19591**
北　京	102852		312	26564	20374	3319	6096	1739	1222	518	516
天　津	52350	24	834	14224	10323	1937	3583	747	749	265	155
河　北	236889	202	2972	66286	51417	16500	22644	4583	2397	1305	517
山　西	133957	96	1756	35926	30891	6673	10835	2347	1736	955	777
内蒙古	99050	330	687	26882	20871	4704	7486	2037	1022	596	406
辽　宁	210154	48	1460	62365	43882	7961	14083	3732	2489	1108	971
吉　林	113960	39	2052	32687	24823	4661	8590	2344	1525	527	451
黑龙江	163122	339	945	51722	35009	7284	10854	2687	2191	922	618
上　海	98261	36	992	26258	18373	3526	6263	1323	1250	307	332
江　苏	309301	191	2795	76057	62378	15467	24176	4839	4024	1719	648
浙　江	213365	68	3114	47983	48560	8990	16782	2695	2587	1211	703
安　徽	187730	87	2046	43297	39476	9771	16232	3518	3079	1259	650
福　建	122838	54	700	25403	24685	9280	12947	2696	1751	543	154
江　西	125110	14	2529	28099	26670	7795	8499	2022	1747	362	379
山　东	359637	1195	5362	90970	75085	23096	29033	6781	4822	2603	2009
河　南	332705	182	2249	90081	68370	22224	24190	6538	4966	2511	848
湖　北	222383	48	3048	49720	46264	11349	16466	4989	4424	1217	1445
湖　南	247013	203	3360	57451	49289	14913	18132	3315	3989	885	627
广　东	319729	89	3709	68940	73419	21451	33392	4839	4882	1295	1518
广　西	129383	20	1849	27528	24951	8967	11450	2249	2365	472	658
海　南	26456	3	1651	5904	4772	1267	2371	523	379	97	39
重　庆	109299	53	1515	27490	22780	5131	7592	1422	1869	384	319
四　川	319155	188	3882	83411	64287	14444	22051	4959	5413	1114	1613
贵　州	135561	196	5659	28780	30126	8931	15662	1525	2142	835	585
云　南	169722	65	2667	42307	36153	10111	17554	3493	2362	634	788
西　藏	7984	136	1160	1595	1355	461	990	71	54	40	5
陕　西	154871	64	1418	42500	33187	11853	13522	3382	1938	594	372
甘　肃	90528	89	679	19424	18511	5670	7746	1537	1207	488	291
青　海	26936	10	857	6317	5413	1603	2693	412	348	197	205
宁　夏	28493		378	7662	5962	1726	2409	622	448	202	147
新　疆	112357	147	4880	28295	21222	6614	10563	1584	1857	470	845

3-1-6 续表

医疗美容科	精神科	传染科	结核病科	肿瘤科	急诊医学科	康复医学科	中医科	民族医学科	中西医结合科	其他
7738	**287770**	**118477**	**21543**	**183388**	**32263**	**109198**	**720890**	**20259**	**84356**	**137965**
344	7922	1608	333	4483	167	2522	14405	127	5643	4638
85	4502	832	212	3152	7	358	6411		1783	2167
367	6687	5314	663	7128	2388	2830	31486	43	5996	5164
112	5501	3722	1071	4926	565	3021	16706	36	2405	3900
85	3328	2419	990	2751	977	1975	10599	5707	1466	3732
297	16784	6804	2809	9241	373	4724	23017	270	1851	5885
181	6824	3382	931	5733	395	1671	13360	58	1676	2050
146	8427	4868	1043	5599	930	3180	20747	280	1520	3811
243	12909	2148	1310	3783	841	1942	7291		3570	5564
785	19339	9289	840	16644	1521	11859	41169		6447	9114
571	14343	4999	242	8577	1448	7031	31321	82	5745	6313
466	9245	6251	1237	8866	2149	5171	27349		2221	5360
250	7732	2866	738	4128	1181	2416	18302	80	3090	3842
92	7245	3724	900	5596	933	1267	23752		1246	2239
552	17866	7074	1534	14350	3328	7009	53530	199	3272	9967
379	11672	7071	549	15913	2952	6882	54556	5	2415	8152
550	12198	5073	759	9529	260	5900	34690	898	3872	9689
272	19017	4924	1046	8344	942	6882	44994	179	2550	5704
639	21564	6254	810	12362	951	9868	42342		2872	8533
66	8297	3625	1012	4742	284	1711	23321	568	3210	2038
21	2664	654	40	747	337	458	3653		510	366
165	9611	2077	14	2819	562	2609	18425		1977	2485
406	26175	5024	102	8512	1044	7829	50643	667	9031	8360
152	5538	2887	612	1947	1527	2127	19837	568	2150	3775
130	9328	5153	20	3193	1696	2636	25365	369	2545	3153
	23	416	19	44	72	8	16	1034	60	425
217	4999	2909	965	3715	1069	2019	25260		1678	3210
40	2433	2323	27	2708	1086	871	20293	590	2069	2446
	190	797	2	476	973	280	2674	1697	67	1725
18	460	840		648	282	1024	4536	106	448	575
107	4947	3150	713	2732	1023	1118	10840	6696	971	3583

3-2　医院床位数

医院分类	2005	2010	2011	2012	2013	2014
总　计	**2445012**	**3387437**	**3705118**	**4161486**	**4578601**	**4961161**
按登记注册类型分						
公立医院	2300910	3013768	3243658	3579309	3865385	4125715
民营医院	144102	373669	461460	582177	713216	835446
按主办单位分						
政府办	1863843	2635912	2879234	3207163	3485614	3737556
社会办	491311	501049	516744	561391	595657	636468
个人办	89858	250476	309140	392932	497330	587137
按管理类别分						
非营利性	2313833	3163796	3445263	3844947	4186367	4505275
营利性	126456	223641	259855	316539	392234	455886
不详	4723					
按医院等级分						
其中：三级医院	597051	1065047	1223584	1469737	1670000	1878267
二级医院	986851	1601407	1710135	1827240	1952214	2053896
一级医院	147522	256573	277233	312866	350272	387207
按机构类别分						
综合医院	1834747	2449509	2670729	2979855	3255153	3499924
中医医院	287732	424244	477078	547967	608843	665005
中西医结合医院	20232	35234	38787	49844	58774	67277
民族医院	6885	11811	13484	14966	19176	22768
专科医院	292079	459461	496475	557383	621143	685839
护理院	3337	7178	8565	11471	15512	20348

3-3　基层医疗卫生机构床位数

机构分类	2005	2010	2011	2012	2013	2014
总　　计	**725827**	**1192242**	**1233721**	**1324270**	**1349908**	**1381197**
按登记注册类型分						
公立	705996	1154463	1195304	1273491	1310866	1342843
非公立	19831	37779	38417	50779	39042	38354
按主办单位分						
政府办	695892	1125197	1163502	1235337	1271732	1302817
社会办	20640	37741	39136	45471	46345	47284
个人办	9295	29304	31083	43462	31831	31096
按管理类别分						
非营利性	716441	1183831	1225326	1310063	1341182	1372550
营利性	6184	8411	8395	14207	8726	8647
不详	3202					
按机构类别分						
社区卫生服务中心(站)	25018	168814	187132	203210	194241	195913
社区卫生服务中心	25018	137628	157322	163556	167998	171754
社区卫生服务站		31186	29810	39654	26243	24159
卫生院	689918	1014075	1037212	1109814	1146079	1176641
街道卫生院	11678	19746	10961	10552	9587	9396
乡镇卫生院	678240	994329	1026251	1099262	1136492	1167245
门诊部	10796	9233	9258	11116	9245	8306
护理站	95	120	119	130	343	337

3-4　2014年医疗卫生机构万元以上设备台数

机构分类	万元以上设备总价值（万元）	万元以上设备台数			
		合计	50万元以下	50万～99万元	100万元及以上
总　计	**74233357**	**4833818**	**4596083**	**130417**	**107318**
一、医院	62865686	3722893	3520195	106748	95950
综合医院	47750109	2815244	2661002	80153	74089
中医医院	7076248	442501	419621	12225	10655
中西医结合医院	928434	49355	46711	1494	1150
民族医院	157205	7891	7370	313	208
专科医院	6938118	406276	383907	12534	9835
口腔医院	380690	41742	40826	565	351
眼科医院	546160	26293	24324	1326	643
耳鼻喉科医院	38703	2914	2792	83	39
肿瘤医院	1531714	57477	53100	1928	2449
心血管病医院	293471	19469	18463	544	462
胸科医院	311869	9698	9059	312	327
血液病医院	8811	852	818	15	19
妇产(科)医院	532432	40627	38520	1267	840
儿童医院	730456	49871	47432	1271	1168
精神病医院	546619	37172	35371	1144	657
传染病医院	702987	34804	32622	1115	1067
皮肤病医院	45865	3487	3251	163	73
结核病医院	120729	5791	5346	237	208
麻风病医院	4475	283	267	13	3
职业病医院	29015	1827	1703	77	47
骨科医院	329942	17412	16173	698	541
康复医院	164474	11633	11085	336	212
整形外科医院	36535	1530	1421	87	22
美容医院	61002	4460	4111	297	52
其他专科医院	522169	38934	37223	1056	655
护理院	15572	1626	1584	29	13
二、基层医疗卫生机构	4469340	532575	520616	9228	2731
社区卫生服务中心(站)	1360526	166756	162840	2994	922
社区卫生服务中心	1252992	150240	146521	2847	872
社区卫生服务站	107534	16516	16319	147	50
卫生院	3108647	365810	357769	6233	1808
街道卫生院	20245	2591	2538	39	14
乡镇卫生院	3088402	363219	355231	6194	1794
中心卫生院	1531627	163031	158415	3467	1149
乡卫生院	1556775	200188	196816	2727	645
护理站	167	9	7	1	1
三、专业公共卫生机构	6255518	530587	509874	13086	7627
疾病预防控制中心	1471025	138932	133728	4026	1178
省属	313709	24627	23322	867	438
地级市(地区)属	551442	44933	42698	1789	446
县级市(区)属	284258	31403	30512	770	121
县属	206701	25779	25447	294	38
其他	114915	12190	11749	306	135

注：本表不包括门诊部、诊所、卫生所、医务室和村卫生室数字。

3-4 续表

机构分类	万元以上设备总价值(万元)	万元以上设备台数			
		合计	50万元以下	50万～99万元	100万元及以上
专科疾病防治院(所、站)	320220	22498	21523	598	377
专科疾病防治院	167576	11214	10614	338	262
传染病防治院	12364	911	885	7	19
结核病防治院	36689	2045	1931	67	47
职业病防治院	54575	3989	3777	126	86
其他	63948	4269	4021	138	110
专科疾病防治所(站、中心)	152644	11284	10909	260	115
口腔病防治所(站、中心)	12137	2397	2376	12	9
精神病防治所(站、中心)	6943	165	161	2	2
皮肤病与性病防治所(中心)	52961	1915	1836	51	28
结核病防治所(站、中心)	31291	2872	2769	76	27
职业病防治所(站、中心)	27589	1883	1771	78	34
地方病防治所(站、中心)	855	94	92	1	1
血吸虫病防治所(站、中心)	9454	908	889	16	3
药物戒毒所(中心)	323	39	39		
其他	11091	1011	976	24	11
健康教育所(站、中心)	8208	1268	1250	9	9
妇幼保健院(所、站)	3007110	215565	205528	5451	4586
省属	280579	17964	16984	489	491
地级市(地区)属	1143804	74242	70428	1970	1844
县级市(区)属	727751	59116	56482	1517	1117
县属	801972	60031	57619	1363	1049
其他	53004	4212	4015	112	85
妇幼保健院	2716110	192544	183411	4885	4248
妇幼保健所	180412	14469	13884	367	218
妇幼保健站	107570	8222	7912	191	119
生殖保健中心	3018	330	321	8	1
急救中心(站)	169154	15761	15280	402	79
采供血机构	746218	51542	48499	1843	1200
卫生监督所(中心)	119089	29946	29946		
省属	18147	3109	3109		
地级市(地区)属	37253	8814	8814		
县级市(区)属	27027	7541	7541		
县属	36126	10346	10346		
其他	536	136	136		
计划生育技术服务机构	414494	55075	54120	757	198
四、其他机构	642813	47763	45398	1355	1010
疗养院	116725	5897	5423	262	212
卫生监督检验(监测)机构	5032	364	340	15	9
医学科学研究机构	295746	20098	19012	609	477
医学在职培训机构	42623	6603	6521	50	32
临床检验中心(所、站)	91060	6987	6616	211	160
卫生统计信息中心	19864	2077	1998	50	29
其他	71763	5737	5488	158	91

3-5-1　2014年医疗卫生机构房屋建筑面积（平方米）

机构分类	合计	房屋建筑面积	业务用房面积	危房面积	危房%	租房面积
总　计	**656041167**	**614416799**	**428769352**	**7288405**	**1.70**	**41624368**
一、医院	390733024	361542958	292275007	3377966	1.16	29190066
综合医院	286290465	269690120	218046182	2375182	1.09	16600345
中医医院	45506770	43384696	35759296	639804	1.79	2122074
中西医结合医院	5186746	4517085	3717070	21993	0.59	669661
民族医院	1649920	1586448	1219815	31442	2.58	63472
专科医院	50848811	41513863	32934156	309045	0.94	9334948
口腔医院	1872980	1518887	1275304	1844	0.14	354093
眼科医院	2301615	1522295	1276351	2750	0.22	779320
耳鼻喉科医院	472222	266059	190546			206163
肿瘤医院	4755783	4538815	3818245	21313	0.56	216968
心血管病医院	1090973	1000063	867482	8194	0.94	90910
胸科医院	707052	700641	483538	27735	5.74	6411
血液病医院	89668	82868	78995			6800
妇产(科)医院	5760890	3349902	2747416	12616	0.46	2410988
儿童医院	3174823	2987391	2492754	3800	0.15	187432
精神病医院	11065100	10572142	7972214	110053	1.38	492958
传染病医院	3695445	3643625	2984128	44384	1.49	51820
皮肤病医院	712506	521735	384126	6499	1.69	190771
结核病医院	762240	750314	542031	22612	4.17	11926
麻风病医院	135843	129175	86951	8991	10.34	6668
职业病医院	246934	240319	141810			6615
骨科医院	3434962	2710407	2201783	8449	0.38	724555
康复医院	3438324	2715193	2017826	7283	0.36	723131
整形外科医院	266367	172346	129935	1253	0.96	94021
美容医院	849064	311705	249708			537359
其他专科医院	6016020	3779981	2993013	21269	0.71	2236039
护理院	1250312	850746	598488	500	0.08	399566
二、基层医疗卫生机构	203243782	194177940	90162031	3014096	3.34	9065842
社区卫生服务中心(站)	29905663	22148564	18812438	229056	1.22	7757099
社区卫生服务中心	24029652	18472573	15652517	206511	1.32	5557079
社区卫生服务站	5876011	3675991	3159921	22545	0.71	2200020
卫生院	97977475	96672850	71337924	2785040	3.90	1304625
街道卫生院	651868	598443	487496	43018	8.82	53425
乡镇卫生院	97325607	96074407	70850428	2742022	3.87	1251200
中心卫生院	43597909	43138528	31093725	1130082	3.63	459381
乡卫生院	53727698	52935879	39756703	1611940	4.05	791819
村卫生室	52246335	52246335				
门诊部	6153203	6153203				
综合门诊部	3803705	3803705				
中医门诊部	532987	532987				
中西医结合门诊部	133292	133292				
民族医门诊部	4067	4067				
专科门诊部	1679152	1679152				
诊所、卫生所、医务室、护理站	16961106	16956988	11669			4118
诊所	13246108	13246108				
卫生所、医务室	3678040	3678040				
护理站	36958	32840	11669			4118

3-5-1 续表

机构分类	合计	房屋建筑面积	业务用房面积	危房面积	危房%	租房面积
三、专业公共卫生机构	52686252	50061356	39935081	819670	2.05	2624896
疾病预防控制中心	13106763	12791163	9756015	225145	2.31	315600
省属	950692	949692	623558	19351	3.10	1000
地级市(地区)属	3405013	3286409	2405152	65364	2.72	118604
县级市(区)属	3639949	3510845	2725815	43290	1.59	129104
县属	4614733	4559658	3626706	93038	2.57	55075
其他	496376	484559	374784	4102	1.09	11817
专科疾病防治院(所、站)	3518540	3297306	2477324	54806	2.21	221234
专科疾病防治院	1334193	1257914	1001926	11378	1.14	76279
传染病防治院	101495	101205	73172	300	0.41	290
结核病防治院	186616	180900	146401			5716
职业病防治院	390213	368371	298825	1188	0.40	21842
其他	655869	607438	483528	9890	2.05	48431
专科疾病防治所(站、中心)	2184347	2039392	1475398	43428	2.94	144955
口腔病防治所(站、中心)	78477	48523	42127	363	0.86	29954
精神病防治所(站、中心)	74225	66825	54499			7400
皮肤病与性病防治所(中心)	671311	644229	457605	14119	3.09	27082
结核病防治所(站、中心)	428372	380486	310439	6085	1.96	47886
职业病防治所(站、中心)	188340	181750	131458	2810	2.14	6590
地方病防治所(站、中心)	37527	35647	28499	910	3.19	1880
血吸虫病防治所(站、中心)	471749	467241	305415	16542	5.42	4508
药物戒毒所(中心)	73394	71894	44294			1500
其他	160952	142797	101062	2599	2.57	18155
健康教育所(站、中心)	84782	72431	61406	1000	1.63	12351
妇幼保健院(所、站)	16666985	15816085	13177345	300480	2.28	850900
省属	875735	863883	757248			11852
地级市(地区)属	5022732	4666068	3824685	64756	1.69	356664
县级市(区)属	5113003	4761603	3891023	64745	1.66	351400
县属	5233918	5115912	4373423	170134	3.89	118006
其他	421597	408619	330966	845	0.26	12978
妇幼保健院	14529241	13802374	11454274	254282	2.22	726867
妇幼保健所	1206099	1126738	973933	18829	1.93	79361
妇幼保健站	880386	837714	707787	27169	3.84	42672
生殖保健中心	51259	49259	41351	200	0.48	2000
急救中心(站)	559210	512868	441999	1035	0.23	46342
采供血机构	2352087	2282936	1634894	4429	0.27	69151
卫生监督所(中心)	3089116	2409040	2037604	31822	1.56	680076
省属	143229	112048	83802	1261	1.50	31181
地级市(地区)属	713598	500108	418132	6971	1.67	213490
县级市(区)属	1054758	836733	718374	7219	1.00	218025
县属	1170999	956737	814861	16371	2.01	214262
其他	6532	3414	2435			3118
计划生育技术服务机构	13308769	12879527	10348494	200953	1.94	429242
四、其他医疗卫生机构	9378109	8634545	6397233	76673	1.20	743564
疗养院	3217125	3120546	2032779	20044	0.99	96579
卫生监督检验(监测)机构	16913	8752	8266			8161
医学科学研究机构	1215133	1139572	920334	20860	2.27	75561
医学在职培训机构	2930210	2820491	2080049	17146	0.82	109719
临床检验中心(所、站)	287132	118330	97110			168802
卫生统计信息中心	32531	21036	19339			11495
其他	1679065	1405818	1239356	18623	1.50	273247

3-5-2　2014年政府办医疗卫生机构房屋建筑面积(平方米)

机构分类	合计	房屋建筑面积	业务用房	危房%	租房面积	每床占用业务用房面积
总　计	**466779739**	**452169161**	**354161737**	**1.93**	**14610578**	**76.82**
医院	286558946	280586703	227297638	1.34	5972243	75.04
综合医院	211173855	207322832	167786941	1.24	3851023	79.26
中医医院	41481999	40290157	33251247	1.92	1191842	65.74
中西医结合医院	3481038	3363292	2908655	0.73	117746	71.16
民族医院	1458790	1425466	1072905	2.87	33324	72.19
专科医院	28814381	28040962	22176195	1.16	773419	63.49
护理院	148883	143994	101695		4889	62.56
基层医疗卫生机构	123517047	117785342	84193591	3.50	5731705	81.84
其中：社区卫生服务中心(站)	20392847	15941982	13502557	1.34	4450865	84.88
社区卫生服务中心	19104186	14992735	12698659	1.36	4111451	85.82
社区卫生服务站	1288661	949247	803898	1.03	339414	55.19
卫生院	97130428	95849588	70691034	3.91	1280840	81.48
街道卫生院	606146	556661	453644	8.79	49485	62.59
乡镇卫生院	96524282	95292927	70237390	3.88	1231355	81.62
门诊部	196008	196008				
专业公共卫生机构	49706701	47252912	37752212	2.09	2453789	77.90
其中：专科疾病防治院(所、站)	3188889	3032407	2275777	2.41	156482	65.81
专科疾病防治院	1142830	1090522	867482	1.31	52308	61.13
专科疾病防治所(中心)	2046059	1941885	1408295	3.08	104174	70.35
妇幼保健院(所、站)	16458472	15613996	13027681	2.30	844476	80.12
内：妇幻保健院	14368233	13643077	11339542	2.24	725156	79.45
妇幻保健所(站)	2058442	1939122	1662172	2.76	119320	88.32
急救中心(站)	520556	481776	417198	0.24	38780	86.07
其他医疗卫生机构	6997045	6544204	4918296	1.45	452841	71.28
其中：疗养院	1711732	1653435	1101270	1.82	58297	71.28
临床检验中心(所、站)	26207	26006	21936		201	

四、卫生经费

简要说明

一、本章主要介绍全国及31个省、自治区、直辖市卫生经费情况，包括卫生总费用、医疗卫生机构资产与负债、年收入与支出、门诊和住院病人人均医药费用等。

二、卫生总费用系核算数。其他卫生经费数据主要来源于卫生资源统计年报，城乡居民医疗保障支出摘自《中国统计年鉴》。

三、非营利性医院各项指标的统计口径和解释与2010年印发的《医院会计制度》一致；营利性医院与《企业会计制度》一致；基层医疗卫生机构与2010年印发的《基层医疗卫生机构会计制度》一致；其他医疗卫生机构与《事业单位会计制度》一致。

四、统计口径调整

1. 2007年起，卫生总费用按新的统计口径核算。

2. 本章涉及医疗卫生机构的口径变动和指标解释与“医疗卫生机构”章一致。

主要指标解释

卫生总费用 指一个国家或地区在一定时期内，为开展卫生服务活动从全社会筹集的卫生资源的货币总额，按来源法核算。它反映一定经济条件下，政府、社会和居民个人对卫生保健的重视程度和费用负担水平，以及卫生筹资模式的主要特征和卫生筹资的公平性合理性。

政府卫生支出 指各级政府用于医疗卫生服务、医疗保障补助、卫生和医疗保障行政管理、人口与计划生育事务性支出等各项事业的经费。

社会卫生支出 指政府支出外的社会各界对卫生事业的资金投入。包括社会医疗保障支出、商业健康保险费、社会办医支出、社会捐赠援助、行政事业性收费收入等。

个人现金卫生支出 指城乡居民在接受各类医疗卫生服务时的现金支付，包括享受各种医疗保险制度的居民就医时自付的费用。可分为城镇居民、农村居民个人现金卫生支出，反映城乡居民医疗卫生费用的负担程度。

当年价格 即报告期当年的实际价格，是指用“当年价格”计算的一些以货币表现的物量指标，如国内生产总值、卫生总费用等。在计算增长速度时，一般都使用“可比价格”来消除价格变动的因素，真实地反映经济发展动态。“不变价格”（也叫固定价格）是用某一时期同类产品的平均价格作为固定价格来计算各个时期的产品价值，目的是为了消除各时期价格变动的影响，保证前后时期之间指标的可比性。

人均卫生费用 即某年卫生总费用与同期平均人口数之比。

卫生总费用占GDP% 指某年卫生总费用与同期国内生产总值（GDP）之比。是用来反映一定时期国家对卫生事业的资金投入力度，以及政府和全社会对卫生对居民健康的重视程度。

总资产 包括流动资产、非流动资产。

负债 包括流动负债、非流动负债。

平均每床固定资产 即固定资产/床位数。

总收入 指单位为开展业务及其他活动依法取得的非偿还性资金。总收入包括医疗收入、财政补助收入、科教项目收入/上级补助收入、其他收入。

财政补助收入 指单位从主管部门或主办单位取得的财政性事业经费（包括定额和定项补助）。

业务收入 包括医疗收入和其他收入。

医疗收入 指医疗卫生机构在开展医疗服务活动中取得的收入。包括挂号收入、床位收入、诊察收入、检查收入、化验收入、治疗收入、手术收入、卫生材料收入、药品收入、药事服务费收入、护理收入和其他收入。

总费用/支出 指单位在开展业务及其他活动中发生的资金耗费和损失。包括医疗业务成本/医疗卫生支出、财政项目补助支出/财政基建设备补助支出、科教项目支出、管理费用和其他支出。

业务支出 医院"业务支出"包括医疗业务成本、管理费用和其他支出。基层医疗卫生机构"业务支出"包括医疗卫生支出和其他支出。

医疗业务成本/医疗卫生支出 指医疗卫生机构开展医疗服务及其辅助活动发生的各项费用，包括人员经费、耗用的药品及卫生材料费、固定资产折旧费、无形资产摊销费、提取医疗风险基金和其他费用。

人员经费支出 包括人员的基本工资、绩效工资、津贴、社会保险缴费等，但不包括对个人家庭的补助支出。基本工资指事业单位工作人员的岗位工资和薪级工资。

门诊病人次均医药费用 又称每诊疗人次医药费用、次均门诊费用。即医疗门诊收入/总诊疗人次数。

住院病人人均医药费用 又称出院者人均医药费用、人均住院费用。即医疗住院收入/出院人数。

住院病人日均医药费 即医疗住院收入/出院者占用总床日数。

每一职工年业务收入 即年业务收入/年平均职工数。

每一医师年业务收入 即年业务收入/年平均医师数。

4-1-1 卫生总费用

年份	卫生总费用（亿元）				卫生总费用构成（%）			城乡卫生费用（亿元）		人均卫生费用（元）			卫生总费用占GDP%
	合计	政府卫生支出	社会卫生支出	个人卫生支出	政府卫生支出	社会卫生支出	个人卫生支出	城市	农村	合计	城市	农村	
1978	110.21	35.44	52.25	22.52	32.2	47.4	20.4			11.5			3.02
1979	126.19	40.64	59.88	25.67	32.2	47.5	20.3			12.9			3.10
1980	143.23	51.91	60.97	30.35	36.2	42.6	21.2			14.5			3.15
1981	160.12	59.67	62.43	38.02	37.3	39.0	23.7			16.0			3.27
1982	177.53	68.99	70.11	38.43	38.9	39.5	21.6			17.5			3.33
1983	207.42	77.63	64.55	65.24	37.4	31.1	31.5			20.1			3.47
1984	242.07	89.46	73.61	79.00	37.0	30.4	32.6			23.2			3.35
1985	279.00	107.65	91.96	79.39	38.6	33.0	28.5			26.4			3.09
1986	315.90	122.23	110.35	83.32	38.7	34.9	26.4			29.4			3.06
1987	379.58	127.28	137.25	115.05	33.5	36.2	30.3			34.7			3.14
1988	488.04	145.39	189.99	152.66	29.8	38.9	31.3			44.0			3.23
1989	615.50	167.83	237.84	209.83	27.3	38.6	34.1			54.6			3.60
1990	747.39	187.28	293.10	267.01	25.1	39.2	35.7	396.00	351.39	65.4	158.8	38.8	3.98
1991	893.49	204.05	354.41	335.03	22.8	39.7	37.5	482.60	410.89	77.1	187.6	45.1	4.08
1992	1096.86	228.61	431.55	436.70	20.8	39.3	39.8	597.30	499.56	93.6	222.0	54.7	4.05
1993	1377.78	272.06	524.75	580.97	19.7	38.1	42.2	760.30	617.48	116.3	268.6	67.6	3.88
1994	1761.24	342.28	644.91	774.05	19.4	36.6	43.9	991.50	769.74	146.9	332.6	86.3	3.63
1995	2155.13	387.34	767.81	999.98	18.0	35.6	46.4	1239.50	915.63	177.9	401.3	112.9	3.53
1996	2709.42	461.61	875.66	1372.15	17.0	32.3	50.6	1494.90	1214.52	221.4	467.4	150.7	3.79
1997	3196.71	523.56	984.06	1689.09	16.4	30.8	52.8	1771.40	1425.31	258.6	537.8	177.9	4.02
1998	3678.72	590.06	1071.03	2017.63	16.0	29.1	54.8	1906.92	1771.80	294.9	625.9	194.6	4.33
1999	4047.50	640.96	1145.99	2260.55	15.8	28.3	55.9	2193.12	1854.38	321.8	702.0	203.2	4.49
2000	4586.63	709.52	1171.94	2705.17	15.5	25.6	59.0	2624.24	1962.39	361.9	813.7	214.7	4.60
2001	5025.93	800.61	1211.43	3013.89	15.9	24.1	60.0	2792.95	2232.98	393.8	841.2	244.8	4.56
2002	5790.03	908.51	1539.38	3342.14	15.7	26.6	57.7	3448.24	2341.79	450.7	987.1	259.3	4.79
2003	6584.10	1116.94	1788.50	3678.66	17.0	27.2	55.9	4150.32	2433.78	509.5	1108.9	274.7	4.82
2004	7590.29	1293.58	2225.35	4071.35	17.0	29.3	53.6	4939.21	2651.08	583.9	1261.9	301.6	4.72
2005	8659.91	1552.53	2586.41	4520.98	17.9	29.9	52.2	6305.57	2354.34	662.3	1126.4	315.8	4.66
2006	9843.34	1778.86	3210.92	4853.56	18.1	32.6	49.3	7174.73	2668.61	748.8	1248.3	361.9	4.52
2007	11573.97	2581.58	3893.72	5098.66	22.3	33.6	44.1	8968.70	2605.27	876.0	1516.3	358.1	4.32
2008	14535.40	3593.94	5065.60	5875.86	24.7	34.9	40.4	11251.90	3283.50	1094.5	1861.8	455.2	4.59
2009	17541.92	4816.26	6154.49	6571.16	27.5	35.1	37.5	13535.61	4006.31	1314.3	2176.6	562.0	5.08
2010	19980.39	5732.49	7196.61	7051.29	28.7	36.0	35.3	15508.62	4471.77	1490.1	2315.5	666.3	4.89
2011	24345.91	7464.18	8416.45	8465.28	30.7	34.6	34.8	18571.87	5774.04	1807.0	2697.5	879.4	5.03
2012	28119.00	8431.98	10030.70	9656.32	30.0	35.7	34.3	21280.46	6838.54	2076.7	2999.3	1064.8	5.26
2013	31668.95	9545.81	11393.79	10729.34	30.1	36.0	33.9	23644.95	8024.00	2327.4	3234.1	1274.4	5.39
2014	35312.40	10579.23	13437.75	11295.41	30.0	38.1	32.0			2581.7			5.55

注：①本表系核算数，2014年为初步测算数；②按当年价格计算；③2001年起卫生总费用不含高等医学教育经费，2006年起包括城乡医疗救助经费。

4-1-2　2013年各地区卫生总费用

地区	卫生总费用(亿元)				卫生总费用构成(%)			卫生总费用占GDP%	人均卫生总费用(元)
	合计	政府卫生支出	社会卫生支出	个人卫生支出	政府卫生支出	社会卫生支出	个人卫生支出		
全　国	**31668.95**	**9545.81**	**11393.79**	**10729.34**	**30.1**	**36.0**	**33.9**	**5.39**	**2327.37**
北　京	1340.23	356.42	708.36	275.45	26.6	52.9	20.6	6.87	6337.38
天　津	552.09	145.31	212.38	194.40	26.3	38.5	35.2	3.84	3750.10
河　北	1486.26	429.83	440.62	615.82	28.9	29.6	41.4	5.25	2026.92
山　西	732.80	229.62	235.75	267.44	31.3	32.2	36.5	5.81	2018.84
内蒙古	698.86	223.00	208.31	267.55	31.9	29.8	38.3	4.15	2798.11
辽　宁	1176.78	263.26	471.80	441.71	22.4	40.1	37.5	4.35	2680.59
吉　林	764.79	197.68	223.02	344.10	25.8	29.2	45.0	5.89	2779.78
黑龙江	968.63	206.55	359.48	402.61	21.3	37.1	41.6	6.73	2525.77
上　海	1248.68	250.82	740.42	257.44	20.1	59.3	20.6	5.78	5170.21
江　苏	2213.19	549.23	1010.36	653.60	24.8	45.7	29.5	3.74	2787.57
浙　江	1712.33	393.16	750.80	568.37	23.0	43.8	33.2	4.56	3114.45
安　徽	1221.50	415.45	381.54	424.51	34.0	31.2	34.8	6.42	2025.71
福　建	835.32	268.01	330.72	236.60	32.1	39.6	28.3	3.84	2213.36
江　西	738.09	325.75	191.81	220.53	44.1	26.0	29.9	5.15	1632.17
山　东	2245.97	571.45	874.71	799.80	25.4	38.9	35.6	4.11	2307.49
河　南	1686.51	561.33	443.38	681.80	33.3	26.3	40.4	5.24	1791.68
湖　北	1231.19	368.37	397.23	465.59	29.9	32.3	37.8	4.99	2123.10
湖　南	1306.73	392.91	380.71	533.12	30.1	29.1	40.8	5.33	1953.09
广　东	2518.82	667.69	1049.98	801.14	26.5	41.7	31.8	4.05	2366.42
广　西	847.36	322.49	267.91	256.96	38.1	31.6	30.3	5.89	1795.64
海　南	185.12	77.40	59.92	47.80	41.8	32.4	25.8	5.88	2067.69
重　庆	737.34	226.79	253.79	256.76	30.8	34.4	34.8	5.83	2482.61
四　川	1675.24	546.11	556.02	573.11	32.6	33.2	34.2	6.38	2066.41
贵　州	552.54	278.00	124.77	149.78	50.3	22.6	27.1	6.90	1577.70
云　南	847.66	322.14	241.43	284.09	38.0	28.5	33.5	7.23	1808.68
西　藏	73.83	47.56	20.75	5.52	64.4	28.1	7.5	9.14	2366.00
陕　西	1016.70	293.96	327.87	394.87	28.9	32.2	38.8	6.34	2701.11
甘　肃	518.21	188.17	141.28	188.76	36.3	27.3	36.4	8.27	2006.89
青　海	162.54	78.10	43.06	41.37	48.1	26.5	25.5	7.74	2813.15
宁　夏	168.06	60.44	48.91	58.72	36.0	29.1	34.9	6.55	2568.91
新　疆	667.06	208.68	269.55	188.83	31.3	40.4	28.3	7.98	2945.97

4-1-3 政府卫生支出

年份	政府卫生支出(亿元)				
	合计	医疗卫生服务支出	医疗保障支出	行政管理事务支出	人口与计划生育事务支出
1990	187.28	122.86	44.34	4.55	15.53
1991	204.05	132.38	50.41	5.15	16.11
1992	228.61	144.77	58.10	6.37	19.37
1993	272.06	164.81	76.33	8.04	22.89
1994	342.28	212.85	92.02	10.94	26.47
1995	387.34	230.05	112.29	13.09	31.91
1996	461.61	272.18	135.99	15.61	37.83
1997	523.56	302.51	159.77	17.06	44.23
1998	590.06	343.03	176.75	19.90	50.38
1999	640.96	368.44	191.27	22.89	58.36
2000	709.52	407.21	211.00	26.81	64.50
2001	800.61	450.11	235.75	32.96	81.79
2002	908.51	497.41	251.66	44.69	114.75
2003	1116.94	603.02	320.54	51.57	141.82
2004	1293.58	679.72	371.60	60.90	181.36
2005	1552.53	805.52	453.31	72.53	221.18
2006	1778.86	834.82	602.53	84.59	256.92
2007	2581.58	1153.30	957.02	123.95	347.32
2008	3593.94	1397.23	1577.10	194.32	425.29
2009	4816.26	2081.09	2001.51	217.88	515.78
2010	5732.49	2565.60	2331.12	247.83	587.94
2011	7464.18	3125.16	3360.78	283.86	694.38
2012	8431.98	3506.70	3789.14	323.29	812.85
2013	9545.81	3838.93	4428.82	373.15	904.92
2014	10579.23	4288.70	4958.53	436.95	895.05

注：①本表按当年价格计算；②2014年为初步测算数；③政府卫生支出是指各级政府用于医疗卫生服务、医疗保障补助、卫生和医疗保险行政管理事务、人口与计划生育事务支出等各项事业的经费。

4-1-4　政府卫生支出所占比重

年份	政府卫生支出（亿元）	占财政支出比重（%）	占卫生总费用比重（%）	占国内生产总值比重（%）
1990	187.28	6.07	25.06	1.00
1991	204.05	6.03	22.84	0.93
1992	228.61	6.11	20.84	0.84
1993	272.06	5.86	19.75	0.77
1994	342.28	5.91	19.43	0.71
1995	387.34	5.68	17.97	0.63
1996	461.61	5.82	17.04	0.64
1997	523.56	5.67	16.38	0.66
1998	590.06	5.46	16.04	0.70
1999	640.96	4.86	15.84	0.71
2000	709.52	4.47	15.47	0.71
2001	800.61	4.24	15.93	0.73
2002	908.51	4.12	15.69	0.75
2003	1116.94	4.53	16.96	0.82
2004	1293.58	4.54	17.04	0.80
2005	1552.53	4.58	17.93	0.84
2006	1778.86	4.40	18.07	0.82
2007	2581.58	5.19	22.31	0.96
2008	3593.94	5.74	24.73	1.13
2009	4816.26	6.31	27.46	1.39
2010	5732.49	6.38	28.69	1.40
2011	7464.18	6.83	30.66	1.54
2012	8431.98	6.69	29.99	1.58
2013	9545.81	6.83	30.14	1.62
2014	10579.23	6.98	29.96	1.66

注：①本表按当年价格计算；②2014年为初步测算数。

4-1-5 城乡居民医疗保健支出

年份 地区	城镇居民			农村居民		
	人均年现金消费支出(元)	人均医疗保健支出(元)	医疗保健支出占消费性支出%	人均年消费支出(元)	人均医疗保健支出(元)	医疗保健支出占消费性支出%
1995	3537.6	110.1	3.1	859.4	42.5	4.9
2000	4998.0	318.1	6.4	1670.1	87.6	5.2
2005	7942.9	600.9	7.6	2555.4	168.1	6.6
2009	12264.6	856.4	7.0	3993.5	287.5	7.2
2010	13471.5	871.8	6.5	4381.8	326.0	7.4
2011	15160.9	969.0	6.4	5221.1	436.8	8.4
2012	16674.3	1063.7	6.4	5908.0	513.8	8.7
2013	18487.5	1136.1	6.1	7485.1	668.2	8.9
2014	19968.1	1305.6	6.5	8382.6	753.9	9.0
北　京	26274.9	1717.6	6.5	13553.2	1167.1	8.6
天　津	21711.9	1694.3	7.8	10155.0	732.6	7.2
河　北	13640.6	1117.3	8.2	6134.1	696.0	11.3
山　西	13166.2	1020.6	7.8	5812.7	559.0	9.6
内蒙古	19249.1	1394.8	7.2	7268.3	831.2	11.4
辽　宁	18029.7	1343.0	7.4	7159.0	789.5	11.0
吉　林	15932.3	1692.1	10.6	7379.7	968.6	13.1
黑龙江	14161.7	1334.8	9.4	6813.6	839.2	12.3
上　海	28155.0	1350.3	4.8	14234.7	1990.9	14.0
江　苏	20371.5	1122.0	5.5	9909.8	809.9	8.2
浙　江	23257.2	1244.4	5.4	11760.2	943.9	8.0
安　徽	16285.2	869.9	5.3	5724.5	551.7	9.6
福　建	20092.7	935.5	4.7	8151.2	481.7	5.9
江　西	13850.5	672.5	4.9	5653.6	401.3	7.1
山　东	17112.2	1109.4	6.5	7392.7	738.8	10.0
河　南	14822.0	1054.5	7.1	5627.7	603.7	10.7
湖　北	15749.5	1033.5	6.6	6279.5	624.4	9.9
湖　南	15887.1	1078.8	6.8	6609.5	638.3	9.7
广　东	24133.3	1122.7	4.7	8343.5	502.0	6.0
广　西	15417.6	776.3	5.0	5205.6	413.4	7.9
海　南	15593.0	734.3	4.7	5465.6	362.2	6.6
重　庆	17813.9	1245.3	7.0	5796.4	535.9	9.2
四　川	16343.5	1019.0	6.2	6308.5	557.4	8.8
贵　州	13702.9	633.7	4.6	4740.2	302.3	6.4
云　南	15156.1	1085.5	7.2	4743.6	352.9	7.4
西　藏	12231.9	618.0	5.1	3574.0	71.5	2.0
陕　西	16679.7	1310.2	7.9	5724.2	776.4	13.6
甘　肃	14020.7	1117.4	8.0	4849.6	513.3	10.6
青　海	13539.5	813.1	6.0	6060.2	676.7	11.2
宁　夏	15321.1	1158.8	7.6	6489.7	702.0	10.8
新　疆	15206.2	1179.8	7.8	6119.1	593.4	9.7

注：①本表按当年价格计算；②分地区系2013年数字。

4-2-1　2014年各类医疗卫生机构资产与负债

机构分类	总资产(万元)			负债(万元)	净资产(万元)
	合计	流动资产	非流动资产		
总　计	**290542715**	**118641061**	**171901654**	**121781147**	**168761568**
一、医院	235039159	98165292	136873867	107961738	127077421
综合医院	176226790	72008794	104217997	82746340	93480450
中医医院	27150977	11749019	15401958	13434644	13716334
中西医结合医院	3172331	1462351	1709980	1440699	1731632
民族医院	660246	219791	440456	206213	454033
专科医院	27652699	12658464	14994235	10029343	17623356
口腔医院	1402018	683512	718506	250818	1151200
眼科医院	1569959	844452	725507	507593	1062366
耳鼻喉科医院	329991	236720	93271	173421	156570
肿瘤医院	5311016	2649718	2661298	2133043	3177973
心血管病医院	1277655	623259	654396	558072	719583
胸科医院	518473	213535	304938	242197	276277
血液病医院	103798	65090	38708	38190	65608
妇产(科)医院	2188519	825087	1363432	872911	1315607
儿童医院	3105119	1340453	1764666	917533	2187586
精神病医院	4217903	1839122	2378781	1127458	3090445
传染病医院	2012036	798938	1213098	786405	1225632
皮肤病医院	281869	113201	168668	111562	170307
结核病医院	488358	247541	240818	174301	314057
麻风病医院	27452	9378	18074	6453	20998
职业病医院	88899	48760	40139	25133	63766
骨科医院	1391068	576535	814533	665125	725943
康复医院	873431	313251	560180	341018	532413
整形外科医院	86184	35081	51103	22397	63787
美容医院	303928	180441	123486	169601	134327
其他专科医院	2075024	1014391	1060633	906112	1168912
护理院	176116	66875	109241	104500	71616
二、基层医疗卫生机构	28433286	10857939	17575347	7698260	20735027
社区卫生服务中心(站)	7604723	3421196	4183528	2281825	5322898
社区卫生服务中心	6772980	3087296	3685684	2068170	4704810
社区卫生服务站	831744	333900	497844	213655	618088
卫生院	20825515	7435074	13390442	5415679	15409837
街道卫生院	141533	61075	80458	46541	94992
乡镇卫生院	20683983	7373999	13309984	5369138	15314845
中心卫生院	9479953	3232919	6247033	2416620	7063333
乡卫生院	11204030	4141080	7062951	2952518	8251512
护理站	3048	1670	1378	756	2292
三、专业公共卫生机构	23307265	8121891	15185375	5159402	18147863
疾病预防控制中心	6163844	2233923	3929921	1301111	4862733
省属	1182591	528928	653663	304283	878308
地级市(地区)属	1951159	658903	1292256	383090	1568069
县级市(区)属	1375762	483582	892180	294486	1081276
县属	1301230	437724	863506	273522	1027708
其他	353103	124786	228317	45731	307372

注：①本表不含门诊部、诊所(医务室)和村卫生室数字；②统计范围：医疗卫生机构13.6万个。

4-2-1 续表

机构分类	总资产(万元)			负债(万元)	净资产(万元)
	合计	流动资产	非流动资产		
专科疾病防治院(所、站)	1192850	484065	708785	343132	849718
专科疾病防治院	618948	240330	378618	196341	422607
传染病防治院	30167	10269	19898	21344	8823
结核病防治院	141006	50872	90135	46749	94257
职业病防治院	162172	69548	92624	55757	106416
其他	285603	109642	175960	72492	213111
专科疾病防治所(站、中心)	573902	243735	330168	146791	427111
口腔病防治所(站、中心)	65628	40424	25204	10093	55535
精神病防治所(站、中心)	24711	10193	14518	4863	19848
皮肤病与性病防治所(中心)	145064	69739	75325	31490	113573
结核病防治所(站、中心)	116060	47361	68699	32726	83335
职业病防治所(站、中心)	87285	28544	58741	37901	49385
地方病防治所(站、中心)	6661	2292	4369	1124	5537
血吸虫病防治所(站、中心)	69876	27877	41999	15157	54719
药物戒毒所(中心)	10668	899	9769	554	10115
其他	47950	16407	31543	12885	35065
健康教育所(站、中心)	36776	13637	23139	5517	31259
妇幼保健院(所、站)	10256425	4070493	6185932	2900418	7356007
省属	1349611	587726	761885	289575	1060036
地级市(地区)属	3640261	1440648	2199613	1106155	2534106
县级市(区)属	2626301	1060512	1565789	786118	1840183
县属	2452798	918703	1534096	651236	1801563
其他	187454	62905	124549	67335	120119
妇幼保健院	9399698	3755198	5644500	2725323	6674376
妇幼保健所	556083	219016	337067	116738	439345
妇幼保健站	293105	94534	198571	55985	237120
生殖保健中心	7538	1745	5793	2372	5166
急救中心(站)	445436	67238	378198	40314	405122
采供血机构	2124254	709778	1414476	272356	1851898
卫生监督所(中心)	804199	198512	605687	83741	720457
省属	78932	28399	50533	4557	74375
地级市(地区)属	229389	52069	177320	19254	210135
县级市(区)属	237703	62086	175618	26045	211658
县属	256515	55547	200968	33580	222935
其他	1660	411	1248	304	1356
计划生育技术服务机构	2283482	344245	1939237	212813	2070669
四、其他医疗卫生机构	3763005	1495939	2267066	961747	2801258
疗养院	751724	247388	504335	173656	578067
卫生监督检验(监测)机构	16864	7600	9264	5342	11522
医学科学研究机构	1300760	484569	816191	383863	916897
医学在职培训机构	662796	216093	446704	85644	577152
临床检验中心(所、站)	390099	246375	143724	178973	211126
卫生统计信息中心	63244	25356	37889	5122	58123
其他	577517	268558	308959	129146	448371

4-2-2　2014年医疗卫生机构资产与负债(按登记注册类型/主办单位/地区分)

	总资产(万元)			负债(万元)	净资产(万元)
	合计	流动资产	非流动资产		
总　　计	**290542715**	**118641061**	**171901654**	**121781147**	**168761568**
按登记注册类型分					
公立	267582830	109264941	158317890	109180146	158402684
其中：国有	256478885	104745939	151732946	105618643	150860242
非公立	22959885	9376120	13583765	12601001	10358884
其中：私营	12310959	4781365	7529594	6171447	6139513
按主办单位分					
政府办	253618039	103539478	150078561	102689499	150928540
其中：卫生计生部门	244229493	100287891	143941602	99703234	144526259
社会办	24065140	10091460	13973680	12802661	11262479
个人办	12859536	5010123	7849413	6288986	6570549
按地区分					
东　部	143825128	60806556	83018572	58207129	85618000
中　部	76404740	30222026	46182714	35927107	40477633
西　部	70312847	27612479	42700368	27646911	42665936
北　京	13569621	6656538	6913083	4439207	9130414
天　津	5172090	2582389	2589701	2288549	2883541
河　北	11550192	4394367	7155826	5016314	6533879
山　西	5749922	2068798	3681123	2359265	3390656
内蒙古	5448290	1845602	3602688	2311383	3136907
辽　宁	9128295	3730303	5397992	4604591	4523704
吉　林	5353077	2062281	3290796	2327214	3025863
黑龙江	7540427	2442384	5098043	3696468	3843959
上　海	10255174	4526512	5728662	2681814	7573360
江　苏	22376455	9444501	12931954	10242016	12134439
浙　江	17250163	7239438	10010726	6240985	11009178
安　徽	10268706	4313642	5955064	4922284	5346422
福　建	7714304	3219909	4494395	2714997	4999306
江　西	6607267	2796084	3811183	2876098	3731169
山　东	20580505	8606714	11973792	9544918	11035587
河　南	15556862	6281087	9275775	8028064	7528798
湖　北	13301277	5800960	7500317	5734506	7566771
湖　南	12027203	4456789	7570414	5983208	6043995
广　东	24417328	9787595	14629733	9655590	14761738
广　西	7842116	2876598	4965518	3093938	4748179
海　南	1811001	618292	1192710	778148	1032853
重　庆	6334263	2602213	3732050	2789182	3545081
四　川	16702230	7504872	9197358	5928336	10773894
贵　州	5402935	2405350	2997585	2681120	2721815
云　南	8471996	3194937	5277059	3280955	5191041
西　藏	520294	155167	365128	64338	455956
陕　西	7046725	2658574	4388151	2935362	4111363
甘　肃	4016767	1362135	2654632	1329522	2687246
青　海	1201106	444490	756616	408952	792154
宁　夏	1574398	479369	1095029	854065	720333
新　疆	5751726	2083173	3668554	1969759	3781968

注：本表不含门诊部、诊所（医务室）和村卫生室数字。

4-2-3 2014年政府办医疗卫生机构资产与负债

机构分类	总资产(万元)			负债(万元)	净资产(万元)	平均每床固定资产(万元)
	合计	流动资产	非流动资产			
总　计	**290542715**	**118641061**	**171901654**	**121781147**	**168761568**	**17.4**
医院	235039159	98165292	136873867	107961738	127077421	19.3
综合医院	176226790	72008794	104217997	82746340	93480450	20.9
中医医院	27150977	11749019	15401958	13434644	13716334	15.8
中西医结合医院	3172331	1462351	1709980	1440699	1731632	16.6
民族医院	660246	219791	440456	206213	454033	14.7
专科医院	27652699	12658464	14994235	10029343	17623356	15.2
护理院	176116	66875	109241	104500	71616	2.7
基层医疗卫生机构	28433286	10857939	17575347	7698260	20735027	10.5
其中：社区卫生服务中心(站)	7604723	3421196	4183528	2281825	5322898	13.8
社区卫生服务中心	6772980	3087296	3685684	2068170	4704810	14.8
社区卫生服务站	831744	333900	497844	213655	618088	6.3
卫生院	20825515	7435074	13390442	5415679	15409837	9.9
街道卫生院	141533	61075	80458	46541	94992	6.7
乡镇卫生院	20683983	7373999	13309984	5369138	15314845	10.0
专业公共卫生机构	23307265	8121891	15185375	5159402	18147863	20.5
其中：疾病预防控制中心	6163844	2233923	3929921	1301111	4862733	
专科疾病防治院(所、站)	1192850	484065	708785	343132	849718	11.2
专科疾病防治院	618948	240330	378618	196341	422607	11.2
专科疾病防治所(中心)	573902	243735	330168	146791	427111	11.3
妇幼保健院(所、站)	10256425	4070493	6185932	2900418	7356007	22.2
内：妇幼保健院	9399698	3755198	5644500	2725323	6674376	22.4
妇幼保健所(站)	849188	313550	535638	172724	676465	20.3
急救中心(站)	445436	67238	378198	40314	405122	43.3
其他医疗卫生机构	3763005	1495939	2267066	961747	2801258	11.6
其中:疗养院	751724	247388	504335	173656	578067	11.6
临床检验中心(所、站)	390099	246375	143724	178973	211126	

注：本表不含门诊部、诊所（医务室）和村卫生室数字。

4-3-1 2014年各类医疗卫生机构收入与支出

机构分类	总收入（万元）			总费用/总支出（万元）			总支出中：人员经费（万元）
		财政补助收入	医疗收入/事业收入		医疗业务成本/医疗卫生支出/事业支出	财政项目补助支出	
总　计	264348853	35006281	219721363	251704209	198415935	12379169	76379574
一、医院	204584677	14578311	185342606	195241939	160271042	6054684	55628586
综合医院	152992676	9867447	139765210	146245263	121571722	3864819	41012592
中医医院	24395468	2117083	21780171	23323105	19151021	921427	6771319
中西医结合医院	3016931	231867	2723897	2882552	2345028	104768	815308
民族医院	475260	158192	303926	443144	285505	54470	132922
专科医院	23579691	2190547	20667565	22236741	16848494	1102211	6859814
口腔医院	1138630	88656	1010739	989021	704423	43839	469244
眼科医院	1117808	33772	1023718	961024	676952	19849	251761
耳鼻喉科医院	208387	12861	185879	198974	147935	6462	68864
肿瘤医院	4848138	176189	4540534	4544017	3913209	145176	1042634
心血管病医院	887527	79541	776795	866288	680362	54618	187674
胸科医院	562281	55162	490507	552902	456643	22455	151638
血液病医院	114459	9369	90334	104182	75850	2315	22484
妇产(科)医院	1855679	102782	1710282	1737712	1244872	34193	643730
儿童医院	2815989	243236	2482490	2690686	2187785	171821	889575
精神病医院	3245881	747606	2389640	2985982	2021474	305774	1176479
传染病医院	1886472	318399	1523218	1875456	1464427	141118	554693
皮肤病医院	219835	22805	188853	201458	141734	10243	62007
结核病医院	457828	57303	389498	436752	340739	21846	134705
麻风病医院	22815	9560	11946	21391	11718	2231	8602
职业病医院	77159	18628	54980	68477	42062	5813	26345
骨科医院	1157093	37791	1103912	1097583	869840	21868	278018
康复医院	568298	99247	449304	526198	311486	47126	178342
整形外科医院	100440	3620	93479	91848	56850	1786	40520
美容医院	352722	0	350951	457201	162602	52	156885
其他专科医院	1942251	74021	1800508	1829591	1337532	43626	515615
护理院	124651	13175	101837	111134	69273	6990	36631
二、基层医疗卫生机构	38296307	11319592	24060631	36417142	28026004	624046	13469543
社区卫生服务中心(站)	10279678	3345089	6527834	9998517	9703253	148975	3323802
社区卫生服务中心	9258180	3169760	5728898	8904196	8641263	146670	2973632
社区卫生服务站	1021498	175329	798936	1094321	1061990	2305	350170
卫生院	19768163	7974421	11079226	19080903	18322394	475057	7063776
街道卫生院	158311	60904	92837	155386	149200	4443	53475
乡镇卫生院	19609852	7913518	10986389	18925517	18173194	470614	7010301
中心卫生院	8716252	3226917	5192823	8404330	8086855	193536	3107292
乡卫生院	10893600	4686601	5793567	10521188	10086339	277078	3903009
村卫生室	4184325		3038375	3795740			1483593
门诊部	1748274		1533046	1539248			595130
综合门诊部	882481		760970	797971			318129
中医门诊部	352393		333423	321698			80608
中西医结合门诊部	26305		22102	24809			10294
民族医门诊部	544		518	424			137
专科门诊部	486551		416033	394345			185961
诊所、卫生所、医务室、护理	2315866	82	1882150	2002734	358	15	1003243
诊所	1914379		1592398	1573163			788706
卫生所、医务室	395796		284218	424753			213702
护理站	5692	82	5534	4818	358	15	834

统计范围：医疗卫生机构95.3万个，其中：社区卫生服务站1.4万个，诊所(医务室)18.4万个，村卫生室64.0万个。

4-3-1 续表

机构分类	总收入(万元)	财政补助收入	医疗收入/事业收入	总费用/总支出(万元)	医疗业务成本/医疗卫生支出/事业支出	财政项目补助支出	总支出中:人员经费(万元)
三、专业公共卫生机构	19192384	8011549	9591593	17817589	9355673	4889135	6622472
疾病预防控制中心	4945107	3104760	1277294	4703802	1666968	2446488	1443874
省属	818717	462614	136202	802398	187291	447757	138844
地级市(地区)属	1415011	970264	337417	1329050	442735	790708	413264
县级市(区)属	1284308	863160	325214	1218421	454900	637421	424077
县属	1187134	718679	389309	1124719	465699	499450	415317
其他	239936	90044	89152	229215	116344	71152	52372
专科疾病防治院(所、站)	1107215	378963	676285	1042818	578030	141241	385141
专科疾病防治院	516501	127631	355993	497640	301789	57610	183857
传染病防治院	40522	5252	35135	39184	30126	233	13344
结核病防治院	101780	18163	82695	104651	72146	16773	30276
职业病防治院	139694	38546	77621	133394	73036	9488	59142
其他	234505	65671	160542	220411	126481	31116	81096
专科疾病防治所(站、中心)	590714	251332	320292	545178	276240	83631	201284
口腔病防治所(站、中心)	60570	8911	50736	52311	39643	2414	30177
精神病防治所(站、中心)	20255	9348	10616	17583	8910	6702	5183
皮肤病与性病防治所(中心)	145676	43617	97982	133615	76229	14567	40672
结核病防治所(站、中心)	156202	83381	70118	146165	66855	20076	52623
职业病防治所(站、中心)	43306	14472	22893	41908	21278	2464	18114
地方病防治所(站、中心)	12070	9617	2351	10746	2545	1728	4911
血吸虫病防治所(站、中心)	92376	60391	28723	85460	28691	25547	29640
药物戒毒所(中心)	2602	1914	676	1973	83	1659	573
其他	57658	19681	36196	55418	32008	8474	19391
健康教育所(站、中心)	38549	35681	1435	34357	6925	24051	14399
妇幼保健院(所、站)	8704733	1711059	6813377	7851628	5666361	757472	2872562
省属	959445	102485	835454	794500	623344	62661	284877
地级市(地区)属	3193963	452854	2686118	2870811	2203600	172299	1056400
县级市(区)属	2349234	513498	1778274	2170458	1525119	210244	828503
县属	2051374	622267	1385372	1878178	1206040	304114	653283
其他	150717	19955	128160	137681	108259	8154	49500
妇幼保健院	7996508	1314262	6527948	7224583	5405631	603774	2644234
妇幼保健所	445509	249240	178311	401206	167761	94590	143646
妇幼保健站	257709	144816	105263	221806	91692	58160	83046
生殖保健中心	5007	2741	1856	4033	1278	948	1636
急救中心(站)	246692	180114	54890	266684	131899	69819	128560
采供血机构	1139925	495954	494229	1073750	554166	371922	275371
卫生监督所(中心)	851466	759624	31331	857971	215707	399572	487658
省属	58094	55504	909	61668	12542	42404	25767
地级市(地区)属	255268	243032	3017	252962	73006	124008	148742
县级市(区)属	299090	264275	10358	298335	70902	138276	175639
县属	236732	195075	16890	242703	58828	93983	136331
其他	2283	1738	157	2303	428	902	1180
计划生育技术服务机构	2158698	1345394	242752	1986579	535617	678570	1014906
四、其他医疗卫生机构	2275485	1096830	726533	2227540	763215	811304	658972
疗养院	340210	109849	178479	324227	120273	45490	120096
卫生监督检验(监测)机构	22393	1831	239	19863	91	1967	4023
医学科学研究机构	455663	264348	162333	557793	184237	208126	164017
医学在职培训机构	318195	202871	90407	271704	118664	129453	109197
临床检验中心(所、站)	413273	4473	176457	365318	162027	3988	80537
卫生统计信息中心	42007	29786	4671	45829	15800	28299	8531
其他	683744	483672	113947	642806	162123	393981	172572

4-3-2 2014年医疗卫生机构收入与支出(按登记注册类型/主办单位/地区分)

	总收入(万元)			总费用/总支出(万元)			总支出中：人员经费(万元)
		财政补助收入	医疗收入/事业收入		医疗业务成本/医疗卫生支出/事业支出	财政项目补助支出	
总计	264348853	35006281	219721363	251704209	198415935	12379169	76379574
按登记注册类型分							
公立	242028621	34825215	199162724	230790366	186595400	12334537	70074269
其中：国有	228203075	31488342	189863173	217600226	176974868	12028028	65413885
非公立	22320232	181067	20558639	20913843	11820536	44632	6305305
其中：私营	12566721	100239	11532755	11609219	5983746	17010	3730280
按主办单位分							
政府办	226284187	33717326	186017221	215474249	198415935	11941622	65499173
内：卫生计生部门	218340661	32003940	180264588	207998984	198415935	11245622	63117785
社会办	25108593	1175585	21686575	24093648	198415935	419926	6925357
个人办	12956074	113371	12017567	12136311	198415935	17620	3955044
按地区分							
东　部	139355233	16676049	117511878	133692791	106820248	6716805	40235185
中　部	64511417	8059440	54304647	61333365	48214948	2420616	17927752
西　部	60482204	10270793	47904839	56678053	43380739	3241747	18216636
北　京	15095016	2254394	12290707	14767533	11628907	1086119	4017312
天　津	5118354	672087	4306544	4962885	3885210	281111	1364333
河　北	10137734	1040019	8799137	9540918	7465717	383456	2458336
山　西	5107999	906190	4007524	5085826	3803662	262268	1534772
内蒙古	4271199	962399	3207601	4077670	3055440	289495	1373277
辽　宁	8160571	731089	7220964	7811988	6306467	338197	2273640
吉　林	4908657	919365	3864539	4629904	3558636	219112	1435747
黑龙江	6098469	922974	4992214	5855557	4508272	237905	1627979
上　海	12447204	1533363	10233934	12041695	9843283	538180	3755055
江　苏	19825662	2019440	17012982	19106859	15508023	795677	5584320
浙　江	17766700	2234906	14841638	17012844	13942354	833039	5372676
安　徽	8113189	951317	6863143	7577761	6018674	276235	2159162
福　建	6961055	1012491	5732595	6497398	5245682	439637	2001074
江　西	5888906	826007	4915760	5661816	4464798	246407	1679446
山　东	17808966	1905039	15319998	16804324	13329350	640757	5016397
河　南	13116209	1207642	11497932	12411750	10026627	424896	3428333
湖　北	10868056	1207172	9272915	10275003	8065507	372599	3057393
湖　南	10409932	1118774	8890620	9835747	7768772	381194	3004919
广　东	24502145	2973416	20564877	23655854	18512793	1238364	7942060
广　西	7377182	1095167	6029750	6943712	5392963	507075	2277912
海　南	1531825	299806	1188503	1490493	1152462	142268	449981
重　庆	5736685	743553	4823560	5357892	4220177	272666	1642842
四　川	14082395	1837686	11703464	13026973	10407391	535727	4167051
贵　州	4772631	773418	3792876	4519542	3403797	171948	1558232
云　南	6787404	1145775	5390854	6463599	4851178	444472	1894780
西　藏	369387	155485	189311	310310	184608	20805	123971
陕　西	6237693	1012367	5029186	5813855	4458113	282419	1801595
甘　肃	3553979	902563	2355514	3218491	2257912	243661	1144547
青　海	1071656	249683	769636	966684	734005	48567	296571
宁　夏	1324193	276869	1011964	1295202	981054	104222	364766
新　疆	4897800	1115829	3601122	4684122	3434102	320692	1571091

4-4-1 公立医院收入与支出

指标名称	2010	2011	2012	2013	2014
机构数(个)	13510	13180	12979	12971	12897
平均每所医院总收入(万元)	7179.3	8832.1	10950.5	12666.8	14610.2
其中：医疗收入	6440.1	7878.8	9795.7	11361.5	13149.0
门诊收入	2318.7	2805.0	3410.5	3934.1	4548.3
内：药品收入	1212.1	1445.4	1750.4	1975.7	2242.3
住院收入	4121.4	5073.9	6385.2	7427.4	8600.7
内：药品收入	1788.6	2132.2	2638.4	2945.2	3306.4
财政补助收入	586.9	766.7	892.8	1006.3	1125.9
平均每所医院总费用(万元)	6872.0	8521.1	10438.5	12085.4	13939.8
其中：医疗业务成本	6536.5	8072.3	8408.2	9931.3	11596.6
内：药品费	2488.1	2999.0	3715.1	4241.5	4861.0
平均每所医院人员经费(万元)	1650.0	2077.2	2815.3	3376.1	3094.5
职工人均年业务收入(万元)	23.5	26.6	30.3	32.7	35.5
医师人均年业务收入(万元)	78.3	91.4	106.0	115.9	127.5
门诊病人次均医药费(元)	167.3	180.2	193.4	207.9	221.6
其中：药费	87.4	92.8	99.3	104.4	109.3
检查费	30.8	33.4	36.2	38.7	41.8
住院病人人均医药费(元)	6415.9	6909.9	7325.1	7858.9	8290.5
其中：药费	2784.3	2903.7	3026.7	3116.3	3187.1
检查费	460.8	518.5	565.4	629.8	685.2
住院病人日均医药费(元)	600.6	658.0	716.8	782.7	843.8

注：①本表按当年价格计算；②2009～2011年医疗业务成本为医疗支出和药品支出之和。

4-4-2 2014年三级公立医院收入与支出

指标名称	公立医院	三级医院	二级医院	一级医院	公立医院中：政府办医院
机构数(个)	12897	1833	5854	2630	9446
平均每所医院总收入(万元)	14610	66383	10153	1128	18830
医疗收入	13149	60658	8972	916	16923
门诊收入	4548	20157	3249	465	5820
内：挂号收入	40	191	24	4	51
检查收入	858	3616	696	64	1112
治疗收入	456	1956	326	60	572
手术收入	85	385	55	13	107
卫生材料收入	128	600	84	10	166
药品收入	2242	10161	1529	246	2862
西药收入	1583	7143	1081	175	2015
中药收入	660	3018	448	71	848
住院收入	8601	40501	5723	451	11103
内：床位收入	334	1404	263	27	429
检查收入	711	3370	467	38	916
治疗收入	1120	4920	827	78	1426
手术收入	517	2363	366	30	673
护理收入	187	692	175	16	244
卫生材料收入	1280	7222	527	19	1692
药品收入	3306	15431	2242	183	4247
西药收入	3021	14187	2029	156	3884
中药收入	286	1243	213	27	363
财政补助收入	1126	4117	984	171	1493
科教项目收入	60	394	6	2	81
其他收入	276	1214	190	39	333
平均每所医院总费用(万元)	13940	63152	9740	1085	17933
医疗业务成本	11597	53540	7923	761	14991
内:药品费	4861	22460	3319	345	6255
财政项目补助支出	467	2027	313	61	622
科教项目支出	46	293	7	2	61
管理费用	1613	6660	1317	134	2080
其他支出	217	632	180	127	179
平均每所医院人员经费(万元)	3094	93963	5118	1405	5157
离退休费	195	5719	346	82	330
职工人均年业务收入(元)	354840	477860	252116	144749	366192
医师人均年业务收入(元)	1275040	1743170	904863	458502	1320802
门诊病人次均医药费(元)	221.6	269.8	176.0	125.3	222.9
内：挂号费	1.9	2.6	1.3	1.0	2.0
检查费	41.8	48.4	37.7	17.1	42.6
治疗费	22.2	26.2	17.7	16.1	21.9
药 费	109.3	136.0	82.8	66.4	109.6
住院病人人均医药费(元)	8290.5	12100.2	5114.6	3737.1	8352.7
内：床位费	321.7	419.5	235.0	219.9	322.8
检查费	685.2	1007.0	417.4	311.5	689.5
治疗费	1079.8	1470.0	739.1	644.6	1073.0
手术费	498.1	705.8	327.1	246.7	506.5
护理费	180.2	206.8	156.7	132.8	183.4
卫生材料费	1233.7	2157.8	471.3	158.8	1273.3
药费	3187.1	4610.1	2003.9	1519.8	3195.4
住院病人日均医药费(元)	843.8	502.4	581.5	347.9	861.7

4-4-3　综合医院收入与支出

指标名称	2005	2010	2011	2012	2013	2014
机构数(个)	4884	4748	4712	4678	4681	4676
平均每所医院总收入(万元)	5575.6	13906.1	16916.5	20566.3	23765.1	27341.1
其中：医疗收入	5069.3	12693.0	15336.3	18633.1	21586.4	24860.6
门诊收入	1946.9	4309.7	5149.9	6117.3	7040.8	8123.9
内:药品收入	1013.4	2183.6	2556.3	3011.7	3372.7	3816.9
住院收入	3122.4	8383.3	10186.5	12515.8	14545.6	16736.7
内:药品收入	1370.2	3641.3	4261.0	5127.6	5704.0	6371.0
财政补助收入	333.3	997.8	1313.2	1527.7	1691.4	1911.0
平均每所医院总费用(万元)	5345.7	13317.3	16316.5	19556.0	22652.5	26065.6
其中：医疗业务成本	5116.2	12831.9	15673.9	16106.7	18943.9	22034.3
内：药品费	1831.7	4878.5	5770.8	6952.6	7926.4	9052.2
平均每所医院人员经费(万元)		3082.4	3879.3	5185.7	6240.7	7351.5
职工人均年业务收入(万元)	9.2	26.2	29.3	33.1	35.4	38.3
医师人均年业务收入(万元)	44.7	88.1	101.8	117.3	127.6	139.6
门诊病人次均医药费(元)	126.9	173.8	186.1	198.4	211.5	224.9
其中：药费	66.0	88.1	92.4	97.7	101.3	105.6
检查费	23.5	35.9	38.6	41.5	44.3	47.6
住院病人人均医药费(元)	4661.5	6525.6	7027.7	7403.5	7968.3	8397.3
其中：药费	2045.6	2834.4	2939.7	3033.1	3124.7	3196.5
检查费	294.4	473.1	536.5	578.0	647.8	704.8
住院病人日均医药费(元)	469.7	674.8	733.4	793.5	870.2	937.3

注：①本表系卫生计生部门综合医院数字；②本表按当年价格计算；③2005～2011年医疗业务成本为医疗支出和药品支出之和。

4-4-4　2014年各级综合医院收入与支出

指标名称	合计	中央属	省属	地级市属	县级市属	县属
机构数(个)	4676	25	225	938	1561	1927
平均每所医院总收入(万元)	27341.1	348459.8	129438.1	46178.1	16056.2	11226.4
医疗收入	24860.6	314918.2	118638.2	42091.4	14536.1	10124.0
门诊收入	8123.9	112786.5	37117.5	13463.2	5201.7	3149.0
内：挂号费	59.6	1216.4	327.7	80.9	32.2	25.1
检查收入	1719.3	18357.3	6740.9	2807.8	1151.6	847.2
治疗收入	741.1	9319.7	3355.6	1229.1	501.3	281.3
手术收入	151.1	2248.7	849.2	234.5	89.9	51.5
卫生材料收入	242.8	3672.8	1094.9	398.6	159.9	90.1
药品收入	3816.9	59925.0	18379.6	6512.8	2296.9	1307.5
西药收入	2980.6	47573.4	14438.1	4965.5	1845.2	1018.0
中药收入	836.2	12351.6	3941.5	1547.2	451.7	289.6
住院收入	16736.7	202131.6	81520.7	28628.2	9334.4	6975.0
内：床位收入	610.0	5963.1	2376.1	985.0	410.6	313.5
检查收入	1404.8	13725.2	6500.4	2584.8	792.6	571.5
治疗收入	1976.9	18144.2	7959.5	3491.4	1179.6	977.2
手术收入	1039.0	13559.9	4895.6	1662.6	626.1	457.1
护理收入	361.4	2118.2	1127.6	550.8	251.4	246.1
卫生材料收入	2756.2	54708.7	18484.8	4626.5	1129.4	653.0
药品收入	6371.0	74924.7	30625.9	10972.0	3561.7	2685.7
西药收入	5981.9	70633.6	28956.2	10217.3	3344.2	2535.8
中药收入	389.1	4291.1	1669.8	754.7	217.5	149.9
财政补助收入	1911.0	18323.3	7397.3	3328.0	1207.4	937.7
科教项目收入	104.3	7106.4	938.7	80.8	12.0	2.3
其他收入	465.2	8112.0	2463.9	677.9	300.6	162.4
平均每所医院总费用(万元)	26065.6	328456.3	123867.3	43933.5	15457.2	10619.0
医疗业务成本	22034.3	281330.7	106639.3	37087.0	13009.8	8774.9
内：药品费(万元)	9052.2	117174.2	43452.7	15356.8	5329.1	3579.8
财政项目补助支出	760.7	9051.0	3793.8	1435.3	401.2	261.8
科教项目支出	78.7	4956.1	656.3	78.4	8.2	5.2
管理费用	2966.5	30469.2	11695.4	5042.6	1882.9	1457.7
其他支出	225.5	2649.4	1082.5	290.2	155.1	119.4
平均每所医院人员支出(万元)	7351.5	84636.6	32712.4	12319.5	4693.6	3122.4
离退休费	461.7	4996.7	2242.8	802.2	242.0	207.2
职工人均年业务收入(元)	383461.3	889126.0	610188.4	402588.7	302603.9	251214.2
医师人均年业务收入(元)	1395941.0	3264909.4	2261073.0	1459247.9	1070911.9	935386.0
门诊病人次均医药费(元)	224.9	413.4	316.6	233.9	183.3	162.1
内：挂号费	1.6	4.5	2.8	1.4	1.1	1.3
检查费	47.6	67.3	57.5	48.8	40.6	43.6
治疗费	20.5	34.2	28.6	21.4	17.7	14.5
药　费	105.6	219.6	156.8	113.1	80.9	67.3
住院病人人均医药费(元)	8397.3	20762.9	15925.6	10409.5	6359.9	4401.3
内：床位费	306.1	612.5	464.2	358.1	279.7	197.8
检查费	704.8	1409.8	1269.9	939.9	540.1	360.6
治疗费	991.8	1863.8	1554.9	1269.5	803.7	616.6
手术费	521.3	1392.9	956.4	604.6	426.6	288.4
护理费	181.3	217.6	220.3	200.3	171.3	155.3
卫生材料费	1382.8	5619.7	3611.1	1682.2	769.5	412.0
药费	3196.5	7696.2	5983.0	3989.5	2426.7	1694.7
住院病人日均医药费(元)	937.3	2241.8	1580.3	1009.6	735.5	578.5

注：①本表系卫生计生部门综合医院数字；②地级市属含地区和省辖市区属，县级市属包括地级市辖区属。

4-5-1　医院门诊病人次均医药费用

	门诊病人次均医药费（元）			占门诊医药费%	
		药费	检查费	药费	检查费
医院合计					
2010	166.8	85.6	30.0	51.3	18.0
2011	179.8	90.9	32.4	50.5	18.0
2012	192.5	96.9	35.0	50.3	18.2
2013	206.4	101.7	37.4	49.3	18.1
2014	220.0	106.3	40.3	48.3	18.3
其中：公立医院					
2010	167.3	87.4	30.8	52.3	18.4
2011	180.2	92.8	33.4	51.5	18.5
2012	193.4	99.3	36.2	51.3	18.7
2013	207.9	104.4	38.7	50.2	18.6
2014	221.6	109.3	41.8	49.3	18.9
内：三级医院					
2010	220.2	117.6	37.9	53.4	17.2
2011	231.8	122.0	40.2	52.6	17.3
2012	242.1	126.7	42.7	52.3	17.6
2013	256.7	132.1	45.2	51.5	17.6
2014	269.8	136.0	48.4	50.4	17.9
二级医院					
2010	139.3	70.5	28.9	50.6	20.8
2011	147.6	73.6	31.0	49.9	21.0
2012	157.4	77.9	33.3	49.5	21.1
2013	166.2	79.6	35.2	47.9	21.2
2014	176.0	82.8	37.7	47.1	21.4
一级医院					
2010	93.1	51.6	11.5	55.4	12.4
2011	103.9	56.1	13.4	54.0	12.9
2012	112.0	59.9	14.7	53.5	13.1
2013	119.8	64.2	15.6	53.6	13.1
2014	125.3	66.4	17.1	53.0	13.7

注：本表按当年价格计算。

4-5-2 医院住院病人人均医药费用

	住院病人人均医药费(元)			占住院医药费%	
		药费	检查费	药费	检查费
医院合计					
2010	6193.9	2670.2	441.6	43.1	7.1
2011	6632.2	2770.5	492.7	41.8	7.4
2012	6980.4	2867.4	533.9	41.1	7.6
2013	7442.3	2939.1	590.2	39.5	7.9
2014	7832.3	2998.5	640.6	38.3	8.2
其中：公立医院					
2010	6415.9	2784.3	460.8	43.4	7.2
2011	6909.9	2903.7	518.5	42.0	7.5
2012	7325.1	3026.7	565.4	41.3	7.7
2013	7858.9	3116.3	629.8	39.7	8.0
2014	8290.5	3187.1	685.2	38.4	8.3
内：三级医院					
2010	10442.4	4440.9	765.5	42.5	7.3
2011	10935.9	4480.4	838.7	41.0	7.7
2012	11186.8	4521.0	881.1	40.4	7.9
2013	11722.4	4578.3	952.1	39.1	8.1
2014	12100.2	4610.1	1007.0	38.1	8.3
二级医院					
2010	4338.6	1944.8	303.4	44.8	7.0
2011	4564.2	1999.2	332.3	43.8	7.3
2012	4729.4	2033.3	352.4	43.0	7.5
2013	4968.3	2028.4	389.0	40.8	7.8
2014	5114.6	2003.9	417.4	39.2	8.2
一级医院					
2010	2844.3	1243.7	185.9	43.7	6.5
2011	3121.3	1364.4	207.0	43.7	6.6
2012	3285.0	1411.3	236.1	43.0	7.2
2013	3561.9	1471.2	277.7	41.3	7.8
2014	3737.1	1519.8	311.5	40.7	8.3

注：本表按当年价格计算。

4-5-3 综合医院门诊病人次均医药费用

级别 年份	门诊病人 次均医药费(元)			占门诊医药费%	
		药费	检查费	药费	检查费
医院合计					
2010	173.8	88.1	35.9	50.7	20.7
2011	186.1	92.4	38.6	49.6	20.7
2012	198.4	97.7	41.5	49.2	20.9
2013	211.5	101.3	44.3	47.9	20.9
2014	224.9	105.6	47.6	47.0	21.2
中央属					
2010	324.1	181.9	49.5	56.1	15.3
2011	341.6	186.0	53.6	54.4	15.7
2012	360.1	196.6	56.2	54.6	15.6
2013	384.1	204.5	61.0	53.2	15.9
2014	413.4	219.6	67.3	53.1	16.3
省属					
2010	254.4	135.6	45.3	53.3	17.8
2011	272.6	143.3	48.1	52.6	17.6
2012	287.7	149.2	51.3	51.9	17.8
2013	302.2	152.8	54.5	50.6	18.0
2014	316.6	156.8	57.5	49.5	18.2
地级市属					
2010	179.7	93.1	36.0	51.8	20.0
2011	192.9	97.2	39.1	50.4	20.3
2012	204.3	102.8	41.7	50.3	20.4
2013	221.1	109.0	45.4	49.3	20.5
2014	233.9	113.1	48.8	48.4	20.9
县级市属					
2010	139.8	67.4	30.7	48.2	22.0
2011	149.0	70.8	32.8	47.5	22.0
2012	161.4	76.0	35.5	47.1	22.0
2013	170.7	77.1	37.4	45.2	21.9
2014	183.3	80.9	40.6	44.2	22.1
县属					
2010	121.4	54.5	32.9	44.9	27.1
2011	131.8	58.5	35.4	44.4	26.9
2012	142.6	62.3	38.8	43.7	27.2
2013	151.6	64.2	40.5	42.4	26.7
2014	162.1	67.3	43.6	41.5	26.9

注：①本表系卫生计生部门办综合医院数字；②按当年价格计算。

4-5-4　综合医院住院病人人均医药费用

	住院病人人均医药费(元)			占住院医药费%	
		药费	检查费	药费	检查费
医院合计					
2010	6525.6	2834.4	473.1	43.4	7.2
2011	7027.7	2939.7	536.5	41.8	7.6
2012	7403.5	3033.1	578.0	41.0	7.8
2013	7968.3	3124.7	647.8	39.2	8.1
2014	8397.3	3196.5	704.8	38.1	8.4
中央属					
2010	16383.6	6620.1	1032.0	40.4	6.3
2011	17473.7	6698.8	1083.0	38.3	6.2
2012	18818.7	7250.2	1241.3	38.5	6.6
2013	19539.3	7236.9	1302.7	37.0	6.7
2014	20762.9	7696.2	1409.8	37.1	6.8
省属					
2010	12938.7	5549.5	940.1	42.9	7.3
2011	13783.0	5674.2	1014.7	41.2	7.4
2012	14369.8	5716.4	1079.7	39.8	7.5
2013	15246.3	5878.2	1197.1	38.6	7.9
2014	15925.6	5983.0	1269.9	37.6	8.0
地级市属					
2010	8100.0	3433.0	646.1	42.4	8.0
2011	8732.5	3568.6	721.7	40.9	8.3
2012	9251.1	3726.6	783.1	40.3	8.5
2013	9924.8	3895.6	869.3	39.3	8.8
2014	10409.5	3989.5	939.9	38.3	9.0
县级市属					
2010	4891.5	2190.7	346.5	44.8	7.1
2011	5328.5	2299.0	404.1	43.1	7.6
2012	5618.4	2386.6	436.6	42.5	7.8
2013	6054.9	2397.9	491.8	39.6	8.1
2014	6359.9	2426.7	540.1	38.2	8.5
县属					
2010	3261.8	1506.0	216.4	46.2	6.6
2011	3549.3	1584.6	248.9	44.6	7.0
2012	3877.5	1673.4	286.0	43.2	7.4
2013	4191.8	1693.0	326.6	40.4	7.8
2014	4401.3	1694.7	360.6	38.5	8.2

注：①本表系卫生计生部门综合医院数字；②按当年价格计算。

4-5-5 2014年各地区医院门诊和住院病人人均医药费用

地区	门诊病人次均医药费(元)	药费	检查费	住院病人人均医药费(元)	药费	检查费	手术费
总 计	**220.0**	**106.3**	**40.3**	**7832.3**	**2998.5**	**640.6**	**509.3**
北 京	415.9	250.6	42.6	18786.6	6131.3	1269.7	930.4
天 津	265.9	166.4	19.4	13825.6	5322.5	673.3	522.7
河 北	200.8	89.0	49.6	7004.8	3053.9	593.8	333.5
山 西	219.8	97.9	49.9	7841.9	3185.0	686.1	419.8
内蒙古	210.9	87.7	50.6	7775.3	3270.2	647.3	348.6
辽 宁	247.2	113.1	54.3	8019.3	3222.3	773.2	523.9
吉 林	221.5	89.4	50.7	8202.4	3493.2	649.6	454.6
黑龙江	224.8	88.8	58.1	7831.9	3788.7	581.4	281.4
上 海	295.6	159.3	32.8	15048.7	5190.1	880.1	1366.0
江 苏	222.3	108.1	36.0	9673.9	4058.9	681.9	556.6
浙 江	217.2	110.7	26.8	10318.2	3709.1	578.3	885.6
安 徽	194.3	90.3	44.1	6610.8	2545.3	514.4	399.7
福 建	188.2	91.1	37.8	7452.8	2827.7	722.8	531.6
江 西	196.7	99.8	43.6	6485.2	2781.4	475.5	463.7
山 东	216.0	101.1	49.9	7913.7	3179.5	599.3	563.8
河 南	155.8	66.2	39.1	6642.5	2576.3	557.5	450.7
湖 北	204.9	100.8	38.9	7411.3	2732.0	630.1	527.8
湖 南	241.5	111.0	54.2	6658.8	2622.7	528.3	410.5
广 东	200.4	90.5	36.3	9312.8	3021.0	863.1	769.2
广 西	165.3	74.7	34.8	6835.0	2380.6	634.0	354.8
海 南	198.2	88.6	43.4	8704.0	3441.0	662.0	460.6
重 庆	251.6	118.7	42.2	7376.5	2902.7	677.9	463.3
四 川	201.4	84.5	44.7	6691.4	2321.9	621.2	412.9
贵 州	216.6	84.9	50.5	5175.8	1757.2	551.7	345.3
云 南	165.1	73.3	35.0	5565.5	2081.2	544.0	331.4
西 藏	108.8	55.2	15.0	5046.1	2045.1	402.4	380.1
陕 西	198.4	87.5	44.5	6246.3	2463.3	570.7	475.2
甘 肃	154.4	73.5	35.2	5205.7	2033.9	518.8	376.9
青 海	171.2	76.6	32.8	7254.8	3111.6	624.9	278.1
宁 夏	185.1	95.3	34.4	6976.8	2776.8	532.4	418.9
新 疆	195.5	97.6	42.4	5919.9	2178.6	698.4	358.3

4-5-6 2014年各地区公立医院门诊和住院病人人均医药费用

地区	门诊病人次均医药费(元)	药费	检查费	住院病人人均医药费(元)	药费	检查费	手术费
总　计	**221.6**	**109.3**	**41.8**	**8290.5**	**3187.1**	**685.2**	**498.1**
北　京	410.4	251.5	42.9	19223.1	6349.8	1307.6	732.0
天　津	274.0	167.2	21.3	14615.6	5535.3	701.5	493.1
河　北	207.2	92.9	52.5	7290.1	3170.2	629.6	338.2
山　西	225.6	101.8	53.2	8356.7	3415.3	737.5	414.9
内蒙古	212.9	87.9	53.6	8072.1	3401.8	680.1	345.3
辽　宁	248.8	115.5	55.5	8454.6	3428.2	819.7	516.8
吉　林	225.8	92.7	51.8	8640.8	3710.1	677.0	440.3
黑龙江	227.7	91.2	60.1	8189.0	3991.7	611.1	275.7
上　海	289.0	160.9	32.6	14862.2	5230.9	876.6	1235.7
江　苏	232.4	115.5	38.0	10824.8	4513.9	778.7	566.1
浙　江	212.6	110.5	26.8	10403.3	3744.1	593.0	845.9
安　徽	201.9	96.8	47.0	7067.0	2730.1	548.2	386.4
福　建	187.5	93.8	38.2	7846.8	3049.1	767.5	491.2
江　西	200.2	103.0	44.8	6820.0	2949.8	499.9	451.4
山　东	222.3	105.5	53.3	8282.9	3338.2	635.8	557.9
河　南	158.5	68.2	40.3	6890.5	2673.3	577.5	448.3
湖　北	204.7	102.5	39.8	7678.3	2877.4	662.4	513.0
湖　南	242.1	114.1	56.1	7057.5	2787.0	564.6	398.5
广　东	197.0	92.7	36.6	9608.1	3160.0	897.0	740.1
广　西	167.0	76.1	35.7	7017.5	2439.1	656.2	353.5
海　南	202.7	92.5	45.7	8868.7	3527.2	675.8	438.9
重　庆	251.3	122.8	43.9	8108.4	3194.4	763.6	424.7
四　川	203.7	88.4	47.5	7484.8	2563.3	700.3	410.3
贵　州	240.2	95.7	58.9	6246.9	2096.2	684.5	365.1
云　南	168.6	76.6	38.2	6238.7	2341.7	628.3	333.8
西　藏	104.6	57.4	16.4	5003.5	2029.5	419.5	297.4
陕　西	200.7	90.9	45.5	6532.2	2580.7	598.7	480.9
甘　肃	153.9	74.8	36.1	5311.3	2084.6	535.3	374.9
青　海	175.7	79.4	34.9	8265.9	3537.0	717.3	297.3
宁　夏	191.4	99.8	36.9	7448.0	2996.8	574.3	414.2
新　疆	199.9	101.2	44.9	6407.6	2355.3	761.8	380.8

4-6-1　2014年30种疾病平均住院医药费用

疾病名称（ICD-10）	出院人数（人）	平均住院日	人均医药费（元）	药费	检查费	治疗费	手术费	卫生材料费
病毒性肝炎	185226	13.8	7747.9	4521.9	524.4	363.6	297.0	282.9
浸润性肺结核	182139	13.5	7715.4	3598.8	917.0	728.7	470.4	547.7
急性心肌梗死	173133	9.3	24706.0	5470.6	1600.7	2198.7	2816.0	12320.1
充血性心力衰竭	10005	10.4	8127.7	3864.0	898.3	952.1	473.8	650.8
细菌性肺炎	170750	9.5	7139.2	3348.7	774.2	710.7	181.8	353.9
慢性肺源性心脏病	70090	11.0	7465.6	3517.6	853.5	1065.9	222.5	315.6
急性上消化道出血	79953	8.1	8312.3	4088.7	790.9	740.7	363.5	505.3
原发性肾病综合征	80550	11.2	7534.2	3546.1	701.1	395.6	174.3	363.9
甲状腺功能亢进	73060	8.4	5466.9	1872.7	909.1	428.9	1903.1	374.8
脑出血	325464	15.1	15929.7	7337.7	1770.3	2496.6	1617.2	1668.3
脑梗死	1705459	11.7	8841.4	4683.4	1297.7	948.5	359.5	395.3
再生障碍性贫血	49671	7.9	8274.8	3531.5	580.5	477.7	133.1	288.8
急性白血病	49881	14.2	16736.9	8908.0	849.2	960.8	115.0	674.5
结节性甲状腺肿	135565	7.7	10376.1	2438.1	752.8	561.8	3149.1	1684.3
急性阑尾炎	475052	6.9	6523.8	2472.4	433.8	477.3	1496.2	955.0
急性胆囊炎	81624	8.4	8046.6	3844.7	852.4	512.9	2009.8	1049.2
腹股沟疝	353196	6.9	6601.8	1346.3	387.4	405.9	1562.7	2240.5
胃恶性肿瘤	181259	13.4	19299.8	8390.4	1435.1	1344.8	3109.4	4626.6
肺恶性肿瘤	149558	13.4	14934.2	6428.9	1648.1	1560.2	1826.2	3209.6
食管恶性肿瘤	100735	15.6	17177.0	7118.7	1937.6	2679.6	2595.9	3182.7
心肌梗死冠状动脉搭桥	3994	16.8	59614.4	14652.9	2629.0	4084.5	7228.6	27303.6
膀胱恶性肿瘤	44597	13.0	16104.7	6502.4	1376.6	1061.5	2754.4	2318.5
前列腺增生	179614	11.5	10569.9	3775.7	958.6	776.9	2430.4	1473.1
颅内损伤	466472	12.5	11258.2	5356.1	1475.3	1242.8	1259.1	1288.3
腰椎间盘突出症	262387	10.9	8669.0	2333.6	899.5	1294.5	2578.4	2922.6
儿童支气管肺炎	1097798	6.8	2683.8	1164.3	162.9	367.8	76.6	188.7
儿童感染性腹泻	9046	5.0	2032.1	856.9	257.7	228.2	162.9	149.5
子宫平滑肌瘤	229885	9.2	10017.0	2534.3	659.2	694.2	2690.8	1644.1
剖宫产	1411024	6.6	6174.0	1440.2	347.9	575.5	1464.8	1035.1
老年性白内障	372373	4.2	5937.2	454.4	394.1	247.5	1826.1	2609.2

注：本表系卫生计生部门综合医院数字。

4-6-2　2014年各级医院30种疾病平均住院医药费用

疾病名称(ICD-10)	住院病人人均医药费(元)					平均住院日(日)				
	中央属	省属	地级市属	县级市属	县属	中央属	省属	地级市属	县级市属	县属
病毒性肝炎	9763.8	9536.9	8733.9	6862.8	5947.4	7.7	11.1	15.6	14.2	14.7
浸润性肺结核	18114.4	13373.5	9135.7	7268.3	5328.3	10.5	15.9	14.2	13.0	12.5
急性心肌梗死	35782.9	33499.4	27342.1	17436.7	9567.7	8.4	9.0	10.0	9.0	8.5
充血性心力衰竭	19763.3	10798.8	9234.1	6474.5	6217.8	11.1	11.5	10.9	9.4	9.4
细菌性肺炎	14228.6	11204.5	8250.9	5242.8	3563.6	10.9	10.3	10.2	8.8	8.0
慢性肺源性心脏病	14362.8	14116.4	11234.0	7424.8	5605.6	8.7	10.9	12.5	10.5	10.6
急性上消化道出血	16741.5	14280.4	10403.2	7027.5	5829.0	8.6	8.8	9.1	7.6	7.4
原发性肾病综合征	10277.0	8662.1	7748.6	5844.6	4327.5	11.2	10.1	12.6	11.4	9.9
甲状腺功能亢进	8045.8	6336.7	5546.3	5276.7	3966.2	7.7	8.3	8.5	8.6	8.1
脑出血	24734.8	23356.9	19578.8	15132.6	11927.2	12.6	15.2	16.2	15.1	14.2
脑梗死	17118.3	14615.4	11387.3	7203.4	5752.0	12.0	12.2	13.1	11.2	10.6
再生障碍性贫血	14330.0	11687.2	9197.5	6336.4	4157.8	8.4	9.0	8.9	7.5	5.3
急性白血病	27985.3	20484.8	16581.2	12749.4	7026.8	15.4	14.6	14.7	13.9	9.4
结节性甲状腺肿	13530.4	12063.5	10524.7	9004.8	6946.8	6.6	7.2	8.0	8.1	8.0
急性阑尾炎	12217.3	10685.6	8033.0	6167.0	4953.5	5.7	6.7	6.9	6.7	7.1
急性胆囊炎	17819.2	15336.1	10601.1	6488.3	4923.3	8.8	9.3	9.1	8.1	7.6
腹股沟疝	9151.5	10004.5	8004.7	6024.0	4722.3	4.5	6.1	7.2	7.0	7.1
胃恶性肿瘤	35125.3	27383.3	21091.2	14458.2	8578.4	12.4	13.0	14.5	13.4	11.8
肺恶性肿瘤	28432.4	24106.0	16138.4	9777.0	6920.7	12.5	13.5	14.3	13.0	12.7
食管恶性肿瘤	30314.9	25137.6	20708.5	14042.8	8663.3	11.4	15.8	17.2	15.4	13.5
心肌梗死冠状动脉搭桥	63227.7	66219.2	55233.4	51056.7	35052.3	14.8	14.7	19.5	20.8	10.2
膀胱恶性肿瘤	20066.5	19432.6	16919.8	12436.6	8436.7	9.8	12.1	14.8	13.7	11.9
前列腺增生	14608.9	14191.4	12211.3	9202.6	7434.2	9.2	10.9	12.5	11.5	10.6
颅内损伤	25737.9	20103.5	15028.6	10589.9	7974.4	11.2	13.5	13.8	12.2	11.1
腰椎间盘突出症	31940.4	17984.8	10440.3	6318.9	4207.3	10.6	11.4	12.4	10.8	9.3
儿童支气管肺炎	5319.6	5149.2	3455.7	2570.3	2104.8	7.2	7.6	7.3	6.8	6.5
儿童感染性腹泻	6049.4	4197.8	2931.0	2231.5	1887.3	6.0	5.5	5.7	5.1	4.8
子宫平滑肌瘤	12869.7	13685.1	11010.5	9063.0	6569.0	7.2	8.8	9.5	9.4	9.3
剖宫产	9383.7	9650.6	7503.2	5832.5	4637.3	6.2	6.5	6.8	6.5	6.5
老年性白内障	6975.5	7778.2	6914.4	5331.6	4004.9	2.9	3.9	4.4	4.1	4.3

注：本表系卫生计生部门综合医院数字。

五、医疗服务

简要说明

一、本章主要介绍全国及31个省、自治区、直辖市医疗卫生机构门诊、住院和床位利用情况，包括诊疗人次、住院人数、病床使用率、平均住院日、医师担负工作量、住院病人疾病构成、居民两周就诊率、居民住院率等。

二、诊疗人次、住院人数、病床使用率、平均住院日、医生人均工作量、住院病人疾病转归情况数据来源于医疗服务统计年报。居民就诊率、住院率、经常就诊单位和医疗保障方式等数据来源于2003、2008、2013年国家卫生服务调查。

三、本章涉及的口径变动和指标解释与“医疗卫生机构”章一致。

四、统计口径调整：村卫生室诊疗人次计入总诊疗人次数中，按此口径调整了各年数据。

五、住院病人疾病转归情况系各级卫生计生部门所属医院汇总数，采用ICD-10国际疾病分类标准。

六、2003、2008、2013年国家卫生服务调查采取多阶段分层整群随机抽样法。2003年抽取了95个样本县/市（28个城市、67个县）的5.7万户共21万人；2008年抽取了94个样本县/市（28个城市、66个县）的5.6万户共18万人；2013年抽取了156个样本县/市（78个城市、78个县）约9.36万户共27.37万人。

主要指标解释

总诊疗人次数 指所有诊疗工作的总人次数，统计界定原则为：①按挂号数统计，包括门诊、急诊、出诊、预约诊疗、单项健康检查、健康咨询指导（不含健康讲座）人次。患者一次就诊多次挂号，按实际诊疗次数统计，不包括根据医嘱进行的各项检查、治疗、处置工作量以及免疫接种、健康管理服务人次数；②未挂号就诊、本单位职工就诊及外出诊（不含外出会诊）不收取挂号费的，按实际诊疗人次统计。

急诊病死率 即急诊室死亡人数/急诊人次数×100%。

观察室病死率 即观察室死亡人数/观察室留观人次数×100%。

出院人数 指报告期内所有住院后出院的人数。包括医嘱离院、医嘱转其他医疗机构、非医嘱离院、死亡及其他人数，不含家庭病床撤床人数。统计界定原则为：①“死亡”：包括已办住院手续后死亡、未办理住院手续而实际上已收容入院的死亡者。②“其他”：指正常分娩和未产出院、未治和住院经检查无病出院、无并发症的人工流产或绝育手术出院者。

每百门急诊入院人数 即入院人数/门急诊人次×100%。

住院病死率 即出院人数中的死亡人数/出院人数×100%。其死亡人数包括：①已办住院手续后死亡人数；②虽未办理住院手续但实际已收容入院后的死亡者，不包括门、急诊室及观察室内的死亡人数。

住院病人手术人次数 指有正规手术单和麻醉单施行手术的住院病人总数（包括产科手术病人数）。同一病人本次在院就诊期间患有同一疾病或不同疾病施行多次手术者，按实际施行的手术次数统计。

实际开放总床日数 指年内医院各科每日夜晚12点开放病床数总和，不论该床是否被病人占用，都应计算在内。包括消毒和小修理等暂停使用的病床，超过半年的加床。不包括因病房扩建或大修而停用的病床及临时增设病床。

实际占用总床日数 指医院各科每日夜晚12点实际占用病床数（即每日夜晚12点住院人

数）总和。包括实际占用的临时加床在内。病人入院后于当晚 12 点前死亡或因故出院的病人，作为实际占用床位 1 天进行统计，同时亦应统计“出院者占用总床日数”1 天，入院及出院人数各 1 人。

出院者占用总床日数　指所有出院人数的住院床日之总和。包括正常分娩、未产出院、住院经检查无病出院、未治出院及健康人进行人工流产或绝育手术后正常出院者的住院床日数。

平均开放病床数　即实际开放总床日数/本年日历日数（365）。

出院者占用总床日数　指出院者（包括正常分娩、未产出院、住院经检查无病出院、未治出院及健康人进行人工流产或绝育手术后正常出院者）住院日数的总和。

平均就诊次数　即总诊疗人次数/人口数。人口数系国家统计局常住人口。

年住院率　即入院人数/人口数。人口数系国家统计局常住人口。

病床使用率　即实际占用总床日数/实际开放总床日数×100%。

病床周转次数　即出院人数/平均开放床位数。

病床工作日　即实际占用总床日数/平均开放病床数。

出院者平均住院日　即出院者占用总床日数/出院人数。

医生人均每日担负诊疗人次　即诊疗人次数/平均医师人数/251。

医生人均每日担负住院床日　即实际占用总床日数/平均医师人数/365。

居民两周就诊率　是指调查前两周内居民因病或身体不适到医疗机构就诊的人次数与调查人口数之比。

居民两周未就诊率　是指调查前两周内居民患病而未就诊的人次数与两周患病人次数之比。

居民住院率　是指调查前一年内居民因病住院人次数与调查人口数之比。

医疗保险　指为公民提供因疾病所需医疗服务费用补偿的一种保险制度。包括社会医疗保险（为主）和商业医疗保险。社会医疗保险可分为基本医疗保险和补充医疗保险。基本医疗是指基本用药、基本医疗技术、基本医疗服务，即医疗保险允许报销的范围。基本医疗保险由政府承办，带有强制性。补充医疗保险自愿参保，其基金主要用于支付由参保人个人自理的医疗费用。商业医疗保险一般由商业保险公司承办，自愿参加，以赢利为目的。

5-1-1　医疗卫生机构诊疗人次数

机构分类	2005	2010	2011	2012	2013	2014
总诊疗人次数(万人次)	**409725.9**	**583761.6**	**627122.6**	**688832.9**	**731401.0**	**760186.6**
医院	138653.3	203963.3	225883.7	254161.6	274177.7	297207.0
综合医院	105774.9	151058.2	167408.1	187353.0	201576.5	218193.0
中医医院	21429.5	32770.2	36120.6	40705.2	43726.3	47164.2
中西医结合医院	1513.4	2702.6	2958.8	3769.1	4466.1	5101.3
民族医院	427.2	553.8	589.1	645.9	760.1	792.6
专科医院	9478.8	16821.5	18756.0	21633.7	23575.5	25867.4
护理院	29.6	57.1	51.2	54.7	73.3	88.6
基层医疗卫生机构	259357.6	361155.6	380559.8	410920.6	432431.0	436394.9
社区卫生服务中心(站)	12220.0	48451.6	54653.7	59868.7	65709.8	68530.8
内：社区卫生服务中心	5938.5	34740.4	40950.0	45475.1	50788.6	53618.8
卫生院	69941.2	90118.7	87753.7	97766.9	101712.5	103758.6
街道卫生院	2017.8	2698.7	1103.8	1009.1	999.7	892.7
乡镇卫生院	67923.3	87420.1	86649.8	96757.8	100712.7	102865.9
村卫生室	123411.6	165702.3	179206.5	192707.6	201218.4	198628.7
门诊部	4238.5	6561.3	7084.2	7539.5	8378.6	8786.1
诊所(医务室)	49546.4	50321.7	51861.6	53037.8	55411.8	56690.8
专业公共卫生机构	11496.3	18244.7	19934.9	22736.4	24206.5	26046.1
专科疾病防治院(所、站)	1821.8	1896.6	1961.9	2124.8	2187.2	2225.3
内：专科疾病防治院	610.0	649.6	681.0	762.5	767.1	778.1
妇幼保健院(所、站)	9674.6	15967.3	17568.9	20148.1	21508.1	23229.2
内：妇幼保健院	8136.9	14224.8	15673.9	18150.7	19432.0	21105.5
急救中心(站)		380.9	404.0	463.6	511.2	591.7
其他医疗卫生机构	218.6	397.9	744.3	1014.4	585.7	538.6
疗养院	218.6	234.8	247.9	244.6	223.5	235.8
临床检验中心		163.1	496.3	769.7	362.3	302.8
居民平均就诊次数(次)	3.1	4.4	4.7	5.1	5.4	5.6

5-1-2 2014年各类医疗卫生机构门诊服务情况

机构分类	诊疗人次数		观察室留观病例数	健康检查人数	急诊病死率(%)	观察室病死率(%)	医师日均担负诊疗人次
		门急诊					
总　计	**7601866343**	**7258643320**	**59770825**	**373055601**	**0.07**	**0.06**	**8.6**
一、医院	2972069922	2902939060	32700528	153550321	0.08	0.11	7.5
综合医院	2181929759	2133592061	25506579	123223044	0.09	0.12	7.6
中医医院	471641676	458261556	4142001	18194731	0.06	0.09	8.2
中西医结合医院	51013480	49490855	486467	2409392	0.07	0.03	8.4
民族医院	7925522	7481816	27702	199563	0.04	0.03	4.8
专科医院	258673803	253344082	2537313	9473077	0.03	0.04	6.3
口腔医院	26954882	26867956	3562	1103129	0.02	0.45	7.4
眼科医院	18488440	18196281	30220	433505	0.01		9.7
耳鼻喉科医院	3074169	3049816	9315	53937	0.00	0.01	7.9
肿瘤医院	14366380	13919521	43109	694805	0.15	0.64	3.3
心血管病医院	4304813	4178707	43574	240518	0.13	0.06	4.2
胸科医院	2223795	2131355	31117	120346	0.40	0.75	3.6
血液病医院	221581	220571		13329	0.09		2.9
妇产(科)医院	31792682	31233361	175490	1046942	0.00	0.00	7.4
儿童医院	51096557	50846115	1736669	639626	0.02	0.01	14.6
精神病医院	30412463	29707177	118374	999679	0.02	0.04	4.8
传染病医院	14497165	14009732	69040	980683	0.05	0.02	5.1
皮肤病医院	7037261	6993452	26111	41381			12.9
结核病医院	2590562	2586595	1197	299652	0.10	3.76	4.2
麻风病医院	788018	786428	12		4.69		12.3
职业病医院	867960	499158	6375	559917	0.02	0.08	4.1
骨科医院	14113533	13586219	31530	430048	0.02	0.01	4.8
康复医院	7792141	7415411	45248	908045	0.05		4.5
整形外科医院	421391	400887	2733	19432	0.02		2.2
美容医院	1736085	1658921	17955	21746			3.0
其他专科医院	25893925	25056419	145682	866357	0.08	0.11	5.1
护理院	885682	768690	466	50514	0.39		3.2
二、基层医疗卫生机构	4363948798	4101922009	24619184	188404312	0.02	0.01	10.4
社区卫生服务中心(站)	685307699	655643827	11447805	53586551	0.01	0.00	15.7
社区卫生服务中心	536187933	512018191	7329496	40016170	0.01	0.00	16.1
社区卫生服务站	149119766	143625636	4118309	13570381	0.01	0.00	14.4
卫生院	1037585832	1009293633	13171137	134816166	0.03	0.01	9.5
街道卫生院	8926700	8618263	130819	855683	0.02	0.04	10.0
乡镇卫生院	1028659132	1000675370	13040318	133960483	0.03	0.01	9.5
中心卫生院	424421976	413092762	5576117	48535680	0.02	0.01	9.3
乡卫生院	604237156	587582608	7464201	85424803	0.03	0.01	9.7
村卫生室	1986286887	1800452987					
门诊部	87860542	80162293					6.0
诊所、医务室、护理站	566907838	556369269	242	1595			45.3
三、专业公共卫生机构	260461378	250172066	2450029	28550346	0.01	0.00	8.9
专科疾病防治院(所、站)	22252528	21076710	52994	2602265	0.01	0.00	5.6
妇幼保健院(所、站)	232292262	223178768	2397035	25948081	0.01	0.0	9.4
内：妇幼保健院	211055257	203362720	2291585	19342944	0.01	0.00	10.1
急救中心	5916588	5916588					
四、其他医疗卫生机构	5386245	3610185	1084	2550622	0.03		6.4
疗养院	2358032	2207384	1084	846770	0.03		3.0
临床检验中心	3028213	1402801		1703852			54.3

5-1-3　2014年各地区医疗卫生机构门诊服务情况

地区	诊疗人次数	门急诊	观察室留观病例数	健康检查人数	急诊病死率(%)	观察室病死率(%)	居民平均就诊次数
总　计	**7601866343**	**7258643320**	**59770825**	**373055601**	**0.07**	**0.06**	**5.58**
东　部	3877059659	3725483581	24637885	169228560	0.06	0.08	6.85
中　部	1973448422	1855012168	16018433	105773052	0.07	0.05	4.61
西　部	1751358262	1678147571	19114507	98053989	0.07	0.04	4.75
北　京	213599178	211641192	2673813	5941010	0.07	0.09	9.93
天　津	115775100	111837221	1519592	3890557	0.08	0.05	7.63
河　北	412894081	374311494	2050167	14102836	0.17	0.07	5.59
山　西	127674055	116914292	616312	7880264	0.14	0.08	3.50
内蒙古	100336312	92833372	416046	5334157	0.11	0.19	4.01
辽　宁	184512966	170081242	2731897	10504484	0.13	0.06	4.20
吉　林	106349360	93801837	663068	4175443	0.10	0.07	3.86
黑龙江	120844594	110434804	608483	5978442	0.11	0.23	3.15
上　海	250597123	244966926	174999	6525530	0.12	2.91	10.33
江　苏	525785762	510212751	2042101	27304127	0.04	0.04	6.61
浙　江	504249625	494254210	1134420	22597352	0.03	0.18	9.15
安　徽	262820439	251244757	1699417	13281508	0.08	0.02	4.32
福　建	212119356	205275563	941769	9433210	0.03	0.02	5.57
江　西	210871031	200913602	1938261	11612553	0.03	0.02	4.64
山　东	631266197	599058888	4194188	28007615	0.17	0.09	6.45
河　南	549630611	516747293	1993938	29492363	0.08	0.08	5.82
湖　北	344751784	331068508	3849606	17291258	0.07	0.04	5.93
湖　南	250506548	233887075	4649348	16061221	0.03	0.04	3.72
广　东	780947749	759432031	6874002	39302701	0.02	0.04	7.28
广　西	249326114	240929775	2113577	13910281	0.03	0.02	5.24
海　南	45312522	44412063	300937	1619138	0.19	0.01	5.02
重　庆	137979802	131982387	3106192	7202475	0.06	0.01	4.61
四　川	445206023	427506915	3502563	27264658	0.07	0.03	5.47
贵　州	130160314	124048640	1785540	7918794	0.04	0.02	3.71
云　南	218902301	212355002	4290907	9020933	0.04	0.04	4.64
西　藏	13130998	12352932	112226	1153667	0.03	0.04	4.13
陕　西	175084631	169930418	219541	7828900	0.09	0.18	4.64
甘　肃	123287048	114923824	1744173	8553767	0.10	0.02	4.76
青　海	22534190	21219812	507740	1691543	0.28	0.01	3.87
宁　夏	35620816	34291903	644927	2240767	0.13	0.02	5.38
新　疆	99789713	95772591	671075	5934047	0.14	0.24	4.34

5-1-4　2014年医疗卫生机构分科门急诊人次及构成

科室分类	门急诊人次数（人次）		构成（%）	
		医院		医院
总　计	**4822378887**	**2902939060**	**100.00**	**100.00**
预防保健科	76974586	16916500	1.60	0.58
全科医疗科	628234079	49975478	13.03	1.72
内科	1138305052	613912734	23.60	21.15
外科	400309657	278366293	8.30	9.59
儿科	464692546	264477855	9.64	9.11
妇产科	477406855	272245202	9.90	9.38
眼科	93768219	85641032	1.94	2.95
耳鼻咽喉科	86478104	79010174	1.79	2.72
口腔科	115426253	86675761	2.39	2.99
皮肤科	96670372	87381315	2.00	3.01
医疗美容科	4770571	4229313	0.10	0.15
精神科	38517258	37504648	0.80	1.29
传染科	38700177	36721037	0.80	1.26
结核病科	8042988	4660796	0.17	0.16
肿瘤科	26079126	26032311	0.54	0.90
急诊医学科	144669651	132131732	3.00	4.55
康复医学科	37602574	25692998	0.78	0.89
职业病科	2993667	1510392	0.06	0.05
中医科	667047922	551258448	13.83	18.99
民族医学科	7358136	7336286	0.15	0.25
中西医结合科	60810306	58832417	1.26	2.03
其他	207520788	182426338	4.30	6.28

注：本表不包括门诊部、诊所（医务室）、村卫生室数字。

5-2-1 医院诊疗人次数

年份	诊疗人次（亿次）	卫生计生部门	综合医院	中医医院	诊疗人次中：门急诊（亿次）	卫生计生部门	综合医院	中医医院
1985	12.55	7.21	5.08	0.87	11.37	7.00	4.93	0.83
1986	13.02	7.76	5.36	1.04	12.18	7.54	5.22	0.99
1987	14.80	8.50	5.61	1.38	14.00	8.30	5.49	1.33
1988	14.63	8.38	5.48	1.44	13.76	8.18	5.36	1.41
1989	14.43	8.16	5.25	1.46	13.52	7.96	5.13	1.43
1990	14.94	8.58	5.47	1.60	14.05	8.32	5.30	1.55
1991	15.33	8.88	5.54	1.78	14.40	8.64	5.42	1.70
1992	15.35	8.84	5.50	1.78	14.31	8.60	5.35	1.74
1993	13.07	7.98	4.95	1.61	12.19	7.70	4.77	1.55
1994	12.69	7.75	4.81	1.58	11.86	7.47	4.62	1.53
1995	12.52	7.76	4.78	1.58	11.65	7.49	4.59	1.53
1996	12.81	8.08	4.78	1.70	11.61	7.55	4.54	1.58
1997	12.27	7.95	4.76	1.65	11.38	7.61	4.57	1.56
1998	12.39	8.17	4.88	1.62	11.51	7.84	4.69	1.57
1999	12.31	8.19	4.93	1.56	11.51	7.90	4.73	1.51
2000	12.86	8.76	5.27	1.64	11.83	8.32	5.00	1.54
2001	12.50	8.74	5.18	1.64	11.74	8.39	4.96	1.57
2002	12.43	9.27	6.69	1.79	11.58	8.78	6.35	1.70
2003	12.13	9.05	6.69	1.85	11.50	8.72	6.44	1.78
2004	13.05	9.73	7.44	1.97	12.45	9.44	7.18	1.90
2005	13.87	10.34	8.12	2.06	13.36	10.13	7.86	1.99
2006	14.71	10.97	8.60	2.19	14.24	10.80	8.35	2.14
2007	16.38	13.00	9.55	2.29	15.82	12.63	9.30	2.21
2008	17.82	14.45	10.54	2.64	17.37	14.12	10.30	2.57
2009	19.22	15.53	11.27	2.87	18.75	15.19	11.02	2.81
2010	20.40	16.60	11.98	3.12	19.92	16.23	11.73	3.03
2011	22.59	18.34	13.28	3.43	22.11	17.99	13.03	3.36
2012	25.42	20.49	14.74	3.85	24.83	20.07	14.45	3.76
2013	27.42	22.12	15.87	4.15	26.79	21.66	15.56	4.04
2014	29.72	23.80	17.17	4.31	29.03	23.32	16.83	4.21

注：①1993年以前诊疗人次系推算数字；②2002年前医院数字包括妇幼保健院、专科疾病防治院数字；③2002年以前综合医院不含高等院校附属医院。

5-2-2 各类医院诊疗人次数(按登记注册类型/主办单位/管理类别/等级/机构类别分)

单位：万人次

医院分类	2005	2010	2011	2012	2013	2014
总　计	**138653.3**	**203963.3**	**225883.7**	**254161.6**	**274177.7**	**297207.0**
按登记注册类型分						
公立医院	132003.0	187381.1	205254.4	228866.3	245510.6	264741.6
民营医院	6650.4	16582.2	20629.3	25295.3	28667.1	32465.4
按主办单位分						
政府办	113425.5	170421.9	188899.2	211670.3	227709.9	246725.5
社会办	21422.7	23613.1	24984.7	27439.4	28811.2	30462.3
个人办	3805.2	9928.3	11999.8	15051.9	17656.6	20019.1
按管理类别分						
非营利性	132875.6	194544.1	214928.5	241335.0	259373.4	280616.3
营利性	5559.5	9419.2	10955.3	12826.6	14804.3	16590.7
不详	218.2					
按医院等级分						
三级医院	39714.5	76046.3	89807.8	108670.6	123821.9	139804.4
二级医院	54197.5	93120.4	99198.5	105476.7	109169.1	114708.6
一级医院	10501.8	14573.6	15336.5	16766.5	17617.9	18478.1
未定级医院	34239.5	20223.0	21541.0	23247.9	23568.8	24215.8
按机构类别分						
综合医院	105774.9	151058.2	167408.1	187353.0	201576.5	218193.0
中医医院	21429.5	32770.2	36120.6	40705.2	43726.3	47164.2
中西医结合医院	1513.4	2702.6	2958.8	3769.1	4466.1	5101.3
民族医院	427.2	553.8	589.1	645.9	760.1	792.6
专科医院	9478.8	16821.5	18756.0	21633.7	23575.5	25867.4
护理院	29.6	57.1	51.2	54.7	73.3	88.6

5-2-3　2014年各地区医院门诊服务情况

地区	诊疗人次数			健康检查人数		
	合计	公立	民营	合计	公立	民营
总　计	**2972069922**	**2647416132**	**324653790**	**153550321**	**134978194**	**18572127**
东　部	1662849388	1480261549	182587839	82055017	71067574	10987443
中　部	660266727	595374730	64891997	35260771	32119135	3141636
西　部	648953807	571779853	77173954	36234533	31791485	4443048
北　京	142353654	128183175	14170479	3223410	2916040	307370
天　津	70202459	56687404	13515055	1923186	1683551	239635
河　北	111609913	98432202	13177711	5400332	4862626	537706
山　西	47978821	42982344	4996477	2906312	2630569	275743
内蒙古	42152501	38277477	3875024	1997218	1661091	336127
辽　宁	87353158	80041981	7311177	5167164	4718851	448313
吉　林	48089015	43819523	4269492	2100601	1785126	315475
黑龙江	60568802	55809511	4759291	3107290	2914647	192643
上　海	140295558	131418901	8876657	4832932	4302606	530326
江　苏	230031286	184916617	45114669	13051927	9969995	3081932
浙　江	239369386	219764761	19604625	10465756	9489857	975899
安　徽	90072577	74711313	15361264	4574375	3860468	713907
福　建	93391548	84794232	8597316	4279422	3705521	573901
江　西	56925557	53076240	3849317	2944993	2697212	247781
山　东	179569291	157689104	21880187	11029340	9434471	1594869
河　南	158836162	142995256	15840906	9030722	8409266	621456
湖　北	112184081	104089528	8094553	6060355	5678768	381587
湖　南	85611712	77891015	7720697	4536123	4143079	393044
广　东	352974764	323722917	29251847	22017696	19345928	2671768
广　西	83216697	79282808	3933889	4359606	4183432	176174
海　南	15698371	14610255	1088116	663852	638128	25724
重　庆	55123580	49106941	6016639	3298203	2764200	534003
四　川	152745099	130689739	22055360	9736200	8219754	1516446
贵　州	44806611	35162413	9644198	2522285	2174994	347291
云　南	83429887	70078163	13351724	3485836	3053626	432210
西　藏	4767555	4231307	536248	725350	705554	19796
陕　西	69012638	60375982	8636656	3571667	2961544	610123
甘　肃	37595666	35318187	2277479	2100124	1947316	152808
青　海	10434487	9533639	900848	418110	351941	66169
宁　夏	16785159	15070113	1715046	852845	767403	85442
新　疆	48883927	44653084	4230843	3167089	3000630	166459

5-2-4　2014年各地区医院分科门急诊人次数(万人次)

地区	合计	预防保健科	全科医疗科	内科	外科	儿科	妇产科	眼科	耳鼻咽喉科	口腔科
总　计	**290293.9**	**1691.7**	**4997.6**	**61391.3**	**27836.6**	**26447.8**	**27224.5**	**8564.1**	**7901.0**	**8667.6**
东　部	163551.8	962.6	2487.7	35097.3	15359.3	14989.2	15348.8	4702.4	4385.3	5112.9
中　部	63878.4	419.8	1050.3	13733.2	6680.1	5693.7	5762.1	2089.4	1809.8	1717.5
西　部	62863.7	309.3	1459.6	12560.8	5797.3	5764.9	6113.6	1772.3	1705.9	1837.2
北　京	14222.6	10.1	199.0	3248.5	1430.2	1091.7	918.8	396.5	286.0	545.7
天　津	6992.6	28.2	121.8	2209.3	536.6	368.6	408.0	244.2	103.8	245.2
河　北	10760.0	59.1	200.4	2291.4	1175.2	1034.7	1211.6	454.0	278.8	300.2
山　西	4546.8	21.6	89.4	1049.5	518.8	327.2	465.5	179.2	114.4	133.5
内蒙古	4069.8	14.9	67.3	814.1	398.0	278.4	366.8	146.4	103.6	112.8
辽　宁	8622.0	8.6	39.2	1948.1	985.1	712.5	916.6	355.1	238.6	317.9
吉　林	4691.6	5.1	71.3	1087.8	546.4	399.1	391.8	153.8	130.4	118.2
黑龙江	5953.2	12.7	71.0	1428.0	644.8	437.4	503.8	219.7	169.1	171.9
上　海	13953.7	36.4	56.9	4071.5	1506.0	1170.8	1029.5	357.9	473.1	433.3
江　苏	22498.5	64.9	112.5	4788.6	2276.8	2134.5	2173.7	590.7	567.7	680.7
浙　江	23757.9	130.4	573.2	4570.1	2310.3	2026.5	1922.2	658.1	720.9	784.7
安　徽	8599.5	67.6	130.4	1903.5	1007.3	764.4	831.3	294.2	252.2	252.9
福　建	9237.1	27.4	48.0	1970.5	721.8	928.3	930.6	258.0	267.9	224.0
江　西	5508.0	32.0	138.7	1219.0	500.2	511.6	451.5	156.2	147.5	103.7
山　东	17460.1	140.4	428.5	3427.5	1810.8	1754.8	1835.7	578.0	435.8	578.4
河　南	15193.1	118.9	207.9	3482.3	1595.9	1421.8	1311.1	539.2	411.2	399.5
湖　北	10976.7	120.8	190.1	1946.6	991.7	969.9	948.5	335.2	327.4	356.6
湖　南	8309.5	41.2	151.5	1616.6	875.0	862.5	858.6	211.9	257.6	181.0
广　东	34523.0	455.7	645.4	6254.6	2483.0	3611.1	3809.3	767.0	970.5	965.0
广　西	8102.8	67.9	117.7	1464.2	603.6	720.8	862.2	219.2	248.4	201.4
海　南	1524.4	1.5	63.0	317.2	123.6	155.8	192.9	43.0	42.3	37.7
重　庆	5350.0	21.3	49.3	1104.0	512.9	571.5	469.0	123.3	146.7	196.2
四　川	14795.4	34.3	161.8	3084.2	1286.7	1351.3	1274.2	387.4	461.6	462.6
贵　州	4314.4	11.7	181.1	890.0	515.0	402.8	461.0	92.7	124.2	110.9
云　南	8061.7	33.6	313.3	1619.0	712.3	750.7	798.6	230.1	174.0	210.5
西　藏	444.2	3.4	81.7	75.1	39.7	34.1	40.8	8.4	8.6	6.8
陕　西	6307.3	24.5	99.5	1273.7	680.7	827.8	803.7	252.5	159.1	203.3
甘　肃	3557.9	17.7	87.9	667.5	347.3	279.2	324.4	116.0	83.4	85.0
青　海	1016.4	4.8	32.8	126.5	81.9	76.9	95.3	25.0	16.6	39.1
宁　夏	1502.0	15.5	22.2	328.1	149.7	130.6	163.1	66.8	42.6	75.2
新　疆	4741.7	59.8	245.0	1114.5	469.6	340.9	454.6	104.7	137.3	133.4

5-2-4 续表

皮肤科	医疗美容科	精神科	传染科	结核病科	肿瘤科	急诊医学科	康复医学科	职业病科	中医科	民族医学科	中西医结合科	其他
8738.1	**422.9**	**3750.5**	**3672.1**	**466.1**	**2603.2**	**13213.2**	**2569.3**	**151.0**	**55125.8**	**733.6**	**5883.2**	**18242.7**
5266.8	246.1	2160.4	2104.5	300.1	1585.1	6982.7	1395.1	75.6	31506.7	81.3	3737.5	9664.6
1886.6	102.3	761.0	847.0	92.1	585.7	2650.7	642.7	36.7	12023.4	34.4	953.9	4306.3
1584.8	74.6	829.1	720.6	73.9	432.4	3579.8	531.5	38.8	11595.7	617.9	1191.9	4271.7
396.8	20.0	138.3	199.6	19.4	159.1	167.2	68.0	3.9	3706.0	13.7	551.0	653.4
123.1	3.9	67.4	66.0	6.3	109.5	88.2	28.3	0.0	1547.6	8.7	281.9	395.7
317.3	6.9	89.1	108.9	6.4	78.8	424.8	94.5	0.9	1766.3	0.6	252.1	608.3
140.5	3.2	44.3	44.7	5.5	31.3	167.5	47.4	4.8	733.2	0.1	59.7	365.8
117.4	2.5	38.6	39.0	14.8	36.7	226.8	43.0	1.4	596.6	250.5	45.3	355.0
374.1	22.8	107.5	100.5	15.9	103.8	417.6	109.0	8.1	1113.9	13.9	51.4	661.9
151.5	5.7	67.1	58.0	5.2	60.5	276.2	28.9	2.0	822.2	3.9	91.2	215.2
175.4	10.0	59.2	61.9	11.9	70.5	290.6	36.2	8.4	1092.2	6.7	61.9	410.1
618.3	10.7	182.6	174.1	103.0	168.6	168.8	67.2	16.5	2198.8	0.0	738.8	371.2
750.0	41.4	340.7	370.5	19.6	316.5	857.2	224.2	14.9	4265.0	0.9	513.6	1393.9
816.8	38.2	478.6	368.0	26.4	248.0	637.6	160.2	0.3	5527.4	5.3	598.8	1156.0
298.0	12.0	111.2	197.2	15.7	89.6	281.2	92.5	3.1	1465.4	0.0	69.6	560.2
220.1	12.7	132.5	127.3	47.3	75.0	422.8	95.9	0.1	1924.8	9.3	233.7	559.4
147.0	9.3	52.7	94.1	17.5	46.3	213.3	31.4	1.5	1319.0	0.0	80.9	234.7
523.3	27.1	223.8	168.5	23.7	125.4	735.4	106.4	15.2	2840.4	10.6	137.2	1533.3
439.7	23.5	164.4	157.7	5.1	154.8	547.5	161.4	12.1	3127.9	3.1	133.4	774.7
315.1	23.7	134.7	135.0	13.2	75.5	466.5	163.0	2.1	1836.5	16.0	341.2	1267.6
219.4	14.9	127.4	98.5	18.1	57.3	407.7	81.9	2.7	1627.0	4.7	116.0	478.2
1094.6	61.5	384.6	411.8	31.9	197.9	2963.2	418.9	15.9	6389.3	18.3	349.3	2224.2
180.4	8.2	93.0	129.9	14.3	53.5	701.2	62.5	3.5	1638.1	28.5	223.3	461.2
32.4	0.8	15.4	9.4	0.2	2.4	100.0	22.4	0.0	227.1	0.1	29.7	107.5
129.8	7.0	141.2	58.1	0.6	49.7	232.4	64.1	4.3	1094.1	5.5	86.8	282.4
434.3	28.9	295.6	153.1	5.1	93.0	666.6	160.2	11.0	3009.2	31.4	460.2	942.7
86.5	4.9	27.8	50.5	14.7	19.1	266.2	23.1	3.9	659.4	14.2	61.8	293.1
156.1	7.3	98.1	71.9	2.9	43.8	572.7	29.7	1.1	1520.0	18.8	92.8	604.5
6.5	0.0	0.0	4.6	0.4	0.5	10.7	2.2	0.0	3.0	71.7	2.7	43.4
226.2	10.5	56.5	69.6	12.2	35.5	337.9	58.7	1.7	1188.5	0.7	75.8	408.9
67.8	1.5	28.9	30.8	0.1	32.6	159.5	27.3	4.7	846.5	19.2	91.0	239.9
14.5	0.5	7.6	13.7	0.0	3.9	52.0	7.2	1.3	111.9	31.0	3.7	270.4
48.1	0.6	4.4	19.8	0.0	14.7	77.9	20.1	3.2	317.5	9.6	13.8	78.4
117.2	2.7	37.7	79.8	8.7	49.6	275.9	33.5	2.6	611.1	136.8	34.6	291.8

5-2-5 综合医院分科门诊人次及构成

年份	合计	内科	外科	妇产科	儿科	中医科
门诊人次(万人次)						
2000	79544.5	24546.5	9764.3	6649.4	5475.8	6603.2
2001	77487.7	24059.2	9538.5	6589.2	5561.4	6323.6
2002	82588.0	26396.3	10860.4	7553.9	6239.9	6065.3
2003	80794.9	25866.6	10665.3	7529.2	6012.5	5635.9
2004	87032.2	26738.9	11675.6	8861.3	6556.8	5764.3
2005	93248.9	28608.4	12582.6	9655.5	7553.0	5850.7
2006	98373.8	30041.4	13612.4	10627.4	8191.1	5921.3
2007	119227.3	33531.2	14661.3	12294.2	9797.7	4886.0
2008	130677.3	36075.8	15356.1	13484.5	11589.5	5247.1
2009	140012.5	38910.3	15977.7	14320.3	13009.5	5769.5
2010	147730.4	40660.9	16754.0	15456.2	13811.9	6185.4
2011	163983.3	44772.6	18394.3	17422.2	15235.0	6822.1
2012	183339.6	51344.9	22691.4	20196.9	17607.4	8031.6
2013	197235.6	55338.5	24576.2	21514.0	19234.3	8577.6
2014	213359.2	60136.7	26618.6	23960.6	20709.9	9152.9
构成(%)						
2000	100.00	31.05	12.31	8.50	7.18	8.16
2001	100.00	31.96	13.15	9.15	7.56	7.34
2002	100.00	31.96	13.15	9.15	7.56	7.34
2003	100.00	32.02	13.20	9.32	7.44	6.98
2004	100.00	30.72	13.42	10.18	7.53	6.62
2005	100.00	30.68	13.49	10.35	8.10	6.27
2006	100.00	30.54	13.84	10.80	8.33	6.02
2007	100.00	0.00	0.00	0.00	0.00	0.00
2008	100.00	0.00	0.00	0.00	0.00	0.00
2009	100.00	27.79	11.41	10.23	9.29	4.12
2010	100.00	27.52	11.34	10.46	9.35	4.19
2011	100.00	27.30	11.22	10.62	9.29	4.16
2012	100.00	28.01	12.38	11.02	9.60	4.38
2013	100.00	28.06	12.46	10.91	9.75	4.35
2014	100.00	28.19	12.48	11.23	9.71	4.29

注：本表2007年起系分科门急诊人次及构成。

5-3-1 医疗卫生机构入院人数

机构分类	2005	2009	2010	2011	2012	2013	2014
入院人数(万人)	**7184**	**13256**	**14174**	**15298**	**17857**	**19215**	**20441**
医院	5108	8488	9524	10755	12727	14007	15375
综合医院	4153	6713	7505	8431	9915	10848	11844
中医医院	567	1034	1168	1349	1642	1827	2011
中西医结合医院	38	77	91	98	130	156	178
民族医院	10	21	24	29	34	41	49
专科医院	339	641	733	844	1004	1132	1287
护理院	1	2	2	2	3	4	6
基层医疗卫生机构	1675	4111	3950	3775	4254	4300	4094
社区卫生服务中心(站)	27	225	262	290	309	322	321
内：社区卫生服务中心	27	164	218	247	269	292	298
卫生院	1641	3870	3677	3472	3931	3958	3752
街道卫生院	19	62	47	23	24	21	20
乡镇卫生院	1622	3808	3630	3449	3908	3937	3733
门诊部	7	16	11	13	14	20	21
专业公共卫生机构	372	602	655	721	825	860	929
妇幼保健院(所、站)	349	572	622	682	782	806	873
内：妇幼保健院	312	535	585	645	740	767	832
专科疾病防治院(所、站)	23	30	33	38	43	54	55
内：专科疾病防治院	14	15	16	19	21	25	26
其他医疗卫生机构	28	55	45	48	51	47	43
疗养院	28	55	45	48	51	47	43
居民年住院率(%)	5.50	9.95	10.59	11.37	13.21	14.12	15.00

注：①诊所、卫生所、医务室和村卫生室无住院数字；②2007年以前社区卫生服务站无住院数字。

5-3-2　2014年医疗卫生机构住院服务情况

机构分类	入院人数	出院人数	住院病人手术人次	病死率(%)	每床出院人数	每百门急诊入院人数	医师日均担负住院床日
总　计	**204411818**	**203657291**	**43829194**	**0.4**	**30.9**	**4.2**	**2.0**
一、医院	153751386	153190733	41121043	0.5	30.9	5.3	2.6
综合医院	118441343	118089582	32036157	0.5	33.8	5.6	2.6
中医医院	20105654	20015393	4249150	0.4	30.1	4.4	2.4
中西医结合医院	1778587	1769930	522329	0.7	26.3	3.6	2.2
民族医院	492565	485779	37958	0.2	21.3	6.6	2.2
专科医院	12868436	12770086	4275351	0.3	18.7	5.1	3.4
口腔医院	104496	106036	66902	0.2	12.5	0.4	0.2
眼科医院	991890	985747	901705	0.0	40.5	5.5	1.8
耳鼻喉科医院	151144	150119	100263	0.1	31.3	5.0	1.7
肿瘤医院	2105884	2105894	503354	0.6	31.5	15.1	4.0
心血管病医院	334507	333219	109646	0.3	28.5	8.0	2.2
胸科医院	203938	203705	47751	0.7	25.4	9.6	3.0
血液病医院	25340	25278	12840	0.3	19.1	11.5	3.5
妇产(科)医院	1466092	1450832	743720	0.0	33.2	4.7	1.4
儿童医院	1630805	1625925	482817	0.2	48.1	3.2	2.4
精神病医院	1485964	1454021	78213	0.3	5.9	5.0	9.1
传染病医院	902969	904670	90133	0.8	19.3	6.4	3.8
皮肤病医院	77697	75568	5308	0.0	12.3	1.1	1.1
结核病医院	263670	263715	47107	0.7	20.2	10.2	4.9
麻风病医院	8098	8023			6.4	1.0	1.7
职业病医院	31806	31912	4409	1.8	10.9	6.4	2.7
骨科医院	1018955	996105	463815	0.1	21.7	7.5	2.7
康复医院	480489	470136	68252	0.2	10.9	6.5	4.1
整形外科医院	39045	37672	30894		20.3	9.7	0.9
美容医院	67376	66096	44363		15.4	4.1	0.3
其他专科医院	1478271	1475413	473859	0.3	20.6	5.9	2.0
护理院	64801	59963	98	5.0	3.0	8.4	13.2
二、基层医疗卫生机构	40941503	40723459		0.1	29.5	2.4	0.8
社区卫生服务中心(站)	3210337	3188687		0.3	16.3	0.5	0.6
社区卫生服务中心	2980571	2956234		0.4	17.3	0.6	0.7
社区卫生服务站	229766	232453		0.1	9.7	0.2	0.2
卫生院	37521456	37325223		0.0	31.7	3.7	1.6
街道卫生院	195403	195090		0.1	20.8	2.3	1.3
乡镇卫生院	37326053	37130133		0.0	31.8	3.7	1.6
中心卫生院	17371234	17283368		0.0	33.8	4.2	1.7
乡卫生院	19954819	19846765		0.0	30.3	3.4	1.5
门诊部	207859	207859			25.2		
护理站	1851	1690			5.3	0.3	2.8
三、专业公共卫生机构	9288865	9250759	2703524	0.0	41.7	3.8	1.4
专科疾病防治院(所、站)	554321	547779	31273	0.3	14.6	2.6	1.6
妇幼保健院(所、站)	8734544	8702980	2672251	0.0	47.1	3.9	1.4
内：妇幼保健院	8324558	8296404	2566174	0.0	48.4	4.1	1.5
四、其他医疗卫生机构	430064	492340	4627	0.1	13.9	11.9	5.1
疗养院	430064	492340	4627	0.1	13.9	19.5	5.4
临床检验中心							

5-3-3 2014年各地区医疗卫生机构住院服务情况

地区	入院人数	出院人数	住院病人手术人次	病死率(%)	每床出院人数	每百门急诊入院人数	居民年住院率(%)
总　计	**204411818**	**203657291**	**43829194**	**0.4**	**30.9**	**4.2**	**15.0**
东　部	77866211	77671575	20656858	0.4	29.8	2.9	13.8
中　部	64615664	64330200	12052693	0.3	30.8	5.9	15.1
西　部	61929943	61655516	11119643	0.3	32.5	5.8	16.8
北　京	2698052	2692969	1089841	1.1	24.6	1.4	12.5
天　津	1486666	1485006	565382	0.6	24.4	1.6	9.8
河　北	9806432	9730862	1975748	0.3	30.1	5.6	13.3
山　西	3912808	3882370	852395	0.2	21.9	5.4	10.7
内蒙古	3004669	2994013	582896	0.5	23.3	4.7	12.0
辽　宁	6351546	6319431	1231915	0.8	24.8	5.3	14.5
吉　林	3355237	3318321	687730	0.9	23.5	5.3	12.2
黑龙江	4895691	4867033	1169295	0.9	24.2	6.2	12.8
上　海	3185533	3185404	1610369	1.5	27.1	1.4	13.1
江　苏	11520434	11482357	2867796	0.2	29.3	3.0	14.5
浙　江	7562762	7536903	2359224	0.3	30.7	1.8	13.7
安　徽	8213618	8181804	1584797	0.3	32.5	5.3	13.5
福　建	5337142	5327991	1094056	0.1	32.4	3.8	14.0
江　西	6966492	6945176	1102057	0.2	37.2	7.1	15.3
山　东	15018236	15017374	3002764	0.3	30.0	5.0	15.3
河　南	14471027	14372206	2688917	0.2	31.3	5.2	15.3
湖　北	10534537	10536575	2061897	0.3	33.2	5.3	18.1
湖　南	12266254	12226715	1905605	0.1	34.4	8.6	18.2
广　东	13928432	13923645	4699209	0.5	34.4	2.5	13.0
广　西	8327839	8314717	1207206	0.3	41.2	5.4	17.5
海　南	970976	969633	160554	0.3	28.1	3.1	10.8
重　庆	5513272	5488059	991114	0.4	34.2	6.3	18.4
四　川	15087855	15011552	2779224	0.4	32.7	5.6	18.5
贵　州	6401353	6338357	1076532	0.2	34.8	8.8	18.2
云　南	7285484	7259036	1534075	0.3	32.3	5.3	15.5
西　藏	229261	230589	37826	0.2	19.4	2.7	7.2
陕　西	5956741	5918059	1212868	0.3	29.7	5.9	15.8
甘　肃	3386090	3364264	516003	0.2	27.5	5.2	13.1
青　海	864753	878910	141477	0.2	26.7	5.8	14.8
宁　夏	964376	970942	244223	0.3	29.9	3.8	14.6
新　疆	4908250	4887018	796199	0.3	34.2	6.5	21.4

5-3-4　2014年医疗卫生机构分科出院人数及构成

科室分类	出院人数（人）	医院	构成（%）	医院
总　计	**203657291**	**153190733**	**100.00**	**100.00**
预防保健科	264419	103773	0.13	0.07
全科医疗科	10504093	1307424	5.16	0.85
内科	58292509	41057284	28.62	26.80
外科	34960448	29637845	17.17	19.35
儿科	20716261	14430288	10.17	9.42
妇产科	27194823	18170575	13.35	11.86
眼科	3778283	3580869	1.86	2.34
耳鼻咽喉科	2708880	2619493	1.33	1.71
口腔科	627488	544030	0.31	0.36
皮肤科	500452	435164	0.25	0.28
医疗美容科	133049	130239	0.07	0.09
精神科	1930784	1848074	0.95	1.21
传染科	3158868	2993408	1.55	1.95
结核病科	543013	423692	0.27	0.28
肿瘤科	5926885	5920758	2.91	3.86
急诊医学科	1331095	1237783	0.65	0.81
康复医学科	2053212	1569985	1.01	1.02
职业病科	151141	100309	0.07	0.07
中医科	22481431	21411573	11.04	13.98
民族医学科	455829	455829	0.22	0.30
中西医结合科	2271788	2260336	1.12	1.48
其他	3672540	2952002	1.80	1.93

5-4-1 医院入院人数

年份	入院人数（万人）	卫生计生部门			每百门急诊入院人数（人）
			综合医院	中医医院	
1980	2247	1667	1383	41	2.4
1985	2560	1862	1485	79	2.3
1986	2685	1960	1547	96	2.2
1987	2926	2155	1670	133	2.1
1988	3128	2292	1752	157	2.3
1989	3157	2304	1750	174	2.3
1990	3182	2341	1769	195	2.3
1991	3276	2433	1825	223	2.3
1992	3262	2428	1799	232	2.3
1993	3066	2325	1723	231	2.5
1994	3079	2344	1728	241	2.6
1995	3073	2358	1710	251	2.6
1996	3100	2379	1704	267	2.7
1997	3121	2425	1725	274	2.7
1998	3238	2538	1794	287	2.8
1999	3379	2676	1884	298	2.9
2000	3584	2862	1996	321	3.0
2001	3759	3030	2100	349	3.2
2002	3997	3209	2577	394	3.5
2003	4159	3339	2727	438	3.6
2004	4673	3752	3108	498	3.8
2005	5108	4101	3394	544	3.8
2006	5562	4465	3656	610	3.9
2007	6487	5336	4257	693	4.1
2008	7392	6193	4874	847	4.3
2009	8488	7048	5525	986	4.5
2010	9524	7890	6172	1113	4.8
2011	10755	8849	6896	1285	4.9
2012	12727	10324	7978	1564	5.1
2013	14007	11251	8639	1736	5.2
2014	16234	13116	9398	1889	5.2

注：①1993年以前入院人数系推算数；②2002年之前医院数字包括妇幼保健院、专科疾病防治院；③2002年以前综合医院不含高校附属医院。

5-4-2 各类医院入院人数(按登记注册类型/主办单位/管理类别/等级/机构类别分)

医院分类	2005	2010	2011	2012	2013	2014
总入院人数(万人)	**5108.1**	**9523.8**	**10754.7**	**12727.4**	**14007.4**	**15375.1**
按登记注册类型分						
公立医院	4900.2	8724.2	9707.5	11331.2	12315.2	13414.8
民营医院	207.8	799.5	1047.3	1396.3	1692.3	1960.3
按主办单位分						
政府办	4327.0	8065.1	9047.3	10590.4	11534.9	12586.5
社会办	660.8	939.8	1032.1	1220.4	1309.8	1450.2
个人办	120.2	518.9	675.3	916.7	1162.8	1338.4
按管理类别分						
非营利性	4930.6	9082.4	10206.2	11997.1	13095.6	14332.5
营利性	170.4	441.4	548.5	730.3	911.8	1042.7
不详	7.1					
按医院等级分						
三级医院	1417.6	3096.8	3717.3	4726.4	5450.1	6291.0
二级医院	2297.7	5115.7	5567.4	6241.6	6620.9	7005.7
一级医院	207.1	463.7	535.8	648.9	729.2	798.0
未评级医院	1185.7	847.5	934.2	1110.6	1207.2	1280.3
按机构类别分						
综合医院	4152.7	7505.5	8431.3	9914.9	10848.0	11844.1
中医医院	567.4	1167.7	1349.3	1641.7	1826.7	2010.6
中西医结合医院	38.0	91.3	98.4	129.7	155.6	177.9
民族医院	9.9	24.3	29.2	34.1	40.7	49.3
专科医院	339.0	732.8	844.1	1004.1	1132.4	1286.8
护理院	0.9	2.1	2.4	3.0	4.1	6.5

5-4-3　2014年各地区医院住院服务情况

地区	入院人数			出院人数			住院病人手术人次数		
	合计	公立	民营	合计	公立	民营	合计	公立	民营
总　计	**153751386**	**134147920**	**19603466**	**153190733**	**133805448**	**19385285**	**41121043**	**35919590**	**5201453**
东　部	63345705	55747804	7597901	63125769	55627854	7497915	19393741	17161694	2232047
中　部	46703125	41615141	5087984	46538083	41513898	5024185	11184465	9837887	1346578
西　部	43702556	36784975	6917581	43526881	36663696	6863185	10542837	8920009	1622828
北　京	2562329	2271590	290739	2557249	2268615	288634	1036732	950183	86549
天　津	1375813	1231418	144395	1374437	1230920	143517	555861	540940	14921
河　北	7669850	6874917	794933	7607979	6829765	778214	1852598	1692299	160299
山　西	3268333	2907389	360944	3248767	2895644	353123	825522	721723	103799
内蒙古	2490733	2293437	197296	2483632	2287997	195635	551095	503774	47321
辽　宁	5584002	4982089	601913	5556970	4969428	587542	1208244	1081757	126487
吉　林	3035518	2723099	312419	3001124	2707697	293427	667200	583230	83970
黑龙江	4116602	3794029	322573	4091908	3774172	317736	1121699	1036922	84777
上　海	2946524	2804183	142341	2945459	2805324	140135	1537888	1471556	66332
江　苏	9425776	7356081	2069695	9396724	7346605	2050119	2776016	2138815	637201
浙　江	6825478	6178087	647391	6802584	6169911	632673	2223270	1978269	245001
安　徽	6199539	5108646	1090893	6171657	5094880	1076777	1530752	1219526	311226
福　建	4121408	3639131	482277	4114167	3637457	476710	1019953	876021	143932
江　西	4318838	3851407	467431	4313101	3855828	457273	961601	823449	138152
山　东	11299350	10007649	1291701	11248949	9974658	1274291	2794837	2470924	323913
河　南	10525738	9480948	1044790	10473401	9445029	1028372	2420576	2170704	249872
湖　北	7338125	6720845	617280	7356978	6724659	632319	1921596	1736258	185338
湖　南	7900432	7028778	871654	7881147	7015989	865158	1735519	1546075	189444
广　东	10750123	9645990	1104133	10738558	9640890	1097668	4239254	3823840	415414
广　西	4779387	4529673	249714	4779589	4531747	247842	1109616	1043888	65728
海　南	785052	756669	28383	782693	754281	28412	149088	137090	11998
重　庆	3474090	2774446	699644	3462961	2771843	691118	929398	707597	221801
四　川	9895002	7868018	2026984	9845845	7852126	1993719	2619933	2157884	462049
贵　州	4445618	3224108	1221510	4399922	3198834	1201088	1009563	771194	238369
云　南	5515785	4389111	1126674	5497178	4378434	1118744	1494077	1213654	280423
西　藏	185394	167767	17627	187251	170101	17150	37160	30648	6512
陕　西	4881954	4250071	631883	4854163	4227590	626573	1159487	1017803	141684
甘　肃	2626826	2468464	158362	2604476	2451591	152885	489008	448283	40725
青　海	713935	631091	82844	729244	620696	108548	140574	124904	15670
宁　夏	866477	777244	89233	874358	775901	98457	233416	183942	49474
新　疆	3827355	3411545	415810	3808262	3396836	411426	769510	716438	53072

5-4-4　2014年各地区医院分科出院人数

地区	合计	预防保健科	全科医疗科	内科	外科	儿科	妇产科	眼科	耳鼻咽喉科	口腔科	皮肤科
总　计	153190733	103773	1307424	41057284	29637845	14430288	18170575	3580869	2619493	544030	435164
东　部	63125769	45250	333565	16417934	12788889	5765682	8356541	1582162	1007329	242603	142885
中　部	46538083	37073	347894	12827373	8694156	4518904	4718740	1063067	822051	181901	139655
西　部	43526881	21450	625965	11811977	8154800	4145702	5095294	935640	790113	119526	152624
北　京	2557249	4218	1172	637340	535290	168595	363290	93422	40848	11438	15532
天　津	1374437		10629	396744	240010	86197	157890	45063	20885	4826	1548
河　北	7607979	7317	54716	2214371	1402956	833523	1095392	169358	84108	24560	9181
山　西	3248767	631	22433	987903	626032	301955	457538	76448	45001	10463	10933
内蒙古	2483632	3189	3510	805468	469080	186438	267862	55686	30480	9213	4860
辽　宁	5556970	625	12167	2016063	1041408	321567	528112	139935	79747	22400	25506
吉　林	3001124	830	23619	1030170	603882	199549	266734	71056	52997	7232	6021
黑龙江	4091908	3	6076	1595234	736585	271601	290987	78895	65342	16969	10818
上　海	2945459	922	17063	689381	699060	174448	371702	97619	72584	12459	9195
江　苏	9396724	2081	24364	2375806	1931787	759693	1109870	199138	154691	42432	11972
浙　江	6802584	1038	45290	1519929	1640662	515965	865699	155555	112162	22138	13642
安　徽	6171657	1085	29601	1510239	1205739	551314	643474	140574	108207	24035	11264
福　建	4114167	563	17278	854715	803543	499528	644132	119466	73197	11851	2348
江　西	4313101	81	84917	1040748	790501	495574	430509	85914	64421	8902	12406
山　东	11248949	28238	57089	2982928	2148857	1169528	1380719	299870	172578	58970	26664
河　南	10473401	24630	32944	2820395	1884895	1205393	1208350	242102	170194	61246	20627
湖　北	7356978	5921	77165	1812260	1389786	674538	650922	196150	160404	34148	51304
湖　南	7881147	3892	71139	2030424	1456736	818980	770226	171928	155485	18906	16282
广　东	10738558	248	72664	2531803	2208910	1168558	1713859	242645	184906	29735	26580
广　西	4779589	25	34750	1095725	833924	563122	652501	112544	105919	11837	9729
海　南	782693		21133	198854	136406	68080	125876	20091	11623	1794	717
重　庆	3462961	130	30235	972607	689800	284324	317801	71745	83025	11267	10460
四　川	9845845	3049	92023	2836215	1897210	876126	862910	214614	208109	20568	46513
贵　州	4399922	3584	156450	1049357	901749	449503	577259	66196	77903	17642	15785
云　南	5497178	1472	62588	1443317	1105302	527137	753123	144358	94890	10919	18313
西　藏	187251	1289	35473	37945	29499	10353	29483	1156	1079	728	12
陕　西	4854163	1365	14339	1466810	854646	564200	589350	126513	65843	8767	9880
甘　肃	2604476	390	11693	592221	464423	230050	324655	52915	33851	6762	4428
青　海	729244	3606	21588	183265	125335	56488	107157	10729	9372	3930	7203
宁　夏	874358		9195	252308	155466	80589	112436	20425	15356	4891	2875
新　疆	3808262	3351	154121	1076739	628366	317372	500757	58759	64286	13002	22566

5-4-4 续表

医疗美容科	精神科	传染科	结核病科	肿瘤科	急诊医学科	康复医学科	职业病科	中医科	民族医学科	中西医结合科	其他
130239	1848074	2993408	423692	5920758	1237783	1569985	100309	21411573	455829	2260336	2952002
64014	743803	1145350	192644	2953122	478972	618628	35613	7954204	18177	1053181	1185221
37063	607671	1043525	144167	1951207	375631	498844	15285	6977746	27035	499045	1010050
29162	496600	804533	86881	1016429	383180	452513	49411	6479623	410617	708110	756731
8682	19470	51364	4712	141276	2981	17353	4586	266229	1091	65873	102487
265	15898	21019	3879	125567		3782	2	147777		42101	50355
2538	42241	104006	8978	205550	89602	30001	1477	925970	547	195484	106103
2232	25483	54943	10448	130178	16247	33473	3790	329763	17	48735	54121
85	14411	34914	16267	73716	28600	21685	2926	255544	112889	23747	63062
2233	95376	126596	33793	355865	12845	53284	11443	527506	7661	39877	102961
2455	57489	73138	13055	166667	19003	17007	1177	300519	731	45881	41912
1248	54657	83942	17085	200368	35325	26224	4691	478666	3817	33407	79968
2525	12491	39010	65144	162535	33262	21577	170	228699		117776	117837
10102	137440	203834	16014	574857	56622	146696	6120	1326274	16	175955	130960
10875	113077	143383	3165	320223	42285	64343	1403	938527	2195	145347	125681
4749	91904	189687	26133	297907	98872	98438	1407	918522		55398	163108
7972	33533	65476	18231	143964	59583	33025	567	565442	4880	89293	65580
1039	46700	94436	23280	174826	44549	21190	246	797540		31071	64251
8643	141164	195692	24024	468029	139375	88326	9327	1615073	1787	73916	158152
6396	108317	209887	9357	442054	115128	102408	1551	1516847	2	64779	225899
9986	98258	162523	17772	299568	9351	122141	409	1155903	18174	141507	268788
8958	124863	174969	27037	239639	37156	77963	2014	1479986	4294	78267	112003
10030	115764	179285	14699	429914	31635	149203	518	1318898		91924	216780
1889	56962	123110	20401	149995	8023	31344	4628	806302	15263	83199	58397
149	17349	15685	5	25342	10782	11038		93809		15635	8325
2306	56630	53368	24	82545	18861	65222	10391	588747		61921	51552
8372	177345	128265	2874	245916	35763	141936	10024	1579985	9085	252552	196391
7386	25181	92509	15979	50312	63289	51305	1226	622982	14102	60065	80158
2866	60235	125116	7	107989	63315	57498	3047	780808	8650	64084	62144
	590	4272	33	1253	666	56		324	18584	932	13524
2930	45225	70343	15734	107000	40272	35044	6420	712018		51450	66014
1265	26097	42885	114	69909	31088	9754	4373	560800	13033	72926	50844
	912	13262	3	15876	31220	2009	1873	74446	29689	997	30284
381	1605	18281	6	18616	9644	11895	1777	135899	185	12251	10277
1682	31407	98208	15439	93302	52439	24765	2726	361768	189137	23986	74084

5-5　2014年医疗卫生机构床位利用情况

机构分类	实际开放总床日数(日)	平均开放病床(张)	实际占用总床日数(日)	出院者占用总床日数(日)	病床周转次数	病床工作日(日)	病床使用率(%)	平均住院日
总　计	**2298714536**	**6297848**	**1874957009**	**1804361475**	**32.3**	**297.7**	**81.6**	**8.9**
一、医院	1733694710	4749849	1526514223	1477812208	32.3	321.4	88.0	9.6
综合医院	1227613016	3363323	1089756839	1065169030	35.1	324.0	88.8	9.0
中医医院	233129982	638712	203625793	199594163	31.3	318.8	87.3	10.0
中西医结合医院	23243356	63680	19573442	18736424	27.8	307.4	84.2	10.6
民族医院	7518775	20599	5363215	5223004	23.6	260.4	71.3	10.8
专科医院	235414471	644971	202875638	184422103	19.8	314.5	86.2	14.4
口腔医院	2484501	6807	1022265	991341	15.6	150.2	41.1	9.3
眼科医院	8093118	22173	4904860	4714541	44.5	221.2	60.6	4.8
耳鼻喉科医院	1629583	4465	976260	861767	33.6	218.7	59.9	5.7
肿瘤医院	23764835	65109	25364629	25389369	32.3	389.6	106.7	12.1
心血管病医院	3990710	10933	3289869	3227446	30.5	300.9	82.4	9.7
胸科医院	2806939	7690	2673649	2667320	26.5	347.7	95.3	13.1
血液病医院	471955	1293	389503	365439	19.5	301.2	82.5	14.5
妇产(科)医院	14415557	39495	9065211	8578082	36.7	229.5	62.9	5.9
儿童医院	11678763	31997	12122472	11841691	50.8	378.9	103.8	7.3
精神病医院	86024652	235684	83925440	70319992	6.2	356.1	97.6	48.4
传染病医院	16849914	46164	15732713	15641254	19.6	340.8	93.4	17.3
皮肤病医院	1805802	4947	912763	766573	15.3	184.5	50.5	10.1
结核病医院	4571040	12523	4415401	4327689	21.1	352.6	96.6	16.4
麻风病医院	457607	1254	155414	71956	6.4	124.0	34.0	9.0
职业病医院	1003897	2750	846997	959113	11.6	308.0	84.4	30.1
骨科医院	15524672	42533	11639348	11054098	23.4	273.7	75.0	11.1
康复医院	14502882	39734	10373164	8702539	11.8	261.1	71.5	18.5
整形外科医院	608356	1667	257340	254161	22.6	154.4	42.3	6.7
美容医院	1247423	3418	262802	233161	19.3	76.9	21.1	3.5
其他专科医院	23482265	64335	14545538	13454571	22.9	226.1	61.9	9.1
护理院	6775110	18562	5319296	4667484	3.2	286.6	78.5	77.8
二、基层医疗卫生机构	475868566	1303749	284145059	264603875	31.2	217.9	59.7	6.5
社区卫生服务中心(站)	64217281	175938	35339001	30466401	18.1	200.9	55.0	9.6
社区卫生服务口心	57814618	158396	32157670	29142692	18.7	203.0	55.6	9.9
社区卫生服务站	6402663	17542	3181331	1323709	13.3	181.4	49.7	5.7
卫生院	411541055	1127510	248739529	234121076	33.1	220.6	60.4	6.3
街道卫生院	3100395	8494	1649183	1420165	23.0	194.2	53.2	7.3
乡镇卫生院	408440660	1119016	247090346	232700911	33.2	220.8	60.5	6.3
中心卫生院	179683023	492282	114053921	109100326	35.1	231.7	63.5	6.3
乡卫生院	228757637	626733	133036425	123600585	31.7	212.3	58.2	6.2
门诊部					∞	∞	∞	
护理站	110230	302	66529	16398	5.6	220.3	60.4	9.7
三、专业公共卫生机构	77458421	212215	58056735	57635406	43.6	273.6	75.0	6.2
专科疾病防治院(所、站)	12784056	35025	9456922	8192201	15.6	270.0	74.0	15.0
妇幼保健院(所、站)	64674365	177190	48599813	49443205	49.1	274.3	75.1	5.7
内:妇幼保健院	60188246	164899	46567452	47546161	50.3	282.4	77.4	5.7
四、其他医疗卫生机构	11692839	32035	6240992	4309986	15.4	194.8	53.4	8.8
疗养院	11692839	32035	6240992	4309986	15.4	194.8	53.4	8.8
临床检验中心								

5-6-1 医院病床使用情况

年份	病床使用率(%)	卫生计生部门			平均住院日(日)	卫生计生部门		
			综合医院	中医医院			综合医院	中医医院
1980	82.5	85.7	84.2	86.9	14.0	13.7	11.7	23.7
1985	82.7	87.9	87.0	83.9	15.8	15.4	13.3	23.3
1986	82.7	87.8	87.3	82.3	15.9	15.6	13.4	23.3
1987	84.3	89.8	89.5	81.9	16.0	15.6	13.4	21.9
1988	84.4	89.9	89.7	79.6	15.8	15.6	13.5	20.2
1989	81.5	86.2	86.1	73.7	15.8	15.4	13.4	19.0
1990	80.7	85.6	85.7	73.6	15.9	15.5	13.5	18.0
1991	81.2	85.8	86.2	74.0	16.0	15.5	13.4	17.4
1992	78.4	83.1	83.7	69.2	16.2	15.8	13.7	17.5
1993	70.9	75.7	76.3	62.5	15.6	15.2	13.3	15.4
1994	68.8	72.1	72.6	58.9	15.0	14.5	12.9	14.4
1995	66.9	70.2	70.8	57.4	14.8	14.2	12.6	13.9
1996	64.4	67.9	69.1	54.5	14.3	13.7	12.3	13.4
1997	61.5	65.0	65.4	52.1	13.8	13.3	11.9	13.1
1998	60.0	63.1	63.3	49.8	13.1	12.6	11.3	12.4
1999	59.6	63.1	63.2	50.5	12.7	12.1	11.0	12.0
2000	60.6	64.5	65.0	50.7	12.2	11.6	10.5	11.4
2001	61.1	65.3	65.6	51.5	11.8	11.3	10.3	10.9
2002	64.6	68.6	70.5	57.7	10.9	10.6	9.6	10.8
2003	65.3	69.3	70.6	59.4	11.0	10.8	10.0	10.9
2004	68.4	73.2	74.4	63.0	10.8	10.5	9.8	10.4
2005	70.3	75.3	76.6	65.7	10.9	10.6	9.8	10.8
2006	72.4	77.9	79.2	67.7	10.9	10.5	9.8	10.4
2007	78.2	84.3	85.6	73.2	10.8	10.5	9.8	10.4
2008	81.5	88.1	89.6	78.6	10.7	10.6	9.9	10.5
2009	84.7	91.5	93.0	83.1	10.5	10.4	9.7	10.4
2010	86.7	93.4	94.9	85.7	10.5	10.4	9.7	10.7
2011	88.5	95.2	96.6	88.1	10.3	10.2	9.6	10.5
2012	90.1	96.9	98.2	90.4	10.0	10.0	9.3	10.1
2013	89.0	95.9	96.9	90.5	9.8	9.8	9.1	10.1
2014	88.0	94.9	95.8	89.1	9.6	9.6	8.9	9.9

注：2002年以前医院数字包括妇幼保健院、专科疾病防治院数字，综合医院不含高校附属医院。

5-6-2 医院病床使用率(%)

医院分类	2005	2010	2011	2012	2013	2014
总 计	**70.3**	**86.7**	**88.5**	**90.1**	**89.0**	**88.0**
按登记注册类型分						
公立医院	71.5	90.0	92.0	94.2	93.5	92.8
民营医院	49.8	59.0	62.3	63.2	63.4	63.1
按主办单位分						
政府办	74.9	92.8	94.6	96.4	95.4	94.5
社会办	55.6	69.1	71.4	73.7	73.4	73.6
个人办	47.4	55.2	58.2	59.9	60.5	60.1
按管理类别分						
其中：非营利性	71.4	88.9	90.8	92.6	91.7	90.9
营利性	48.3	52.9	56.0	57.9	58.3	57.3
按医院等级分						
其中：三级医院	90.5	102.9	104.2	104.5	102.9	101.8
二级医院	68.1	87.3	88.7	90.7	89.5	87.9
一级医院	49.6	56.6	58.9	60.4	60.9	60.1
按机构类别分						
综合医院	70.4	87.5	89.3	91.0	89.8	88.8
中医医院	65.0	84.1	86.3	88.6	88.6	87.3
中西医结合医院	68.0	82.8	83.4	85.9	85.7	84.2
民族医院	57.4	70.6	74.3	74.6	72.1	71.3
专科医院	75.7	85.7	87.0	87.6	86.4	86.2
护理院	89.6	85.3	80.6	78.8	78.1	78.5

5-6-3 医院平均住院日

医院分类	2005	2010	2011	2012	2013	2014
总　计	**10.9**	**10.5**	**10.3**	**10.0**	**9.8**	**9.6**
按登记注册类型分						
公立医院	10.9	10.7	10.5	10.2	10.0	9.8
民营医院	9.6	8.4	8.5	8.3	8.4	8.4
按主办单位分						
政府办	10.7	10.5	10.3	10.1	9.9	9.7
社会办	12.4	11.7	11.4	11.1	10.8	10.6
个人办	9.3	8.0	8.1	7.9	8.0	8.2
按管理类别分						
其中：非营利性	10.9	10.6	10.4	10.1	10.0	9.8
营利性	9.5	8.0	8.0	7.7	7.7	7.7
按医院等级分						
其中：三级医院	13.1	12.5	12.0	11.4	11.0	10.7
二级医院	9.7	9.4	9.3	9.1	9.0	8.8
一级医院	9.8	9.1	9.1	8.9	9.0	9.1
按机构类别分						
综合医院	10.2	9.8	9.7	9.4	9.2	9.0
中医医院	10.8	10.6	10.5	10.2	10.1	10.0
中西医结合医院	11.6	10.8	10.9	10.8	10.9	10.6
民族医院	9.4	11.6	11.9	11.2	10.9	10.8
专科医院	18.9	17.3	16.1	15.5	14.9	14.4
护理院	95.0	59.6	70.0	72.6	76.6	77.8

5-6-4 2014年各地区医院床位利用情况

地区	病床工作日			病床使用率(%)			平均住院日		
	合计	公立	民营	合计	公立	民营	合计	公立	民营
总 计	**321.4**	**338.7**	**230.2**	**88.0**	**92.8**	**63.1**	**9.6**	**9.8**	**8.4**
东 部	321.6	339.0	231.5	88.1	92.9	63.4	9.7	9.8	9.1
中 部	323.8	337.4	232.3	88.7	92.4	63.6	9.8	10.0	8.1
西 部	318.4	339.7	226.8	87.2	93.1	62.1	9.4	9.7	7.8
北 京	303.6	328.2	192.8	83.2	89.9	52.8	11.0	11.0	10.9
天 津	306.1	327.9	189.3	83.9	89.8	51.9	10.9	11.3	7.4
河 北	316.3	329.5	231.2	86.7	90.3	63.4	9.0	9.1	8.2
山 西	295.9	306.8	222.9	81.1	84.0	61.1	10.8	11.0	8.9
内蒙古	277.3	289.3	183.5	76.0	79.2	50.3	9.9	10.0	8.4
辽 宁	320.1	335.3	218.7	87.7	91.9	59.9	11.2	11.4	9.5
吉 林	293.2	313.1	175.9	80.3	85.8	48.2	9.8	10.0	8.3
黑龙江	300.6	313.5	185.8	82.4	85.9	50.9	11.1	11.3	8.8
上 海	354.4	363.4	273.9	97.1	99.6	75.1	11.1	10.7	18.8
江 苏	329.5	353.1	262.4	90.3	96.7	71.9	10.1	10.4	9.1
浙 江	337.6	356.8	238.9	92.5	97.8	65.5	10.0	9.8	11.8
安 徽	320.0	338.5	248.9	87.7	92.7	68.2	9.2	9.4	8.3
福 建	317.0	334.1	212.0	86.8	91.5	58.1	8.7	8.9	6.6
江 西	340.1	350.1	259.8	93.2	95.9	71.2	9.2	9.4	7.0
山 东	317.3	337.3	214.5	86.9	92.4	58.8	9.5	9.5	9.0
河 南	332.8	341.2	266.2	91.2	93.5	72.9	9.9	10.0	8.8
湖 北	350.9	365.4	228.9	96.1	100.1	62.7	9.7	9.9	7.5
湖 南	326.7	343.1	220.7	89.5	94.0	60.5	9.4	9.6	7.5
广 东	314.9	329.8	222.3	86.3	90.4	60.9	8.8	8.9	8.0
广 西	347.0	355.4	233.1	95.1	97.4	63.9	9.0	9.0	8.0
海 南	293.7	298.1	200.4	80.5	81.7	54.9	9.5	9.6	7.1
重 庆	322.9	343.7	247.1	88.5	94.2	67.7	9.5	10.0	7.7
四 川	335.8	364.9	243.0	92.0	100.0	66.6	10.0	10.4	8.4
贵 州	301.9	340.8	217.6	82.7	93.4	59.6	8.5	9.0	7.0
云 南	312.2	343.6	220.8	85.5	94.1	60.5	9.0	9.3	7.8
西 藏	275.2	282.4	189.1	75.4	77.4	51.8	9.8	10.3	5.7
陕 西	316.5	335.9	222.3	86.7	92.0	60.9	9.6	9.7	8.7
甘 肃	304.5	308.8	247.5	83.4	84.6	67.8	9.5	9.5	8.2
青 海	296.9	308.7	213.3	81.3	84.6	58.4	9.6	10.3	5.4
宁 夏	320.3	338.3	215.2	87.7	92.7	58.9	9.8	10.1	7.4
新 疆	316.8	335.6	190.6	86.8	91.9	52.2	8.8	9.1	6.4

5-7-1　2014年各地区医院医师担负工作量

地区	医师日均担负诊疗人次			医师日均担负住院床日		
	合计	公立	民营	合计	公立	民营
总　计	**7.5**	**7.8**	**5.8**	**2.6**	**2.7**	**2.1**
东　部	9.1	9.4	7.0	2.4	2.4	1.9
中　部	5.7	5.9	4.5	2.8	2.9	2.1
西　部	6.7	7.0	4.9	3.0	3.1	2.5
北　京	10.7	11.7	6.1	1.5	1.6	1.0
天　津	12.5	12.0	14.6	1.8	2.0	1.1
河　北	5.2	5.2	4.7	2.2	2.3	1.7
山　西	3.7	3.9	3.0	2.0	2.0	1.5
内蒙古	5.2	5.2	4.8	2.2	2.2	1.6
辽　宁	5.5	5.7	4.1	2.8	2.9	2.2
吉　林	5.3	5.6	3.6	2.4	2.5	1.6
黑龙江	4.8	4.8	4.2	2.5	2.6	1.8
上　海	15.2	16.0	8.9	2.5	2.6	1.8
江　苏	9.6	9.9	8.5	2.8	2.9	2.6
浙　江	12.1	12.7	7.8	2.4	2.4	2.2
安　徽	6.4	6.7	5.3	2.8	3.0	2.2
福　建	9.5	10.3	5.5	2.5	2.7	1.5
江　西	6.0	6.2	3.8	2.9	3.0	2.3
山　东	5.7	5.8	5.0	2.3	2.4	1.9
河　南	6.3	6.4	5.6	2.9	3.0	2.4
湖　北	6.9	7.1	5.1	3.1	3.2	2.2
湖　南	5.3	5.6	3.8	3.3	3.4	2.3
广　东	12.0	12.5	8.7	2.3	2.3	1.9
广　西	8.1	8.3	5.6	2.9	3.0	2.0
海　南	6.5	6.3	9.4	2.1	2.2	1.4
重　庆	7.5	8.2	4.5	3.2	3.3	2.9
四　川	6.9	7.6	4.6	3.2	3.4	2.5
贵　州	5.4	5.7	4.6	3.2	3.4	2.9
云　南	7.9	8.6	5.6	3.3	3.5	2.7
西　藏	6.1	5.7	11.3	1.7	1.7	1.5
陕　西	6.2	6.3	5.1	2.9	3.0	2.3
甘　肃	6.1	6.2	4.7	2.9	3.0	2.1
青　海	5.3	5.4	4.7	2.6	2.6	2.3
宁　夏	7.2	7.3	6.4	2.6	2.6	2.2
新　疆	5.9	6.1	4.4	2.8	3.0	1.9

5-7-2　2014年各地区综合医院医师担负工作量

地区	医师日均担负诊疗人次						医师日均担负住院床日					
	合计	中央属	省属	地级市属	县级市属	县属	合计	中央属	省属	地级市属	县级市属	县属
总　计	**8.0**	**11.0**	**8.8**	**7.9**	**8.2**	**7.1**	**2.7**	**2.5**	**2.7**	**2.7**	**2.5**	**3.1**
东　部	9.5	11.8	10.6	9.3	9.9	7.5	2.4	1.8	2.4	2.4	2.3	2.6
中　部	6.1	11.0	7.0	5.9	5.6	6.0	3.0	3.8	3.3	2.9	2.7	3.0
西　部	7.3	8.4	7.1	7.1	6.6	7.9	3.1	2.4	2.5	2.9	3.0	3.6
北　京	11.5	11.8	10.9	11.8		11.5	1.4	1.5	1.5	1.3		1.3
天　津	11.9		12.1	12.9		7.5	2.0		2.4	1.5		1.8
河　北	5.4		4.3	5.0	5.5	5.6	2.4		2.0	2.4	2.2	2.6
山　西	3.8		5.8	4.0	3.1	3.3	2.0		2.3	2.1	1.9	2.0
内蒙古	5.6		5.4	5.6	4.6	6.1	2.3		2.1	2.5	2.1	2.3
辽　宁	5.6		6.7	5.4	5.5	4.9	2.7		2.6	2.9	2.5	2.5
吉　林	5.8	9.1	7.1	5.0	5.4	4.0	2.6	3.8	2.8	2.8	2.3	1.8
黑龙江	5.0		5.7	5.5	4.6	3.9	2.7		3.5	2.9	2.2	2.0
上　海	15.8	15.1	16.1	16.0		11.4	2.2	1.8	2.3	2.2		3.0
江　苏	10.1		14.1	10.0	9.7	8.7	2.9		3.6	2.9	2.7	3.5
浙　江	12.7		11.4	11.4	13.7	12.6	2.4		2.4	2.6	2.2	2.4
安　徽	6.9		8.7	6.4	5.7	7.0	2.9		3.0	2.8	2.8	3.1
福　建	10.3		9.8	9.8	10.2	11.6	2.8		2.7	2.7	2.5	3.1
江　西	6.3		6.9	5.1	5.5	7.2	3.0		3.3	2.7	2.8	3.2
山　东	6.0	6.1	7.3	6.5	5.7	5.2	2.4	2.2	2.3	2.5	2.3	2.6
河　南	6.5		7.3	6.3	5.9	6.7	3.2		3.9	3.0	2.9	3.2
湖　北	7.2	15.2	9.0	6.8	6.4	6.6	3.3	4.6	3.8	3.3	3.0	3.5
湖　南	6.1	9.6	5.8	5.9	5.9	5.8	3.4	3.1	3.3	3.4	3.2	3.6
广　东	11.9	14.1	10.4	10.7	13.5	8.9	2.3	2.1	2.6	2.4	2.1	2.3
广　西	8.8		8.6	8.3	8.6	9.4	3.0		2.5	2.6	3.0	3.7
海　南	6.6		7.8	4.7	5.8	8.0	2.1		2.2	1.9	1.9	2.3
重　庆	8.4		7.1	8.9		8.5	3.0		2.4	3.1		3.7
四　川	7.8	7.4	8.2	7.3	7.4	8.5	3.3	2.1	2.9	3.4	3.1	3.6
贵　州	6.2		6.7	4.8	5.9	7.1	3.4		3.0	2.9	3.1	4.1
云　南	8.6		9.4	7.2	7.6	9.9	3.5		2.5	3.1	3.5	4.4
西　藏	5.8		7.2	5.6	5.8	5.5	1.8		2.5	2.4	1.9	1.4
陕　西	6.6	9.9	6.9	5.8	5.9	6.8	3.2	3.0	2.7	2.7	3.4	3.6
甘　肃	6.4		4.9	5.7	6.8	7.6	3.0		2.1	2.9	3.0	3.6
青　海	5.8		5.7	5.5	5.7	6.2	2.6		2.3	2.8	1.8	3.1
宁　夏	6.7		5.9	7.0	6.1	9.2	2.6		2.5	2.5	2.6	3.5
新　疆	6.3		6.5	7.1	5.4	6.0	3.0		2.3	2.6	2.9	3.9

注：本表系卫生计生部门医院数字。

5-7-3　综合医院工作效率

医院级别	年份	医师日均担负		医师人均年业务收入（万元）	病　床使用率（%）	平　均住院日（日）
		诊疗人次	住院床日			
医院合计	2000	4.8	1.4	27.1	67.3	11.0
	2005	5.3	1.6	44.7	76.9	9.9
	2010	6.8	2.4	88.1	95.0	9.7
	2011	7.2	2.5	101.8	96.7	9.6
	2012	7.6	2.7	117.3	98.4	9.3
	2013	7.7	2.7	127.6	97.0	9.2
	2014	8.0	2.7	139.6	95.9	9.0
中央属	2000	8.5	1.8	72.8	95.5	14.6
	2005	7.8	2.3	129.7	100.2	13.1
	2010	9.8	2.5	219.7	105.5	10.9
	2011	10.0	2.5	240.0	106.7	10.5
	2012	10.5	2.5	272.0	106.1	10.1
	2013	10.8	2.6	296.3	106.0	9.6
	2014	11.0	2.5	326.5	104.6	9.3
省属	2000	6.2	1.8	54.0	84.9	15.8
	2005	6.6	2.1	90.1	91.3	12.8
	2010	7.4	2.5	148.0	103.5	11.9
	2011	7.9	2.6	169.4	105.2	11.5
	2012	8.5	2.7	195.0	104.5	10.8
	2013	8.6	2.7	209.6	103.2	10.5
	2014	8.8	2.7	226.1	102.5	10.1
地级市(地区)属	2000	5.0	1.5	30.4	74.0	13.1
	2005	5.7	1.9	49.7	84.1	11.9
	2010	7.0	2.5	95.2	99.3	11.6
	2011	7.3	2.6	109.0	100.6	11.4
	2012	7.7	2.7	124.4	103.2	10.9
	2013	7.7	2.7	134.8	101.2	10.6
	2014	7.9	2.7	145.9	100.2	10.3
县级市(区)属	2000	4.7	1.2	20.6	61.3	9.6
	2005	5.0	1.4	32.6	70.3	8.8
	2010	6.9	2.1	66.7	89.9	8.9
	2011	7.5	2.3	77.7	91.7	9.0
	2012	7.8	2.5	90.2	93.0	8.8
	2013	7.9	2.5	97.6	92.6	8.7
	2014	8.2	2.5	107.1	91.9	8.6
县属	2000	3.9	1.2	15.2	56.3	8.4
	2005	4.3	1.4	23.9	65.3	7.5
	2010	5.6	2.4	54.3	89.4	7.6
	2011	6.1	2.6	64.5	91.7	7.7
	2012	6.6	2.9	77.0	94.4	7.9
	2013	6.7	3.0	84.7	92.8	7.7
	2014	7.1	3.1	93.5	91.0	7.6

注：本表系卫生计生部门医院数字。

5-8-1 2014年医院出院病人疾病转归情况

疾病名称（ICD-10）	出院人数（人）	疾病构成（%）	病死率（%）	平均住院日（日）	人均医药费用（元）
总　计	**45104456**	**100.00**	**0.61**	**8.91**	**7932.39**
1.传染病和寄生虫病小计	1561950	3.46	0.33	8.79	5056.10
其中：肠道传染病	142306	0.32	0.10	5.73	3019.99
内：霍乱					
伤寒和副伤寒	9657	0.02	0.09	10.21	5992.57
细菌性痢疾	8807	0.02	0.07	5.51	2378.52
结核病	270070	0.60	0.32	13.60	8407.05
内：肺结核	185836	0.41	0.36	13.46	7686.53
白喉					
百日咳	584	0.00	0.00	8.99	4158.51
猩红热	4121	0.01	0.27	6.09	2072.83
性传播模式疾病	12547	0.03	0.06	7.89	4735.02
内：梅毒	6152	0.01	0.08	9.17	5610.80
淋球菌感染	587	0.00	0.00	7.83	2842.56
乙型脑炎	299	0.00	0.67	12.48	11964.71
斑疹伤寒	15813	0.04	0.28	6.98	4702.05
病毒性肝炎	185226	0.41	0.24	13.84	7747.94
人类免疫缺陷病毒病（HIV）	21528	0.05	2.53	17.54	8831.68
血吸虫病	3706	0.01	0.43	12.19	5516.37
丝虫病	55	0.00	1.82	10.36	7662.36
钩虫病	808	0.00	0.00	8.28	6116.82
2.肿瘤小计	3008798	6.67	2.29	11.75	14553.74
恶性肿瘤计	1988694	4.41	3.34	13.34	16544.34
其中：鼻咽恶性肿瘤	27970	0.06	2.56	15.72	14669.86
食管恶性肿瘤	100735	0.22	2.66	15.61	17176.95
胃恶性肿瘤	181259	0.40	3.27	13.40	19299.75
小肠恶性肿瘤	7261	0.02	4.42	15.76	23026.43
结肠恶性肿瘤	104682	0.23	3.74	14.66	23591.08
直肠乙状结肠连接处、直肠、肛门和肛管恶性肿瘤	103248	0.23	2.38	14.96	22173.66
肝和肝内胆管恶性肿瘤	157878	0.35	5.61	11.98	15620.95
喉恶性肿瘤	12972	0.03	1.80	17.24	17913.87
气管、支气管、肺恶性肿瘤	353619	0.78	5.09	13.27	14624.47
骨、关节软骨恶性肿瘤	9351	0.02	2.84	14.17	16998.52
乳房恶性肿瘤	169397	0.38	1.23	12.37	13331.50
女性生殖器官恶性肿瘤	121808	0.27	1.65	14.18	15267.68
男性生殖器官恶性肿瘤	49374	0.11	1.96	12.12	14350.61
泌尿道恶性肿瘤	79071	0.18	2.17	13.79	18869.39
脑恶性肿瘤	20698	0.05	3.46	16.32	30134.90
白血病	82415	0.18	3.45	13.55	15120.44
原位癌计	41224	0.09	0.82	10.51	10923.70
其中：子宫颈原位癌	21026	0.05	0.06	8.45	9342.11
良性肿瘤计	849281	1.88	0.07	8.24	10357.60
其中：皮肤良性肿瘤	28568	0.06	0.03	5.74	4170.18

注：本表系卫生计生部门综合医院数字。

5-8-1 续表1

疾病名称 (ICD-10)	出院人数 (人)	疾病构成 (%)	病死率 (%)	平均住院日 (日)	人均医药费用 (元)
乳房良性肿瘤	132066	0.29	0.02	4.73	5647.62
子宫平滑肌瘤	229885	0.51	0.08	9.20	10017.00
卵巢良性肿瘤	54682	0.12	0.09	8.57	11042.31
前列腺良性肿瘤	164	0.00	0.61	10.72	11097.83
甲状腺良性肿瘤	48551	0.11	0.04	7.55	9414.35
交界恶性和动态未知的肿瘤	129186	0.29	1.30	10.67	12688.26
3.血液、造血器官及免疫疾病小计	345494	0.77	0.42	7.90	6505.55
其中：贫血	195589	0.43	0.45	7.11	6037.75
4.内分泌、营养和代谢疾病小计	1454252	3.22	0.32	10.15	7753.37
其中：甲状腺功能亢进	73060	0.16	0.17	8.37	5466.88
糖尿病	1027288	2.28	0.31	11.08	7808.40
5.精神和行为障碍小计	266229	0.59	0.22	14.97	6280.80
其中：依赖性物质引起的精神和行为障碍	30366	0.07	0.47	4.69	2467.75
酒精引起的精神和行为障碍	28673	0.06	0.45	4.26	2277.86
精神分裂症、分裂型和妄想性障碍	35631	0.08	0.05	43.67	8989.57
情感障碍	22722	0.05	0.07	18.52	7994.93
6.神经系统疾病小计	1316021	2.92	0.36	9.64	7395.77
其中：中枢神经系统炎性疾病	56611	0.13	0.82	10.48	9203.85
帕金森病	34772	0.08	0.28	12.18	9310.48
癫痫	113805	0.25	0.39	6.90	5919.93
7.眼和附器疾病小计	1039172	2.30	0.01	5.69	5570.61
其中：晶状体疾患	540527	1.20	0.02	4.25	6070.78
内：老年性白内障	372373	0.83	0.02	4.18	5937.23
视网膜脱离和断裂	35930	0.08	0.00	7.85	10585.36
青光眼	79223	0.18	0.02	8.16	5127.22
8.耳和乳突疾病小计	337941	0.75	0.04	8.34	5461.81
其中：中耳和乳突疾病	73784	0.16	0.01	8.32	6571.30
9.循环系统疾病小计	7038174	15.60	1.06	10.46	9915.51
其中：急性风湿热	7352	0.02	0.23	10.02	4388.97
慢性风湿性心脏病	80189	0.18	1.18	10.04	8980.81
高血压	809822	1.80	0.22	9.83	6642.48
内：高血压性心脏、肾脏病	71326	0.16	0.64	10.91	8276.86
缺血性心脏病	2101004	4.66	1.15	9.50	11508.34
内：心绞痛	377545	0.84	0.15	8.92	13937.65
急性心肌梗死	173557	0.38	5.18	9.29	24685.85
肺栓塞	15427	0.03	6.39	12.92	16188.71
心律失常	270697	0.60	0.38	7.57	12623.73
心力衰竭	133034	0.29	2.82	10.27	8735.86
脑血管病	2759800	6.12	1.16	12.10	9740.64
内：颅内出血	416719	0.92	4.04	14.30	15762.18
脑梗死	1705459	3.78	0.73	11.73	8841.37
大脑动脉闭塞和狭窄	47025	0.10	1.26	12.02	8078.36

5-8-1　续表2

疾病名称 （ICD-10）	出院人数（人）	疾病构成（%）	病死率（%）	平均住院日（日）	人均医药费用（元）
静脉炎和血栓形成	51982	0.12	0.25	11.97	14128.69
下肢静脉曲张	95109	0.21	0.06	8.94	7886.50
10.呼吸系统疾病小计	6302917	13.97	0.69	8.05	5337.68
其中：急性上呼吸道感染	1015400	2.25	0.06	4.96	1930.77
流行性感冒	6452	0.01	0.45	5.08	3439.50
内：人禽流感					
肺炎	1873178	4.15	0.64	7.90	4488.43
慢性鼻窦炎	114306	0.25	0.02	7.94	7230.62
慢性扁桃体和腺样体疾病	100413	0.22	0.02	6.81	6073.15
慢性下呼吸道疾病	1492633	3.31	0.78	10.05	7734.36
内：哮喘	140784	0.31	0.23	8.12	5708.21
外部物质引起的肺病	39561	0.09	2.92	20.86	10755.24
11.消化系统疾病小计	4710861	10.44	0.37	8.10	7659.73
其中：口腔疾病	129057	0.29	0.03	7.02	5236.69
胃及十二指肠溃疡	269903	0.60	0.35	8.74	8044.64
阑尾疾病	518532	1.15	0.10	6.91	6479.32
疝	382867	0.85	0.06	7.18	7072.37
内：腹股沟疝	353196	0.78	0.05	6.93	6601.82
肠梗阻	219409	0.49	0.62	7.48	7526.33
酒精性肝病	31833	0.07	1.39	11.53	8889.05
肝硬化	201320	0.45	1.56	12.20	10798.95
胆石病和胆囊炎	722973	1.60	0.15	8.83	11002.12
急性胰腺炎	171608	0.38	0.45	9.92	12331.39
12.皮肤和皮下组织疾病小计	357840	0.79	0.14	9.67	5592.91
其中：皮炎及湿疹	56958	0.13	0.05	8.70	4525.74
牛皮癣	16006	0.04	0.02	13.53	7646.24
荨麻疹	33120	0.07	0.02	5.74	2641.89
13.肌肉骨骼系统和结缔组织疾病小计	1488676	3.30	0.08	10.58	10159.96
其中：炎性多关节炎	183173	0.41	0.08	10.67	9091.06
内：类风湿关节炎	82227	0.18	0.10	10.98	8125.14
痛风	54203	0.12	0.09	9.86	6053.33
其他关节病	90203	0.20	0.03	11.88	16610.76
系统性结缔组织病	122421	0.27	0.43	10.27	8640.20
内：系统性红斑狼疮	61175	0.14	0.44	9.86	8052.97
脊椎关节强硬	176013	0.39	0.02	10.10	8142.45
椎间盘疾病	378460	0.84	0.02	10.93	8424.11
骨密度和骨结构疾病	87053	0.19	0.13	11.53	11987.45
内：骨质疏松	63028	0.14	0.14	11.23	10781.23
骨髓炎	10897	0.02	0.06	19.67	13680.68
14.泌尿生殖系统疾病小计	2702830	5.99	0.24	9.03	7645.22
其中：肾小球疾病	179286	0.40	0.23	10.76	7421.08
肾盂肾炎	38169	0.08	0.12	9.80	6072.37
肾衰竭	367682	0.82	1.31	15.24	10543.83
尿石病	414259	0.92	0.05	7.28	7566.47
膀胱炎	27434	0.06	0.07	9.12	6576.74
尿道狭窄	12450	0.03	0.03	10.76	9784.30

5-8-1 续表3

疾病名称（ICD-10）	出院人数（人）	疾病构成（%）	病死率（%）	平均住院日（日）	人均医药费用（元）
男性生殖器官疾病	386227	0.86	0.05	8.65	6917.20
内：前列腺增生	179614	0.40	0.07	11.50	10569.90
乳房疾患	119997	0.27	0.11	6.33	5294.70
女性盆腔器官炎性疾病	189726	0.42	0.03	7.01	4816.21
子宫内膜异位	89603	0.20	0.07	8.64	10304.35
女性生殖器脱垂	34122	0.08	0.02	10.44	9963.11
15.妊娠、分娩和产褥期小计	4439109	9.84	0.08	4.97	3809.84
其中：异位妊娠	198765	0.44	0.07	7.13	6955.45
医疗性流产	250723	0.56	0.01	3.70	1791.14
妊娠高血压	63468	0.14	0.12	6.73	6659.04
前置胎盘、胎盘早剥和产前出血	44104	0.10	0.09	7.80	6742.50
梗阻性分娩	142627	0.32	0.04	6.33	5792.53
分娩时会阴、阴道裂伤	102005	0.23	0.02	3.42	2929.32
产后出血	35865	0.08	0.27	5.50	6069.11
顺产	1188705	2.64	0.03	3.54	2319.68
16.起源于围生期疾病小计	771356	1.71	0.30	6.47	5401.22
其中：产伤	4717	0.01	0.17	7.23	4809.67
出生窒息	69820	0.15	0.64	7.18	5835.76
新生儿吸入综合征	48042	0.11	0.20	6.11	5316.82
围生期的感染	31352	0.07	0.37	6.85	5858.18
胎儿和新生儿的溶血性疾病	12537	0.03	0.06	5.92	4982.94
新生儿硬化病	767	0.00	0.65	5.93	3743.08
17.先天性畸形、变形和染色体异常小计	261283	0.58	0.30	8.84	12318.95
神经系统其他先天性畸形	9994	0.02	0.08	11.62	11432.03
循环系统先天性畸形	87568	0.19	0.70	9.30	19043.70
内：先天性心脏病	70851	0.16	0.73	9.43	18586.43
唇裂和腭裂	11156	0.02	0.00	8.47	4881.34
消化系统先天性畸形	14464	0.03	0.28	9.41	10933.63
生殖泌尿系统先天性畸形	53805	0.12	0.06	8.45	7505.76
肌肉骨骼系统先天性畸形	26530	0.06	0.09	8.70	13535.16
18.症状、体征和检验异常小计	724881	1.61	1.71	6.76	5688.47
19.损伤、中毒小计	3839183	8.51	0.60	11.61	10394.00
其中：骨折	450219	1.00	0.63	12.97	11832.04
内：颅骨和面骨骨折	112686	0.25	0.17	10.42	8457.56
股骨骨折	214728	0.48	0.31	16.93	24650.60
多部位骨折	9225	0.02	1.14	19.47	22413.09
颅内损伤	466472	1.03	2.68	12.52	11258.19
烧伤和腐蚀伤	98527	0.22	0.26	11.69	7619.94
药物、药剂和生物制品中毒	46968	0.10	0.99	3.66	3775.12
非药用物质的毒性效应	138487	0.31	1.26	5.27	4890.38
医疗并发症计	81008	0.18	0.15	11.83	8905.08
内：手术和操作并发症	37777	0.08	0.12	14.53	8474.95
假体装置、植入物和移植物并发症	30403	0.07	0.12	9.83	10357.54
20.其他接受医疗服务小计	3137489	6.96	0.18	7.95	8894.90

5-8-2　2014年城市和县级医院出院病人疾病转归情况

疾病名称（ICD-10）	城市医院			县级医院		
	出院人数（人）	疾病构成（%）	平均住院日（日）	出院人数（人）	疾病构成（%）	平均住院日（日）
总　　计	**23386568**	**100.00**	**9.6**	**21717888**	**100.00**	**8.1**
1.传染病和寄生虫病小计	652624	2.79	10.1	909326	4.19	7.8
其中：肠道传染病	46418	0.20	6.2	95888	0.44	5.5
内：霍乱						
伤寒和副伤寒	4327	0.02	8.7	5330	0.02	11.5
细菌性痢疾	2252	0.01	6.2	6555	0.03	5.3
结核病	138610	0.59	14.5	131460	0.61	12.7
内：肺结核	84884	0.36	14.4	100952	0.46	12.6
白喉						
百日咳	303	0.00	9.6	281	0.00	8.4
猩红热	1689	0.01	6.5	2432	0.01	5.8
性传播模式疾病	7884	0.03	7.9	4663	0.02	7.9
内：梅毒	4686	0.02	8.9	1466	0.01	10.1
淋球菌感染	167	0.00	8.6	420	0.00	7.5
乙型脑炎	227	0.00	13.0	72	0.00	10.9
斑疹伤寒	4649	0.02	7.7	11164	0.05	6.7
病毒性肝炎	103542	0.44	13.3	81684	0.38	14.6
人类免疫缺陷病毒病（HIV）	7919	0.03	14.7	13609	0.06	19.2
血吸虫病	2539	0.01	13.0	1167	0.01	10.4
丝虫病	24	0.00	9.4	31	0.00	11.1
钩虫病	311	0.00	8.2	497	0.00	8.3
2.肿瘤小计	2127008	9.09	11.9	881790	4.06	11.3
恶性肿瘤计	1422543	6.08	13.5	566151	2.61	12.9
其中：鼻咽恶性肿瘤	19935	0.09	16.8	8035	0.04	12.9
食管恶性肿瘤	58283	0.25	16.5	42452	0.20	14.4
胃恶性肿瘤	116890	0.50	13.8	64369	0.30	12.6
小肠恶性肿瘤	5465	0.02	16.0	1796	0.01	15.2
结肠恶性肿瘤	78329	0.33	14.8	26353	0.12	14.2
直肠乙状结肠连接处、直肠、肛门和肛管恶性肿瘤	72300	0.31	15.5	30948	0.14	13.8
肝和肝内胆管恶性肿瘤	105965	0.45	11.9	51913	0.24	12.2
喉恶性肿瘤	10651	0.05	17.8	2321	0.01	14.8
气管、支气管、肺恶性肿瘤	231593	0.99	13.4	122026	0.56	13.0
骨、关节软骨恶性肿瘤	7099	0.03	14.3	2252	0.01	13.7
乳房恶性肿瘤	128331	0.55	12.6	41066	0.19	11.6
女性生殖器官恶性肿瘤	89251	0.38	14.8	32557	0.15	12.5
男性生殖器官恶性肿瘤	38900	0.17	11.9	10474	0.05	13.0
泌尿道恶性肿瘤	61968	0.26	13.9	17103	0.08	13.4
脑恶性肿瘤	16856	0.07	16.5	3842	0.02	15.6
白血病	64055	0.27	14.3	18360	0.08	11.0
原位癌计	27266	0.12	9.9	13958	0.06	11.7
其中：子宫颈原位癌	16965	0.07	8.1	4061	0.02	9.7
良性肿瘤计	586006	2.51	8.4	263275	1.21	8.0
其中：皮肤良性肿瘤	18637	0.08	5.7	9931	0.05	5.9

注：①本表系卫生计生部门综合医院数字；②县级医院包括县和县级市医院。

5-8-2 续表1

疾病名称 (ICD-10)	城市医院			县级医院		
	出院人数(人)	疾病构成(%)	平均住院日(日)	出院人数(人)	疾病构成(%)	平均住院日(日)
乳房良性肿瘤	103358	0.44	4.7	28708	0.13	5.0
子宫平滑肌瘤	136952	0.59	9.1	92933	0.43	9.3
卵巢良性肿瘤	37498	0.16	8.6	17184	0.08	8.4
前列腺良性肿瘤	104	0.00	11.6	60	0.00	9.2
甲状腺良性肿瘤	30591	0.13	7.3	17960	0.08	8.0
交界恶性和动态未知的肿瘤	91154	0.39	11.1	38032	0.18	9.6
3.血液、造血器官及免疫疾病小计	207929	0.89	8.7	137565	0.63	6.7
其中：贫血	104788	0.45	8.1	90801	0.42	5.9
4.内分泌、营养和代谢疾病小计	917474	3.92	10.5	536778	2.47	9.6
其中：甲状腺功能亢进	51272	0.22	8.4	21788	0.10	8.3
糖尿病	631445	2.70	11.6	395843	1.82	10.3
5.精神和行为障碍小计	154833	0.66	18.8	111396	0.51	9.7
其中:依赖性物质引起的精神和行为障碍	7912	0.03	10.5	22454	0.10	2.6
酒精引起的精神和行为障碍	6899	0.03	9.6	21774	0.10	2.6
精神分裂症、分裂型和妄想性障碍	26481	0.11	44.7	9150	0.04	40.7
情感障碍	18953	0.08	19.4	3769	0.02	14.1
6.神经系统疾病小计	749266	3.20	10.6	566755	2.61	8.4
其中：中枢神经系统炎性疾病	28058	0.12	13.1	28553	0.13	7.9
帕金森病	23521	0.10	12.8	11251	0.05	10.9
癫痫	69808	0.30	7.4	43997	0.20	6.1
7.眼和附器疾病小计	646426	2.76	5.8	392746	1.81	5.6
其中：晶状体疾患	329320	1.41	4.2	211207	0.97	4.3
内：老年性白内障	215425	0.92	4.2	156948	0.72	4.2
视网膜脱离和断裂	34129	0.15	7.8	1801	0.01	8.7
青光眼	54447	0.23	8.2	24776	0.11	8.1
8.耳和乳突疾病小计	181877	0.78	9.2	156064	0.72	7.3
其中：中耳和乳突疾病	44589	0.19	9.0	29195	0.13	7.3
9.循环系统疾病小计	3700507	15.82	11.1	3337667	15.37	9.8
其中：急性风湿热	1796	0.01	11.2	5556	0.03	9.6
慢性风湿性心脏病	38543	0.16	11.1	41646	0.19	9.1
高血压	433514	1.85	10.6	376308	1.73	8.9
内：高血压性心脏、肾脏病	38426	0.16	11.8	32900	0.15	9.9
缺血性心脏病	1182281	5.06	9.9	918723	4.23	8.9
内：心绞痛	295667	1.26	9.0	81878	0.38	8.5
急性心肌梗死	123792	0.53	9.5	49765	0.23	8.7
肺栓塞	11666	0.05	13.4	3761	0.02	11.3
心律失常	180049	0.77	7.9	90648	0.42	7.0
心力衰竭	67888	0.29	11.1	65146	0.30	9.4
脑血管病	1306490	5.59	13.3	1453310	6.69	11.1
内：颅内出血	195678	0.84	15.0	221041	1.02	13.7
脑梗死	782467	3.35	12.8	922992	4.25	10.8
大脑动脉闭塞和狭窄	21310	0.09	13.2	25715	0.12	11.1

5-8-2 续表2

疾病名称（ICD-10）	城市医院			县级医院		
	出院人数（人）	疾病构成（%）	平均住院日（日）	出院人数（人）	疾病构成（%）	平均住院日（日）
静脉炎和血栓形成	37804	0.16	12.3	14178	0.07	11.1
下肢静脉曲张	55716	0.24	8.5	39393	0.18	9.6
10.呼吸系统疾病小计	2543704	10.88	9.2	3759213	17.31	7.3
其中：急性上呼吸道感染	292516	1.25	5.3	722884	3.33	4.8
流行性感冒	2808	0.01	5.3	3644	0.02	4.9
内：人禽流感						
肺炎	761498	3.26	8.9	1111680	5.12	7.2
慢性鼻窦炎	61358	0.26	8.1	52948	0.24	7.8
慢性扁桃体和腺样体疾病	65298	0.28	6.9	35115	0.16	6.7
慢性下呼吸道疾病	630527	2.70	11.1	862106	3.97	9.3
内：哮喘	74212	0.32	8.6	66572	0.31	7.6
外部物质引起的肺病	24098	0.10	25.9	15463	0.07	13.1
11.消化系统疾病小计	2357165	10.08	8.7	2353696	10.84	7.5
其中：口腔疾病	68546	0.29	7.7	60511	0.28	6.3
胃及十二指肠溃疡	131310	0.56	9.1	138593	0.64	8.4
阑尾疾病	205808	0.88	6.9	312724	1.44	6.9
疝	178342	0.76	7.2	204525	0.94	7.2
内：腹股沟疝	161215	0.69	6.8	191981	0.88	7.1
肠梗阻	108693	0.46	8.5	110716	0.51	6.5
酒精性肝病	16837	0.07	12.1	14996	0.07	10.9
肝硬化	122478	0.52	12.6	78842	0.36	11.6
胆石病和胆囊炎	402240	1.72	9.2	320733	1.48	8.4
急性胰腺炎	94347	0.40	10.7	77261	0.36	9.0
12.皮肤和皮下组织疾病小计	211166	0.90	10.4	146674	0.68	8.6
其中：皮炎及湿疹	36471	0.16	9.6	20487	0.09	7.1
牛皮癣	14090	0.06	13.6	1916	0.01	13.1
荨麻疹	17599	0.08	6.4	15521	0.07	5.0
13.肌肉骨骼系统和结缔组织疾病小计	853363	3.65	11.1	635313	2.93	9.9
其中：炎性多关节炎	117607	0.50	11.2	65566	0.30	9.7
内：类风湿关节炎	59691	0.26	11.2	22536	0.10	10.3
痛风	29716	0.13	10.5	24487	0.11	9.1
其他关节病	58583	0.25	12.3	31620	0.15	11.1
系统性结缔组织病	105986	0.45	10.5	16435	0.08	9.0
内：系统性红斑狼疮	52153	0.22	10.1	9022	0.04	8.7
脊椎关节强硬	83182	0.36	11.0	92831	0.43	9.3
椎间盘疾病	164139	0.70	12.1	214321	0.99	10.1
骨密度和骨结构疾病	52469	0.22	11.4	34584	0.16	11.7
内：骨质疏松	38599	0.17	10.8	24429	0.11	11.9
骨髓炎	6536	0.03	21.0	4361	0.02	17.7
14.泌尿生殖系统疾病小计	1534752	6.56	9.5	1168078	5.38	8.4
其中：肾小球疾病	133861	0.57	10.8	45425	0.21	10.7
肾盂肾炎	21755	0.09	10.7	16414	0.08	8.6
肾衰竭	234200	1.00	15.0	133482	0.61	15.6
尿石病	188188	0.80	8.1	226071	1.04	6.6
膀胱炎	15252	0.07	10.0	12182	0.06	8.1
尿道狭窄	9389	0.04	10.9	3061	0.01	10.3

5-8-2 续表3

疾病名称 (ICD-10)	城市医院 出院人数(人)	城市医院 疾病构成(%)	城市医院 平均住院日(日)	县级医院 出院人数(人)	县级医院 疾病构成(%)	县级医院 平均住院日(日)
男性生殖器官疾病	198275	0.85	8.9	187952	0.87	8.4
内：前列腺增生	99598	0.43	11.9	80016	0.37	11.0
乳房疾患	81931	0.35	6.1	38066	0.18	6.8
女性盆腔器官炎性疾病	86127	0.37	7.3	103599	0.48	6.7
子宫内膜异位	57370	0.25	8.5	32233	0.15	8.8
女性生殖器脱垂	19042	0.08	10.8	15080	0.07	9.9
15.妊娠、分娩和产褥期小计	1722027	7.36	5.3	2717082	12.51	4.7
其中：异位妊娠	103932	0.44	7.2	94833	0.44	7.0
医疗性流产	136013	0.58	3.6	114710	0.53	3.8
妊娠高血压	35349	0.15	7.2	28119	0.13	6.2
前置胎盘、胎盘早剥和产前出血	26273	0.11	8.2	17831	0.08	7.2
梗阻性分娩	52745	0.23	6.3	89882	0.41	6.4
分娩时会阴、阴道裂伤	43035	0.18	3.4	58970	0.27	3.4
产后出血	19607	0.08	5.8	16258	0.07	5.2
顺产	293840	1.26	4.0	894865	4.12	3.4
16.起源于围生期疾病小计	321154	1.37	7.8	450202	2.07	5.5
其中：产伤	1688	0.01	11.0	3029	0.01	5.1
出生窒息	22023	0.09	8.8	47797	0.22	6.4
新生儿吸入综合征	15665	0.07	7.4	32377	0.15	5.5
围生期的感染	14237	0.06	8.4	17115	0.08	5.5
胎儿和新生儿的溶血性疾病	8324	0.04	6.1	4213	0.02	5.5
新生儿硬化病	156	0.00	8.2	611	0.00	5.3
17.先天性畸形、变形和染色体异常小计	203650	0.87	9.0	57633	0.27	8.3
神经系统其他先天性畸形	6711	0.03	11.9	3283	0.02	11.0
循环系统先天性畸形	74137	0.32	9.4	13431	0.06	8.7
内：先天性心脏病	58744	0.25	9.6	12107	0.06	8.6
唇裂和腭裂	9960	0.04	8.3	1196	0.01	10.2
消化系统先天性畸形	11569	0.05	10.2	2895	0.01	6.1
生殖泌尿系统先天性畸形	40051	0.17	8.3	13754	0.06	8.8
肌肉骨骼系统先天性畸形	20842	0.09	9.0	5688	0.03	7.6
18.症状、体征和检验异常小计	369339	1.58	7.6	355542	1.64	5.9
19.损伤、中毒小计	1546405	6.61	12.8	2292778	10.56	10.8
其中：骨折	177896	0.76	14.1	272323	1.25	12.2
内：颅骨和面骨骨折	49245	0.21	10.9	63441	0.29	10.1
股骨骨折	105268	0.45	17.4	109460	0.50	16.5
多部位骨折	5189	0.02	19.8	4036	0.02	19.1
颅内损伤	169758	0.73	13.9	296714	1.37	11.7
烧伤和腐蚀伤	48704	0.21	13.7	49823	0.23	9.7
药物、药剂和生物制品中毒	16576	0.07	4.3	30392	0.14	3.3
非药用物质的毒性效应	43513	0.19	7.5	94974	0.44	4.2
医疗并发症计	51115	0.22	13.0	29893	0.14	9.8
内：手术和操作并发症	23358	0.10	15.7	14419	0.07	12.6
假体装置、植入物和移植物并发症	21325	0.09	10.3	9078	0.04	8.7
20.其他接受医疗服务小计	2385899	10.20	7.8	751590	3.46	8.4

5-9-1 2014年医院出院病人年龄别疾病构成(%)(合计)

疾病名称 (ICD-10)	5岁以下	5～14岁	15～44岁	45～59岁	60岁及以上
总 计	**10.7**	**3.5**	**28.4**	**21.7**	**35.6**
1.传染病和寄生虫病小计	39.9	7.6	20.9	14.3	17.3
其中：肠道传染病	48.0	7.0	15.2	11.4	18.4
内：霍乱					
伤寒和副伤寒	6.1	7.4	42.0	20.5	24.0
细菌性痢疾	37.3	11.6	17.3	13.4	20.3
结核病	0.7	1.3	37.5	24.6	35.9
内：肺结核	0.4	0.8	32.3	25.5	41.0
白喉					
百日咳	87.7	7.7	1.9	1.0	1.7
猩红热	28.7	67.4	3.4	0.3	0.2
性传播模式疾病	11.0	0.6	51.4	22.3	14.8
内：梅毒	20.5	0.4	40.4	23.4	15.3
淋球菌感染	7.5	1.5	56.4	20.6	14.0
乙型脑炎	18.4	52.8	18.1	6.7	4.0
斑疹伤寒	6.8	7.0	21.8	30.4	34.0
病毒性肝炎	0.6	0.8	51.6	32.1	14.9
人类免疫缺陷病毒病（HIV）	0.4	1.2	48.3	30.3	19.8
血吸虫病	0.3	0.3	17.4	30.7	51.3
丝虫病	0.0	0.0	10.9	10.9	78.2
钩虫病	0.5	0.4	7.5	24.4	67.2
2.肿瘤小计	0.8	1.0	22.7	33.8	41.7
恶性肿瘤计	0.5	0.6	12.9	32.5	53.5
其中：鼻咽恶性肿瘤	0.2	0.2	25.7	46.0	28.0
食管恶性肿瘤	0.2	0.0	1.4	25.4	73.0
胃恶性肿瘤	0.3	0.0	6.2	27.8	65.7
小肠恶性肿瘤	0.1	0.0	9.4	32.3	58.2
结肠恶性肿瘤	0.1	0.0	8.8	28.0	63.0
直肠乙状结肠连接处、直肠、肛门和肛管恶性肿瘤	0.2	0.0	7.8	30.8	61.2
肝和肝内胆管恶性肿瘤	0.3	0.1	13.3	38.6	47.8
喉恶性肿瘤	0.2	0.0	2.9	34.1	62.8
气管、支气管、肺恶性肿瘤	0.2	0.0	4.5	28.8	66.5
骨、关节软骨恶性肿瘤	0.8	8.6	30.4	24.2	35.9
乳房恶性肿瘤	0.2	0.0	23.3	49.4	27.1
女性生殖器官恶性肿瘤	0.2	0.1	20.5	49.6	29.7
男性生殖器官恶性肿瘤	0.3	0.1	3.5	8.0	88.0
泌尿道恶性肿瘤	0.6	0.2	6.9	25.9	66.4
脑恶性肿瘤	1.8	5.7	31.9	32.1	28.5
白血病	4.0	8.5	32.2	24.8	30.5
原位癌计	0.3	0.1	35.2	35.7	28.7
其中：子宫颈原位癌	0.0	0.0	55.3	37.1	7.5
良性肿瘤计	1.8	1.8	45.0	37.5	14.0
其中：皮肤良性肿瘤	6.6	8.5	39.7	24.2	21.0

注：本表系卫生计生部门综合医院数字。

5-9-1　续表1

疾病名称 (ICD-10)	5岁以下	5～14岁	15～44岁	45～59岁	60岁及以上
乳房良性肿瘤	0.0	0.6	74.3	21.7	3.4
子宫平滑肌瘤	0.1	0.0	45.1	52.6	2.3
卵巢良性肿瘤	0.1	1.1	66.6	21.8	10.4
前列腺良性肿瘤	0.0	0.6	4.9	12.8	81.7
甲状腺良性肿瘤	0.2	0.5	34.2	42.2	22.9
交界恶性和动态未知的肿瘤	0.7	1.7	23.1	28.1	46.5
3.血液、造血器官及免疫疾病小计	10.5	20.0	23.6	17.2	28.7
其中：贫血	10.2	12.4	23.3	18.2	35.9
4.内分泌、营养和代谢疾病小计	1.3	1.1	17.9	35.2	44.5
其中：甲状腺功能亢进	0.2	0.9	44.3	34.3	20.3
糖尿病	0.3	0.4	13.1	35.5	50.7
5.精神和行为障碍小计	3.3	2.7	40.3	29.9	23.8
其中：依赖性物质引起的精神和行为障碍	1.4	2.2	59.7	26.8	9.9
酒精引起的精神和行为障碍	1.2	2.2	59.4	27.4	9.8
精神分裂症、分裂型和妄想性障碍	0.1	1.4	62.7	26.2	9.6
情感障碍	0.1	1.3	45.2	30.2	23.1
6.神经系统疾病小计	4.7	3.6	15.7	26.4	49.5
其中：中枢神经系统炎性疾病	27.8	29.2	20.0	12.5	10.5
帕金森病			1.8	14.1	84.1
癫痫	13.1	13.5	28.1	18.5	26.8
7.眼和附器疾病小计	1.8	2.4	11.1	20.9	63.9
其中：晶状体疾患	0.7	0.4	2.9	13.1	83.0
内：老年性白内障			0.6	9.6	89.9
视网膜脱离和断裂	1.2	2.0	29.3	35.6	31.9
青光眼	0.7	0.8	10.1	23.2	65.1
8.耳和乳突疾病小计	3.3	4.4	27.9	30.9	33.5
其中：中耳和乳突疾病	8.9	12.9	40.2	24.0	13.9
9.循环系统疾病小计	0.7	0.5	7.7	23.2	67.8
其中：急性风湿热	0.8	5.0	24.3	27.7	42.2
慢性风湿性心脏病	0.3	0.1	9.4	32.8	57.4
高血压	0.5	0.1	8.0	25.5	65.9
内：高血压性心脏、肾脏病	0.2	0.0	5.2	17.1	77.4
缺血性心脏病	0.3	0.0	3.2	20.8	75.7
内：心绞痛	0.1	0.0	3.5	26.2	70.2
急性心肌梗死	0.2	0.0	6.4	26.5	67.0
肺栓塞	0.1	0.0	11.1	22.7	66.0
心律失常	0.6	1.2	15.3	26.8	56.1
心力衰竭	1.6	0.4	3.9	12.9	81.2
脑血管病	0.7	0.1	4.8	23.3	71.1
内：颅内出血	1.3	0.6	9.6	30.4	58.1
脑梗死	0.3	0.0	3.1	21.2	75.3
大脑动脉闭塞和狭窄	0.3	0.1	3.8	22.9	72.9

5-9-1 续表2

疾病名称 (ICD-10)	5岁以下	5～14岁	15～44岁	45～59岁	60岁及以上
静脉炎和血栓形成	0.2	0.2	16.4	29.7	53.6
下肢静脉曲张	0.2	0.0	14.9	44.2	40.7
10.呼吸系统疾病小计	38.2	9.4	10.0	10.4	32.0
其中：急性上呼吸道感染	57.9	21.4	9.7	5.1	5.9
流行性感冒	46.0	21.8	15.7	7.2	9.3
内：人禽流感					
肺炎	63.0	9.5	5.2	5.6	16.7
慢性鼻窦炎	1.5	10.2	44.9	28.5	14.9
慢性扁桃体和腺样体疾病	12.2	44.5	33.8	7.5	2.0
慢性下呼吸道疾病	8.3	2.2	4.4	12.8	72.2
内：哮喘	17.9	7.1	17.4	26.9	30.7
外部物质引起的肺病	9.8	0.9	5.6	15.6	68.0
11.消化系统疾病小计	7.0	3.6	24.8	27.0	37.5
其中：口腔疾病	22.8	10.9	28.3	18.5	19.5
胃及十二指肠溃疡	0.4	0.6	24.7	30.9	43.5
阑尾疾病	1.1	10.7	49.9	21.2	17.1
疝	19.5	10.1	12.7	17.7	40.1
内：腹股沟疝	20.8	10.8	12.7	17.2	38.5
肠梗阻	7.8	2.7	17.9	23.6	48.0
酒精性肝病	0.2	0.0	21.9	49.9	27.9
肝硬化	0.2	0.1	16.9	40.4	42.3
胆石病和胆囊炎	0.3	0.2	23.1	32.6	43.7
急性胰腺炎	0.3	0.8	35.9	30.2	32.9
12.皮肤和皮下组织疾病小计	9.5	8.1	32.8	21.8	27.8
其中：皮炎及湿疹	8.4	5.4	26.9	22.7	36.6
牛皮癣	0.7	3.8	42.7	31.7	21.1
荨麻疹	18.3	27.6	31.9	13.7	8.6
13.肌肉骨骼系统和结缔组织疾病小计	1.1	1.6	24.1	32.0	41.2
其中：炎性多关节炎	0.4	1.3	17.1	32.1	49.0
内：类风湿关节炎	0.3	0.3	17.3	37.9	44.3
痛风	0.1	0.1	19.6	28.6	51.7
其他关节病	0.4	0.4	7.4	28.3	63.6
系统性结缔组织病	4.8	3.8	44.7	27.9	18.8
内：系统性红斑狼疮	0.1	4.8	63.6	23.5	7.9
脊椎关节强硬	0.2	0.1	19.6	39.2	40.9
椎间盘疾病	0.4	0.1	24.0	36.1	39.4
骨密度和骨结构疾病	0.4	1.5	9.1	13.7	75.3
内：骨质疏松	0.1	0.1	1.8	9.9	88.1
骨髓炎	1.8	6.6	33.9	30.2	27.5
14.泌尿生殖系统疾病小计	1.6	3.0	38.8	27.7	28.9
其中：肾小球疾病	2.7	7.5	38.5	26.1	25.2
肾盂肾炎	0.5	1.1	38.0	26.2	34.2
肾衰竭	0.3	0.2	23.0	30.3	46.2
尿石病	0.5	0.5	35.4	36.2	27.5
膀胱炎	0.6	0.8	24.0	30.1	44.4
尿道狭窄	0.9	2.4	26.4	28.2	42.1

5-9-1 续表3

疾病名称 (ICD-10)	5岁以下	5～14岁	15～44岁	45～59岁	60岁及以上
男性生殖器官疾病	8.5	14.2	15.9	10.1	50.7
内：前列腺增生			0.4	7.3	92.1
乳房疾患	0.4	0.5	65.3	28.3	6.5
女性盆腔器官炎性疾病	0.4	0.3	72.4	22.0	5.6
子宫内膜异位			67.7	31.8	0.5
女性生殖器脱垂			9.6	30.5	60.7
15.妊娠、分娩和产褥期小计			99.7	0.3	0.0
其中：异位妊娠			99.1	0.9	0.0
医疗性流产			99.3	0.7	0.0
妊娠高血压			99.5	0.5	0.0
前置胎盘、胎盘早剥和产前出血			99.7	0.3	0.0
梗阻性分娩			99.8	0.2	0.0
分娩时会阴、阴道裂伤			99.8	0.2	0.0
产后出血			99.7	0.3	0.0
顺产			99.9	0.1	0.0
16.起源于围生期疾病小计	100.0				0.0
其中：产伤	100.0				0.0
出生窒息	100.0				0.0
新生儿吸入综合征	100.0				0.0
围生期的感染	100.0				0.0
胎儿和新生儿的溶血性疾病	100.0				0.0
新生儿硬化病	100.0				0.0
17.先天性畸形、变形和染色体异常小计	33.8	17.7	28.5	12.3	10.3
神经系统其他先天性畸形	66.2	7.1	14.8	8.9	3.4
循环系统先天性畸形	26.1	12.2	29.4	18.5	19.2
内：先天性心脏病	27.4	11.8	26.7	19.1	21.4
唇裂和腭裂	75.1	13.8	10.4	0.5	0.2
消化系统先天性畸形	68.6	9.9	9.9	6.4	6.0
生殖泌尿系统先天性畸形	29.5	26.3	29.1	9.3	7.2
肌肉骨骼系统先天性畸形	50.8	20.8	17.4	6.3	6.1
18.症状、体征和检验异常小计	10.4	4.8	23.3	23.8	39.9
19.损伤、中毒小计	4.6	5.7	43.4	25.7	22.7
其中：骨折	3.9	7.3	42.5	25.5	22.2
内：颅骨和面骨骨折	6.8	8.6	55.1	20.8	9.7
股骨骨折	2.4	3.2	16.6	14.6	66.4
多部位骨折	0.9	3.2	44.3	29.0	24.6
颅内损伤	4.2	5.9	41.6	26.3	24.0
烧伤和腐蚀伤	34.7	7.8	32.1	16.2	10.4
药物、药剂和生物制品中毒	13.6	4.1	47.8	16.4	19.5
非药用物质的毒性效应	7.1	6.8	40.3	23.3	23.7
医疗并发症计	2.3	3.5	38.5	28.2	29.1
内：手术和操作并发症	2.1	4.4	40.1	26.8	28.2
假体装置、植入物和移植物并发症	1.2	2.3	36.4	30.0	32.0
20.其他接受医疗服务小计	2.3	1.8	28.4	35.2	34.2

5-9-2　2014年医院出院病人年龄别疾病构成(%)(男)

疾病名称 (ICD-10)	5岁以下	5～14岁	15～44岁	45～59岁	60岁及以上
总　计	**13.6**	**4.7**	**19.8**	**22.6**	**39.3**
1.传染病和寄生虫病小计	40.0	7.7	21.5	14.2	16.7
其中：肠道传染病	54.3	7.7	13.3	9.5	15.1
内：霍乱					
伤寒和副伤寒	7.4	8.8	38.2	20.8	24.8
细菌性痢疾	43.1	13.5	16.4	10.0	17.0
结核病	0.6	1.1	35.0	25.6	37.7
内：肺结核	0.3	0.6	30.2	26.8	42.2
白喉					
百日咳	89.9	6.1	0.7	1.3	2.0
猩红热	28.9	67.3	3.2	0.5	0.1
性传播模式疾病	11.2	0.7	45.6	23.1	19.5
内：梅毒	19.7	0.6	33.3	26.4	20.0
淋球菌感染	6.6	0.9	64.9	13.8	13.8
乙型脑炎	22.4	54.6	18.4	2.9	1.7
斑疹伤寒	7.8	10.0	24.7	27.6	29.9
病毒性肝炎	0.5	0.8	55.4	30.3	13.0
人类免疫缺陷病毒病（HIV）	0.4	1.0	50.4	27.6	20.6
血吸虫病	0.2	0.4	19.1	32.7	47.7
丝虫病	0.0	0.0	18.5	11.1	70.4
钩虫病	0.9	0.3	9.1	19.6	70.1
2.肿瘤小计	0.9	1.1	12.8	29.6	55.5
恶性肿瘤计	0.5	0.6	9.3	29.2	60.3
其中：鼻咽恶性肿瘤	0.2	0.2	24.4	46.4	28.8
食管恶性肿瘤	0.2	0.0	1.5	28.2	70.0
胃恶性肿瘤	0.3	0.0	4.2	27.6	67.9
小肠恶性肿瘤	0.1	0.0	9.4	32.0	58.4
结肠恶性肿瘤	0.1	0.0	8.5	28.4	62.9
直肠乙状结肠连接处、直肠、肛门和肛管恶性肿瘤	0.2	0.0	6.9	29.8	63.1
肝和肝内胆管恶性肿瘤	0.3	0.1	14.2	40.9	44.6
喉恶性肿瘤	0.2	0.0	2.8	34.9	62.1
气管、支气管、肺恶性肿瘤	0.2	0.0	3.6	28.1	68.1
骨、关节软骨恶性肿瘤	0.9	8.3	31.9	22.2	36.6
乳房恶性肿瘤	0.8	0.0	12.6	32.3	54.3
女性生殖器官恶性肿瘤					
男性生殖器官恶性肿瘤	0.3	0.1	3.5	8.0	88.0
泌尿道恶性肿瘤	0.5	0.2	6.4	26.1	66.8
脑恶性肿瘤	1.9	5.8	31.0	32.1	29.2
白血病	4.0	8.6	32.3	23.9	31.2
原位癌计	0.6	0.2	7.5	27.8	63.9
其中：子宫颈原位癌					
良性肿瘤计	3.5	4.0	32.3	33.4	26.8
其中：皮肤良性肿瘤	6.2	8.4	37.9	24.2	23.2

注：本表系卫生计生部门综合医院数字。

5-9-2 续表1

疾病名称（ICD-10）	5岁以下	5～14岁	15～44岁	45～59岁	60岁及以上
乳房良性肿瘤	0.7	2.2	42.7	25.5	29.0
子宫平滑肌瘤					
卵巢良性肿瘤					
前列腺良性肿瘤	0.0	0.6	4.9	12.8	81.7
甲状腺良性肿瘤	0.3	0.9	28.3	41.8	28.8
交界恶性和动态未知的肿瘤	0.8	1.9	16.0	26.1	55.1
3.血液、造血器官及免疫疾病小计	13.5	24.2	20.0	14.0	28.3
其中：贫血	14.1	16.1	17.8	14.7	37.4
4.内分泌、营养和代谢疾病小计	1.6	1.0	19.6	36.4	41.4
其中：甲状腺功能亢进	0.2	0.7	46.7	32.9	19.5
糖尿病	0.3	0.3	17.0	38.2	44.1
5.精神和行为障碍小计	4.4	3.4	44.3	25.9	21.9
其中：依赖性物质引起的精神和行为障碍	1.3	2.0	57.7	28.8	10.2
酒精引起的精神和行为障碍	1.1	2.0	57.0	29.5	10.4
精神分裂症、分裂型和妄想性障碍	0.1	1.0	66.6	23.9	8.3
情感障碍	0.1	1.5	50.9	26.5	21.0
6.神经系统疾病小计	5.7	4.5	17.1	24.6	48.0
其中：中枢神经系统炎性疾病	27.6	30.9	19.4	12.2	9.9
帕金森病			1.8	12.9	85.4
癫痫	12.0	13.1	27.9	19.9	27.2
7.眼和附器疾病小计	2.1	3.1	13.7	21.3	59.8
其中：晶状体疾患	0.8	0.5	4.3	14.8	79.6
内：老年性白内障			0.7	10.7	88.6
视网膜脱离和断裂	1.3	2.8	34.4	33.5	28.1
青光眼	0.9	1.3	15.4	24.2	58.2
8.耳和乳突疾病小计	4.2	6.4	29.8	28.1	31.5
其中：中耳和乳突疾病	10.4	16.3	40.1	20.6	12.6
9.循环系统疾病小计	0.8	0.6	9.1	24.6	65.0
其中：急性风湿热	1.0	7.6	25.0	24.1	42.3
慢性风湿性心脏病	0.3	0.1	10.3	33.8	55.5
高血压	0.5	0.1	11.2	25.9	62.4
内：高血压性心脏、肾脏病	0.2	0.0	7.3	19.3	73.2
缺血性心脏病	0.3	0.0	4.5	23.9	71.3
内：心绞痛	0.1	0.0	5.0	29.8	65.0
急性心肌梗死	0.2	0.0	8.5	32.4	58.9
肺栓塞	0.1	0.0	13.2	23.4	63.3
心律失常	0.7	1.4	16.2	26.0	55.6
心力衰竭	1.8	0.4	4.5	15.0	78.3
脑血管病	0.7	0.2	5.5	24.6	69.0
内：颅内出血	1.2	0.6	11.2	30.9	56.0
脑梗死	0.3	0.0	3.8	23.5	72.3
大脑动脉闭塞和狭窄	0.2	0.1	4.7	25.9	69.1

5-9-2 续表2

疾病名称（ICD-10）	5岁以下	5～14岁	15～44岁	45～59岁	60岁及以上
静脉炎和血栓形成	0.2	0.2	16.5	29.5	53.6
下肢静脉曲张	0.2	0.1	15.0	42.0	42.8
10.呼吸系统疾病小计	39.7	9.6	9.3	9.2	32.2
其中：急性上呼吸道感染	60.2	23.0	8.1	4.0	4.8
流行性感冒	48.0	22.2	14.8	6.5	8.5
内：人禽流感					
肺炎	66.1	9.1	4.6	4.9	15.3
慢性鼻窦炎	1.6	11.4	48.6	25.5	13.0
慢性扁桃体和腺样体疾病	13.8	50.9	29.7	4.3	1.3
慢性下呼吸道疾病	8.6	2.2	3.5	11.2	74.5
内：哮喘	26.2	9.8	14.8	22.4	26.9
外部物质引起的肺病	7.4	0.8	5.7	16.8	69.3
11.消化系统疾病小计	8.4	4.2	25.7	26.2	35.5
其中：口腔疾病	24.4	12.3	27.2	17.5	18.6
胃及十二指肠溃疡	0.3	0.6	27.8	30.9	40.4
阑尾疾病	1.2	12.4	50.2	20.4	15.8
疝	20.3	8.8	12.4	17.8	40.6
内：腹股沟疝	20.8	9.1	12.3	17.6	40.3
肠梗阻	8.5	3.1	17.2	23.0	48.2
酒精性肝病	0.2	0.0	22.0	50.1	27.6
肝硬化	0.2	0.1	21.2	44.0	34.5
胆石病和胆囊炎	0.3	0.3	22.8	32.0	44.7
急性胰腺炎	0.3	0.7	42.7	30.5	25.8
12.皮肤和皮下组织疾病小计	9.8	8.6	31.5	21.5	28.7
其中：皮炎及湿疹	9.2	6.0	21.0	20.5	43.4
牛皮癣	0.7	3.0	42.2	31.9	22.2
荨麻疹	23.6	35.8	24.2	9.5	6.9
13.肌肉骨骼系统和结缔组织疾病小计	1.4	2.2	27.4	30.2	38.8
其中：炎性多关节炎	0.4	1.7	18.9	29.2	49.8
内：类风湿关节炎	0.3	0.5	13.2	32.4	53.7
痛风	0.1	0.0	21.1	29.8	48.9
其他关节病	0.4	0.8	12.0	24.1	62.6
系统性结缔组织病	15.0	5.5	31.9	22.4	25.2
内：系统性红斑狼疮	0.1	7.1	57.5	20.7	14.7
脊椎关节强硬	0.2	0.2	19.4	36.6	43.6
椎间盘疾病	0.4	0.1	27.7	34.4	37.3
骨密度和骨结构疾病	0.8	3.7	18.9	17.8	58.9
内：骨质疏松	0.2	0.4	3.1	10.9	85.4
骨髓炎	1.6	6.4	36.3	30.8	24.9
14.泌尿生殖系统疾病小计	3.0	5.7	27.8	24.2	39.3
其中：肾小球疾病	3.5	9.3	38.7	23.7	24.7
肾盂肾炎	0.9	2.2	25.9	28.3	42.8
肾衰竭	0.3	0.2	24.7	29.8	45.0
尿石病	0.5	0.5	38.0	34.9	26.1
膀胱炎	1.0	1.2	23.6	26.2	47.9
尿道狭窄	0.9	2.4	26.6	28.0	42.1

5-9-2 续表3

疾病名称（ICD-10）	5岁以下	5～14岁	15～44岁	45～59岁	60岁及以上
男性生殖器官疾病	6.7	13.8	18.4	10.5	50.6
内：前列腺增生			0.3	7.3	92.3
乳房疾患	1.4	2.3	51.0	20.3	24.9
15.妊娠、分娩和产褥期小计					
16.起源于围生期疾病小计	100.0				
其中：产伤	100.0				
出生窒息	100.0				
新生儿吸入综合征	100.0				
围生期的感染	100.0				
胎儿和新生儿的溶血性疾病	100.0				
新生儿硬化病	100.0				
17.先天性畸形、变形和染色体异常小计	36.8	21.0	23.2	10.6	8.4
神经系统其他先天性畸形	73.7	6.8	12.1	5.0	2.5
循环系统先天性畸形	24.0	9.7	27.5	21.1	17.8
内：先天性心脏病	26.1	8.9	23.6	21.7	19.7
唇裂和腭裂	80.3	10.3	8.9	0.3	0.2
消化系统先天性畸形	72.2	11.1	7.6	4.7	4.3
生殖泌尿系统先天性畸形	35.1	33.4	20.3	6.1	5.1
肌肉骨骼系统先天性畸形	50.1	23.5	19.3	3.8	3.2
18.症状、体征和检验异常小计	10.5	4.5	20.8	23.2	41.0
19.损伤、中毒小计	3.7	5.9	45.6	27.2	17.6
其中：骨折	3.2	7.6	45.5	26.9	16.8
内：颅骨和面骨骨折	5.1	7.8	55.8	22.5	8.8
股骨骨折	2.6	4.2	24.7	18.7	49.8
多部位骨折	0.8	2.6	47.0	32.3	17.3
颅内损伤	3.2	5.6	41.9	27.3	21.9
烧伤和腐蚀伤	30.7	7.8	34.7	18.2	8.6
药物、药剂和生物制品中毒	21.7	5.1	35.9	16.5	20.8
非药用物质的毒性效应	8.4	8.4	36.0	23.6	23.6
医疗并发症计	2.4	4.2	35.6	28.4	29.5
内：手术和操作并发症	1.8	4.5	36.8	27.1	29.9
假体装置、植入物和移植物并发症	1.2	3.3	33.1	30.3	32.1
20.其他接受医疗服务小计	2.7	2.2	19.3	32.9	42.9

5-9-3 2014年医院出院病人年龄别疾病构成(%)(女)

疾病名称 (ICD-10)	5岁以下	5～14岁	15～44岁	45～59岁	60岁及以上
总 计	**8.1**	**2.5**	**36.4**	**20.8**	**32.2**
1.传染病和寄生虫病小计	39.8	7.4	19.9	14.5	18.3
其中：肠道传染病	40.6	6.1	17.3	13.6	22.3
内：霍乱					
伤寒和副伤寒	4.9	6.1	45.6	20.2	23.2
细菌性痢疾	31.6	9.7	18.1	17.1	23.6
结核病	0.7	1.8	42.6	22.6	32.4
内：肺结核	0.4	1.3	37.2	22.7	38.4
白喉					
百日咳	85.3	9.4	3.1	0.7	1.4
猩红热	28.5	67.7	3.6	0.0	0.2
性传播模式疾病	10.6	0.5	57.3	21.5	10.1
内：梅毒	21.1	0.2	48.8	19.9	10.0
淋球菌感染	8.7	2.6	45.0	30.3	13.4
乙型脑炎	12.9	50.8	16.9	12.1	7.3
斑疹伤寒	6.0	4.8	19.7	32.6	36.9
病毒性肝炎	0.7	0.9	43.8	35.8	18.8
人类免疫缺陷病毒病（HIV）	0.5	1.6	44.0	35.7	18.2
血吸虫病	0.5	0.3	13.6	26.0	59.5
丝虫病	0.0	0.0	3.7	11.1	85.2
钩虫病	0.2	0.4	6.5	27.8	65.0
2.肿瘤小计	0.8	0.8	31.0	37.2	30.2
恶性肿瘤计	0.5	0.6	17.4	36.7	44.9
其中：鼻咽恶性肿瘤	0.2	0.2	29.1	44.8	25.7
食管恶性肿瘤	0.2	0.0	1.0	15.9	82.9
胃恶性肿瘤	0.2	0.0	11.6	28.6	59.6
小肠恶性肿瘤	0.1	0.0	9.5	32.6	57.8
结肠恶性肿瘤	0.1	0.0	9.2	27.4	63.2
直肠乙状结肠连接处、直肠、肛门和肛管恶性肿瘤	0.1	0.0	9.4	32.1	58.3
肝和肝内胆管恶性肿瘤	0.5	0.2	9.8	29.8	59.8
喉恶性肿瘤	0.3	0.0	4.0	23.2	72.4
气管、支气管、肺恶性肿瘤	0.1	0.0	6.5	30.5	62.9
骨、关节软骨恶性肿瘤	0.8	9.1	28.5	26.8	34.8
乳房恶性肿瘤	0.2	0.0	23.4	49.5	26.9
女性生殖器官恶性肿瘤	0.2	0.1	20.5	49.5	29.7
男性生殖器官恶性肿瘤					
泌尿道恶性肿瘤	0.9	0.3	8.1	25.5	65.2
脑恶性肿瘤	1.8	5.5	33.2	32.2	27.4
白血病	4.0	8.4	32.2	26.0	29.5
原位癌计	0.2	0.1	43.9	38.1	17.8
其中：子宫颈原位癌			55.3	37.1	7.5
良性肿瘤计	1.3	1.1	48.6	38.6	10.4
其中：皮肤良性肿瘤	7.0	8.7	41.8	24.1	18.4

注：本表系卫生计生部门综合医院数字。

5-9-3 续表1

疾病名称（ICD-10）	5岁以下	5～14岁	15～44岁	45～59岁	60岁及以上
乳房良性肿瘤	0.0	0.6	74.4	21.6	3.3
子宫平滑肌瘤	0.1	0.0	45.1	52.6	2.3
卵巢良性肿瘤	0.1	1.1	66.7	21.7	10.4
甲状腺良性肿瘤	0.2	0.4	35.9	42.2	21.3
交界恶性和动态未知的肿瘤	0.5	1.4	29.8	29.9	38.3
3.血液、造血器官及免疫疾病小计	7.8	16.2	26.9	20.1	29.0
其中：贫血	7.0	9.4	27.9	21.1	34.6
4.内分泌、营养和代谢疾病小计	1.1	1.2	16.5	34.0	47.2
其中：甲状腺功能亢进	0.2	1.0	43.2	35.0	20.7
糖尿病	0.3	0.4	8.8	32.5	57.9
5.精神和行为障碍小计	2.3	2.1	36.7	33.4	25.5
其中：依赖性物质引起的精神和行为障碍	1.6	2.9	67.1	19.8	8.6
酒精引起的精神和行为障碍	1.3	2.9	68.2	19.9	7.8
精神分裂症、分裂型和妄想性障碍	0.1	1.7	58.6	28.7	10.9
情感障碍	0.1	1.1	42.0	32.5	24.3
6.神经系统疾病小计	3.7	2.7	14.3	28.2	51.0
其中：中枢神经系统炎性疾病	28.2	26.4	20.9	13.1	11.4
帕金森病			1.8	15.6	82.6
癫痫	15.0	14.4	28.6	16.1	26.0
7.眼和附器疾病小计	1.5	1.8	9.1	20.5	67.1
其中：晶状体疾患	0.6	0.2	1.9	11.7	85.5
内：老年性白内障			0.4	8.7	90.8
视网膜脱离和断裂	1.1	1.0	22.7	38.4	36.8
青光眼	0.6	0.5	6.6	22.6	69.7
8.耳和乳突疾病小计	2.6	3.0	26.5	33.0	35.0
其中：中耳和乳突疾病	7.5	9.5	40.3	27.6	15.2
9.循环系统疾病小计	0.7	0.5	6.2	21.6	71.1
其中：急性风湿热	0.6	3.4	24.1	30.3	41.6
慢性风湿性心脏病	0.3	0.1	9.0	32.3	58.3
高血压	0.6	0.0	5.2	25.1	69.1
内：高血压性心脏、肾脏病	0.2	0.0	3.0	14.8	81.9
缺血性心脏病	0.3	0.0	1.7	17.3	80.7
内：心绞痛	0.1	0.0	1.8	22.0	76.1
急性心肌梗死	0.2	0.0	1.5	13.1	85.2
肺栓塞	0.1	0.0	9.0	22.1	68.8
心律失常	0.5	1.0	14.5	27.4	56.5
心力衰竭	1.3	0.3	3.2	10.8	84.3
脑血管病	0.6	0.1	3.9	21.6	73.8
内：颅内出血	1.3	0.6	7.3	29.6	61.2
脑梗死	0.3	0.0	2.1	18.2	79.4
大脑动脉闭塞和狭窄	0.2	0.1	2.9	18.8	78.0

5-9-3　续表2

疾病名称 (ICD-10)	5岁以下	5～14岁	15～44岁	45～59岁	60岁及以上
静脉炎和血栓形成	0.2	0.1	16.2	29.7	53.7
下肢静脉曲张	0.2	0.0	14.9	47.1	37.8
10.呼吸系统疾病小计	36.0	9.1	11.1	12.1	31.7
其中：急性上呼吸道感染	54.8	19.2	12.0	6.7	7.3
流行性感冒	43.0	21.4	16.9	8.2	10.4
内：人禽流感					
肺炎	58.7	10.2	6.0	6.6	18.6
慢性鼻窦炎	1.4	8.4	39.5	32.8	17.8
慢性扁桃体和腺样体疾病	10.0	35.4	39.6	11.9	3.0
慢性下呼吸道疾病	7.9	2.2	5.9	15.4	68.6
内：哮喘	10.4	4.7	19.8	31.0	34.2
外部物质引起的肺病	20.7	1.6	5.3	10.3	62.1
11.消化系统疾病小计	5.2	2.9	23.7	28.1	40.1
其中：口腔疾病	21.0	9.4	29.6	19.6	20.4
胃及十二指肠溃疡	0.4	0.5	17.3	30.9	51.0
阑尾疾病	1.0	8.8	49.6	22.1	18.6
疝	14.5	17.7	14.0	16.8	36.9
内：腹股沟疝	21.4	26.6	16.4	13.5	22.1
肠梗阻	6.8	2.2	18.9	24.4	47.7
酒精性肝病	0.3	0.2	18.5	42.7	38.3
肝硬化	0.2	0.1	9.0	33.8	56.9
胆石病和胆囊炎	0.3	0.2	23.4	33.0	43.1
急性胰腺炎	0.3	0.8	26.1	29.7	43.0
12.皮肤和皮下组织疾病小计	9.1	7.5	34.7	22.2	26.5
其中：皮炎及湿疹	7.4	4.7	34.4	25.5	28.0
牛皮癣	0.9	5.5	43.7	30.9	18.9
荨麻疹	13.3	20.0	39.1	17.5	10.0
13.肌肉骨骼系统和结缔组织疾病小计	0.8	1.2	21.7	33.3	42.9
其中：炎性多关节炎	0.4	1.0	15.6	34.8	48.3
内：类风湿关节炎	0.2	0.2	18.7	39.7	41.2
痛风	0.1	0.1	5.8	16.7	77.2
其他关节病	0.3	0.2	5.4	30.0	64.1
系统性结缔组织病	2.3	3.3	47.9	29.2	17.2
内：系统性红斑狼疮	0.1	4.6	64.4	23.9	7.0
脊椎关节强硬	0.3	0.0	19.7	40.9	39.1
椎间盘疾病	0.5	0.0	20.7	37.5	41.2
骨密度和骨结构疾病	0.2	0.6	5.1	12.1	81.9
内：骨质疏松	0.1	0.1	1.5	9.6	88.8
骨髓炎	2.2	7.3	28.2	28.8	33.5
14.泌尿生殖系统疾病小计	0.5	0.8	47.9	30.5	20.2
其中：肾小球疾病	1.7	5.2	38.3	29.1	25.8
肾盂肾炎	0.4	0.7	41.7	25.6	31.7
肾衰竭	0.3	0.2	20.6	31.1	47.8
尿石病	0.4	0.4	30.4	38.8	30.0
膀胱炎	0.4	0.6	24.3	32.2	42.6
尿道狭窄	0.8	2.0	21.0	33.4	42.8

5-9-3　续表3

疾病名称（ICD-10）	5岁以下	5～14岁	15～44岁	45～59岁	60岁及以上
乳房疾患	0.2	0.3	64.2	29.8	5.5
女性盆腔器官炎性疾病	0.3	0.3	69.6	24.3	5.6
子宫内膜异位	0.1		65.1	34.3	0.4
女性生殖器脱垂	0.1		9.9	29.3	60.7
15.妊娠、分娩和产褥期小计			99.6	0.3	
其中：异位妊娠			99.0	0.9	
医疗性流产			99.0	0.7	
妊娠高血压			99.5	0.5	
前置胎盘、胎盘早剥和产前出血			99.5	0.4	
梗阻性分娩			99.8	0.2	
分娩时会阴、阴道裂伤			99.8	0.1	
产后出血			99.7	0.3	
顺产			99.8	0.1	
16.起源于围生期疾病小计	100.0				
其中：产伤	100.0				
出生窒息	100.0				
新生儿吸入综合征	100.0				
围生期的感染	100.0				
胎儿和新生儿的溶血性疾病	100.0				
新生儿硬化病	100.0				
17.先天性畸形、变形和染色体异常小计	22.9	11.3	35.5	17.9	12.4
神经系统其他先天性畸形	51.8	5.8	20.4	17.4	4.6
循环系统先天性畸形	18.9	9.2	29.0	22.5	20.4
内：先天性心脏病	19.1	8.3	25.8	24.1	22.7
唇裂和腭裂	78.3	11.1	9.9	0.5	0.1
消化系统先天性畸形	55.0	8.6	15.1	12.6	8.6
生殖泌尿系统先天性畸形	3.9	6.0	58.2	19.0	13.0
肌肉骨骼系统先天性畸形	44.6	17.6	18.6	10.2	8.9
18.症状、体征和检验异常小计	7.9	3.5	24.1	26.0	38.6
19.损伤、中毒小计	4.2	4.6	32.7	26.5	32.1
其中：骨折	3.7	5.9	31.2	26.2	32.9
内：颅骨和面骨骨折	9.6	11.0	45.5	21.2	12.7
股骨骨折	1.3	1.6	5.4	10.2	81.4
多部位骨折	0.6	2.3	27.1	29.6	40.5
颅内损伤	4.4	5.8	34.1	27.3	28.4
烧伤和腐蚀伤	37.1	8.6	24.4	16.2	13.7
药物、药剂和生物制品中毒	10.2	3.2	50.0	18.0	18.7
非药用物质的毒性效应	5.5	5.9	41.1	23.8	23.7
医疗并发症计	1.7	2.5	36.5	30.8	28.6
内：手术和操作并发症	1.5	3.3	40.7	28.7	25.8
假体装置、植入物和移植物并发症	0.5	1.4	32.9	33.5	31.7
20.其他接受医疗服务小计	2.0	1.0	33.7	36.8	26.4

5-10-1　调查地区居民两周就诊率

	合计			城市			农村		
	2003	2008	2013	2003	2008	2013	2003	2008	2013
调查人数	193689	177501	273688	49698	46510	133393	143991	130991	140295
就诊人次数	25906	25813	35681	5869	5914	17728	20037	19899	17953
两周就诊率(%)	13.4	14.5	13.0	11.8	12.7	13.3	13.9	15.2	12.8
分性别两周就诊率(%)									
男性	12.2	13.1	11.9	10.3	11.3	12.2	12.8	13.8	11.7
女性	14.6	16.0	14.1	13.3	14.0	14.3	15.1	16.7	13.9
年龄别两周就诊率 (%)									
0～4岁	20.2	24.8	14.6	15.6	19.1	15.3	21.3	26.0	14.1
5～14岁	7.7	9.1	6.2	5.5	6.8	6.3	8.2	9.6	6.1
15～24岁	4.7	4.7	3.4	3.2	3.2	3.3	5.1	5.1	3.5
25～34岁	7.8	6.1	4.8	4.8	4.5	4.9	8.9	6.7	4.5
35～44岁	11.3	11.4	8.5	7.5	7.0	8.0	12.7	12.8	8.9
45～54岁	17.6	16.0	13.7	12.5	10.9	13.2	19.6	18.1	14.1
55～64岁	22.8	21.6	19.7	19.1	18.4	19.1	24.4	22.9	20.4
65岁及以上	28.1	30.3	26.4	28.8	30.3	27.8	27.6	30.3	24.8
文化程度别两周就诊率(%)									
文盲半文盲	23.8	25.6	22.8	27.6	25.3	25.8	23.2	25.6	21.4
小学	16.6	18.4	18.6	19.8	22.2	21.5	16.1	17.8	16.9
初中	10.0	10.7	11.5	10.6	12.0	13.2	9.8	10.3	10.1
高中、技校	8.7	9.2	9.8	8.3	9.1	10.3	9.1	9.3	8.6
中专	9.4	10.7	10.7	9.9	12.6	11.9	8.2	7.0	7.5
大专	8.7	8.0	7.9	9.3	8.8	8.2	5.7	5.0	6.5
大学及以上	7.9	8.2	5.9	7.7	8.4	6.3	9.4	6.8	2.7
医疗保障形式别两周就诊率 (%)									
城镇职工医疗保险	13.5	14.6	13.4	13.4	14.5	13.4	14.6	15.1	13.6
城镇居民医疗保险		10.5	12.4		10.4	12.4		11.1	12.5
新型农村合作医疗	14.8	15.5	13.3	21.4	20.2	15.4	13.2	15.3	12.5
其他社会医疗保险	10.2	8.1	14.8	10.0	7.3	16.6	10.4	10.3	12.3
无社会医疗保险	13.5	10.8	8.4	8.6	8.2	6.7	14.4	14.2	12.5
就业状况别两周就诊率(%)									
在岗	13.7	13.3	11.5	7.8	6.9	10.2	14.9	14.6	12.4
离退休	25.6	24.3	21.4	24.6	23.9	21.6	33.5	26.6	20.3
学生	4.3	4.9	3.1	3.0	3.0	3.2	4.9	5.6	3.0
无业、失业、半失业	14.1	19.3	19.9	11.0	12.9	18.1	21.5	23.7	21.8

5-10-2 2013年调查地区居民两周就诊率

	合计	城市				农村			
		小计	东	中	西	小计	东	中	西
调查人数	273688	133393	44499	44774	44120	140295	45875	44883	49537
就诊人次数	35681	17728	6835	3944	6949	17953	7389	5108	5456
两周就诊率 (%)	13.0	13.3	15.4	8.8	15.8	12.8	16.1	11.4	11.0
分性别两周就诊率(%)									
男性	11.9	12.2	14.4	8.1	14.2	11.7	15.3	10.5	9.4
女性	14.1	14.3	16.2	9.5	17.2	13.9	16.9	12.3	12.7
年龄别两周就诊率 (%)									
0～4岁	14.6	15.3	14.4	11.4	19.7	14.1	21.3	12.9	9.3
5～14岁	6.2	6.3	7.6	3.8	7.6	6.1	10.3	5.6	3.5
15～24岁	3.4	3.3	4.6	1.8	3.6	3.5	4.0	3.1	3.4
25～34岁	4.8	4.9	4.9	3.6	6.4	4.5	4.7	5.1	3.9
35～44岁	8.5	8.0	7.7	5.4	10.8	8.9	9.5	8.4	8.9
45～54岁	13.7	13.2	13.2	10.1	16.4	14.1	15.8	13.1	13.2
55～64岁	19.7	19.1	21.9	12.5	22.6	20.4	23.7	16.7	20.5
65岁及以上	26.4	27.8	32.8	17.4	32.8	24.8	30.9	20.3	22.4
文化程度别两周就诊率 (%)									
文盲半文盲	22.8	25.8	27.4	15.8	31.6	21.4	28.8	19.2	18.1
小学	18.6	21.5	26.4	14.3	23.4	16.9	22.1	14.4	14.8
初中	11.5	13.2	16.4	8.7	14.7	10.1	11.7	9.3	9.2
高中、技校	9.8	10.3	13.3	7.2	10.5	8.6	11.1	8.4	5.8
中专	10.7	11.9	12.6	8.4	15.3	7.5	8.1	6.8	7.4
大专	7.9	8.2	9.3	6.4	9.1	6.5	6.7	6.0	6.6
大学及以上	5.9	6.3	7.7	4.3	6.6	2.7	2.3	2.8	3.2
医疗保障形式别两周就诊率 (%)									
城镇职工医疗保险	13.4	13.4	16.2	9.7	13.3	13.6	15.0	10.5	13.2
城镇居民医疗保险	12.4	12.4	16.7	8.6	10.2	12.5	14.4	9.0	12.7
新型农村合作医疗	13.3	15.4	15.0	9.1	20.6	12.5	15.8	11.9	10.9
城乡居民合作医疗	13.9	12.9	6.4	8.0	17.3	14.3	17.2	8.8	12.2
其他社会医疗保险	14.8	16.6	20.0	7.3	18.9	12.3	13.7	11.8	11.1
无社保	8.4	6.7	8.1	4.5	8.3	12.5	20.1	8.3	8.4
就业状况别两周就诊率 (%)									
在岗	11.5	10.2	9.3	6.0	14.6	12.4	14.2	11.3	11.6
离退休	21.4	21.6	27.0	14.3	22.4	20.3	29.1	14.1	14.9
学生	3.1	3.2	4.4	1.2	4.0	3.0	4.3	2.8	2.3
失业	15.5	15.3	15.0	10.7	21.2	15.9	11.2	9.8	24.4
无业	20.4	18.5	22.7	13.4	21.5	22.2	26.9	18.1	21.0

5-11-1 调查地区居民疾病别两周就诊率（‰）

	合计			城市			农村		
	2003	2008	2013	2003	2008	2013	2003	2008	2013
传染病计	2.9	1.9	0.4	1.8	1.2	0.5	3.3	2.1	0.4
寄生虫病计	0.2	0.0	0.0		0.0	0.0	0.2	0.0	0.0
恶性肿瘤计	1.3	1.7	0.8	1.6	1.9	0.9	1.2	1.6	0.6
良性肿瘤计	0.4	0.7	0.3	0.4	0.9	0.3	0.4	0.7	0.3
内分泌、营养和代谢疾病计	2.2	3.9	6.3	4.6	8.7	8.8	1.3	2.1	3.9
其中：糖尿病	1.4	2.9	5.6	3.3	7.6	7.8	0.7	1.3	3.4
血液、造血器官疾病	1.4	1.3	0.4	1.1	0.8	0.3	1.5	1.5	0.5
精神病小计	0.5	0.8	0.4	0.5	0.9	0.4	0.5	0.8	0.5
神经系病计	2.9	2.2	1.0	1.8	1.8	1.1	3.2	2.4	1.0
眼及附器疾病	1.4	1.3	0.7	1.6	1.2	0.7	1.3	1.3	0.6
耳和乳突疾病	0.6	0.5	0.3	0.7	0.5	0.3	0.6	0.5	0.3
循环系统疾病	18.3	26.4	27.5	28.0	36.4	30.1	14.9	22.8	24.9
其中：心脏病	5.8	7.9	3.1	10.2	11.9	3.4	4.3	6.5	2.8
高血压	8.0	12.3	21.4	12.9	19.3	23.8	6.4	9.9	19.2
脑血管病	2.9	4.3	2.2	3.6	3.6	2.3	2.7	4.6	2.2
呼吸系统疾病	51.4	46.9	27.0	34.0	29.1	25.4	57.4	53.2	28.5
其中：急上呼感染	41.9	37.2	23.1	26.5	21.7	21.5	47.2	42.7	24.6
肺炎	1.8	2.0	0.6	1.0	1.0	0.5	2.1	2.4	0.6
老慢支	3.6	3.3	1.3	3.2	2.4	1.3	3.8	3.6	1.4
消化系统疾病	21.7	22.1	8.6	16.2	14.3	7.6	23.6	24.9	9.6
其中：急性胃炎	10.7	11.9	4.3	7.5	6.3	3.8	11.8	13.9	4.9
肝硬化	0.3	0.4	0.1	0.3	0.4	0.2	0.3	0.5	0.1
胆囊疾病	2.9	1.8	0.8	2.6	1.5	0.7	3.0	1.9	0.9
泌尿生殖系病	6.2	6.4	3.2	4.4	5.9	3.3	6.9	6.6	3.1
妊娠、分娩病及产褥期并发症	0.1	0.1	0.1	0.2	0.1	0.1	0.1	0.1	0.1
皮肤皮下组织	2.6	3.4	1.5	2.5	2.8	1.5	2.6	3.7	1.5
肌肉、骨骼结缔组织	11.1	17.1	7.2	12.2	13.7	6.5	10.7	18.2	7.8
其中：类风湿关节炎	3.8	5.3	1.7	2.9	2.2	1.4	4.1	6.4	2.0
先天异常	0.1	0.0	0.0	0.1		0.0	0.1	0.1	0.0
围生期疾病	0.0	0.0	0.0		0.0	0.0	0.0	0.0	0.0
损伤和中毒	6.9	6.2	2.9	4.6	4.9	2.5	7.7	6.6	3.4
其他	0.6	0.5	0.4	0.4	0.5	0.4	0.6	0.6	0.3
不详	1.1	1.8	0.7	1.4	1.5	0.8	1.1	2.0	0.6

5-11-2　2013年调查地区居民疾病别两周就诊率(‰)

	合计	城市				农村			
		小计	东	中	西	小计	东	中	西
传染病计	0.4	0.5	0.4	0.6	0.3	0.4	0.3	0.5	0.5
寄生虫病计	0.0	0.0		0.0		0.0			0.0
恶性肿瘤计	0.8	0.9	1.5	0.6	0.7	0.6	0.7	0.6	0.5
良性肿瘤计	0.3	0.3	0.4	0.3	0.3	0.3	0.4	0.2	0.2
内分泌、营养和代谢疾病计	6.3	8.8	14.6	5.8	6.1	3.9	5.8	3.9	2.3
其中：糖尿病	5.6	7.8	12.8	5.1	5.6	3.4	5.0	3.4	1.9
血液、造血器官疾病	0.4	0.3	0.2	0.3	0.5	0.5	0.4	0.5	0.5
精神病小计	0.4	0.4	0.7	0.3	0.2	0.5	0.7	0.4	0.3
神经系病计	1.0	1.1	1.4	1.0	0.8	1.0	1.3	0.7	0.9
眼及附器疾病	0.7	0.7	1.0	0.5	0.7	0.6	0.9	0.4	0.6
耳和乳突疾病	0.3	0.3	0.4	0.2	0.5	0.3	0.3	0.3	0.3
循环系统疾病	27.5	30.1	45.7	22.3	22.4	24.9	30.8	24.3	20.0
其中：心脏病	3.1	3.4	4.0	3.0	3.1	2.8	3.8	2.7	2.1
高血压	21.4	23.8	38.2	16.6	16.4	19.2	23.6	18.9	15.4
脑血管病	2.2	2.3	2.5	2.2	2.0	2.2	2.5	2.3	1.8
呼吸系统疾病	27.0	25.4	21.0	17.1	38.2	28.5	34.4	26.7	24.6
其中：急上呼感染	23.1	21.5	17.1	14.7	32.9	24.6	30.2	23.6	20.4
肺炎	0.6	0.5	0.6	0.4	0.5	0.6	0.8	0.5	0.6
老慢支	1.3	1.3	1.0	0.5	2.2	1.4	1.4	1.0	1.8
消化系统疾病	8.6	7.6	7.3	5.5	10.2	9.6	9.5	8.4	10.7
其中：急性胃炎	4.3	3.8	3.3	2.3	5.9	4.9	5.0	4.0	5.5
肝病硬化	0.1	0.2	0.1	0.2	0.2	0.1	0.2	0.1	0.1
胆囊疾病	0.8	0.7	0.6	0.8	0.7	0.9	0.5	0.8	1.4
泌尿生殖系病	3.2	3.3	3.3	2.9	3.6	3.1	2.9	3.2	3.3
妊娠、分娩病及产褥期并发症	0.1	0.1	0.1	0.1	0.1	0.1	0.1	0.0	0.1
皮肤皮下组织	1.5	1.5	1.5	1.2	1.8	1.5	1.4	1.4	1.7
肌肉、骨骼结缔组织	7.2	6.5	6.4	4.6	8.5	7.8	8.3	6.6	8.5
其中：类风湿关节炎	1.7	1.4	1.0	0.9	2.4	2.0	1.6	1.6	2.7
先天异常	0.0	0.0	0.1		0.0	0.0	0.0	0.1	
围生期疾病	0.0	0.0			0.0	0.0	0.0	0.0	
损伤和中毒	2.9	2.5	2.7	1.8	3.0	3.4	3.9	3.7	2.6
其他	0.4	0.4	0.4	0.5	0.4	0.3	0.4	0.3	0.2
不详	0.7	0.8	0.5	0.4	1.6	0.6	0.7	0.6	0.5

5-12-1 调查地区居民住院率(%)

	合计			城市			农村		
	2003	2008	2013	2003	2008	2013	2003	2008	2013
住院人次数	6981	12139	24740	2107	3293	12110	4874	8846	12630
住院率	3.6	6.8	9.0	4.2	7.1	9.1	3.4	6.8	9.0
分性别住院									
男性	3.2	6.0	8.0	4.1	6.6	8.2	2.9	5.9	7.8
女性	4.0	7.6	10.1	4.4	7.6	9.9	3.9	7.7	10.2
年龄别住院率									
0～4岁	3.3	8.1	8.6	2.6	3.3	7.4	3.5	9.1	9.5
5～14岁	1.2	2.1	2.2	0.9	1.2	1.9	1.2	2.3	2.4
15～24岁	2.8	4.6	5.0	1.6	2.0	4.1	3.1	5.3	5.7
25～34岁	3.9	6.9	7.3	3.5	5.6	6.9	4.1	7.4	7.8
35～44岁	2.6	4.7	5.5	2.1	3.3	4.8	2.8	5.2	6.1
45～54岁	3.7	6.2	7.3	3.2	5.2	6.9	3.9	6.6	7.6
55～64岁	5.3	9.3	12.4	6.0	9.7	11.8	5.1	9.2	13.1
65岁及以上	8.4	15.3	19.9	12.7	19.4	21.5	5.8	12.9	18.0
文化程度别住院率									
文盲、半文盲	5.0	10.0	14.7	8.0	14.5	16.3	4.5	9.4	14.0
小学	4.6	8.8	12.8	6.8	12.3	14.4	4.2	8.1	11.8
初中	3.5	6.5	8.7	4.2	7.1	9.6	3.3	6.4	7.9
高中、技校	3.3	4.9	6.8	3.4	5.2	6.9	3.1	4.6	6.5
中专	5.0	7.6	9.2	4.9	7.8	9.4	5.2	7.1	8.7
大专	3.4	6.8	6.8	3.4	6.9	6.8	3.2	6.4	6.5
大学及以上	4.5	5.5	6.2	4.6	5.8	6.4	3.5	3.3	4.8
医疗保障形式别住院率									
城镇职工基本医保		9.2	11.2		9.2	11.3		8.8	10.5
城镇居民基本医保		5.1	7.1		4.9	7.1		6.3	6.9
新型农村合作医疗	3.4	6.9	9.0	3.7	7.8	8.6	3.3	6.9	9.1
其他社会医疗保险	2.7	5.1	8.0	2.3	4.4	8.0	2.9	7.1	7.9
无社保	3.4	4.3	5.1	3.0	4.0	4.5	3.4	4.8	6.6
就业状况别住院率									
在岗	3.7	6.5	7.7	2.9	3.9	6.3	3.9	7.0	8.7
离退休	10.1	14.8	17.7	10.0	14.8	17.6	10.7	15.2	18.0
学生	1.1	1.4	1.3	0.5	0.6	1.3	1.3	1.7	1.2
无业、失业、半失业	4.5	9.9	15.0	3.7	7.8	13.4	6.3	11.4	16.8

5-12-2　2013年调查地区居民住院率(%)

	合计	城市				农村			
		小计	东	中	西	小计	东	中	西
住院人次数	24740	12110	3495	3892	4723	12630	3501	4493	4636
住院率	9.0	9.1	7.9	8.7	10.7	9.0	7.6	10.0	9.4
分性别住院									
男性	8.0	8.2	6.9	8.0	9.7	7.8	6.9	9.1	7.6
女性	10.1	9.9	8.8	9.3	11.7	10.2	8.4	10.9	11.2
年龄别住院率									
0～4岁	8.6	7.4	5.6	7.1	9.1	9.5	6.9	11.5	9.7
5～14岁	2.2	1.9	1.9	1.4	2.3	2.4	1.6	3.1	2.5
15～24岁	5.0	4.1	3.5	3.3	5.5	5.7	4.9	6.4	5.7
25～34岁	7.3	6.9	6.0	6.5	8.5	7.8	7.3	7.5	8.6
35～44岁	5.5	4.8	3.4	3.9	6.8	6.1	4.3	6.8	7.0
45～54岁	7.3	6.9	5.2	7.1	8.3	7.6	5.6	8.5	9.0
55～64岁	12.4	11.8	10.2	11.8	13.8	13.1	10.8	14.6	13.9
65岁及以上	19.9	21.5	17.6	21.6	26.0	18.0	15.7	19.6	19.0
文化程度别住院率									
文盲、半文盲	14.7	16.3	15.6	14.7	17.8	14.0	13.3	14.6	14.1
小学	12.8	14.4	13.6	13.3	15.9	11.8	10.3	13.2	11.9
初中	8.7	9.6	8.5	9.2	11.4	7.9	6.5	8.7	8.5
高中、技校	6.8	6.9	6.0	7.3	7.7	6.5	5.6	8.0	6.1
中专	9.2	9.4	6.6	9.7	12.9	8.7	8.4	8.5	9.3
大专	6.8	6.8	5.8	7.3	7.7	6.5	6.0	8.6	5.2
大学及以上	6.2	6.4	5.5	7.2	6.8	4.8	4.9	6.0	3.5
医疗保障形式别住院率									
城镇职工基本医保	11.2	11.3	9.2	12.8	13.1	10.5	9.3	13.0	10.7
城镇居民基本医保	7.1	7.1	6.9	6.9	7.7	6.9	4.7	10.6	7.6
新型农村合作医疗	9.0	8.6	7.4	6.6	10.5	9.1	7.8	10.3	8.9
城乡居民合作医疗	9.3	9.4	4.6	7.1	12.2	9.2	7.9	6.2	13.5
其他社会医疗保险	8.0	8.0	7.4	5.4	10.5	7.9	6.9	9.4	7.4
无社保	5.1	4.5	4.1	4.0	5.4	6.6	6.2	5.9	8.0
就业状况别住院率									
在岗	7.7	6.3	4.5	5.3	8.6	8.7	6.8	9.7	9.6
离退休	17.7	17.6	14.1	19.2	21.7	18.0	16.6	19.3	18.0
学生	1.3	1.3	0.7	0.8	2.4	1.2	0.9	1.4	1.3
失业	13.6	11.3	10.9	8.4	15.4	18.8	12.1	18.4	23.5
无业	15.2	13.7	13.9	11.1	17.1	16.6	15.2	16.7	18.5

5-13-1 调查地区居民疾病别住院率(‰)

	合计			城市			农村		
	2003	2008	2013	2003	2008	2013	2003	2008	2013
传染病计	1.1	1.1	1.0	0.7	0.6	0.8	1.2	1.3	1.2
寄生虫病计	0.1	0.1	0.1	0.1	0.0	0.1	0.0	0.1	0.0
恶性肿瘤计	1.1	2.9	3.9	2.3	4.4	4.9	0.7	2.3	3.0
良性肿瘤计	1.0	1.7	2.0	1.2	1.8	2.0	0.9	1.7	2.0
内分泌、营养和代谢疾病计	0.9	2.0	3.5	2.1	4.5	4.7	0.5	1.1	2.3
其中：糖尿病	0.6	1.6	2.6	1.6	3.9	3.6	0.2	0.7	1.6
血液、造血器官疾病	0.3	0.5	0.6	0.2	0.3	0.5	0.3	0.6	0.7
精神病小计	0.3	0.5	0.5	0.3	0.5	0.5	0.3	0.5	0.4
神经系病计	0.6	1.1	1.6	0.5	1.2	1.7	0.6	1.0	1.5
眼及附器疾病	0.6	1.2	1.9	0.7	1.5	2.0	0.6	1.0	1.7
耳和乳突疾病	0.1	0.1	0.3	0.1	0.1	0.3	0.0	0.1	0.2
循环系统疾病	6.2	13.7	20.4	11.9	21.7	21.9	4.3	10.8	18.9
其中：心脏病	2.8	5.5	6.9	5.8	9.6	8.1	1.8	4.0	5.8
高血压	1.2	3.2	4.9	2.0	4.6	5.1	1.0	2.7	4.7
脑血管病	1.8	4.1	6.9	3.3	5.9	7.1	1.3	3.4	6.7
呼吸系统疾病	4.2	10.2	13.3	4.5	6.1	11.5	4.1	11.7	15.1
其中：急上呼感染	1.5	3.8	5.4	1.2	1.4	3.9	1.6	4.7	6.9
肺炎	1.0	2.6	2.9	0.9	1.4	2.8	1.0	3.0	3.1
老慢支	0.6	1.6	1.9	0.9	1.5	1.8	0.5	1.6	2.0
消化系统疾病	5.7	9.1	10.2	5.6	8.1	9.8	5.8	9.5	10.5
其中：急性胃炎	0.9	1.9	2.3	0.6	1.1	1.9	1.1	2.2	2.8
肝硬化	0.2	0.4	0.5	0.3	0.2	0.6	0.2	0.5	0.3
胆囊疾病	1.2	1.9	1.9	1.8	2.4	2.0	1.1	1.8	1.9
泌尿生殖系病	2.3	3.9	5.4	2.4	3.5	5.2	2.3	4.0	5.6
妊娠、分娩病及产褥期并发症	5.6	9.0	9.8	4.7	6.3	9.5	5.9	9.9	10.0
皮肤皮下组织	0.4	0.6	1.2	0.4	0.6	1.2	0.3	0.6	1.1
肌肉、骨骼结缔组织	1.1	2.7	6.0	1.4	3.0	6.1	1.0	2.6	5.8
其中：类风湿关节炎	0.2	0.6	1.0	0.2	0.5	0.8	0.3	0.6	1.2
先天异常	0.0	0.1	0.2	0.0	0.0	0.1	0.0	0.1	0.2
围生期疾病	0.0	0.2	0.3	0.0	0.1	0.3	0.0	0.2	0.3
损伤和中毒	3.8	6.2	6.9	2.5	4.4	5.8	4.2	6.8	7.9
其他	0.3	0.6	0.9	0.4	0.5	1.0	0.3	0.6	0.7
不详	0.3	1.2	0.6	0.3	1.5	0.7	0.3	1.1	0.6

5-13-2 2013年调查地区居民疾病别住院率(‰)

	合计	城市				农村			
		小计	东	中	西	小计	东	中	西
传染病计	1.0	0.8	0.4	1.3	0.7	1.2	1.2	1.5	1.0
寄生虫病计	0.1	0.1	0.0	0.1	0.0	0.0	0.1	0.0	0.0
恶性肿瘤计	3.9	4.9	6.8	4.7	3.2	3.0	3.4	3.8	1.9
良性肿瘤计	2.0	2.0	1.9	1.7	2.4	2.0	2.4	2.0	1.8
内分泌、营养和代谢疾病计	3.5	4.7	4.3	5.4	4.5	2.3	2.4	2.5	2.1
其中：糖尿病	2.6	3.6	3.2	4.1	3.4	1.6	1.7	1.7	1.6
血液、造血器官疾病	0.6	0.5	0.4	0.4	0.8	0.7	0.4	1.0	0.7
精神病小计	0.5	0.5	0.5	0.5	0.5	0.4	0.4	0.5	0.4
神经系病计	1.6	1.7	1.5	1.6	2.0	1.5	1.3	1.3	1.8
眼及附器疾病	1.9	2.0	1.8	2.0	2.2	1.7	1.6	2.0	1.6
耳和乳突疾病	0.3	0.3	0.2	0.2	0.5	0.2	0.2	0.3	0.2
循环系统疾病	20.4	21.9	20.0	23.5	22.3	18.9	16.9	23.2	16.8
其中：心脏病	6.9	8.1	7.5	8.6	8.1	5.8	4.9	7.9	4.7
高血压	4.9	5.1	4.0	5.5	5.9	4.7	3.7	4.9	5.5
脑血管病	6.9	7.1	6.7	8.0	6.5	6.7	6.6	8.8	4.9
呼吸系统疾病	13.3	11.5	8.8	8.9	16.9	15.1	10.8	16.7	17.5
其中：急上呼感染	5.4	3.9	2.4	2.7	6.6	6.9	4.1	9.1	7.7
肺炎	2.9	2.8	2.9	2.2	3.2	3.1	3.0	2.8	3.5
老慢支	1.9	1.8	1.6	1.3	2.4	2.0	1.4	1.8	2.7
消化系统疾病	10.2	9.8	7.6	8.3	13.5	10.5	8.1	10.8	12.6
其中：急性胃炎	2.3	1.9	0.9	1.3	3.5	2.8	1.8	2.8	3.6
肝病硬化	0.5	0.6	0.3	1.0	0.6	0.3	0.4	0.2	0.3
胆囊疾病	1.9	2.0	1.5	1.8	2.8	1.9	1.2	2.0	2.3
泌尿生殖系病	5.4	5.2	3.9	4.9	7.0	5.6	3.9	6.2	6.6
妊娠、分娩病及产褥期并发症	9.8	9.5	8.9	9.2	10.4	10.0	9.9	9.3	10.8
皮肤皮下组织	1.2	1.2	0.9	1.0	1.7	1.1	0.9	1.1	1.4
肌肉、骨骼结缔组织	6.0	6.1	3.5	6.3	8.6	5.8	3.6	6.2	7.6
其中：类风湿关节炎	1.0	0.8	0.3	0.8	1.3	1.2	0.5	1.3	1.9
先天异常	0.2	0.1	0.1	0.2	0.1	0.2	0.1	0.4	0.2
围生期疾病	0.3	0.3	0.2	0.2	0.4	0.3	0.1	0.3	0.4
损伤和中毒	6.9	5.8	5.2	5.1	7.1	7.9	7.5	9.4	7.0
其他	0.9	1.0	1.1	0.9	1.1	0.7	0.9	0.8	0.6
不详	0.6	0.7	0.5	0.4	1.2	0.6	0.5	0.8	0.4

5-14-1 调查地区居民经常就诊单位构成(%)

	合计	城市	农村
2003年			
患者两周就诊单位			
门诊部、卫生室	47.1	25.7	53.5
卫生院、社区中心	22.4	10.9	25.8
县市区医院	11.3	13.3	10.7
地市医院	8.1	28.4	2.0
省医院	3.8	13.4	0.9
其他医院	7.3	8.2	7.0
2008年			
患者两周首诊单位			
私人诊所	16.5	12.5	17.8
卫生室（站）	33.0	12.3	39.5
卫生院、社区中心	24.2	23.5	24.4
县市区医院	17.3	23.7	15.3
地市医院	4.7	15.4	1.3
省医院	3.2	11.2	0.7
其他医院	1.0	1.4	0.9
2013年			
患者一般性疾病就诊单位			
卫生室	47.4	30.4	64.4
卫生服务站	11.2	18.5	3.8
卫生院	13.9	5.4	22.4
社区中心	8.6	14.6	2.6
综合医院	15.6	25.8	5.3
中医院	1.6	2.2	1.0
其他	1.8	3.0	0.7

5-14-2 2013年调查地区居民一般性疾病就诊单位构成(%)

	合计	城市				农村			
		小计	东	中	西	小计	东	中	西
卫生室	47.4	30.4	17.9	36.9	36.4	64.4	59.2	72.6	61.2
卫生服务站	11.2	18.5	27.1	15.9	12.6	3.8	8.4	1.3	1.6
卫生院	13.9	5.4	3.1	5.2	7.9	22.4	20.1	18.6	28.4
社区中心	8.6	14.6	20.2	10.3	13.4	2.6	5.6	1.1	1.1
综合医院	15.6	25.8	26.6	27.5	23.4	5.3	4.9	4.6	6.3
中医院	1.6	2.2	2.7	1.3	2.5	1.0	1.4	0.9	0.6
其他	1.8	3.0	2.4	2.9	3.8	0.7	0.4	0.8	0.7

5-15-1 调查地区住户距最近医疗单位距离和时间构成(%)

	合计	城市	农村
2003年			
到最近医疗点距离			
不足1公里	67.2	81.8	61.1
1-公里	15.9	10.4	18.2
2-公里	7.7	4.2	9.2
3-公里	3.7	2.4	4.2
4-公里	2.0	0.7	2.5
5公里及以上	3.5	0.4	4.8
到最近医疗点所需时间			
10分钟以内	71.2	81.6	66.9
10-分钟	17.4	14.8	18.5
20-分钟	6.3	2.6	7.8
30分钟以上	5.1	1.0	6.8
2008年			
到最近医疗点距离			
不足1公里	65.6	83.5	58.0
1-公里	15.5	10.0	17.9
2-公里	8.4	4.3	10.1
3-公里	3.9	1.3	5.0
4-公里	2.0	0.5	2.6
5公里及以上	4.5	0.5	6.3
到最近医疗点所需时间			
10分钟以内	69.9	80.2	65.6
10-分钟	19.0	16.9	19.8
20-分钟	6.9	2.3	8.8
30分钟以上	4.2	0.7	5.7
2013年			
到最近医疗点距离			
不足1公里	63.9	71.0	56.7
1-公里	16.7	15.1	18.3
2-公里	9.7	7.7	11.6
3-公里	4.2	3.1	5.3
4-公里	2.1	1.3	3.0
5公里及以上	3.4	1.8	5.0
到最近医疗点所需时间			
15分钟及以内	84.0	87.8	80.2
16～20分钟	7.9	6.9	8.9
20分钟以上	8.1	5.3	10.9

5-15-2 2013年调查地区住户距最近医疗单位距离和时间构成(%)

	合计	城市				农村			
		小计	东	中	西	小计	东	中	西
到最近医疗点距离									
不足1公里	63.9	71.0	72.1	74.6	66.3	56.7	63.2	60.0	47.0
1-公里	16.7	15.1	15.2	13.4	16.8	18.3	18.4	18.0	18.6
2-公里	9.7	7.7	8.4	5.7	9.2	11.6	10.3	11.8	12.8
3-公里	4.2	3.1	2.7	3.2	3.5	5.3	3.8	4.4	7.8
4-公里	2.1	1.3	0.7	1.4	1.6	3.0	1.9	2.3	4.9
5公里及以上	3.4	1.8	0.9	1.7	2.7	5.0	2.5	3.4	9.0
到最近医疗点所需时间									
15分钟及以内	84.0	87.8	93.0	88.8	81.6	80.2	90.4	81.1	69.1
16～20分钟	7.9	6.9	4.8	7.0	8.9	8.9	6.1	9.2	11.5
20分钟以上	8.1	5.3	2.2	4.2	9.5	10.9	3.5	9.7	19.4

5-16-1 调查地区居民医疗保障制度构成(%)

	合计	城市	农村
2003年			
城镇基本医疗保险	8.9	30.4	1.5
大病医疗保险	0.6	1.8	0.1
公费医疗	1.2	4.0	0.2
劳保医疗	1.3	4.6	0.1
合作医疗	8.8	6.6	9.5
其他社会医疗保险	1.4	2.2	1.2
商业医疗保险	7.6	5.6	8.3
无医疗保险	70.3	44.8	79.0
2008年			
城镇职工基本医保	12.7	44.2	1.5
公费医疗	1.0	3.0	0.3
城镇居民基本医保	3.8	12.5	0.7
新型农村合作医疗	68.7	9.5	89.7
其他社会医疗保险	1.0	2.8	0.4
无社会医疗保险	12.9	28.1	7.5
2013年			
城镇职工医疗保险	21.0	38.1	4.6
城镇居民医疗保险	13.2	22.0	4.7
新型农村合作医疗	51.1	26.9	74.1
城乡居民合作医疗	9.9	5.7	13.8
其他社保	0.5	0.9	0.1
无社保	4.4	6.4	2.6

5-16-2 2013年调查地区居民社会医疗保障制度构成(%)

	合计	城市				农村			
		小计	东	中	西	小计	东	中	西
城镇职工医疗保险	21.0	38.1	48.8	36.7	28.8	4.6	8.2	3.8	2.1
城镇居民医疗保险	13.2	22.0	27.2	21.7	17.2	4.7	8.0	4.2	2.2
新型农村合作医疗	51.1	26.9	13.4	29.6	37.8	74.1	57.9	81.7	82.2
城乡居民合作医疗	9.9	5.7	4.3	3.2	9.8	13.8	22.9	7.3	11.3
其他社保	0.5	0.9	1.0	0.9	0.7	0.1	0.2	0.1	0.1
无社保	4.4	6.4	5.4	8.0	5.7	2.6	2.8	2.8	2.2

六、基层医疗卫生服务

简要说明

一、本章主要介绍全国及31个省、自治区、直辖市基层医疗卫生机构门诊、住院和床位利用情况，包括诊疗人次、入院人数、病床使用率、平均住院日、医师人均工作量、医药费用等。

二、本章数据来源于卫生资源与医疗服务统计年报。

三、本章及其他有关社区卫生服务中心（站）数据系登记注册机构数，均不包括医疗机构下设的未注册的社区卫生服务站数。

主要指标解释

家庭卫生服务人次数　是指医生赴病人家中提供医疗、预防和保健服务的人次数。

6-1-1 基层医疗卫生机构医疗服务量

机构分类	诊疗人次数（万人次）				入院人数（万人）			
	2011	2012	2013	2014	2011	2012	2013	2014
总　计	**380559.8**	**410920.6**	**432431.0**	**436394.9**	**3774.7**	**4253.9**	**4300.7**	**4094.2**
按主办单位分								
政府办	148483.7	164680.9	171467.8	173616.9	3656.1	4129.3	4171.4	3966.1
非政府办	232076.1	246239.7	260963.2	262777.9	118.6	124.6	129.3	128.0
按机构类别分								
社区卫生服务中心	40950.0	45475.1	50788.6	53618.8	247.3	268.7	292.1	298.1
其中：政府办	37108.6	40277.1	42221.5	44252.3	204.2	215.4	233.4	237.0
社区卫生服务站	13703.8	14393.6	14921.2	14912.0	42.2	39.8	30.1	23.0
其中：政府办	4634.5	4052.9	3997.8	3524.6	10.0	9.8	5.5	4.5
街道卫生院	1103.8	1009.1	999.7	892.7	23.4	23.7	20.9	19.5
乡镇卫生院	86649.8	96757.8	100712.7	102865.9	3448.8	3907.5	3937.2	3732.6
其中：政府办	85622.3	95975.6	99985.7	102099.0	3416.8	3879.3	3911.6	3705.3
村卫生室	179206.5	192707.6	201218.4	198628.7				
门诊部	7084.2	7539.5	8378.6	8786.1	12.9	14.2	20.3	20.8
诊所(医务室)	51861.6	53037.8	55411.8	56690.8			0.2	0.2
构成（%）	**100.0**	**100.0**	**100.0**	**100.0**	**100.0**	**100.0**	**100.0**	**100.0**
按主办单位分								
政府办	39.0	40.1	39.7	39.8	96.9	97.1	97.0	96.9
非政府办	61.0	59.9	60.3	60.2	3.1	2.9	3.0	3.1
按机构类别分								
社区卫生服务中心	10.8	11.1	11.7	12.3	6.6	6.3	6.8	7.3
社区卫生服务站	3.6	3.5	3.5	3.4	1.1	0.9	0.7	0.6
街道卫生院	0.3	0.2	0.2	0.2	0.6	0.6	0.5	0.5
乡镇卫生院	22.8	23.5	23.3	23.6	91.4	91.9	91.5	91.2
村卫生室	47.1	46.9	46.5	45.5				
门诊部	1.9	1.8	1.9	2.0	0.3	0.3	0.5	0.5
诊所(医务室)	13.6	12.9	12.8	13.0			0.0	0.0

6-1-2 2014年各地区基层医疗卫生机构工作情况

地区	机构数（个）	床位数（张）	人员数（人）	诊疗人次（万人次）	入院人数（万人）
总　计	**917335**	**1381197**	**3536753**	**436395**	**4094**
东　部	332481	451569	1432653	207761	1062
中　部	295069	476394	1118014	124998	1468
西　部	289785	453234	986086	103636	1564
北　京	8802	4515	57750	6505	2
天　津	4419	7111	24848	4265	9
河　北	75623	73108	194210	29011	161
山　西	39010	38053	103356	7657	53
内蒙古	22053	25460	65220	5463	39
辽　宁	33297	35295	93240	9388	67
吉　林	18856	21250	68413	5589	23
黑龙江	18725	29286	80144	5694	65
上　海	4489	17074	51456	10319	9
江　苏	28921	74803	200880	28365	183
浙　江	28673	23061	136516	24571	29
安　徽	22014	58561	132664	16688	185
福　建	25994	32727	98741	10797	101
江　西	37372	48987	115681	14464	211
山　东	72834	117092	337331	43098	286
河　南	66952	106408	283256	37559	303
湖　北	34503	80287	165282	21940	262
湖　南	57637	93562	169218	15407	367
广　东	44675	60605	216093	38717	204
广　西	32497	59733	136303	14836	283
海　南	4754	6178	21588	2724	12
重　庆	17886	47407	81635	7754	187
四　川	76110	128645	241745	27882	470
贵　州	26432	41699	86333	8225	174
云　南	21835	47895	93386	12696	149
西　藏	6542	3374	16050	808	3
陕　西	34202	34900	105056	10082	79
甘　肃	25254	27629	71102	8236	62
青　海	5878	5730	16425	1185	14
宁　夏	3918	3052	13035	1706	5
新　疆	17178	27710	59796	4764	98

6-2 社区卫生服务机构、床位、人员数

	2005	2010	2011	2012	2013	2014
机构数合计(个)	**17128**	**32739**	**32860**	**33562**	**33965**	**34238**
社区卫生服务中心	1382	6903	7861	8182	8488	8669
社区卫生服务站	15746	25836	24999	25380	25477	25569
按主办单位分						
政府办		18390	19821	19579	18638	18306
非政府办		14349	13039	13983	15327	8835
按床位分						
无床		25285	25352	25805	26628	26973
1～9张		3211	2761	2769	2438	2301
10～49张		3210	3574	3764	3656	3701
50～99张		797	905	959	973	998
100张及以上		236	268	265	270	265
床位数合计(张)	**25018**	**168814**	**187132**	**203210**	**194241**	**195913**
社区卫生服务中心	25018	137628	157322	163556	167998	171754
社区卫生服务站		31186	29810	39654	26243	24159
人员数合计(人)	**103564**	**389516**	**432923**	**454160**	**476073**	**488771**
卫生技术人员	95868	331322	367972	386952	406218	417503
#执业（助理）医师	39964	144225	158554	167414	173838	176998
注册护士	23545	106528	119834	128652	139104	145672
其他技术人员	1842	14879	16840	17589	18929	18963
管理人员	2511	18652	19558	19802	20020	20380
工勤技能人员	3343	24663	28553	29817	30906	31925

6-3 2014年社区卫生服务中心分科床位、门急诊人次、出院人数及构成

科室分类	床位		门急诊		出院	
	数(张)	构成(%)	人次数	构成(%)	人数	构成(%)
总　计	**171754**	**100.0**	**512018191**	**100.0**	**2956234**	**100.0**
预防保健科	1860	1.1	30830533	6.0	12962	0.4
全科医疗科	52125	30.3	243712562	47.6	757634	25.6
内科	54667	31.8	98157624	19.2	1185505	40.1
外科	18909	11.0	21188723	4.1	325293	11.0
儿科	4817	2.8	14128222	2.8	92766	3.1
妇产科	11765	6.8	17286765	3.4	236811	8.0
中医科	5783	3.4	42877629	8.4	96491	3.3
其他	21828	12.7	43836133	8.6	248772	8.4

6-4 社区卫生服务中心收入、支出及病人医药费用

指标名称	2010	2011	2012	2013	2014
机构数(个)	5903	6832	7315	7553	7746
平均每个中心总收入(万元)	805.4	893.2	999.4	1101.0	1195.2
其中：医疗收入	574.8	572.5	615.1	677.9	739.6
内：药品收入	388.1	367.5	404.7	443.3	483.6
财政补助收入	185.2	269.9	340.2	374.7	409.2
上级补助收入	24.0	29.2	21.4	21.8	21.5
平均每个中心总支出(万元)	783.8	872.6	963.2	1062.8	1149.5
其中：医疗卫生支出	717.2	799.1	924.5	1028.4	1115.6
内：药品支出	290.4	307.3	364.8	410.1	449.2
平均每个中心人员经费(万元)	229.5	281.2	329.1	376.1	416.5
职工人均年业务收入(万元)	12.6	12.5	13.5	14.5	15.6
医师人均年业务收入(万元)	34.6	34.9	37.7	41.0	44.4
门诊病人次均医药费(元)	82.8	81.5	84.6	86.5	92.3
其中：药费	58.7	54.9	58.5	59.4	63.5
药费所占比重(%)	70.8	67.4	69.1	68.7	68.7
住院病人人均医药费(元)	2357.6	2315.1	2417.9	2482.7	2635.2
其中：药费	1162.4	1061.4	1125.0	1130.6	1161.5
药费所占比重(%)	49.3	45.8	46.5	45.5	44.1

注：2010～2011年医疗卫生支出为医疗支出，药品支出为药品费。

6-5 各地区社区卫生服务中心(站)医疗服务情况

地区	社区卫生服务中心						社区卫生服务站	
	诊疗人次	入院人数	病床使用率(%)	平均住院日(日)	医师日均担负诊疗人次	医师日均担负住院床日	诊疗人次	医师日均担负诊疗人次
2005	59385194	266215	60.7	17.2	13.7	0.8	62814512	11.0
2010	347404131	2180577	56.1	10.4	13.6	0.7	137111392	13.6
2011	409499505	2473426	54.4	10.2	14.0	0.7	137037903	13.7
2012	454751077	2686554	55.5	10.1	14.8	0.7	143935953	14.0
2013	507885866	2920630	57.0	9.8	15.7	0.7	149211933	14.3
2014	536187933	2980571	55.6	9.9	16.1	0.7	149119766	14.4
东　部	423012095	1122616	55.0	12.9	20.2	0.5	78613097	17.6
中　部	60839319	1026221	54.6	8.2	8.3	0.9	39831646	12.1
西　部	52336519	831734	58.6	7.8	10.5	1.0	30675023	11.6
北　京	43238932	23476	33.3	18.0	16.9	0.1	5335809	21.8
天　津	17398184	11943	20.4	12.4	28.2	0.2	32760	65.5
河　北	6544883	57736	45.4	9.9	8.7	0.7	10291959	11.7
山　西	3603599	34684	45.9	10.9	5.6	0.5	4264161	7.6
内蒙古	3876683	35391	46.4	9.5	6.5	0.6	4256061	8.4
辽　宁	9535409	85769	51.3	9.2	10.6	0.7	5281660	12.1
吉　林	3907339	26243	31.0	8.8	6.1	0.3	592800	12.4
黑龙江	6467295	63772	44.4	11.8	5.9	0.5	1749470	7.8
上　海	84883911	86130	87.2	55.1	28.2	1.2		
江　苏	59877623	327439	50.1	9.4	18.6	0.7	13835065	21.4
浙　江	79263671	60675	38.7	15.7	23.1	0.2	4981247	25.9
安　徽	9860974	130723	45.4	7.7	10.6	0.8	10308441	12.5
福　建	10686020	66756	42.0	6.1	13.9	0.4	3392109	14.2
江　西	3283183	50425	51.8	7.8	7.9	0.8	3341885	11.1
山　东	17357305	214000	48.2	8.1	9.8	0.8	14215370	13.5
河　南	11186887	162189	49.7	9.3	9.4	0.9	10466303	16.2
湖　北	14391179	309967	69.6	8.0	10.4	1.3	6817154	18.4
湖　南	8138863	248218	67.9	6.9	7.7	1.2	2291432	7.6
广　东	93155218	168675	54.3	8.2	24.6	0.3	19221145	29.8
广　西	6513075	28981	56.6	8.1	14.4	0.4	1658824	12.9
海　南	1070939	20017	85.6	7.3	14.6	1.6	2025973	15.6
重　庆	6266234	244607	75.2	7.8	8.9	1.9	1542911	14.6
四　川	17125862	225406	59.5	8.0	13.8	1.0	4527019	13.2
贵　州	1838622	80954	54.6	5.0	8.0	1.5	2606313	9.6
云　南	3502663	68502	57.7	8.1	11.1	1.4	2544465	11.1
西　藏	40323		33.3		3.2	0.0	8457	16.9
陕　西	4935048	58288	42.3	8.7	9.0	0.6	2978003	12.2
甘　肃	3001245	34090	56.2	6.9	7.9	0.6	3881234	12.2
青　海	633386	9637	56.5	8.4	8.4	0.8	1703806	17.6
宁　夏	203070	126	4.7	8.9	7.9	0.0	1304930	18.1
新　疆	4400308	45752	51.3	9.0	10.6	0.8	3663000	11.3

6-6 2014年各地区家庭卫生服务人次数

地区	合计	医院	社区卫生服务中心(站)	街道卫生院	其他医疗卫生机构
总计	**24215796**	**4955828**	**14728721**	**68259**	**4462988**
东部	12170073	2253037	8149928	33390	1733718
中部	6987910	1871182	4051196	34869	1030663
西部	5057813	831609	2527597		1698607
北京	594625	127660	463309		3656
天津	124245	11652	107183		5410
河北	850726	180476	514846		155404
山西	793082	318230	385751	4187	84914
内蒙古	497045	134885	275346		86814
辽宁	655077	186930	432949		35198
吉林	312745	206427	64330		41988
黑龙江	542108	93612	397239		51257
上海	1165627	38562	1127065		
江苏	2904166	505883	1935030	4443	458810
浙江	1280443	334852	564369		381222
安徽	611075	64052	456965		90058
福建	485714	105329	290521		89864
江西	471686	272410	112926	12	86338
山东	2328099	691293	1197449		439357
河南	1298601	367310	789229		142062
湖北	2221043	400006	1406587	30258	384192
湖南	737570	149135	438169	412	149854
广东	1751302	63856	1498796	28947	159703
广西	558654	70960	294472		193222
海南	30049	6544	18411		5094
重庆	396353	88186	147786		160381
四川	1844455	122125	1074319		648011
贵州	162042	18708	48541		94793
云南	84190	43377	31331		9482
西藏	73696	21938	1050		50708
陕西	207399	59644	99456		48299
甘肃	449104	86313	221620		141171
青海	305375	2433	179435		123507
宁夏	142015	48752	52686		40577
新疆	337485	134288	101555		101642

6-7　乡镇卫生院机构、床位、人员数

	2005	2010	2011	2012	2013	2014
机构数合计(个)	**40907**	**37836**	**37295**	**37097**	**37015**	**36902**
中心卫生院	10025	10373	10590	10590	10538	10540
乡镇卫生院	30882	27463	26705	26507	26477	26362
按主办单位分						
政府办	40003	37217	36850	36667	36593	36445
非政府办	904	619	445	430	422	457
按床位分						
无床	2295	1482	1469	1474	1463	1427
1～9张	14272	7075	6447	5965	5848	5515
10～49张	22073	23701	23362	22805	22261	22162
50～99张	1897	4637	4913	5530	5990	6214
100张及以上	370	941	1104	1323	1453	1584
床位数合计(张)	**678240**	**994329**	**1026251**	**1099262**	**1136492**	**1167245**
中心卫生院	281456	421441	444726	477898	497944	511732
乡镇卫生院	396784	572888	581525	621364	638548	655513
人员数合计(人)	**1012006**	**1151349**	**1165996**	**1204996**	**1233858**	**1247299**
卫生技术人员	870500	973059	981227	1017096	1043441	1053348
#执业（助理）医师	398848	422648	408587	423350	434025	432831
注册护士	164412	217693	230339	247355	270210	281864
其他技术人员	38862	53508	53166	52520	54401	55774
管理人员	47178	43983	43775	42669	41709	41677
工勤技能人员	55466	80799	87828	92711	94307	96500

6-8　2014年乡镇卫生院分科床位、门急诊人次、出院人数及构成

科室分类	床位		门急诊		出院	
	数(张)	构成(%)	人次数	构成(%)	人数	构成(%)
总计	**1167245**	**100.0**	**1000675370**	**100.0**	**37130133**	**100.0**
预防保健科	7954	0.7	22881478	2.3	120755	0.3
全科医疗科	251366	21.5	233605460	23.3	8299255	22.4
内科	409845	35.1	397912766	39.8	15716307	42.3
外科	189860	16.3	98245106	9.8	4917141	13.2
儿科	90837	7.8	83090591	8.3	3063210	8.2
妇产科	125622	10.8	62612968	6.3	3153284	8.5
中医科	34963	3.0	51913174	5.2	937869	2.5
其他	56798	4.9	50413827	5.0	922312	2.5

6-9 乡镇卫生院收入、支出及病人医药费用

指标名称	2010	2011	2012	2013	2014
机构数	37386	36785	36554	36421	36314
平均每院总收入(万元)	301.3	359.3	444.5	504.1	540.0
其中：医疗收入	208.7	210.1	252.2	282.1	302.5
内：药品收入	118.7	105.5	130.2	143.1	152.3
财政补助收入	76.0	131.4	174.0	202.7	217.9
上级补助收入	5.2	6.3	6.5	7.0	7.8
平均每个中心总支出(万元)	290.4	349.0	426.5	492.0	521.2
其中：医疗卫生支出	266.0	317.1	409.1	468.2	500.4
内：药品支出	77.1	86.7	118.3	134.4	140.9
平均每院人员经费(万元)	94.5	119.9	148.4	183.4	209.8
职工人均年业务收入(万元)	7.2	7.0	8.0	8.7	9.2
医师人均年业务收入(万元)	19.5	20.0	22.8	24.7	26.4
门诊病人次均医药费(元)	47.5	47.5	49.2	52.7	56.9
其中：药费	28.7	25.3	27.0	28.7	30.9
药费所占比重(%)	60.4	53.3	54.8	54.4	54.3
住院病人人均医药费(元)	1004.6	1051.3	1140.7	1267.0	1382.9
其中：药费	531.1	492.3	550.0	592.9	632.7
药费所占比重(%)	52.9	46.8	48.2	46.8	45.8

注：2010～2011年医疗卫生支出为医疗支出，药品支出为药品费。

6-10-1 乡镇卫生院医疗服务情况

年份	诊疗人次数（亿次）	入院人数（万人）	病床周转次数（次）	病床使用率（%）	平均住院日（日）
1983	13.65	2373	33.4	56.6	5.9
1984	12.65	1893	27.9	49.1	6.0
1985	11.00	1771	26.4	46.0	5.9
1986	11.18	1782	26.9	46.0	5.9
1987	11.30	1959	28.5	47.4	5.6
1988	11.36	2031	29.2	47.3	5.6
1989	10.60	1935	28.3	44.6	5.4
1990	10.65	1958	28.6	43.4	5.2
1991	10.82	2016	29.1	43.5	5.1
1992	10.34	1960	28.7	42.9	5.1
1993	8.98	1855	27.9	38.4	4.6
1994	9.73	1913	29.4	40.5	4.6
1995	9.38	1960	29.9	40.2	4.6
1996	9.44	1916	28.6	37.0	4.4
1997	9.16	1918	26.0	34.5	4.5
1998	8.74	1751	24.4	33.3	4.6
1999	8.38	1688	24.2	32.8	4.6
2000	8.24	1708	24.8	33.2	4.6
2001	8.24	1700	23.7	31.3	4.5
2002	7.10	1625	28.0	34.7	4.0
2003	6.91	1608	28.1	36.2	4.2
2004	6.81	1599	27.0	37.1	4.4
2005	6.79	1622	25.8	37.7	4.6
2006	7.01	1836	28.8	39.4	4.6
2007	7.59	2662	36.7	48.4	4.8
2008	8.27	3313	42.0	55.8	4.4
2009	8.77	3808	42.9	60.7	4.8
2010	8.74	3630	38.4	59.0	5.2
2011	8.66	3449	35.2	58.1	5.6
2012	9.68	3908	37.4	62.1	5.7
2013	10.07	3937	36.1	62.8	5.9
2014	10.29	3733	33.2	60.5	6.3
中心卫生院	4.24	1737	35.1	63.5	6.3
乡卫生院	6.04	1996	31.7	58.2	6.2

注：1993年以前的诊疗人次及入院人数系推算数字。

6-10-2 2014年各地区乡镇卫生院医疗服务情况

地区	诊疗人次数	门急诊人次	入院人数	出院人数	病床使用率(%)	平均住院日(日)	医师日均担负 诊疗人次	医师日均担负 住院床日
总 计	**1028659132**	**1000675370**	**37326053**	**37130133**	**60.5**	**6.3**	**9.5**	**1.6**
东 部	413289229	404810667	9346437	9323753	54.2	6.8	10.2	1.1
中 部	304132819	294166350	13398722	13301439	63.5	6.4	8.0	1.6
西 部	311237084	301698353	14580894	14504941	63.0	5.8	10.6	2.1
北 京								
天 津	6631312	6547451	80183	79864	41.9	7.1	11.0	0.7
河 北	43746116	42553651	1498739	1490159	55.6	7.5	7.1	1.3
山 西	15027320	14547246	421529	411796	41.4	7.8	5.9	1.1
内蒙古	12329912	11916028	343259	340475	41.0	6.0	5.4	0.8
辽 宁	16380081	16129250	577375	573439	46.3	7.3	7.6	1.5
吉 林	9873313	9638911	197717	196881	30.2	7.0	4.6	0.6
黑龙江	9455678	9048451	563303	560747	52.5	6.7	4.6	1.3
上 海								
江 苏	80656166	79246316	1505772	1499204	61.6	7.6	12.2	1.2
浙 江	83512753	81268505	216971	215882	39.2	8.8	18.7	0.3
安 徽	44279564	43308774	1712399	1708784	62.0	6.1	9.0	1.5
福 建	24264246	23557551	942418	940520	54.4	5.9	10.1	1.6
江 西	29265751	27742357	2032609	2019246	70.4	5.5	7.9	2.0
山 东	79422951	78116471	2600515	2592045	56.0	7.1	7.7	1.3
河 南	96487056	93457513	2849859	2814145	62.1	7.0	11.0	1.7
湖 北	59075221	57407613	2259693	2245460	73.7	7.2	8.8	1.7
湖 南	40668916	39015485	3361613	3344380	71.2	5.9	5.5	1.9
广 东	67462233	66212763	1838201	1845850	53.2	5.1	9.5	1.0
广 西	49905764	48433255	2796005	2783886	69.4	5.1	11.9	2.3
海 南	11213371	11178709	86263	86790	33.1	6.4	17.1	0.6
重 庆	21162875	20543292	1551412	1541115	73.5	6.3	7.9	2.6
四 川	90914852	87861859	4397499	4373803	67.7	6.1	10.8	2.3
贵 州	23540662	22473235	1632543	1624229	59.6	4.6	9.5	2.2
云 南	42499091	41797057	1418593	1412897	57.5	5.8	16.9	2.4
西 藏	3723597	3596001	28775	28559	30.1	5.9	14.7	0.7
陕 西	20624988	20336566	724121	716395	47.6	7.3	8.8	1.6
甘 肃	19925363	19291847	572514	572356	56.0	6.9	10.2	1.5
青 海	2667200	2416734	133355	132299	58.7	5.2	6.4	1.3
宁 夏	6150473	5991847	50566	49477	48.1	6.7	13.6	0.7
新 疆	17792307	17040632	932252	929450	71.4	5.7	11.8	2.7

6-11 2014年各地区村卫生室基本情况

地区	机构数（个）	人员总数（人）	执业(助理)医师	注册护士	乡村医生	诊疗人次数（人次）	门急诊人次
总 计	**645470**	**1460389**	**304343**	**97864**	**1058182**	**1986286887**	**1800452987**
东 部	219355	504990	113883	35676	355431	843259638	763095229
中 部	223755	546449	120293	38690	387466	708468746	635923590
西 部	202360	408950	70167	23498	315285	434558503	401434168
北 京	2802	4505	791	308	3406	4037783	3709512
天 津	2350	7006	1410	391	5205	10682383	8579744
河 北	61450	114228	26775	3934	83519	197477285	166723404
山 西	28248	51436	9463	2523	39450	36468242	30212821
内蒙古	13835	26435	5981	2032	18422	21643818	17035923
辽 宁	19844	31770	4887	2241	24642	41029506	30535641
吉 林	11225	25118	4738	1426	18954	29483907	19261224
黑龙江	11638	32482	6577	1546	24359	30471814	23219447
上 海	1310	5359	3899	658	802	7003372	6956633
江 苏	15523	66771	22862	6113	37796	92567523	88764717
浙 江	12042	23340	11570	3224	8546	38127394	37150245
安 徽	15288	69446	16540	4635	48271	89864829	84342223
福 建	19242	35817	6591	2025	27201	46148481	42544119
江 西	31017	62475	11370	4264	46841	97469479	91572414
山 东	53870	161681	19910	9537	132234	266375867	244217047
河 南	56721	166511	35384	11820	119307	233531243	213560068
湖 北	24919	65368	15774	7330	42264	111829933	104717186
湖 南	44699	73613	20447	5146	48020	79349299	69038207
广 东	28161	48124	13549	6060	28515	132281245	126586541
广 西	21917	49820	9610	3453	36757	61409736	58454463
海 南	2761	6389	1639	1185	3565	7528799	7327626
重 庆	10778	31196	6732	1689	22775	30854245	27633851
四 川	55981	93949	19474	1477	72998	111388835	103971766
贵 州	20945	41543	3766	1483	36294	41548845	38771976
云 南	13364	42935	4658	2611	35666	56964643	54535008
西 藏	5366	11575	357	109	11109	1684296	1429937
陕 西	25969	43174	6897	2905	33372	51893836	48470252
甘 肃	16681	31212	5776	3754	21682	37776074	33366483
青 海	4481	9694	2109	647	6938	4879005	4323571
宁 夏	2455	5450	1060	460	3930	5314920	5121040
新 疆	10588	21967	3747	2878	15342	9200250	8319898

注：本表包括乡镇卫生院在村卫生室工作的执业(助理)医师和注册护士数。

6-12 各地区县及县级市医院工作情况

地区	县医院					县级市医院				
	机构数（个）	床位数（张）	人员数（人）	诊疗人次	入院人数	机构数（个）	床位数（张）	人员数（人）	诊疗人次	入院人数
2005	5536	572746	760617	283542951	14273181	2961	371682	479095	187370646	8556131
2010	6400	845737	976030	421371135	29450186	3221	483284	590804	263983433	14513846
2011	6973	946973	1059365	465888834	33610236	3364	537858	637844	293584397	16342682
2012	7399	1099856	1163260	534068582	40700554	3541	608219	695163	332881273	19227813
2013	7907	1238500	1271389	573877563	44565675	3815	667200	755546	356280041	20970004
2014	8411	1364075	1375768	626004112	48654626	3954	705269	789132	383333619	22487152
东　部	2197	369624	405441	212062914	13274643	1733	334196	386804	228127933	10979289
中　部	2536	468446	474749	189036857	16662389	1098	201883	223406	84360580	6441233
西　部	3678	526005	495578	224904341	18717594	1123	169190	178922	70845106	5066630
北　京	16	2108	3293	3567858	45830					
天　津	23	2900	4888	3575638	114087					
河　北	558	90985	92613	40921487	3468819	257	34070	40636	18987141	1218950
山　西	467	40937	45841	13297880	1119139	173	13364	16248	4242523	323294
内蒙古	241	31193	32936	14658510	896701	84	11519	14373	4425255	250226
辽　宁	119	21540	21070	7954004	658694	146	33698	31662	10318642	914890
吉　林	86	16235	19103	6160495	463713	169	28173	34423	11478149	797483
黑龙江	223	29129	33653	10203607	786780	174	21421	25240	8228288	547364
上　海	8	2051	2467	1740637	67073					
江　苏	392	51279	50704	28825832	1726153	367	71241	79098	58246161	2363914
浙　江	208	37749	48403	41698751	1254531	256	52713	70258	60238521	1721450
安　徽	373	65223	68666	31309882	2548366	53	10036	10691	5072366	345117
福　建	171	33402	35213	21498063	1270117	119	20024	23601	14141297	706460
江　西	277	52279	53602	25080365	2106550	55	10564	11533	4487102	388332
山　东	464	90776	102697	39125166	3409387	359	74531	87073	34938904	2397363
河　南	517	122668	125259	55799225	4510165	185	42408	48458	19346119	1407998
湖　北	151	46607	42682	18516968	1671581	180	46000	47476	21284840	1607835
湖　南	442	95368	85943	28668435	3456095	109	29917	29337	10221193	1023810
广　东	157	29934	35712	19131029	1064941	169	40630	45376	27935118	1430851
广　西	206	49813	58709	28575908	2224957	30	8421	10213	4853374	308102
海　南	81	6900	8381	4024449	195011	60	7289	9100	3322149	225411
重　庆	125	27127	26448	10949336	981913					
四　川	721	109938	103985	50539489	3831232	236	36820	37662	17415751	1107783
贵　州	621	70625	57782	20477351	2498851	101	15780	17874	5473485	524504
云　南	542	78051	65376	37054520	2861535	221	37004	34329	14484650	1022432
西　藏	95	5113	5311	2927695	119046	7	807	775	454109	16523
陕　西	413	61326	70267	25009120	2118377	47	4516	5674	1294769	101342
甘　肃	183	37932	25433	15125316	1182085	18	3772	2696	1770330	110039
青　海	115	11691	8813	3563299	296927	18	1906	1419	689102	40727
宁　夏	34	5606	5120	3517159	228154	9	1582	2062	1017472	51874
新　疆	371	37590	35398	12506638	1477816	352	47063	51845	18966809	1533078

6-13 各地区县及县级市妇幼保健院(所、站)工作情况

地区	县妇幼保健院(所、站)					县级市妇幼保健院(所、站)				
	机构数(个)	床位数(张)	人员数(人)	诊疗人次	入院人数	机构数(个)	床位数(张)	人员数(人)	诊疗人次	入院人数
2005	1584	35377	68400	26322965	1206147	430	16116	32131	15798353	636598
2010	1586	53826	86307	44757476	2319121	397	22506	40406	25101250	1037614
2011	1594	57679	91738	49160246	2526980	400	23910	43681	28687040	1164979
2012	1590	63218	98147	55746904	2862884	396	27066	48007	33278691	1324521
2013	1641	68651	106147	59320167	2930867	407	28901	51164	35542574	1371034
2014	1602	71740	110719	63349768	3058970	400	30549	53641	38327877	1477394
东　部	382	16788	29862	19523123	701255	159	14162	26037	22196108	736668
中　部	480	27359	39985	18992244	1181155	139	11328	18103	9661298	491374
西　部	740	27593	40872	24834401	1176560	102	5059	9501	6470471	249352
北　京	2	140	474	376054	6315					
天　津	3	40	186	158881	1881					
河　北	141	5840	8839	3879994	230737	25	1190	2674	1371502	63092
山　西	85	1874	3405	1057456	41288	11	346	760	269671	13863
内蒙古	71	1627	2655	1179423	34883	14	155	591	378653	2207
辽　宁	28	514	1394	426513	13520	17	367	1109	441273	15432
吉　林	19	431	1204	204346	8928	22	1119	2601	1097717	34182
黑龙江	51	1480	2507	630368	27731	25	1044	1863	627899	25045
上　海	1		46	2725						
江　苏	21	409	1151	1160882	14333	24	646	1836	2361636	24607
浙　江	34	1084	3083	3529659	57791	21	2774	5782	7027227	175914
安　徽	57	948	2100	1416137	33638	6	240	336	403685	5383
福　建	44	1725	2212	2084424	37087	13	1152	1924	2165771	48440
江　西	70	3799	5423	3181773	211164	10	696	1010	593267	34246
山　东	59	3806	6276	3925782	175170	29	4374	6109	3413189	173476
河　南	87	9581	12433	6057763	459817	20	2499	3780	2302168	127828
湖　北	40	4632	5986	3165948	185621	27	3148	4543	2820612	123564
湖　南	71	4614	6927	3278453	212968	18	2236	3210	1546279	127263
广　东	39	3094	5815	3708044	162800	23	3365	6073	5025839	222455
广　西	66	6153	10210	6437719	379042	7	693	1464	1079195	50717
海　南	10	136	386	270165	1621	7	294	530	389671	13252
重　庆	18	1033	1565	1303188	52868					
四　川	123	5172	7744	4745517	219679	15	1104	2328	1625900	58168
贵　州	67	2523	2732	1237376	103902	10	368	674	175025	20573
云　南	105	3434	4142	4315189	126857	18	1341	1770	1772459	65463
西　藏	52	441	423	139951	11530	1	30	37	10573	1234
陕　西	80	3999	6726	2125069	149959	3	267	610	123266	10392
甘　肃	65	1516	1985	1212790	43147	6	116	231	101021	3276
青　海	15	173	380	105102	4305	2	65	63	11570	
宁　夏	11	227	380	440475	9476	2	44	92	49575	2025
新　疆	67	1295	1930	1592602	40912	24	876	1641	1143234	35297

6-14　各地区县及县级市专科疾病防治院(所、站)工作情况

地区	县专科疾病防治院(所、站)					县级市专科疾病防治院(所、站)				
	机构数(个)	床位数(张)	人员数(人)	诊疗人次	入院人数	机构数(个)	床位数(张)	人员数(人)	诊疗人次	入院人数
2005	621	9204	16062	4212440	53582	318	4400	9401	3531938	32901
2010	517	8081	13061	4169366	89564	263	4468	8347	3511977	59013
2011	525	7673	13301	4259702	113076	278	5448	8910	3587943	69580
2012	520	8238	13262	4362778	122234	278	5957	8796	3789951	79749
2013	509	8550	13153	4314765	137977	279	6545	9564	3900226	95354
2014	503	8832	12985	4565764	146162	269	6276	8806	3825238	92693
东　部	163	2956	4606	2135180	25949	122	3603	4391	2670223	28827
中　部	233	4688	6202	1444113	100342	122	2350	3778	952299	57886
西　部	107	1188	2177	986471	19871	25	323	637	202716	5980
北　京	3	100	116	35546	146					
天　津	3	101	79	53540	481					
河　北	3	105	100	35254	339					
山　西	4		27	11829						
内蒙古	28	117	401	65980	617	8	20	132	37873	
辽　宁	33	497	772	41539	2916	19	640	575	117207	4789
吉　林	16	133	365	63090	1376	21	261	660	85861	2358
黑龙江	40	100	648	100200	437	27	125	604	123745	380
上　海										
江　苏	5	12	97	79320	60	13	190	408	483257	2424
浙　江	3		52	39030		9	524	522	588507	1734
安　徽	25	694	989	82139	5744	5	170	102	16778	120
福　建	11	384	251	187326	1675	2	55	52	60245	
江　西	82	1838	1935	583443	45394	12	227	371	108267	6308
山　东	53	883	1498	667789	10996	45	1168	1500	478795	9850
河　南	5	141	162	59982	4466	4	364	335	107284	7811
湖　北	14	424	378	77254	2329	36	662	1194	388418	18412
湖　南	47	1358	1698	466176	40596	17	541	512	121946	22497
广　东	43	874	1549	943926	9336	27	1026	1166	858240	10030
广　西	26	243	523	401069	8117	2	10	40	28098	
海　南	6		92	51910		7		168	83972	
重　庆	6	53	142	63503	214					
四　川	14	353	399	181600	6778	8	31	201	46492	3
贵　州	5	100	80	9795	570	1	65	34	1050	65
云　南	23	279	532	255551	3575	5	182	209	76858	5912
西　藏										
陕　西	1		36							
甘　肃	3	8	32	8973						
青　海	1	35	32							
宁　夏										
新　疆						1	15	21	12345	

七、中医药服务

简要说明

一、本章主要介绍全国及31个省、自治区、直辖市中医类医疗卫生机构门诊、住院和床位利用情况，包括诊疗人次、出院人数、病床使用率、平均住院日、医师人均工作量、医药费用等。

二、本章数据来源于卫生资源与医疗服务统计年报。

三、本章涉及的相关指标解释与“医疗卫生机构”、“医疗服务”章一致。

主要指标解释

中医类医疗卫生机构 包括中医类医院、中医类门诊部、中医类诊所和中医类研究机构。

中医类医疗机构 包括中医类医院、中医类门诊部、中医类诊所。

中医类医院 包括中医医院、中西医结合医院、民族医医院。

中医类门诊部 包括中医门诊部、中西医结合门诊部、民族医门诊部。

中医类诊所 包括中医诊所、中西医结合诊所、民族医诊所。

中医类临床科室 包括中医科各专业、中西医结合科、民族医学科。

7-1-1 中医类医疗机构诊疗人次

机构分类	2010	2011	2012	2013	2014
中医类总诊疗量（万人次）	**61264.1**	**67531.9**	**74695.2**	**81409.4**	**87430.9**
中医类医院	**36026.5**	**39668.5**	**45120.2**	**48952.5**	**53058.1**
中医医院	32770.2	36120.6	40705.2	43726.3	47164.2
中西医结合医院	2702.6	2958.8	3769.1	4466.1	5101.3
民族医医院	553.8	589.1	645.9	760.1	792.6
中医类门诊部	**975.9**	**1127.9**	**1290.8**	**1433.6**	**1525.5**
中医门诊部	808.9	934.8	1069.5	1221.6	1304.8
中西医结合门诊部	164.6	189.2	217.8	207.9	218.5
民族医门诊部	2.4	4.0	3.5	4.1	2.2
中医类诊所	**9178.3**	**9981.0**	**10250.2**	**11059.3**	**11342.0**
中医诊所	6796.1	7414.0	7857.7	8616.7	8870.1
中西医结合诊所	2283.8	2458.0	2291.0	2341.5	2362.0
民族医诊所	98.3	109.0	101.5	101.1	110.0
其他机构中医类临床科室	**15083.4**	**16754.5**	**18033.9**	**19964.0**	**21505.3**
中医类诊疗量占总诊疗量%	**14.7**	**15.1**	**15.1**	**15.4**	**15.6**

7-1-2 其他机构中医类临床科室诊疗人次

机构分类	2010	2011	2012	2013	2014
门急诊量(万人次)	**15083.4**	**16754.5**	**18033.9**	**19574.1**	**21505.3**
综合医院	8089.2	9057.4	8826.9	9429.7	10114.9
专科医院	390.2	461.0	496.5	527.8	570.6
社区卫生服务中心（站）	2512.9	3074.6	3846.0	4503.5	5094.5
乡镇卫生院	3419.5	3473.7	4185.6	4756.8	5195.4
其他机构	671.6	687.9	679.0	746.2	534.0
占同类机构诊疗量的%					
综合医院	5.4	5.4	4.7	4.7	4.6
专科医院	2.3	2.5	2.3	2.2	2.2
社区卫生服务中心（站）	5.2	5.6	6.4	6.9	7.4
乡镇卫生院	3.9	4.0	4.3	4.7	5.1
其他机构	1.0	1.0	0.3	0.4	0.6

7-1-3 村卫生室中医诊疗人次

	2010	2011	2012	2013	2014
中医诊疗量（万人次）	**50468.3**	**55369.9**	**62152.4**	**66848.1**	**66716.5**
以中医为主	4550.2	4931.6	5170.7	5648.9	5648.5
以中西医结合为主	45918.1	50438.3	56981.7	61199.1	61068.1
中医占村卫生室诊疗量的%	**30.5**	**30.9**	**32.3**	**33.2**	**33.6**

7-2-1 中医类医院诊疗人次(万人次)

机构分类	2010	2011	2012	2013	2014
中医医院合计	**32770.2**	**36120.6**	**40705.2**	**43726.3**	**47164.2**
按医院等级分					
其中：三级医院	10779.7	12716.8	15947.0	19341.7	22171.6
内：三甲医院	9138.5	10806.5	13200.9	16343.0	18892.0
二级医院	18639.7	19903.9	21158.6	20807.0	21471.1
一级医院	833.4	928.2	1033.3	1140.4	1202.6
按登记注册类型分					
公立医院	31761.0	34871.7	39258.2	42002.1	45135.5
民营医院	1009.2	1248.9	1447.0	1724.2	2028.6
按医院类别分					
其中：中医综合医院	31410.5	34664.5	39259.2	41976.0	45295.3
中医专科医院	1359.6	1456.1	1446.0	1750.3	1868.8
中西医结合医院	**2702.6**	**2958.8**	**3769.1**	**4466.1**	**5101.3**
民族医医院	**553.8**	**589.1**	**645.9**	**760.1**	**792.6**
蒙医	169.2	190.9	222.9	292.9	309.7
藏医	185.0	191.4	194.5	215.2	226.6
维医	124.3	121.4	134.7	144.2	142.5
傣医	8.5	9.6	8.6	10.3	10.6
其他	66.8	75.8	85.2	97.5	103.1

7-2-2 中医医院分科门急诊人次

科别	门急诊人次（万人次）		构成（%）	
	2013	2014	2013	2014
总　计	**42557.3**	**45826.2**	**100.0**	**100.0**
内科	13661.4	14633.3	32.1	31.9
外科	2886.3	2957.0	6.8	6.5
妇科	3785.7	4127.4	8.9	9.0
儿科	3152.5	3335.0	7.4	7.3
骨伤科	3268.5	3542.1	7.7	7.7
肛肠科	514.0	547.3	1.2	1.2
针灸科	2107.0	2246.3	5.0	4.9
推拿科	884.8	950.8	2.1	2.1
皮肤科	1644.0	1825.4	3.9	4.0
眼科	877.0	918.7	2.1	2.0
耳鼻喉科	1040.0	1108.1	2.4	2.4
其他	8736.2	9634.8	20.5	21.0

7-2-3　2014年各地区中医类医疗机构诊疗人次(万人次)

地区	总计	中医类医院				中医类门诊部	中医类诊所	其他机构中医类临床科室
			中医医院	中西医结合医院	民族医医院			
总　计	**87430.9**	**53058.1**	**47164.2**	**5101.3**	**792.6**	**1525.5**	**11342.0**	**21505.3**
东　部	48295.6	29796.5	26263.2	3470.2	63.1	1263.6	4200.2	13035.3
中　部	17455.9	11567.9	10851.9	688.9	27.1	122.5	2260.5	3505.0
西　部	21679.3	11693.6	10049.0	942.3	702.3	139.4	4881.3	4965.0
北　京	5403.1	3466.8	2946.1	504.2	16.5	88.2	104.3	1743.8
天　津	2264.2	1450.3	1191.0	259.2		77.3	32.5	704.2
河　北	2983.3	1794.6	1556.8	237.7		15.8	573.7	599.3
山　西	1349.4	648.7	603.8	45.0		10.7	362.6	327.3
内蒙古	1656.5	849.0	545.1	29.9	273.9	14.2	461.6	331.7
辽　宁	1628.4	1030.9	970.0	42.7	18.1	17.1	290.6	289.8
吉　林	1258.6	843.4	752.2	87.2	4.0	16.4	234.9	163.9
黑龙江	1432.6	1023.5	974.6	42.0	6.9	16.2	160.0	232.8
上　海	4219.6	2202.1	1494.3	707.8		127.8	39.6	1850.1
江　苏	6272.8	4328.2	3834.1	494.1		105.1	331.7	1507.8
浙　江	8159.1	5199.9	4675.7	524.2		546.6	481.6	1931.0
安　徽	1934.1	1396.9	1331.5	65.4		16.5	146.8	373.9
福　建	2962.5	1831.8	1598.5	224.1	9.2	100.2	436.7	593.7
江　西	1815.9	1275.0	1196.9	78.0		16.2	248.0	276.7
山　东	4422.9	2714.7	2556.9	138.6	19.3	11.6	610.1	1086.5
河　南	4201.1	2885.9	2809.7	76.2		3.9	373.8	937.4
湖　北	3060.0	1901.3	1633.6	252.7	15.0	33.5	360.3	765.0
湖　南	2404.2	1593.3	1549.7	42.4	1.3	8.9	374.1	427.9
广　东	9625.1	5541.5	5235.5	306.1		172.3	1230.3	2681.0
广　西	2602.9	1737.1	1503.5	213.8	19.8	5.6	390.3	469.9
海　南	354.6	235.8	204.3	31.5		1.4	69.2	48.2
重　庆	2007.8	1006.0	949.8	56.2		7.5	570.6	423.6
四　川	6522.8	2922.2	2487.8	392.6	41.9	43.3	1695.0	1862.3
贵　州	1032.8	652.3	595.2	43.6	13.5	2.4	218.0	160.0
云　南	2192.4	1419.0	1329.7	74.2	15.1	26.1	329.4	417.9
西　藏	171.9	97.3		3.0	94.3		52.5	22.1
陕　西	1948.4	1070.6	1018.5	52.1		27.6	415.8	434.5
甘　肃	1700.4	812.9	739.9	46.4	26.7	3.8	383.3	500.4
青　海	254.5	160.1	97.0	2.6	60.5	2.4	52.4	39.6
宁　夏	489.2	304.6	295.3	6.0	3.2	2.3	81.9	100.4
新　疆	1099.7	662.6	487.4	21.8	153.3	4.2	230.4	202.5

7-3-1 中医类医疗机构出院人数

机构分类	2010	2011	2012	2013	2014
中医类医疗机构出院人数	**14472356**	**16708708**	**20222218**	**22759860**	**25371372**
中医类医院	**12756660**	**14686540**	**17989489**	**20100542**	**22271102**
中医医院	11600936	13412885	16362172	18157240	20015393
中西医结合医院	912724	982815	1290360	1541344	1769930
民族医医院	243000	290840	336957	401958	485779
中医类门诊部	**2321**	**3145**	**6195**	**9218**	**27262**
中医门诊部	1528	1476	2922	4279	18625
中西医结合门诊部	788	1665	2993	3115	8637
民族医门诊部	5	4	280	1824	
其他机构中医类临床科室	**1713375**	**2019023**	**2226534**	**2631518**	**3073008**
中医类出院人数占总出院人数的%	**10.3**	**11.0**	**11.4**	**11.9**	**12.5**

7-3-2 其他机构中医类临床科室出院人数

机构分类	2010	2011	2012	2013	2014
出院人数	**1713375**	**2019023**	**2226534**	**2631518**	**3073008**
综合医院	1128717	1358113	1307732	1545953	1787055
专科医院	124738	155177	165617	187892	228673
社区卫生服务中心（站）	43173	51347	69209	79483	106272
乡镇卫生院	404581	441015	669645	805973	937869
其他机构	12166	13371	14331	12217	13139
占同类机构出院人数的%					
综合医院	1.5	1.6	1.3	1.4	1.5
专科医院	1.7	1.8	1.7	1.7	1.8
社区卫生服务中心（站）	1.6	1.7	2.2	2.5	3.3
乡镇卫生院	1.1	1.3	1.7	2.1	2.5
其他机构	0.2	0.2	0.1	0.1	0.1

7-4-1　中医类医院出院人数

机构分类	2010	2011	2012	2013	2014
中医医院合计	**11600936**	**13412885**	**16362172**	**18157240**	**20015393**
按医院等级分					
其中：三级医院	2627489	3262203	4394115	5765100	7074584
内：三甲医院	2183578	2692758	3569169	4727841	5883338
二级医院	7876588	8894016	10536286	10974291	11630221
一级医院	200912	257541	339595	363442	326820
按登记注册类型分					
公立医院	11156555	12878543	15717487	17369958	19070163
民营医院	444381	534342	644685	787282	945230
按医院类别分					
中医综合医院	11149761	12887573	15845625	17519324	19296952
中医专科医院	451175	525312	516547	637916	718441
中西医结合医院	**912724**	**982815**	**1290360**	**1541344**	**1769930**
民族医医院	**243000**	**290840**	**336957**	**401958**	**485779**
蒙医	50199	59242	73552	109265	142417
藏医	44032	50971	61511	70244	88786
维医	114028	143441	159533	168257	189858
傣医	1034	1193	1783	2770	5461
其他	33707	35993	40578	51422	59257

7-4-2　中医医院分科出院人数

科别	出院人数		构成（%）	
	2013	2014	2013	2014
总　计	**18157240**	**20015393**	**100.0**	**100.0**
内科	6184338	6898345	34.1	34.5
外科	2754371	2891062	15.2	14.4
妇科	2043996	2207954	11.3	11.0
儿科	1318070	1422021	7.3	7.1
骨伤科	2276021	2472054	12.5	12.4
肛肠科	534530	591767	2.9	3.0
针灸科	655565	763027	3.6	3.8
推拿科	189490	212528	1.0	1.1
皮肤科	80810	100271	0.4	0.5
眼科	273379	310179	1.5	1.5
耳鼻喉科	236710	247643	1.3	1.2
其他	1609960	1898542	8.9	9.5

7-4-3　2014年各地区中医类医疗机构出院人数

地区	总计	中医类医院				中医类门诊部	其他机构中医类临床科室
			中医医院	中西医结合医院	民族医医院		
总　计	**25371372**	**22271102**	**20015393**	**1769930**	**485779**	**27262**	**3073008**
东　部	9316480	8488147	7552468	916201	19478	10300	818033
中　部	7887472	6947700	6588132	334572	24996	7579	932193
西　部	8167420	6835255	5874793	519157	441305	9383	1322782
北　京	339960	310572	244080	64985	1507		29388
天　津	190494	181198	141986	39212		120	9176
河　北	1163750	1074473	895244	179229		9104	80173
山　西	399250	334049	295971	38078		3115	62086
内蒙古	439876	373417	244657	14376	114384	5701	60758
辽　宁	586681	544471	501725	31442	11304		42210
吉　林	351503	325437	285617	38578	1242	406	25660
黑龙江	536140	482483	460724	18126	3633	985	52672
上　海	352154	298267	186467	111800			53887
江　苏	1529778	1437925	1277192	160733			91853
浙　江	1094899	1034830	922339	112491		720	59349
安　徽	1009952	909919	873118	36801			100033
福　建	678050	615736	528593	82263	4880		62314
江　西	860878	793977	767268	26709			66901
山　东	1822744	1607147	1545370	59990	1787	356	215241
河　南	1661747	1474967	1441916	33051		6	186774
湖　北	1405351	1174608	1059395	97572	17641		230743
湖　南	1662651	1452260	1404123	45657	2480	3066	207325
广　东	1448526	1289755	1225250	64505			158771
广　西	980960	842893	761848	73886	7159		138067
海　南	109444	93773	84222	9551			15671
重　庆	704767	589616	546605	43011		2582	112569
四　川	2049837	1671355	1453342	207798	10215	418	378064
贵　州	725643	615133	563080	39146	12907		110510
云　南	871058	728158	672606	47408	8144		142900
西　藏	29060	27216		900	26316		1844
陕　西	782255	717922	675826	42096		137	64196
甘　肃	704523	549464	498364	35991	15109	373	154686
青　海	124638	111861	67342	560	43959		12777
宁　夏	150114	110944	108051	2708	185	156	39014
新　疆	604689	497276	283072	11277	202927	16	107397

7-5-1 中医医院病床使用及工作效率

	病床使用率（%）		平均住院日		医师日均担负诊疗人次		医师日均担负住院床日	
	2013	2014	2013	2014	2013	2014	2013	2014
中医医院合计	**88.6**	**87.3**	**10.1**	**10.0**	**7.9**	**8.2**	**2.4**	**2.4**
按医院等级分								
其中：三级医院	99.8	97.3	12.6	12.0	10.0	9.9	2.6	2.6
内：三甲医院	101.8	98.9	13.0	12.4	10.1	10.1	2.7	2.7
二级医院	86.1	84.9	9.0	8.8	6.9	7.1	2.3	2.4
一级医院	59.8	55.5	8.8	9.3	6.9	6.7	1.4	1.3
按登记注册类型分								
公立医院	90.3	89.0	10.1	10.0	8.1	8.3	2.4	2.4
民营医院	62.7	63.9	9.7	9.8	5.7	5.8	1.9	1.9
按医院类别分								
中医综合医院	89.2	88.0	10.1	9.9	8.0	8.2	2.4	2.4
中医专科医院	76.5	75.9	12.2	12.5	7.5	7.1	2.4	2.5

7-5-2 2014年各地区中医医院病床使用及工作效率

	病床使用率（%）	平均住院日	医师日均担负诊疗人次	医师日均担负住院床日
总　计	**87.3**	**10.0**	**8.2**	**2.4**
北　京	73.6	13.3	14.6	1.1
天　津	80.5	11.0	14.8	1.4
河　北	78.9	8.9	5.2	1.9
山　西	69.1	11.0	4.1	1.6
内蒙古	72.5	10.0	5.7	1.9
辽　宁	82.0	12.1	5.2	2.3
吉　林	72.3	10.6	5.7	1.6
黑龙江	79.1	11.3	5.3	2.0
上　海	94.1	10.3	21.0	1.9
江　苏	92.0	9.8	10.5	2.4
浙　江	91.9	10.6	14.0	2.0
安　徽	91.6	9.3	6.5	2.8
福　建	82.6	9.1	10.5	2.1
江　西	92.3	9.1	6.4	2.7
山　东	88.2	9.9	5.3	2.2
河　南	88.6	10.6	6.3	2.4
湖　北	95.0	9.6	6.9	3.0
湖　南	91.3	9.5	4.9	3.0
广　东	87.7	9.7	13.3	2.1
广　西	91.4	9.0	8.2	2.6
海　南	70.1	9.7	7.0	2.0
重　庆	92.0	10.0	8.1	3.3
四　川	95.2	10.3	7.5	3.1
贵　州	86.6	9.1	5.6	3.4
云　南	86.5	9.8	9.7	3.3
西　藏				
陕　西	86.5	10.6	6.2	3.0
甘　肃	80.6	10.0	7.0	3.3
青　海	87.3	10.0	6.1	3.0
宁　夏	81.7	10.1	11.3	2.9
新　疆	92.2	9.8	8.5	3.3

7-6 公立中医类医院病人医药费用

	次均门诊费用（元）	药费	门诊药费占门诊费用%	人均住院费用（元）	药费	住院药费占住院费用%
中医医院						
2010	137.1	82.2	60.0	4899.3	2238.0	45.7
2011	152.4	92.7	60.8	5281.0	2374.5	45.0
2012	165.5	101.1	61.1	5551.9	2463.2	44.4
2013	181.6	109.9	60.5	5990.8	2520.8	42.1
2014	195.1	116.1	59.5	6316.2	2551.0	40.4
其中：三级医院						
2010	185.6	119.7	64.5	8842.5	3960.2	44.8
2011	204.1	133.9	65.6	9124.7	4016.2	44.0
2012	213.5	140.1	65.6	9194.4	4007.3	43.6
2013	228.2	147.9	64.8	9518.3	3938.3	41.4
2014	238.8	150.9	63.2	9628.1	3834.3	39.8
二级医院						
2010	116.2	65.2	56.1	3660.3	1796.2	49.1
2011	126.2	71.1	56.3	4084.2	1870.0	45.8
2012	136.4	76.8	56.3	4271.2	1927.3	45.1
2013	144.3	78.9	54.7	4354.3	1868.7	42.9
2014	156.3	84.5	54.1	4464.8	1835.3	41.1
中西医结合医院						
2010	166.4	100.4	60.3	6388.5	2841.8	44.5
2011	180.4	108.9	60.4	7811.4	3341.5	42.8
2012	195.7	116.9	59.7	8549.5	3543.3	41.4
2013	213.3	123.7	58.0	9144.3	3696.7	40.4
2014	232.7	134.5	57.8	9924.6	3938.6	39.7
民族医医院						
2010	83.1	57.4	69.1	2523.4	1228.6	48.7
2011	93.4	62.8	67.2	2826.9	1420.7	50.3
2012	103.6	69.9	67.5	3025.5	1482.5	49.0
2013	108.4	71.3	65.8	3191.3	1506.2	47.2
2014	128.0	81.4	63.6	3514.8	1487.6	42.3

7-7-1 中医类医疗卫生机构数(个)

机构名称	2010	2011	2012	2013	2014
总计	**36714**	**38224**	**39382**	**41966**	**43635**
中医类医院	**3232**	**3308**	**3409**	**3590**	**3732**
中医医院	2778	2831	2889	3015	3115
按经济类型分					
公立医院	2328	2318	2318	2337	2340
民营医院	450	513	571	678	775
按医院级别分					
其中：三级医院	203	220	269	323	368
内：三甲医院	145	160	194	248	287
二级医院	1585	1601	1608	1619	1629
一级医院	267	287	304	351	400
按医院类别分					
中医综合医院	2365	2391	2487	2574	2649
中医专科医院	413	440	402	441	466
肛肠医院	42	46	49	58	57
骨伤医院	146	150	166	172	186
针灸医院	7	8	12	14	13
按摩医院	27	25	27	27	25
其他专科医院	191	211	148	170	185
中西医结合医院	256	277	312	358	384
民族医医院	198	200	208	217	233
蒙医医院	53	54	57	59	66
藏医医院	41	42	78	41	88
维医医院	73	73	42	79	40
傣医医院	1	1	1	1	1
其他民族医医院	30	30	30	37	38
中医类门诊部	**937**	**1113**	**1218**	**1283**	**1468**
中医门诊部	734	848	910	991	1154
中西医结合门诊部	192	253	297	279	301
民族医门诊部	11	12	11	13	13
中医类诊所	**32496**	**33756**	**34707**	**37045**	**38386**
中医诊所	24978	26115	27209	29335	30795
中西医结合诊所	7159	7248	7088	7286	7116
民族医诊所	359	393	410	424	475
中医类研究机构	**49**	**47**	**48**	**48**	**49**
中医(药)研究院(所)	36	34	35	35	36
中西医结合研究所	3	3	3	3	3
民族医(药)学研究所	10	10	10	10	10

7-7-2　设有中医类临床科室的医疗卫生机构数

机构名称	2010	2011	2012	2013	2014
设立中医类临床科室的机构数（个）					
二级及以上公立综合医院	3706	3813	3707	3785	3896
社区卫生服务中心	1834	2149	2422	2615	2790
乡镇卫生院	9240	9277	9905	10511	11091
设有中医类临床科室的机构占同类机构总数的%					
二级及以上公立综合医院	81.8	82.2	78.6	80.4	82.2
社区卫生服务中心	45	44.8	47.1	48.1	49.3
乡镇卫生院	25.4	25.8	27.6	29.4	31.1

注：本表不含分支机构。下表同。

7-7-3　提供中医服务的基层医疗卫生机构数

机构名称	2010	2011	2012	2013	2014
社区卫生服务中心(个)	**4075**	**4798**	**5140**	**5436**	**5659**
其中：设有中医类别执业(助理)医师的机构	3283	3821	4153	4483	4709
所占比重(%)	80.6	79.6	80.8	82.5	83.2
社区卫生服务站(个)	**8806**	**8836**	**9129**	**9250**	**9365**
其中：设有中医类别执业(助理)医师的机构	4080	4236	4383	4745	4964
所占比重(%)	46.3	47.9	48.0	51.3	53.0
乡镇卫生院(个)	**36406**	**35986**	**35856**	**35738**	**35667**
其中：设有中医类别执业(助理)医师的机构	20854	21163	21940	22745	23148
所占比重(%)	57.3	58.8	61.2	63.6	64.9
村卫生室(个)	**593359**	**601596**	**596498**	**595205**	**590854**
其中：设有中医类别执业(助理)医师的机构	185690	191085	195585	199711	202980
所占比重(%)	31.3	31.8	32.8	33.6	34.4

7-7-4　2014年各地区中医类医疗卫生机构数(个)

地区	总计	中医类医院	中医医院	中西医结合医院	民族医医院	中医类门诊部	中医类诊所	中医类研究机构
总　计	**43635**	**3732**	**3115**	**384**	**233**	**1468**	**38386**	**49**
东　部	14962	1309	1142	158	9	995	12635	23
中　部	11408	1169	1057	99	13	288	9945	6
西　部	17265	1254	916	127	211	185	15806	20
北　京	885	165	144	18	3	190	522	8
天　津	244	44	40	4	0	68	129	3
河　北	2114	210	179	31	0	33	1871	0
山　西	2362	202	188	14	0	40	2120	0
内蒙古	2238	147	79	13	55	31	2057	3
辽　宁	1908	115	106	8	1	68	1723	2
吉　林	1396	80	73	5	2	50	1266	0
黑龙江	1302	144	130	9	5	37	1121	0
上　海	308	26	18	8	0	69	211	2
江　苏	1262	125	102	23	0	100	1037	0
浙　江	1908	158	132	26	0	184	1565	1
安　徽	599	111	96	15	0	22	464	2
福　建	1299	89	78	9	2	49	1160	1
江　西	1136	108	100	8	0	28	999	1
山　东	2155	197	179	15	3	38	1917	3
河　南	1370	249	233	16	0	10	1109	2
湖　北	1359	119	102	14	3	76	1164	0
湖　南	1884	156	135	18	3	25	1702	1
广　东	2673	159	148	11	0	191	2320	3
广　西	1404	104	90	10	4	4	1292	4
海　南	206	21	16	5	0	5	180	0
重　庆	1908	57	48	9	0	22	1829	0
四　川	5077	234	189	22	23	40	4801	2
贵　州	771	108	83	16	9	7	655	1
云　南	1238	155	120	32	3	22	1058	3
西　藏	102	21	0	1	20	0	81	0
陕　西	1500	152	144	8	0	31	1314	3
甘　肃	1468	98	76	9	13	8	1358	4
青　海	285	50	13	1	36	2	233	0
宁　夏	237	24	19	2	3	3	210	0
新　疆	1037	104	55	4	45	15	918	0

7-8-1 中医类医疗机构床位数

机构名称	2010	2011	2012	2013	2014
总　计	**548726**	**618205**	**705795**	**794160**	**877255**
中医类医院	**471289**	**529349**	**612777**	**686793**	**755050**
中医医院	424244	477078	547967	608843	665005
中西医结合医院	35234	38787	49844	58774	67277
民族医医院	11811	13484	14966	19176	22768
中医类门诊部	**596**	**622**	**805**	**807**	**736**
中医门诊部	407	427	423	490	500
中西医结合门诊部	185	191	363	289	218
民族医门诊部	4	4	19	28	18
其他医疗机构中医类临床科室	**76841**	**88234**	**92213**	**106560**	**121469**

7-8-2 中医类医院床位数

机构名称	2010	2011	2012	2013	2014
总　计	**471289**	**529349**	**612777**	**686793**	**755050**
中医医院	**424244**	**477078**	**547967**	**608843**	**665005**
按登记注册类型分					
公立医院	401022	449234	515326	569040	617750
民营医院	23222	27844	32641	39803	47255
按医院级别分					
其中：三级医院	109257	129727	166292	210061	249981
内：三甲医院	89376	106885	134890	174484	210183
二级医院	261440	289815	320828	336084	352153
一级医院	11287	13214	15702	17082	18310
按医院类别分					
中医综合医院	397213	447249	520620	576501	628787
中医专科医院	27031	29829	27347	32342	36218
肛肠医院	2153	2499	2684	3199	3621
骨伤医院	13794	14480	16252	17529	20128
针灸医院	370	480	527	1220	1429
按摩医院	1170	1203	1368	1438	1332
其他专科医院	9544	11167	6516	8956	9708
中西医结合医院	**35234**	**38787**	**49844**	**58774**	**67277**
民族医医院	**11811**	**13484**	**14966**	**19176**	**22768**
蒙医医院	2622	3204	3791	5671	6962
藏医医院	4839	5718	3156	6813	7293
维医医院	2644	2897	6169	4059	5438
傣医医院	49	49	100	174	222
其他民族医医院	1657	1616	1750	2459	2853

7-8-3 其他医疗卫生机构中医类临床科室床位数

科别	其他医疗卫生机构中医类临床科室床位数(张)			占同类机构床位数的%		
	2012	2013	2014	2012	2013	2014
总　计	**92213**	**106560**	**121469**			
综合医院	52895	60121	66889	1.8	1.8	1.9
专科医院	9214	10768	11681	1.7	1.7	1.7
社区卫生服务中心（站）	5056	5549	6753	2.5	2.9	3.4
乡镇卫生院	24151	29304	34963	2.2	2.6	3.0
其他医疗卫生机构	897	818	1183	0.3	0.3	0.3

7-8-4 中医医院分科床位及构成

科别	床位数（张）			构成（%）		
	2012	2013	2014	2012	2013	2014
总　计	**547967**	**608843**	**665005**	**100.0**	**100.0**	**100.0**
内科	181220	200132	221096	33.1	32.9	33.3
外科	89197	94055	99191	16.3	15.4	14.9
儿科	25466	28752	31768	4.6	4.7	4.8
妇产科	48059	50690	53587	8.8	8.3	8.1
眼科	7192	7599	8233	1.3	1.2	1.2
耳鼻喉科	5854	6775	7401	1.1	1.1	1.1
皮肤科	2912	3726	4414	0.5	0.6	0.7
骨伤科	83212	91085	97668	15.2	15	14.7
肛肠科	18946	20867	22717	3.5	3.4	3.4
针灸科	22246	27459	31084	4.1	4.5	4.7
推拿科	6753	7989	9421	1.2	1.3	1.4
其他	56910	69714	78425	10.4	11.5	11.8

7-8-5　2014年各地区中医类医疗机构床位数

地区	总计	中医类医院	中医医院	中西医结合医院	民族医医院	中医类门诊部	其他机构中医类临床科室
总　计	**877255**	**755050**	**665005**	**67277**	**22768**	**736**	**121469**
东　部	328511	291880	255529	35595	756	251	36380
中　部	270127	234197	220159	12709	1329	248	35682
西　部	278617	228973	189317	18973	20683	237	49407
北　京	20426	18780	13150	5453	177	0	1646
天　津	8443	7496	5836	1660	0	20	927
河　北	39638	35365	30105	5260	0	119	4154
山　西	20699	16873	14914	1959	0	44	3782
内蒙古	20629	17283	10319	1066	5898	46	3300
辽　宁	25994	23548	21848	1400	300	40	2406
吉　林	15641	14127	12540	1505	82	12	1502
黑龙江	23420	20596	19476	848	272	118	2706
上　海	10987	9224	5829	3395	0	0	1763
江　苏	49397	45050	39247	5803	0	0	4347
浙　江	37945	35335	30594	4741	0	30	2580
安　徽	30842	27235	25653	1582	0	10	3597
福　建	22046	19745	16872	2793	80	0	2301
江　西	25990	23650	22692	958	0	22	2318
山　东	62458	52851	49907	2745	199	42	9565
河　南	60516	52774	51264	1510	0	2	7740
湖　北	42457	34857	31217	2771	869	25	7575
湖　南	50562	44085	42403	1576	106	15	6462
广　东	46977	40801	38816	1985	0	0	6176
广　西	29834	24698	21450	2893	355	0	5136
海　南	4200	3685	3325	360	0	0	515
重　庆	21971	18510	17028	1482	0	63	3398
四　川	67265	53102	45478	6846	778	55	14108
贵　州	23456	19448	17490	1437	521	0	4008
云　南	29281	23970	21694	1914	362	8	5303
西　藏	1489	1348	0	50	1298	0	141
陕　西	27916	25018	23702	1316	0	10	2888
甘　肃	25700	19723	17661	1244	818	15	5962
青　海	5651	5099	2302	30	2767	0	552
宁　夏	5252	4068	3825	128	115	30	1154
新　疆	20173	16706	8368	567	7771	10	3457

7-9-1　中医药人员数

人员类别	2010	2011	2012	2013	2014
中医药人员总数（万人）	**40.4**	**42.0**	**48.8**	**52.3**	**54.5**
中医类别执业(助理)医师	29.4	30.9	36.8	39.8	41.9
见习中医师	1.3	1.1	1.2	1.4	1.5
中药师(士)	9.7	10.0	10.8	11.0	11.2
占同类人员总数的%					
中医类别执业(助理)医师	12.2	12.5	14.1	14.3	14.5
见习中医师	9.9	6.2	6.7	6.9	6.7
中药师(士)	27.4	27.5	28.5	27.9	27.3

7-9-2　2014年各地区中医药人员数

地区	合计	中医类别执业（助理）医师	见习中医师	中药师（士）
总　计	**545250**	**418573**	**14686**	**111991**
东　部	230863	175617	5089	50157
中　部	153351	115250	3193	34908
西　部	161036	127706	6404	26926
北　京	20239	14652	743	4844
天　津	8084	5977	417	1690
河　北	26631	22476	457	3698
山　西	16833	13986	239	2608
内蒙古	15542	11474	322	3746
辽　宁	15869	11666	281	3922
吉　林	10692	8402	149	2141
黑龙江	13073	9683	265	3125
上　海	8914	7118	47	1749
江　苏	26375	20038	617	5720
浙　江	27824	20321	646	6857
安　徽	14720	11468	345	2907
福　建	16602	12349	449	3804
江　西	14881	10547	348	3986
山　东	37283	28393	649	8241
河　南	35191	27852	890	6449
湖　北	20739	14708	440	5591
湖　南	27222	18604	517	8101
广　东	40702	30903	621	9178
广　西	15411	11883	1231	2297
海　南	2340	1724	162	454
重　庆	14639	12046	382	2211
四　川	49357	41444	1442	6471
贵　州	10077	7528	919	1630
云　南	11753	9382	605	1766
西　藏	1231	998	18	215
陕　西	15663	11182	359	4122
甘　肃	13884	11352	578	1954
青　海	2825	2309	57	459
宁　夏	2573	1838	102	633
新　疆	8081	6270	389	1422

7-9-3 中医类医疗卫生机构人员数

机构类别	2010	2011	2012	2013	2014
总　计	**700483**	**745985**	**818775**	**894690**	**966786**
中医类医院	**618106**	**662074**	**731415**	**801408**	**869714**
中医医院	558110	599200	655925	713816	769166
中医综合医院	530505	569023	628332	681462	733007
中医专科医院	27605	30177	27593	32354	36159
中西医结合医院	47480	49340	60831	70886	81144
民族医医院	12516	13534	14659	16706	19404
中医类门诊部	**12156**	**13109**	**15076**	**16698**	**18597**
中医门诊部	9822	10573	12045	13594	15144
中西医结合门诊部	2260	2438	2915	2991	3361
民族医门诊部	74	98	116	113	92
中医类诊所	**67165**	**67590**	**69199**	**73524**	**75153**
中医诊所	47386	48539	50838	54822	56674
中西医结合诊所	19142	18379	17643	17971	17752
民族医诊所	637	672	718	731	727
中医类研究机构	**3056**	**3212**	**3085**	**3060**	**3322**
中医(药)研究院(所)	2409	2594	2316	2460	2639
中西医结合研究所	67	68	83	84	87
民族医(药)学研究所	580	550	686	591	596

7-9-4 中医类医疗机构卫生技术人员数

机构类别	中医类别执业(助理) 医师(人)		中药师(士)(人)		注册护士(人)		中医类别占同类机构执业(助理)医师总数的%		中药师(士)占同类机构药师(士)总数的%	
	2013	2014	2013	2014	2013	2014	2013	2014	2013	2014
总　计	**154821**	**164289**	**38016**	**39714**	**286083**	**317876**	**51.5**	**51.7**	**59.2**	**58.7**
中医类医院	**117067**	**123946**	**30453**	**31737**	**270831**	**301936**	**47.3**	**47.2**	**55.4**	**54.7**
中医医院	106620	112418	27801	28859	241723	267493	48.4	48.6	56	55.5
中医综合医院	101636	106807	26788	27726	231944	256210	48.2	48.3	56	55.5
中医专科医院	4984	5611	1013	1133	9779	11283	53.1	53.3	55.4	54.7
中西医结合医院	6597	7529	1590	1678	25228	29732	30.8	30.9	41	39.2
民族医医院	3850	3999	1062	1200	3880	4711	64.6	60.9	72.5	71.7
中医类门诊部	**5327**	**6111**	**1268**	**1376**	**2800**	**3139**	**72**	**72.7**	**75.8**	**75.7**
中医门诊部	4829	5568	1167	1258	1947	2196	80.6	81.5	80.6	80.5
中西医结合门诊部	454	510	94	109	837	926	33.5	33.2	43.5	44.5
民族医门诊部	44	33	7	9	16	17	81.5	86.8	87.5	100
中医类诊所	**32427**	**34232**	**6295**	**6601**	**12452**	**12801**	**70.8**	**72.4**	**83.4**	**84.6**
中医诊所	27760	29353	5740	6028	7600	7824	79.2	80.2	87.4	88.1
中西医结合诊所	4396	4563	507	519	4743	4891	42.7	44.6	54.8	57.5
民族医诊所	271	316	48	54	109	86	62.3	69.9	84.2	87.1

7-9-5 其他医疗卫生机构中医类人员数

机构类别	中医类别执业(助理) 医师(人)		中药师(士)(人)		中医类别占同类机构执业(助理)医师总数的%		中药师(士)占同类机构药师(士)总数的%	
	2013	2014	2013	2014	2013	2014	2013	2014
总　计	**226218**	**253696**	**72114**	**72161**	**9.6**	**9.6**	**21.8**	**21.1**
综合医院	73529	76843	28841	29088	6.7	6.6	17.5	16.9
专科医院	12736	13335	4051	4241	8.3	8.1	16.9	16.7
社区卫生服务中心	22932	24266	7227	7365	17.5	18.1	27.4	27
社区卫生服务站	9811	10126	1628	1558	22.9	23.7	26.9	27.2
乡镇卫生院	64676	66059	22602	21856	14.9	15.3	31	29.7
门诊部	6030	6403	1434	1441	12.6	12.4	25	25.8
诊所	18851	19354	2059	2058	12.4	12.3	30.6	30.3
妇幼保健机构	4076	4269	1519	1582	4.2	4.3	13.3	13.3
专科疾病防治机构	1073	1034	505	496	6.5	6.5	18.4	18.2
其他医疗卫生机构	12504	12565	2248	2476	7.1	7.1	22.4	23.6

7-9-6　2014年各地区中医医院人员数

地区	合计	卫生技术人员							其他技术人员	管理人员	工勤技能人员
		小计	执业(助理)医师	执业医师	注册护士	药师(士)	技师(士)	其他			
总　计	**769166**	**646152**	**231485**	**211859**	**267493**	**52028**	**34234**	**60912**	**30555**	**32224**	**60235**
东　部	331213	278660	103726	96905	113906	23230	13340	24458	13876	12978	25699
中　部	245525	205603	74062	65810	85599	16971	12079	16892	10163	10719	19040
西　部	192428	161889	53697	49144	67988	11827	8815	19562	6516	8527	15496
北　京	24984	19696	8053	7792	7402	1943	974	1324	1090	1631	2567
天　津	9634	8094	3217	3088	2772	680	359	1066	189	782	569
河　北	33936	28051	11901	10117	9841	1860	1640	2809	1812	1376	2697
山　西	15876	13334	5936	5265	4640	1078	809	871	824	624	1094
内蒙古	12428	10433	3850	3458	3949	856	636	1142	675	486	834
辽　宁	22327	18220	7403	6852	6915	1618	974	1310	1002	1153	1952
吉　林	16228	13049	5252	4834	4698	993	681	1425	589	1129	1461
黑龙江	23296	18835	7357	6649	6544	1818	1115	2001	936	1468	2057
上　海	9488	7829	2845	2821	3294	826	434	430	607	404	648
江　苏	48201	41520	14624	14257	18732	3159	1728	3277	1561	1747	3373
浙　江	43355	36731	13372	12838	15264	3294	1773	3028	1893	1323	3408
安　徽	27550	23572	8142	7508	10605	1680	1255	1890	1274	876	1828
福　建	20657	17660	6069	5731	7585	1539	916	1551	743	553	1701
江　西	24150	21071	7468	6964	9032	1876	1351	1344	719	742	1618
山　东	58328	50382	19280	17732	21216	3431	2307	4148	3261	1524	3161
河　南	60192	49205	17860	14874	19732	3674	3002	4937	2830	2436	5721
湖　北	32531	28142	9487	8572	12554	2505	1530	2066	1219	1425	1745
湖　南	45702	38395	12560	11144	17794	3347	2336	2358	1772	2019	3516
广　东	55990	46821	15788	14573	19251	4569	2065	5148	1611	2303	5255
广　西	28847	24124	7327	6774	10646	1804	1193	3154	753	1153	2817
海　南	4313	3656	1174	1104	1634	311	170	367	107	182	368
重　庆	17394	14662	4701	4323	6666	1036	643	1616	447	744	1541
四　川	46310	38530	13306	12508	17195	2767	1944	3318	1643	2241	3896
贵　州	16187	13798	4251	3739	6035	852	765	1895	797	651	941
云　南	18100	15551	5457	4940	6082	1068	771	2173	722	551	1276
西　藏											
陕　西	28604	24123	6612	5850	9862	1749	1674	4226	320	1904	2257
甘　肃	11355	9691	4230	3857	3298	680	545	938	337	302	1025
青　海	2041	1814	634	586	710	191	130	149	102	38	87
宁　夏	3527	3045	1041	967	1124	305	159	416	131	114	237
新　疆	7635	6118	2288	2142	2421	519	355	535	589	343	585

7-9-7 2010年中医医院人员性别、年龄、学历及职称构成(%)

分类	卫生技术人员							其他技术人员	管理人员
	合计	执业(助理)医师	执业医师	注册护士	药师(士)	技师(士)	其他		
总 计	**100.0**	**100.0**	**100.0**	**100.0**	**100.0**	**100.0**	**100.0**	**100.0**	**100.0**
按性别分									
男	34.2	59.8	60.7	1.3	38.3	44.3	40.5	39.9	46.3
女	65.8	40.2	39.3	98.7	61.7	55.7	59.5	60.1	53.7
按年龄分									
25岁以下	7.8	0.1	0.1	14.1	4.6	5.0	23.2	4.9	2.6
25～34岁	36.5	34.2	31.2	40.8	25.5	37.3	41.4	31.8	21.0
35～44岁	30.8	35.0	35.4	28.2	33.5	31.8	19.0	34.8	33.9
45～54岁	19.3	21.6	23.3	15.4	29.4	20.7	12.4	23.0	33.3
55～59岁	4.2	6.5	7.2	1.4	6.1	4.3	3.0	4.5	7.8
60岁及以上	1.3	2.6	2.8	0.2	0.9	0.8	1.1	1.0	1.4
按工作年限分									
5年以下	19.9	14.0	13.7	23.5	10.8	14.4	45.8	14.8	9.0
5～9年	14.1	14.1	12.8	16.3	8.1	13.5	11.9	12.3	7.4
10～19年	30.9	33.3	32.4	30.6	30.2	34.3	19.6	30.1	25.2
20～29年	21.9	22.2	23.4	21.8	28.2	22.3	13.2	26.2	33.2
30年及以上	13.2	16.3	17.7	7.7	22.6	15.5	9.5	16.6	25.2
按学历分									
研究生	3.7	8.3	9.3	0.0	0.9	0.9	2.6	0.9	2.3
大学本科	25.7	44.7	49.4	8.3	15.2	16.0	28.0	17.6	24.9
大专	37.3	31.5	28.0	44.7	33.6	42.4	34.7	38.5	40.4
中专	29.5	13.9	11.6	44.6	35.6	35.3	28.8	27.0	19.6
高中及以下	3.8	1.7	1.6	2.4	14.7	5.4	5.9	16.1	12.7
按专业技术资格分									
正高	1.9	4.4	4.9	0.1	0.6	0.2	0.5	0.2	2.5
副高	7.1	14.8	16.6	1.6	3.1	2.8	1.8	1.9	8.8
中级	26.9	33.3	37.1	25.0	25.3	25.0	8.4	14.8	23.6
师级/助理	33.8	35.5	34.9	31.4	41.2	39.0	24.4	28.6	22.6
士级	22.9	7.5	2.5	36.4	24.6	25.8	34.8	33.5	19.0
不详	7.3	4.5	3.9	5.6	5.1	7.2	30.0	21.0	23.5
按聘任技术职务分									
正高	1.8	4.1	4.7	0.0	0.6	0.2	0.6	0.3	3.2
副高	7.1	14.7	16.5	1.4	3.0	2.8	2.3	2.0	10.0
中级	27.2	33.6	37.5	24.9	25.6	25.3	9.2	16.2	28.8
师级/助理	35.2	37.0	35.9	32.7	41.7	40.7	26.0	33.3	28.8
士级	23.4	7.1	2.5	37.7	25.7	26.9	34.4	36.1	21.8
待聘	5.5	3.4	2.9	3.2	3.3	4.1	27.5	12.1	7.4

7-9-8　2014年中医医院人员性别、年龄、学历及职称构成(%)

分类	卫生技术人员 合计	执业(助理)医师	执业医师	注册护士	药师(士)	技师(士)	其他	其他技术人员	管理人员
总　计	**100.0**	**100.0**	**100.0**	**100.0**	**100.0**	**100.0**	**100.0**	**100.0**	**100.0**
按性别分									
男	33.4	58.7	59.4	1.5	36.9	42.8	43.5	39.3	44.8
女	66.6	41.3	40.6	98.5	63.1	57.2	56.5	60.7	55.2
按年龄分									
25岁以下	9.3	0.1	0.1	17.9	4.5	7.0	16.5	6.4	2.9
25～34岁	37.9	29.1	28.1	45.3	30.6	38.4	59.7	34.9	23.6
35～44岁	28.1	36.1	35.5	23.3	30.5	30.5	14.4	31.6	29.7
45～54岁	18.3	23.1	24.1	11.9	25.6	18.1	6.8	21.0	32.4
55～59岁	4.2	6.4	6.7	1.3	6.6	4.3	1.7	4.3	8.4
60岁及以上	2.3	5.1	5.5	0.3	2.2	1.6	1.0	1.7	3.0
按工作年限分									
5年以下	26.1	12.2	12.2	33.5	17.4	22.0	56.0	24.0	14.0
5～9年	18.0	16.9	16.7	21.5	13.5	16.1	19.0	15.6	10.6
10～19年	22.1	27.8	26.8	21.0	21.3	26.2	12.1	22.9	18.9
20～29年	20.4	25.0	25.4	16.9	26.1	21.4	7.7	22.8	30.2
30年及以上	13.3	18.0	19.0	7.1	21.7	14.2	5.2	14.8	26.3
按学历分									
研究生	4.8	12.6	13.7	0.1	2.3	1.4	7.3	1.7	3.6
大学本科	26.7	46.9	50.0	12.2	22.9	23.8	39.1	24.8	31.1
大专	37.3	28.1	25.7	49.2	34.9	44.1	32.1	39.9	39.0
中专	24.2	10.9	9.4	37.2	29.5	26.9	18.5	21.3	15.9
高中及以下	6.6	1.3	1.2	1.1	9.9	3.3	2.6	11.2	9.9
按专业技术资格分									
正高	1.7	5.2	5.7	0.1	0.7	0.4	0.2	0.2	2.9
副高	5.8	15.2	16.5	1.8	3.5	3.1	0.7	1.9	8.7
中级	20.0	33.1	35.8	18.4	22.5	21.7	4.1	13.4	20.2
师级/助理	27.3	37.3	36.5	24.3	37.6	34.7	24.6	24.4	19.4
士级	26.4	4.9	1.4	46.8	27.3	29.4	36.3	33.8	17.0
不详	18.8	4.3	4.1	8.6	8.5	10.8	34.0	26.2	31.9
按聘任技术职务分									
正高	1.8	4.9	5.4	0.1	0.6	0.3	0.2	0.3	4.0
副高	6.3	15.1	16.5	1.7	3.3	3.1	0.8	1.9	10.8
中级	22.0	33.4	36.0	18.1	22.7	22.1	4.6	14.0	26.9
师级/助理	31.0	39.6	38.4	25.5	37.7	35.5	21.9	27.7	27.4
士级	28.1	4.9	1.7	46.6	27.3	29.5	30.4	32.9	21.0
待聘	10.8	2.1	2.0	7.9	8.3	9.6	42.1	23.2	9.9

八、妇幼保健与计划生育

简要说明

一、本章主要介绍全国及31个省、自治区、直辖市孕产妇保健、儿童保健、妇科病查治、婚前医学检查、计划生育手术及质量等情况。主要包括5岁以下儿童死亡率、孕产妇死亡率，产前检查及产后访视率、新法接生率、住院分娩率、孕产妇和3岁以下儿童保健系统管理率，查出各种妇科病及治疗情况，男女婚前医学检查及查出疾病情况，已婚育龄妇女避孕率等。

二、除新生儿死亡率、婴儿死亡率、5岁以下儿童死亡率、孕产妇死亡率系妇幼卫生监测地区数字外，其他数据来源于妇幼卫生统计年报。

三、妇幼卫生监测网：1990~1995年，原卫生部在30个省、自治区、直辖市建立两个妇幼卫生监测网（孕产妇死亡监测网，247个监测点；5岁以下儿童死亡监测网，81个监测点），动态监测全国孕产妇死亡和5岁以下儿童死亡情况。1996年起实行孕产妇死亡监测、5岁以下儿童死亡监测和出生缺陷监测三网合一，抽取116个监测点建立全国妇幼卫生监测网，2007年起全国妇幼卫生监测点扩大到336个。

四、因缺个别地区数字，部分历史年份计划生育手术数字变动较大。

主要指标解释

活产数 指年内妊娠满28周及以上（如孕周不清楚，可参考出生体重达1000克及以上），娩出后有心跳、呼吸、脐带搏动、随意肌收缩4项生命体征之一的新生儿数。

新生儿死亡率 指年内新生儿死亡数与活产数之比，一般以千分率表示。新生儿死亡指出生至28天以内（即0~27天）死亡人数。

5岁以下儿童死亡率 指年内未满5岁儿童死亡人数与活产数之比，一般以‰表示。

孕产妇死亡率 指年内每10万名孕产妇的死亡人数。孕产妇死亡指从妊娠期至产后42天内，由于任何妊娠或妊娠处理有关的原因导致的死亡，但不包括意外原因死亡者。按国际通用计算方法，“孕产妇总数”以“活产数”代替计算。

高危产妇比重 指高危产妇人数与活产数之比，一般用%表示。高危产妇是指在妊娠期有某种病理因素可能危害孕妇、胎儿、新生儿或导致难产的产妇人数。

孕产妇建卡率 指年内孕产妇中由保健人员建立的保健卡（册）人数与活产数之比，一般用%表示。

孕产妇系统管理率 指年内孕产妇系统管理人数与活产数之比，一般用%表示。孕产妇系统管理人数指按系统管理程序要求，妊娠至产后28天内接受过早孕检查、至少5次产前检查、新法接生和产后访视的产妇人数。

产前检查率 指年内产前接受过一次及以上产前检查的产妇人数与活产数之比，一般用%表示。

产后访视率 指年内产后接受过一次及以上产后访视的产妇人数与活产数之比，一般用%表示。

住院分娩率 指年内在取得助产技术资质乡的机构分娩的活产数与所有活产数之比，一般用%表示。

新法接生率 指年内住院分娩和非住院分娩新法接生人数之和与活产数之比，一般用%表示。新法接生指产包、接生者的手、产妇的外阴部、脐带四消毒，并由医生、助产士和受过培训并取得“家庭接生人员合格证”的初级卫生人员和接生员接生。

出生体重<2500 克婴儿比重　指年内出生体重低于 2500 克的婴儿数与活产数之比。

围产儿死亡率　指孕满 28 周或出生体重≥1000 克的胎儿（含死胎、死产）至产后 7 天内新生儿死亡数与活产数（孕产妇）之比。一般以‰表示。

新生儿破伤风发病率　指年内新生儿破伤风发病数与活产数之比。一般 1/万表示。新生儿破伤风指：①活产，生后 2 天内正常吸吮，哭叫；②出生后第 3~28 天内发病；③发病后不能吸吮，进食困难，强直，抽搐。必须符合上述三项标准者才可诊断为新生儿破伤风。

新生儿破伤风死亡率　指年内新生儿破伤风死亡数与活产数之比。一般 1/万表示。

新生儿访视率　指接受 1 次及以上访视的新生儿人数与活产数之比。一般以%表示。

3 岁以下儿童系统管理率　指年内 3 岁以下儿童系统管理人数与当地 3 岁儿童数之比，一般以%表示。3 岁以下儿童系统管理是指 3 岁以下儿童按年龄接受生长监测或 4：2：1（城市）或 3：2：1（农村）体检检查（身高和体重）的人数。新生儿访视时的体检次数不包括在内。

7 岁以下儿童保健管理率　指 7 岁以下儿童保健覆盖人数与 7 岁以下儿童数之比，一般以%表示。7 岁以下儿童保健覆盖人数指 7 岁以下儿童中当年实际接受 1 次及以上体格检查（身高和体重）的人数。

5 岁以下儿童中重度营养不良比重　包括低体重患病率和发育迟缓患病率两个指标。本资料指低体重患病率，即对照世界卫生组织各年龄段体重标准，5 岁以下儿童体重低于同龄标准人群中位数减 2 个标准差的人数占 5 岁以下体检儿童总数的百分比。

节育手术总例数　指年内放（取）宫内节育器、输卵（精）管绝育术、人工流产和放（取）皮下埋植的例数之和。

人工流产例数　包括药物流产、负压吸引术、钳刮术和中期引产例数。

节育手术并发症例数　指节育手术中因各种原因造成的术中和术后生殖器官的损伤、感染等病症的例数。两种及以上并发症，只统计一种主要的疾病，如子宫穿孔后感染，只统计为子宫穿孔。

子宫穿孔例数　计划生育手术中将子宫壁损伤、穿破，含单纯子宫壁损伤及合并内脏如肠管、网膜等损伤的例数。

节育手术感染例数　指术前无生殖器炎症，术后 2 周内出现与手术有关的生殖器（绝育术后腹壁）感染。

妇女病应查人数　指年内常住人口中 20~64 岁妇女数。

妇女病检查率　指年内实际进行妇女病普查人数与 20~64 岁妇女数之比，一般用%表示。

查出妇女病率　指年内查出进行妇科病普查时查出的妇科病患病人数与实查人数之比，一般用%表示。

某种妇女病患病率　指查出某种妇女病病人数与实查人数之比。一般用%表示。

某种妇女病治疗率　指接受某种妇女病治疗人数与查出同种妇科病病人数之比，一般用%表示。

婚前检查率　指年内进行婚前医学检查人数与应查人数之比，一般用%表示。

指定传染病　是指《中华人民共和国传染病防治法》中规定的医学上认为影响结婚和生育的传染病。

严重遗传疾病　是指由于遗传因素先天形成，患者全部或部分散失自主生活能力，后代再现风险高，医学上认为不宜生育的遗传性疾病。

影响婚育疾病医学指导意见“合计”　是指检出疾病的人群中，医学上认为应暂缓结婚、不宜结婚等人数之和。

8-1 监测地区5岁以下儿童和孕产妇死亡率

年份	新生儿死亡率(‰)			婴儿死亡率(‰)			5岁以下儿童死亡率(‰)			孕产妇死亡率(1/10万)		
	合计	城市	农村	合计	城市	农村	合计	城市	农村	合计	城市	农村
1991	33.1	12.5	37.9	50.2	17.3	58.0	61.0	20.9	71.1	80.0	46.3	100.0
1992	32.5	13.9	36.8	46.7	18.4	53.2	57.4	20.7	65.6	76.5	42.7	97.9
1993	31.2	12.9	35.4	43.6	15.9	50.0	53.1	18.3	61.6	67.3	38.5	85.1
1994	28.5	12.2	32.3	39.9	15.5	45.6	49.6	18.0	56.9	64.8	44.1	77.5
1995	27.3	10.6	31.1	36.4	14.2	41.6	44.5	16.4	51.1	61.9	39.2	76.0
1996	24.0	12.2	26.7	36.0	14.8	40.9	45.0	16.9	51.4	63.9	29.2	86.4
1997	24.2	10.3	27.5	33.1	13.1	37.7	42.3	15.5	48.5	63.6	38.3	80.4
1998	22.3	10.0	25.1	33.2	13.5	37.7	42.0	16.2	47.9	56.2	28.6	74.1
1999	22.2	9.5	25.1	33.3	11.9	38.2	41.4	14.3	47.7	58.7	26.2	79.7
2000	22.8	9.5	25.8	32.2	11.8	37.0	39.7	13.8	45.7	53.0	29.3	69.6
2001	21.4	10.6	23.9	30.0	13.6	33.8	35.9	16.3	40.4	50.2	33.1	61.9
2002	20.7	9.7	23.2	29.2	12.2	33.1	34.9	14.6	39.6	43.2	22.3	58.2
2003	18.0	8.9	20.1	25.5	11.3	28.7	29.9	14.8	33.4	51.3	27.6	65.4
2004	15.4	8.4	17.3	21.5	10.1	24.5	25.0	12.0	28.5	48.3	26.1	63.0
2005	13.2	7.5	14.7	19.0	9.1	21.6	22.5	10.7	25.7	47.7	25.0	53.8
2006	12.0	6.8	13.4	17.2	8.0	19.7	20.6	9.6	23.6	41.1	24.8	45.5
2007	10.7	5.5	12.8	15.3	7.7	18.6	18.1	9.0	21.8	36.6	25.2	41.3
2008	10.2	5.0	12.3	14.9	6.5	18.4	18.5	7.9	22.7	34.2	29.2	36.1
2009	9.0	4.5	10.8	13.8	6.2	17.0	17.2	7.6	21.1	31.9	26.6	34.0
2010	8.3	4.1	10.0	13.1	5.8	16.1	16.4	7.3	20.1	30.0	29.7	30.1
2011	7.8	4.0	9.4	12.1	5.8	14.7	15.6	7.1	19.1	26.1	25.2	26.5
2012	6.9	3.9	8.1	10.3	5.2	12.4	13.2	5.9	16.2	24.5	22.2	25.6
2013	6.3	3.7	7.3	9.5	5.2	11.3	12.0	6.0	14.5	23.2	22.4	23.6
2014	5.9	3.5	6.9	8.9	4.8	10.7	11.7	5.9	14.2	21.7	20.5	22.2

8-2 监测地区孕产妇主要疾病死亡率及死因构成

	主要疾病死亡率（1/10万）						占死亡总数%					
	产科出血	妊娠期高血压疾病	心脏病	羊水栓塞	产褥感染	肝病	产科出血	妊娠期高血压疾病	心脏病	羊水栓塞	产褥感染	肝病
合计												
2000	20.8	7.6	4.3	5.6	2.6	2.6	40.5	14.9	8.5	10.8	5.1	5.1
2005	22.0	4.2	4.6	4.3	1.5	0.2	44.7	9.3	10.2	8.9	3.3	0.8
2010	8.3	3.7	3.3	2.8	0.4	0.9	27.8	12.3	10.9	9.2	1.2	3.1
2011	7.5	2.9	2.7	3.0	0.2	1.3	28.6	11.1	10.2	11.4	0.6	5.1
2012	6.6	2.0	2.7	3.2	0.4	0.8	27.0	8.0	10.9	12.9	1.4	3.2
2013	6.6	2.6	1.8	3.1	0.2	0.6	28.2	11.4	7.8	13.3	0.6	2.6
2014	5.7	2.0	2.5	3.2	0.2	1.0	26.3	9.1	11.4	14.9	1.1	4.6
城市												
2000	5.6	3.0	3.0	4.7	1.3	2.2	19.4	10.5	10.5	16.4	4.4	7.5
2005	6.6	2.8	3.3	1.9	0.9	0.9	27.5	11.8	13.7	7.8	3.9	3.9
2010	8.0	1.9	2.8	2.5	0.3	0.9	27.1	6.3	9.4	8.3	1.0	3.1
2011	5.0	2.0	2.0	3.6	0.0	1.3	19.7	7.9	7.9	14.5	0.0	5.3
2012	5.7	1.5	1.5	3.9	0.3	0.8	25.6	7.0	7.0	17.4	1.2	3.5
2013	5.6	2.1	2.1	2.7	0.0	0.9	25.0	9.2	9.2	11.8	0.0	3.9
2014	4.3	1.4	2.3	2.7	0.2	0.8	21.2	7.1	11.1	13.1	1.0	4.0
农村												
2000	31.4	10.9	5.3	6.2	3.5	2.9	46.7	16.2	7.9	9.2	5.2	4.4
2005	26.2	4.6	4.9	4.9	1.6	0.0	49.2	8.7	9.2	9.2	3.1	0.0
2010	8.4	4.3	3.4	2.8	0.4	0.9	28.0	14.2	11.3	9.4	1.3	3.1
2011	8.3	3.2	2.9	2.8	0.2	1.3	31.1	12.1	10.9	10.5	0.8	5.1
2012	7.0	2.1	3.1	2.9	0.4	0.8	27.5	8.4	12.2	11.5	1.5	3.1
2013	6.9	2.8	1.7	3.3	0.2	0.5	29.3	12.1	7.3	13.8	0.9	2.2
2014	6.3	2.2	2.6	3.4	0.3	1.1	28.3	10.0	11.6	15.5	1.2	4.8

8-3 儿童保健情况

年份 地区	出生体重 <2500克婴 儿比重(%)	围产儿 死亡率 (‰)	5岁以下儿童 中重度营养 不良比重(%)	新生儿 访视率 (%)	3岁以下 儿童系统 管理率(%)	7岁以下 儿童保健 管理率(%)
2000	2.40	13.99	3.09	85.8	73.8	73.4
2005	2.21	10.27	2.34	85.0	73.9	74.8
2010	2.34	7.02	1.55	89.6	81.5	83.4
2011	2.33	6.32	1.51	90.6	84.6	85.8
2012	2.38	5.89	1.44	91.8	87.0	88.9
2013	2.44	5.53	1.37	93.2	89.0	90.7
2014	2.61	5.37	1.48	93.6	89.8	91.3
北 京	3.90	4.05	0.16	96.6	92.8	98.2
天 津	3.93	7.19	0.29	98.6	88.6	91.8
河 北	2.89	4.53	2.21	92.4	90.5	93.0
山 西	2.28	7.22	1.15	92.0	87.1	89.4
内蒙古	2.32	6.30	0.84	96.2	94.2	94.3
辽 宁	2.31	6.89	0.83	95.4	94.3	95.0
吉 林	2.21	7.47	0.29	95.1	90.0	90.8
黑龙江	2.43	6.64	1.55	95.7	93.7	94.8
上 海	4.28	2.43	0.13	98.4	97.9	99.6
江 苏	2.43	3.28	0.60	100.0	97.3	98.4
浙 江	3.38	4.51	0.57	99.0	96.3	97.1
安 徽	1.66	4.41	0.72	85.0	81.7	89.9
福 建	3.04	5.25	1.03	93.8	91.9	94.5
江 西	2.07	3.29	2.58	93.0	85.3	85.5
山 东	1.25	4.51	0.88	93.0	91.8	91.4
河 南	2.49	3.98	1.64	86.9	85.0	85.6
湖 北	2.16	4.64	1.06	94.3	91.3	92.3
湖 南	2.59	5.59	1.42	94.0	86.5	87.5
广 东	3.77	5.05	1.54	94.1	92.1	95.9
广 西	5.07	7.74	4.05	99.1	88.2	89.4
海 南	3.29	5.79	3.37	89.0	85.8	92.2
重 庆	1.37	4.32	0.96	93.0	88.0	90.3
四 川	1.88	4.53	1.13	94.9	93.2	92.3
贵 州	1.52	5.44	1.10	94.1	84.6	85.8
云 南	3.68	7.25	2.13	98.1	91.8	92.7
西 藏	2.07	16.75	4.32	70.1	64.3	58.9
陕 西	1.56	4.53	1.01	97.2	95.3	96.0
甘 肃	2.25	7.34	1.37	96.7	93.4	92.8
青 海	2.75	6.99	2.36	92.4	87.2	83.2
宁 夏	2.89	8.64	0.60	98.4	94.8	96.1
新 疆	2.55	14.27	2.13	90.1	84.6	85.0

8-4-1 孕产妇保健情况

年份	活产数	高危产妇比重(%)	建卡率(%)	系统管理率(%)	产前检查率(%)	产后访视率(%)	住院分娩率(%)			新法接生率(%)		
							合计	市	县	合计	市	县
1980										91.4	98.7	90.3
1985							43.7	73.6	36.4	94.5	98.7	93.5
1990	14517207						50.6	74.2	45.1	94.0	98.6	93.9
1991	15293237						50.6	72.8	45.5	93.7	98.1	93.2
1992	11746275		76.6		69.7	69.7	52.7	71.7	41.2	84.1	91.2	82.0
1993	10170690		75.7		72.2	71.0	56.5	68.3	51.0	83.6	81.1	84.7
1994	11044607		79.1		76.3	74.5	65.6	76.4	50.4			87.4
1995	11539613		81.4		78.7	78.8	58.0	70.7	50.2			87.6
1996	11412028	7.3	82.4	65.5	83.7	80.1	60.7	76.5	51.7			95.5
1997	11286021	8.1	84.5	68.3	85.9	82.3	61.7	76.4	53.0			91.8
1998	10961516	8.6	86.2	72.3	87.1	83.9	66.2	79.0	58.1			92.6
1999	10698467	9.2	87.9	75.4	89.3	85.9	70.0	83.3	61.5	96.8	98.9	95.4
2000	10987691	10.0	88.6	77.2	89.4	86.2	72.9	84.9	65.2	96.6	98.8	95.2
2001	10690630	11.1	89.4	78.6	90.3	87.2	76.0	87.0	69.0	97.3	99.0	96.1
2002	10591949	11.9	89.2	78.2	90.1	86.7	78.7	89.4	71.6	96.7	98.6	95.4
2003	10188005	11.8	87.6	75.5	88.9	85.4	79.4	89.9	72.6	95.9	98.5	94.1
2004	10892614	12.4	88.3	76.4	89.7	85.9	82.8	91.4	77.1	97.3	98.9	96.2
2005	11415809	12.8	88.5	76.7	89.8	86.0	85.9	93.2	81.0	97.5	98.7	96.7
2006	11770056	13.0	88.2	76.5	89.7	85.7	88.4	94.1	84.6	97.8	98.7	97.2
2007	12506498	13.7	89.3	77.3	90.9	86.7	91.7	95.8	88.8	98.4	99.1	97.9
2008	13307045	15.7	89.3	78.1	91.0	87.0	94.5	97.5	92.3	99.1	99.6	98.7
2009	13825431	16.4	90.9	80.9	92.2	88.7	96.3	98.5	94.7	99.3	99.8	99.0
2010	14218657	17.1	92.9	84.1	94.1	90.8	97.8	99.2	96.7	99.6	99.9	99.4
2011	14507141	17.7	93.8	85.2	93.7	91.0	98.7	99.6	98.1	99.7	99.9	99.6
2012	15442995	18.5	94.8	87.6	95.0	92.6	99.2	99.7	98.8	99.8	99.9	99.7
2013	15108153	19.4	95.7	89.5	95.6	93.5	99.5	99.9	99.2	99.9	100.0	99.7
2014	15178881	20.7	95.8	90.0	96.2	93.9	99.6	99.9	99.4	99.9	100.0	99.8

8-4-2　2014年各地区孕产妇保健情况

地区	活产数	高危产妇比重(%)	建卡率(%)	系统管理率(%)	产前检查率(%)	产后访视率(%)	住院分娩率(%)		
							合计	市	县
总　计	**15178881**	**20.7**	**95.8**	**90.0**	**96.2**	**93.9**	**99.6**	**99.9**	**99.4**
北　京	142707	44.1	99.7	96.4	98.9	96.6	100.0	100.0	100.0
天　津	96944	45.2	96.9	93.3	95.8	94.9	100.0	100.0	100.0
河　北	995618	13.9	95.9	89.6	95.8	92.8	100.0	100.0	100.0
山　西	361575	15.4	95.5	84.2	95.1	92.3	99.9	100.0	99.8
内蒙古	219858	25.6	97.7	94.7	97.1	96.2	99.9	100.0	99.9
辽　宁	337580	19.7	98.8	93.7	98.2	96.1	100.0	100.0	100.0
吉　林	181902	25.0	96.8	91.4	95.8	94.5	100.0	100.0	100.0
黑龙江	216684	16.7	97.7	93.8	97.5	96.3	100.0	100.0	100.0
上　海	99702	36.8	100.0	95.2	98.6	98.4	100.0	100.0	100.0
江　苏	739278	30.9	99.7	100.0	100.0	100.0	100.0	100.0	100.0
浙　江	416317	46.9	99.6	96.8	98.7	98.2	100.0	100.0	100.0
安　徽	723611	20.6	91.0	76.3	90.7	84.9	99.9	99.8	99.9
福　建	534850	31.6	96.2	90.5	96.7	93.6	100.0	100.0	100.0
江　西	648071	15.2	94.8	86.5	94.9	93.6	99.9	99.9	99.9
山　东	1055438	11.2	95.2	90.8	94.6	93.1	100.0	100.0	99.9
河　南	1557309	15.6	88.9	81.0	94.2	87.7	100.0	100.0	100.0
湖　北	632386	20.1	98.2	92.1	96.8	95.6	100.0	100.0	100.0
湖　南	780574	26.9	96.6	90.4	95.9	94.0	99.9	100.0	99.9
广　东	1279995	19.8	96.2	91.0	97.0	95.3	99.8	99.9	99.4
广　西	781885	24.4	99.8	96.8	99.3	98.9	99.9	99.9	99.9
海　南	113089	12.9	95.4	86.3	95.8	89.1	99.9	99.9	99.8
重　庆	294999	15.7	96.8	89.1	96.5	93.4	98.9	99.2	98.6
四　川	713752	16.2	95.9	93.2	95.8	94.9	97.5	99.8	96.2
贵　州	414389	9.9	94.8	90.4	95.8	94.5	98.5	99.0	98.3
云　南	569080	26.3	98.9	93.9	98.5	97.8	98.9	99.7	98.5
西　藏	45929	8.5	78.0	49.6	88.9	75.6	85.0	97.0	83.8
陕　西	378956	20.5	98.2	95.4	98.1	97.0	99.9	99.9	99.9
甘　肃	302984	12.5	97.8	94.3	97.9	96.8	99.3	99.6	99.2
青　海	66092	14.5	92.3	91.7	95.7	94.3	96.8	99.5	96.4
宁　夏	80848	28.8	99.6	97.0	99.3	98.7	99.9	100.0	99.8
新　疆	396479	22.8	94.5	84.6	94.3	91.7	98.7	99.2	98.6

8-4-2 续表1

新法接生率(%)			孕产妇死亡率(1/10万)			孕产妇死因构成(%)				
合计	市	县	合计	市	县	产科出血	妊娠高血压疾病	内科合并症	羊水栓塞	其他
99.9	**100.0**	**99.8**								
100.0	100.0	100.0	7.7	6.4	10.3	0.0	0.0	63.6	9.1	27.3
100.0	100.0	100.0	9.3	10.6	4.7	11.1	33.3	11.1	11.1	33.3
100.0	100.0	100.0	8.8	7.6	9.5	23.9	2.3	26.1	25.0	22.7
100.0	100.0	100.0	14.4	12.2	16.0	25.0	13.5	26.9	21.2	13.5
100.0	100.0	100.0	19.6	18.2	20.6	14.0	7.0	20.9	18.6	39.5
100.0	100.0	100.0	10.7	11.6	7.6	11.1	5.6	36.1	27.8	19.4
100.0	100.0	100.0	25.8	24.0	30.2	21.3	8.5	34.0	4.3	31.9
100.0	100.0	100.0	14.8	12.7	18.2	12.5	12.5	21.9	15.6	37.5
100.0	100.0	100.0	5.0	5.1	0.0	20.0	20.0	60.0	0.0	0.0
100.0	100.0	100.0	1.9	1.6	2.5	21.4	14.3	28.6	14.3	21.4
100.0	100.0	100.0	5.5	6.4	3.7	17.4	8.7	34.8	17.4	21.7
100.0	100.0	100.0	11.5	14.4	9.9	26.5	8.4	32.5	8.4	24.1
100.0	100.0	100.0	10.3	9.0	11.5	10.9	12.7	32.7	21.8	21.8
100.0	100.0	100.0	9.0	6.1	10.3	22.4	13.8	19.0	29.3	15.5
100.0	100.0	99.9	9.5	8.0	11.1	12.0	13.0	29.0	27.0	19.0
100.0	100.0	100.0	11.2	11.6	11.0	23.6	9.8	28.2	17.8	20.7
100.0	100.0	100.0	9.0	8.3	10.2	14.0	3.5	29.8	26.3	26.3
100.0	100.0	100.0	14.9	9.8	17.5	24.1	6.9	26.7	15.5	26.7
100.0	100.0	100.0	8.4	9.6	5.3	23.2	11.1	21.3	25.9	18.5
100.0	100.0	100.0	14.1	14.2	14.0	12.7	6.4	32.7	29.1	19.1
99.9	100.0	99.8	15.0	17.7	10.1	11.8	5.9	52.9	11.8	17.7
99.5	99.3	99.7	18.3	19.4	17.1	29.6	5.6	27.8	13.0	24.1
99.1	100.0	98.6	18.6	13.6	21.5	38.4	6.0	19.6	13.5	22.6
99.9	100.0	99.9	26.8	28.4	26.2	32.4	14.4	17.1	12.6	23.4
99.8	100.0	99.7	22.1	15.2	25.1	39.7	7.9	15.9	19.1	17.5
96.6	99.1	96.3	108.9	0.0	120.2	38.0	16.0	18.0	6.0	22.0
100.0	100.0	100.0	11.6	10.8	12.0	20.5	11.4	20.5	29.6	18.2
99.9	100.0	99.9	19.5	19.4	19.5	32.2	6.8	17.0	25.4	18.6
98.7	99.9	98.5	33.3	31.0	33.7	40.9	9.1	22.7	9.1	18.2
100.0	100.0	100.0	14.8	10.2	19.2	16.7	8.3	33.3	8.3	33.3
99.1	99.3	99.1	39.1	34.1	40.9	31.0	20.0	20.0	9.0	20.0

8-5 妇女病查治情况

年份 地区	应查 人数	实查 人数	检查率 (%)	查出妇 女病率 (%)	滴虫性阴道炎 患病率 (%)	宫颈糜烂 患病率 (%)	尖锐湿疣 患病率 (1/10万)	宫颈癌 患病率 (1/10万)	乳腺癌 患病率 (1/10万)	卵巢癌 患病率 (1/10万)
2000	136454033	52655977	38.6	26.5	8.1	11.2	86.5	9.6	7.9	
2005	177856788	60628112	34.2	27.5	7.7	11.7	49.1	10.4	9.1	
2010	138883231	84946929	61.2	28.8	13.2	12.1	33.8	15.1	10.1	3.4
2011	146505542	95879515	65.4	28.3	13.6	11.7	33.4	15.3	10.4	3.2
2012	162109093	104152268	64.2	27.8	13.6	11.3	28.8	13.3	10.7	2.9
2013	156973213	107799764	68.7	27.4	13.6	11.3	20.7	16.4	12.2	3.1
2014	172359476	94989818	55.1	27.6	13.4	10.7	34.1	17.6	14.3	4.3
北　京	2314388	1174081	50.7	34.2	10.7	9.6	21.5	4.9	30.7	2.2
天　津	1034056	861510	83.3	41.6	9.2	14.7	0.7	13.0	10.6	5.2
河　北	13410764	8705700	64.9	23.6	11.9	9.1	54.1	12.5	14.9	3.8
山　西	3081145	1551388	50.4	31.6	16.7	11.9	32.7	30.1	8.3	3.0
内蒙古	3348286	1733876	51.8	27.3	14.8	9.5	25.0	16.9	12.1	3.3
辽　宁	6404522	2871854	44.8	26.7	13.4	10.5	50.9	28.7	40.0	18.0
吉　林	2530027	894559	35.4	23.6	11.9	7.9	19.2	11.2	5.5	1.3
黑龙江	4735668	2724308	57.5	29.8	16.3	10.4	40.2	18.6	17.7	5.9
上　海	957418	853001	89.1	31.0	1.8	2.7	2.8	10.1	21.2	3.2
江　苏	8029769	7279784	90.7	17.8	8.7	6.0	13.5	14.6	12.1	0.7
浙　江	5797892	4446022	76.7	29.7	9.5	8.6	5.8	11.8	10.9	0.4
安　徽	6784011	2362925	34.8	36.9	19.1	17.4	13.6	16.7	7.2	1.4
福　建	2528359	1669113	66.0	29.6	15.3	12.3	51.4	70.6	45.4	4.2
江　西	6534917	2256248	34.5	42.6	21.1	21.4	51.6	26.2	10.0	3.8
山　东	18311731	11363076	62.1	21.7	9.8	8.8	13.6	9.2	12.6	2.2
河　南	11907195	6303321	52.9	27.2	15.3	10.4	34.3	20.5	18.0	15.6
湖　北	5984189	4049865	67.7	35.8	17.9	15.6	28.4	25.5	14.4	4.4
湖　南	7516538	5271133	70.1	37.2	18.5	15.1	24.5	15.3	7.8	1.4
广　东	11140467	6481565	58.2	23.5	10.4	9.7	26.9	13.5	8.4	1.0
广　西	5601677	1620248	28.9	31.7	15.2	13.3	42.3	23.2	16.3	5.6
海　南	889272	268534	30.2	29.3	13.5	14.8	125.5	32.8	13.4	0.4
重　庆	3711862	1613735	43.5	22.3	11.7	10.2	27.5	22.1	14.0	4.8
四　川	13605879	7622574	56.0	23.0	12.3	8.8	58.9	18.8	17.3	7.3
贵　州	6110724	2771088	45.4	26.0	14.0	10.4	44.7	6.5	2.2	0.3
云　南	5914190	1070125	18.1	34.4	17.5	12.6	29.1	33.1	12.4	2.2
西　藏	543678	251320	46.2	23.4	13.3	7.9	81.6	12.3	10.3	0.4
陕　西	5942580	2973924	50.0	32.4	17.9	11.8	49.3	12.9	7.0	2.8
甘　肃	3344347	2154555	64.4	40.6	21.3	16.7	84.7	30.8	13.5	3.5
青　海	982396	407181	41.4	35.2	18.4	14.9	124.5	15.7	4.7	12.3
宁　夏	933431	476102	51.0	31.4	17.6	11.4	31.3	13.7	13.0	2.5
新　疆	2427098	907103	37.4	37.8	17.4	17.0	60.6	42.4	36.6	3.9

注：①2000年妇女病查治包括艾滋病和HIV感染者、Ⅱ度以上子宫脱垂。②2008年起，滴虫性阴道炎调整为阴道炎，宫颈糜烂调整为宫颈炎。③2009～2010年妇女病检查率根据各省（区、市）妇女病筛查频率进行了调整。④妇女常见病筛查率超过100%的省（区、市）均视为100%。

8-6 各地区已婚育龄妇女避孕率(%)

地　区	2009	2010	2011	2012	2013	2014
总　计	**89.0**	**89.1**	**88.6**	**87.9**	**87.3**	**86.6**
北　京	85.6	84.6	83.6	82.7	79.0	78.3
天　津	90.5	90.7	91.0	91.2	91.3	90.5
河　北	89.1	90.8	91.2	90.9	90.9	90.8
山　西	89.9	90.1	91.3	91.4	92.8	91.2
内蒙古	91.4	91.5	90.7	90.6	90.1	89.8
辽　宁	88.5	88.2	88.2	85.9	87.1	86.0
吉　林	90.3	89.9	89.6	89.8	89.8	89.5
黑龙江	92.1	92.6	92.1	91.7	91.3	91.2
上　海	82.3	82.8	80.5	81.6	83.1	81.0
江　苏	90.6	90.0	89.4	88.2	88.2	88.4
浙　江	89.2	88.6	88.0	87.4	87.1	86.1
安　徽	91.0	90.4	89.8	89.3	88.6	89.7
福　建	82.0	81.6	82.8	82.3	81.4	80.3
江　西	93.9	93.9	94.6	94.6	90.4	82.2
山　东	89.9	89.6	87.9	90.3	88.7	84.9
河　南	89.5	89.6	89.8	90.0	89.8	89.8
湖　北	87.6	86.1	86.9	85.3	82.6	84.4
湖　南	91.5	92.2	86.1	87.8	88.4	89.8
广　东	86.7	89.9	87.2	80.9	80.4	81.4
广　西	86.7	87.1	87.2	87.6	87.1	86.8
海　南	80.9	79.2	81.6	81.0	80.8	80.7
重　庆	90.9	90.8	89.4	79.7	80.3	82.0
四　川	89.1	88.3	90.6	89.3	88.2	85.7
贵　州	89.6	88.2	88.1	89.0	89.0	89.1
云　南	87.9	86.2	87.9	87.2	86.4	86.0
西　藏	79.3	78.0	75.3	81.3	75.2	
陕　西	91.1	91.3	91.4	91.7	91.3	91.1
甘　肃	88.0	87.9	88.1	85.0	88.3	82.3
青　海	86.0	84.9	85.1	85.9	86.3	87.7
宁　夏	90.7	90.5	91.5	93.2	91.7	92.3
新　疆	79.1	82.7	83.2	82.0	81.5	73.0

8-7-1 婚前检查保健情况(合计)

年份 地区	应查人数	实查人数	检查率(%)	检出疾病人数	指定传染病		严重遗传病	精神病	生殖系统疾病	内科系统疾病	影响婚育疾病接受医学指导意见人数
						性病					
2000	13461618	8688964	64.6	706160	133841	19154	6232	1403	307966	170363	95449
2005	14060637	382461	2.9	38958	6518	937	1122	159	17656	8832	3896
2010	20373786	6257617	31.0	629925	134015	17736	8099	1050	229697	200628	209098
2011	21932212	8888531	41.0	798513	180016	25975	6140	1579	289461	257802	262529
2012	22318307	10671575	48.4	892722	215939	31704	5682	1398	314244	278673	322938
2013	22484981	11722101	52.9	945631	237949	36239	7511	1791	321027	306159	346086
2014	22134343	12046543	55.1	957429	234031	41479	6244	2037	329531	323620	389663
北　京	334735	17701	5.3	2299	107	8	283	11	1276	517	179
天　津	172274	2696	1.6	21	1				17	3	2
河　北	1332122	239272	18.0	9927	2680	316	105	25	2736	3393	2887
山　西	577824	45984	11.4	1731	329	39	4	5	1055	338	285
内蒙古	333096	242691	72.7	15630	2993	445	56	44	6334	5585	2271
辽　宁	644547	235296	36.5	14481	1885	481	89	33	6170	3440	3028
吉　林	361288	112560	31.2	4523	1046	277	5	8	1070	2234	800
黑龙江	517566	161434	31.2	6021	1994	228	18	6	1742	1889	979
上　海	261902	63906	24.4	4842	503	71	142	9	2597	1712	533
江　苏	1154642	907152	78.6	73304	11411	2480	1293	125	34990	25485	27296
浙　江	666588	623007	93.5	101742	7848	2071	103	93	30100	59436	19105
安　徽	1285797	1176578	91.4	99425	29910	3447	278	324	29560	29332	44020
福　建	575495	521828	90.6	67750	4666	1499	179	76	26484	27968	68793
江　西	834397	379678	45.5	54160	8204	505	52	54	22293	23531	11662
山　东	1579959	901923	57.4	55060	14613	1173	410	94	21583	13056	12016
河　南	2075658	1411345	68.0	71624	28961	2828	593	271	16003	21887	11157
湖　北	957758	418152	43.7	17981	7016	657	130	66	6289	4221	4762
湖　南	1107635	960171	86.7	88356	36349	3031	627	259	25588	24365	29562
广　东	1664179	439512	26.7	49718	2898	540	567	30	23398	9757	9442
广　西	877475	857931	97.7	62235	6836	3775	183	338	29370	24248	17768
海　南	167296	79412	47.9	9229	3830	188	737	9	2114	2474	2998
重　庆	490192	60683	12.7	5618	1321	294	125		925	2145	370
四　川	1277602	668858	52.4	51853	19188	5230	51	67	12784	17560	14033
贵　州	520190	23885	4.7	1953	501	185	9	1	929	495	423
云　南	735160	569938	77.5	29239	12960	4149	80	41	9029	4768	8113
西　藏	34768	2526	8.8	18	5					13	1
陕　西	582137	184212	32.3	3920	599	73	14	3	500	385	492
甘　肃	335382	214149	63.9	10695	3530	120	59	20	4639	2429	4900
青　海	35097	776	10.6	73	25	7			18	23	5
宁　夏	96440	93576	97.0	16012	3178	272	38	3	5937	6855	4356
新　疆	545096	429711	79.1	27989	18644	7090	14	22	4001	4076	87425

注：应查人数指结婚登记人数，实查人数指婚前医学检查人数。以下两表同。

8-7-2 婚前检查保健情况（男）

年份 地区	应查人数	实查人数	检查率(%)	检出疾病人数	指定传染病	性病	严重遗传病	精神病	生殖系统疾病	内科系统疾病	影响婚育疾病接受医学指导意见人数
2000	6731483	4342752	64.5	382679	…	8758	3246	302	167072	91369	50235
2005	7049799	190289	2.9	18323	3753	458	545	46	7488	4788	2198
2010	10201759	3122118	30.9	309820	77570	8186	3967	173	94596	106967	115790
2011	10978175	4442169	40.9	397077	103128	12335	2679	333	116785	141648	144057
2012	11148621	5335039	48.5	438175	123035	15108	2632	221	122827	151373	175828
2013	11243952	5857781	52.9	466971	135581	17031	3640	308	124281	166800	187973
2014	11078787	6023521	55.0	473966	133479	19807	2633	413	129602	174654	209177
北　京	167368	9437	5.6	1205	60	5	156	3	692	287	106
天　津	86137	1350	1.6	6					4	2	
河　北	666061	119464	17.9	5393	1580	173	44	3	1653	1720	1553
山　西	288912	22908	11.3	623	190	16	2	1	298	133	88
内蒙古	166544	121348	72.9	7231	1683	179	13	4	2436	2589	1219
辽　宁	322742	117901	36.5	6932	1000	174	60	6	2788	1705	1352
吉　林	180644	56364	31.2	2512	581	102	1	2	630	1271	435
黑龙江	258881	80782	31.2	3371	1004	86	4		974	1180	569
上　海	130951	32299	24.7	2835	327	38	60	2	1033	1492	336
江　苏	577321	453439	78.5	35644	6567	1186	582	37	14513	13945	13985
浙　江	333293	310828	93.3	52239	4818	904	38	15	8793	36537	11367
安　徽	642892	588141	91.5	47647	16918	1470	88	39	13100	12082	24734
福　建	287781	261081	90.7	33009	3004	679	78	7	10021	15554	39584
江　西	417327	189725	45.5	30977	4991	235	25	13	12589	13189	6476
山　东	790108	449953	57.3	26562	8197	391	216	19	8938	6991	5667
河　南	1038296	706017	68.0	37738	16215	1449	303	118	7376	11629	6323
湖　北	479343	209459	43.7	8844	4079	328	60	19	1887	2587	2345
湖　南	553839	479867	86.6	42361	20667	1248	194	64	8975	11552	14824
广　东	832043	218239	26.5	22506	1838	270	233	6	8356	5420	5379
广　西	438738	429097	97.8	26238	3973	1835	38	24	8491	13014	8748
海　南	83649	39716	47.9	4642	2235	58	346	2	819	1145	1726
重　庆	245115	30247	12.6	3075	754	146			486	1255	132
四　川	639783	334839	52.3	28054	10214	2677	9	14	7687	9290	7382
贵　州	264558	11792	4.5	852	282	84	3		361	227	216
云　南	367580	285072	77.6	13372	7281	1988	28	5	2534	2421	4969
西　藏	17581	1217	8.3	7	3					4	
陕　西	295265	93710	32.4	2886	317	44	9		152	194	308
甘　肃	167703	107049	63.8	4831	1999	46	16	5	1458	1337	2028
青　海	17561	419	11.4	43	12	4			11	16	1
宁　夏	48223	46813	97.1	6740	1904	128	20		1518	3297	2337
新　疆	272548	214948	79.1	15591	10786	3864	7	5	1029	2589	44988

8-7-3　婚前检查保健情况(女)

年份 地区	应查人数	实查人数	检查率(%)	检出疾病人数	指定传染病		严重遗传病	精神病	生殖系统疾病	内科系统疾病	影响婚育疾病接受医学指导意见人数
						性病					
2000	6730135	4346212	64.6	323481	58397	10396	2986	1101	140894	78994	45214
2005	7010838	192172	2.9	20635	2765	479	577	113	10168	4044	1698
2010	10172027	3135499	31.1	320105	56445	9550	4132	877	135101	93661	93308
2011	10954037	4446362	41.0	401436	76888	13640	3461	1246	172676	116154	118472
2012	11169686	5336536	48.4	454547	92904	16596	3050	1177	191417	127300	147110
2013	11241029	5864320	53.0	478660	102368	19208	3871	1483	196746	139359	158113
2014	10580347	6023022	57.6	483463	100552	21672	3611	1624	195574	148966	179703
北　京	167368	8264	4.9	1094	47	3	127	8	584	230	73
天　津	86137	1346	1.6	15	1				13	1	2
河　北	666061	119808	18.0	4534	1100	143	61	22	1083	1673	1334
山　西	288912	23076	11.4	1108	139	23	2	4	757	205	197
内蒙古	166552	121343	72.9	8399	1310	266	43	40	3898	2996	1052
辽　宁	321805	117395	36.5	7549	885	307	29	27	3382	1735	1676
吉　林	180644	56196	31.1	2011	465	175	4	6	440	963	365
黑龙江	258685	80652	31.2	2650	990	142	14	6	768	709	410
上　海	130951	31607	24.1	2007	176	33	82	7	1564	220	197
江　苏	577321	453713	78.6	37660	4844	1294	711	88	20477	11540	13311
浙　江	333295	312179	93.7	49503	3030	1167	65	78	21307	22899	7738
安　徽	642905	588437	91.5	51778	12992	1977	190	285	16460	17250	19286
福　建	287714	260747	90.6	34741	1662	820	101	69	16463	12414	29209
江　西	417070	189953	45.5	23183	3213	270	27	41	9704	10342	5186
山　东	789851	451970	57.5	28498	6416	782	194	75	12645	6065	6349
河　南	1037362	705328	68.0	33886	12746	1379	290	153	8627	10258	4834
湖　北	478415	208693	43.6	9137	2937	329	70	47	4402	1634	2417
湖　南	553846	480304	86.7	45995	15682	1783	433	195	16613	12813	14738
广　东	832136	221273	26.9	27212	1060	270	334	24	15042	4337	4063
广　西	438737	428834	97.7	35997	2863	1940	145	314	20879	11234	9020
海　南	83647	39696	47.9	4587	1595	130	391	7	1295	1329	1272
重　庆	245077	30436	12.7	2543	567	148	125		439	890	238
四　川	637819	334019	52.4	23799	8974	2553	42	53	5097	8270	6651
贵　州	255632	12093	4.8	1101	219	101	6	1	568	268	207
云　南	367580	284866	77.5	15867	5679	2161	52	36	6495	2347	3144
西　藏	17187	1309	9.2	11	2					9	1
陕　西	286872	90502	31.7	1034	282	29	5	3	348	191	184
甘　肃	167679	107100	63.9	5864	1531	74	43	15	3181	1092	2872
青　海	17536	357	9.8	30	13	3			7	7	4
宁　夏	48217	46763	97.0	9272	1274	144	18	3	4419	3558	2019
新　疆	272548	214763	79.0	12398	7858	3226	7	17	2972	1487	42437

8-8-1 计划生育手术情况

年份	节育手术总例数	放置节育器		取出节育器		输精管结扎		输卵管结扎		人工流产	
		例数	%	例数	%	人数	%	人数	%	人数	%
1971	13051123	6172889	47.3	…	…	1223480	9.4	1744644	13.4	3910110	30.0
1972	18690446	9220297	49.3	853625	4.6	1715822	9.2	2087160	11.2	4813542	25.8
1973	25075557	13949569	55.6	1126756	4.5	1933210	7.7	2955617	11.8	5110405	20.4
1974	22638229	12579886	55.6	1352787	6.0	1445251	6.4	2275741	10.1	4984564	22.0
1975	29462861	16743693	56.8	1702213	5.8	2652653	9.0	3280042	11.1	5084260	17.3
1976	22385435	11626510	51.9	1812590	8.1	1495540	6.7	2707849	12.1	4742946	21.2
1977	25539086	12974313	50.8	1941880	7.6	2616876	10.2	2776448	10.9	5229569	20.5
1978	21720096	10962517	50.5	2087420	9.6	767542	3.5	2511413	11.6	5391204	24.8
1979	30581114	13472392	44.1	2288670	7.5	1673947	5.5	5289518	17.3	7856587	25.7
1980	28628437	11491871	40.1	2403408	8.4	1363508	4.8	3842006	13.4	9527644	33.3
1981	22760305	10344537	45.4	1513376	6.6	649476	2.9	1555971	6.8	8696945	38.2
1982	33702389	14069161	41.7	2056671	6.1	1230967	3.7	3925927	11.6	12419663	36.9
1983	58205572	17755736	30.5	5323354	9.1	4259261	7.3	16398378	28.2	14371843	24.7
1984	31734864	11751146	37.0	4383129	13.8	1293286	4.1	5417163	17.1	8890140	28.0
1985	25646972	9576980	37.3	2278892	8.9	575564	2.2	2283971	8.9	10931565	42.6
1986	28475506	10637909	37.4	2313157	8.1	1030827	3.6	2914900	10.2	11578713	40.7
1987	34597082	13448332	38.9	2411389	7.0	1752598	5.1	4407755	12.7	10489412	30.3
1988	31820664	12227219	38.4	2264969	7.1	1062161	3.3	3590469	11.3	12675839	39.8
1989	29031912	10854752	37.4	2066723	7.1	1509294	5.2	4221717	14.5	10379426	35.8
1990	34982328	12352110	35.3	2355128	6.7	1466442	4.2	5314722	15.2	13493926	38.6
1991	38135578	12289953	32.2	2623304	6.9	2382670	6.2	6753338	17.7	14086313	36.9
1992	28017605	10091391	36.0	2151223	7.7	858675	3.1	4500029	16.1	10416287	37.2
1993	25114685	9366096	37.3	2030421	8.1	641705	2.6	3580344	14.3	9496119	37.8
1994	27967575	10353790	37.0	2322221	8.3	671890	2.4	3726861	13.3	9467064	33.9
1995	22236012	8368242	37.6	1841903	8.3	464387	2.1	2315472	10.4	7476482	33.6
1996	22953599	8807090	38.4	2029474	8.8	546425	2.4	2736415	11.9	8834195	38.5
1997	20418688	7947709	38.9	1868727	9.2	436656	2.1	2340303	11.5	6589869	32.3
1998	19458072	7663447	39.4	2088129	10.7	329080	1.7	1993126	10.2	7384290	37.9
1999	18209721	7159823	39.3	2138951	11.7	318858	1.8	1827732	10.0	6764357	37.1
2000	17720620	6833181	38.6	2235434	12.6	312538	1.8	1680917	9.5	6658550	37.6
2001	17070650	6627130	38.8	2354747	13.8	254229	1.5	1549700	9.1	6284844	36.8
2002	17671279	6539550	37.0	2395709	13.6	209006	1.2	1372535	7.8	6812317	38.6
2003	18644537	6808186	36.5	2607231	14.0	272608	1.5	1478979	7.9	7215440	38.8
2004	18524918	6661851	36.0	2807888	15.2	192751	1.0	1466742	7.9	7140588	38.5
2005	19388510	6803959	35.1	2788035	14.4	199372	1.0	1418789	7.3	7105995	36.7
2006	19010352	6955904	36.6	2786171	14.7	259433	1.4	1422983	7.5	7308615	38.4
2007	19682051	7242095	36.8	2784691	14.2	206103	1.1	1576399	8.0	7632539	38.8
2008	22965823	7680893	33.4	2928735	12.8	214514	0.9	1606313	7.0	9173101	40.0
2009	22768853	7818040	34.3	3084561	13.6	219284	1.0	1775706	7.8	6111375	26.8
2010	22157408	7543621	34.0	2817209	12.7	218306	1.0	1699379	7.7	6361539	28.7
2011	21948224	7296642	33.2	2818858	12.8	196064	0.9	1595105	7.3	6631310	30.2
2012	21763821	7200416	33.1	2835480	13.0	173231	0.8	1561809	7.2	6690027	30.7
2013	20348829	6811831	33.5	2792446	13.7	157153	0.8	1373089	6.7	6237177	30.7
2014	24182908	8482706	35.1	3531477	14.6	180959	0.7	1467743	6.1	9621995	39.8

8-8-2　2014年各地区计划生育手术情况

地区	节育手术总例数	放置节育器例数	子宫穿孔	感染	取出节育器例数	子宫穿孔	感染	输精管结扎人数	阴囊脓肿	感染
总　计	**24182908**	**8482706**	**191**	**2841**	**3531477**	**51**	**593**	**180959**	**70**	**30**
北　京	279654	26690			49865	2		4		
天　津	190459	24941			34893			6		
河　北	1495048	916163	37	8	111904		3	8733		
山　西	533176	234510	1	4	73779	3	1	92		
内蒙古	389536	155007	2	3	72489		3	69		
辽　宁	626225	158709	1	3	169400	1	2	19		
吉　林	316246	96603		9	65026	1		2		
黑龙江	440042	142177		45	103476		5	34		
上　海	404963	51020			111132	3				
江　苏	1768352	544562	17	9	367513	3	1	35		
浙　江	1395429	227444	4	5	240438	3	1	158		
安　徽	1135568	710104	1	964	139919	14		2263		
福　建	733815	227814	3	5	80154	1	51	11315	2	
江　西	827445	405606	1	79	45154		8	98		
山　东	1764744	634914	5	69	433041	1	8	29978		2
河　南	1541767	780749	4	84	156687		16	34596		
湖　北	804709	276084	2	28	120400			846		
湖　南	1143934	430400	2	496	102557	4		3316	3	
广　东	2361184	495318	3	86	164832	1	14	38165	7	2
广　西	853388	272345	5	5	82105	1		1629	1	
海　南	152839	54971	1	34	13727			11		
重　庆	513586	101901		2	92040	2	2	45		
四　川	1334182	280116	6	37	201138	9	6	1449	21	
贵　州	620805	225834	13	80	63345		14	39627	35	25
云　南	967100	346815	2	27	182039	1	20	4049	1	1
西　藏	67678	13078			3111		5	171		
陕　西	527228	214832	27	67	92850		2	381		
甘　肃	321595	135442	3	2	30557		4	3792		
青　海	89372	37401		44	13905		16			
宁　夏	189565	57919			35945			1		
新　疆	393274	203237	51	646	78056	1	411	75		

8-8-2 续表

输卵管结扎人数				人工流产例数				节育手术构成(%)				
	肠管损伤	膀胱损伤	感染		子宫穿孔	人流不全	感染	放置节育器	取出节育器	输精管结扎	输卵管结扎	人工流产
1467743	**50**	**10**	**225**	**9621995**	**816**	**12006**	**869**	**35.08**	**14.60**	**0.75**	**6.07**	**39.79**
1545				201450		3		9.54	17.83	0.00	0.55	72.04
324				130155		24		13.10	18.32	0.00	0.17	68.34
62467	31			277512	5	197	39	61.28	7.48	0.58	4.18	18.56
42455				182160	2	69	1	43.98	13.84	0.02	7.96	34.17
6768			5	134915		194		39.79	18.61	0.02	1.74	34.63
221				273096	1	287	7	25.34	27.05	0.00	0.04	43.61
1064			3	153089		85	1	30.55	20.56	0.00	0.34	48.41
1491				173553	3	110	4	32.31	23.52	0.01	0.34	39.44
3705				227258	2	62		12.60	27.44	0.00	0.91	56.12
10774				843345	10	99	4	30.79	20.78	0.00	0.61	47.69
34425				890003	19	671	66	16.30	17.23	0.01	2.47	63.78
52048			4	200291	10	181	16	62.53	12.32	0.20	4.58	17.64
88797	1	2	1	321708	24	732	63	31.05	10.92	1.54	12.10	43.84
106037	1	1	26	263790	10	543	30	49.02	5.46	0.01	12.81	31.88
118684	2		4	511051	29	360	34	35.98	24.54	1.70	6.73	28.96
161136				297664	9	865	37	50.64	10.16	2.24	10.45	19.31
33138		2	2	282959		124	5	34.31	14.96	0.11	4.12	35.16
137650		2	10	379845	3	736	112	37.62	8.97	0.29	12.03	33.21
269088	5	2	31	1281145	526	2056	126	20.98	6.98	1.62	11.40	54.26
26915			6	469622	4	356	23	31.91	9.62	0.19	3.15	55.03
7654			2	76393	3	122	17	35.97	8.98	0.01	5.01	49.98
441	2			300766	18	305	38	19.84	17.92	0.01	0.09	58.56
7508				818582	53	1762	102	21.00	15.08	0.11	0.56	61.35
157890		1	20	75963	4	202	26	36.38	10.20	6.38	25.43	12.24
37359	4		5	390323	32	704	36	35.86	18.82	0.42	3.86	40.36
2161	2		6	5213		3	2	19.32	4.60	0.25	3.19	7.70
22918	2		3	175956	26	94	1	40.75	17.61	0.07	4.35	33.37
50890			93	97948	1	248	35	42.12	9.50	1.18	15.82	30.46
7234				28374		132	10	41.85	15.56	0.00	8.09	31.75
11817				73407	22	337	17	30.55	18.96	0.00	6.23	38.72
3139			4	84459		343	17	51.68	19.85	0.02	0.80	21.48

九、人民健康水平

简要说明

一、本章主要介绍全国人民健康水平和营养状况。包括人口出生率、死亡率、预期寿命、患病率、居民长期失能和残障情况、城乡青少年和儿童身体发育情况、居民营养状况等。

二、出生率、死亡率和预期寿命数据摘自《中国统计年鉴》；居民患病率、长期失能和残障情况数据来源于2003、2008、2013年国家卫生服务调查（调查情况介绍见第五部分医疗服务）；城乡性别年龄别平均身高和体重数据来源于2002年居民营养与健康状况调查；居民营养状况数据来源于1982、1992、2002年全国营养调查。

主要指标解释

出生率 又称粗出生率。指年内一定地区出生人数与同期平均人数之比，一般用‰表示。出生人数指活产数，年平均人数指年初和年底人口数的平均数，也可用年中人口数代替。

死亡率 又称粗死亡率。指年内一定地区的死亡人数与同期平均人数之比，一般用‰表示。

人口自然增长率 指年内一定地区的人口自然增加数（出生人数减死亡人数）与同期平均人数之比（或者人口自然增长率=出生率-死亡率），一般用‰表示。

婴儿死亡率 指年内一定地区未满1岁婴儿死亡人数与同年出生的活产数之比，一般用‰表示。

预期寿命 某年某地区新出生的婴儿预期存活的平均年数，又称出生期望寿命，人均预期寿命。一般用“岁”表示。

两周患病率 即调查前两周内患病人数（或例数）/调查人数×1000。

慢性病患病率 两种定义：按人数计算的慢性病患病率，是指调查前半年内慢性病患病人数与调查人数之比；按例数计算的慢性病患病率，是指调查前半年内慢性病患病例数（含一人多次得病）与调查人数之比。“慢性病患病”是指：①调查前半年内经过医生诊断明确有慢性病（包括慢性感染性疾病如结核等和慢性非感染性疾病如冠心病和高血压等）；②半年以前经医生诊断有慢性病，在调查前半年内时有发作，并采取了治疗措施如服药、理疗等。二者有其一者，即认为患慢性病。

每千人患病天数 即调查前两周内病人患病天数之和/调查人数×1000。

每千人休工天数 即调查前两周内病人因病休工天数之和/调查人数×1000。

每千人休学天数 即调查前两周内学生因病休学天数之和/调查人数×1000。

每千人卧床天数 即调查前两周内病人因病卧床天数之和/调查人数×1000。

9-1-1 人口出生率、死亡率与自然增长率

年份	出生率（‰）	死亡率（‰）	自然增长率（‰）
1955	32.60	12.28	20.32
1960	20.86	25.43	-4.57
1965	37.88	9.50	28.38
1970	33.43	7.60	25.83
1975	23.01	7.32	15.69
1976	19.91	7.25	12.66
1977	18.93	6.87	12.06
1978	18.25	6.25	12.00
1979	17.82	6.21	11.61
1980	18.21	6.34	11.87
1981	20.91	6.36	14.55
1982	22.28	6.60	15.68
1983	20.19	6.90	13.29
1984	19.90	6.82	13.08
1985	21.04	6.78	14.26
1986	22.43	6.86	15.57
1987	23.33	6.72	16.61
1988	22.37	6.64	15.73
1989	21.58	6.54	15.04
1990	21.06	6.67	14.39
1991	19.68	6.70	12.98
1992	18.24	6.64	11.60
1993	18.09	6.64	11.45
1994	17.70	6.49	11.21
1995	17.12	6.57	10.55
1996	16.98	6.56	10.42
1997	16.57	6.51	10.06
1998	15.64	6.50	9.14
1999	14.64	6.46	7.58
2000	14.03	6.45	7.58
2001	13.38	6.43	6.95
2002	12.86	6.41	6.45
2003	12.41	6.40	6.01
2004	12.29	6.42	5.87
2005	12.40	6.51	5.89
2006	12.09	6.81	5.28
2007	12.10	6.93	5.17
2008	12.14	7.06	5.08
2009	11.95	7.08	4.87
2010	11.90	7.11	4.79
2011	11.93	7.14	4.79
2012	12.10	7.15	4.95
2013	12.08	7.16	4.92
2014	12.37	7.16	5.21

资料来源：有关年份《中国统计年鉴》。

9-1-2 各地区人口出生率和死亡率

地区	出生率(‰)						死亡率(‰)					
	1981	1990	2000	2005	2010	2014	1981	1990	2000	2005	2010	2014
总 计	**20.91**	**21.06**	**14.03**	**12.40**	**11.90**	**12.37**	**6.36**	**6.67**	**6.45**	**6.51**	**7.11**	**7.16**
北 京	17.65	13.01	8.39	6.29	7.48	9.75	6.02	5.81	6.99	5.20	4.41	4.92
天 津	17.84	15.61	7.50	7.44	8.18	8.19	5.98	5.78	6.67	6.01	5.58	6.05
河 北	19.74	20.46	13.86	12.84	13.22	13.18	6.32	6.82	6.65	6.75	6.41	6.23
山 西	16.96	22.54	21.36	12.02	10.68	10.92	6.54	6.56	7.32	6.00	5.38	5.93
内蒙古	17.27	21.19	12.65	10.08	9.30	9.31	4.90	7.21	6.84	5.46	5.54	5.75
辽 宁	16.59	16.30	10.67	7.01	6.68	6.49	5.26	6.59	6.74	6.04	6.26	6.23
吉 林	15.67	19.49	10.31	7.89	7.91	6.62	5.87	6.56	5.85	5.32	5.88	6.22
黑龙江	13.07	18.11	10.54	7.87	7.35	7.37	4.83	6.35	5.48	5.20	5.03	6.46
上 海	16.79	10.31	6.02	7.04	7.05	8.35	6.45	6.64	7.17	6.08	5.07	5.21
江 苏	15.38	20.54	11.83	9.24	9.73	9.45	5.85	6.53	6.68	7.03	6.88	7.02
浙 江	16.60	15.33	13.90	11.10	10.27	10.51	6.06	6.31	6.61	6.08	5.54	5.51
安 徽	14.18	24.47	13.06	12.43	12.70	12.86	4.81	6.25	5.53	6.23	5.95	5.89
福 建	21.09	24.44	16.96	11.60	11.27	13.70	5.91	6.71	6.08	5.62	5.16	6.20
江 西	15.88	24.59	16.85	13.79	13.72	13.24	6.33	7.54	5.29	5.96	6.06	6.26
山 东	16.48	18.21	11.38	12.14	11.65	14.23	6.41	6.96	6.70	6.31	6.26	6.84
河 南	18.52	24.92	11.60	11.55	11.52	12.80	6.57	6.52	5.58	6.30	6.57	7.02
湖 北	16.33	21.60	8.55	8.74	10.36	11.86	7.07	7.30	5.75	5.69	6.02	6.96
湖 南	18.01	23.93	10.40	11.90	13.10	13.52	6.62	7.23	5.94	6.75	6.70	6.89
广 东	21.77	22.26	18.20	11.70	11.18	10.80	5.46	5.76	5.43	4.68	4.21	4.70
广 西	22.52	20.20	16.47	14.26	14.13	14.07	5.55	6.60	5.06	6.09	5.48	6.21
海 南		24.86	26.12	14.65	14.71	14.56		6.26	4.74	5.72	5.73	5.95
重 庆	}15.93	}19.11	11.43	9.40	9.17	10.67	}6.77	}7.66	7.98	6.40	6.40	7.05
四 川			10.16	9.70	8.93	10.22			6.73	6.80	6.62	7.02
贵 州	22.39	23.09	20.30	14.59	13.96	12.98	7.43	7.90	6.29	7.21	6.55	7.18
云 南	20.23	23.60	17.06	14.72	13.10	12.65	7.30	7.92	6.60	6.75	6.56	6.45
西 藏	24.37	23.98	17.70	17.94	15.80	15.76	8.76	7.55	6.60	7.15	5.55	5.21
陕 西	17.40	23.48	11.00	10.02	9.73	10.13	6.78	6.52	5.92	6.01	6.01	6.26
甘 肃	16.56	20.68	13.23	12.59	12.05	12.21	5.34	6.20	5.92	6.57	6.02	6.11
青 海	20.86	24.34	19.85	15.70	14.94	14.67	5.70	7.47	7.35	6.21	6.31	6.18
宁 夏	24.67	24.34	15.42	15.93	14.14	13.10	4.85	5.52	4.92	4.95	5.10	4.53
新 疆	21.09	26.44	14.50	16.42	15.99	16.44	7.46	7.82	5.17	5.04	5.43	4.97

注：①本表数字摘自《中国统计年鉴》；②1981年广东省出生率和死亡率包括海南数据。

9-2-1 婴儿死亡率与预期寿命

年份	婴儿死亡率(‰)	预期寿命(岁)		
		合计	男	女
新中国成立	200左右	35.0	…	…
1973～1975	47.0	…	63.6	66.3
1981	34.7	67.9	66.4	69.3
1990	…	68.6	66.9	70.5
2000	32.2	71.4	69.6	73.3
2005	19.0	73.0	71.0	74.0
2010	13.1	74.8	72.4	77.4

资料来源：①1973～1975年系全国三年肿瘤死亡回顾调查数字；②1981、1990、2000、2010年预期寿命系人口普查数，2005年系1%人口抽样调查数；③2000、2005、2010年婴儿死亡率系妇幼卫生监测地区数字。

9-2-2 各地区预期寿命

地区	1990年预期寿命(岁)合计	男	女	2000年预期寿命(岁)合计	男	女	2010年预期寿命(岁)合计	男	女
总　计	**68.55**	**66.84**	**70.47**	**71.40**	**69.63**	**73.33**	**74.83**	**72.38**	**77.37**
北　京	72.86	71.07	74.93	76.10	74.33	78.01	80.18	78.28	82.21
天　津	72.32	71.03	73.73	74.91	73.31	76.63	78.89	77.42	80.48
河　北	70.35	68.47	72.53	72.54	70.68	74.57	74.97	72.70	77.47
山　西	68.97	67.33	70.93	71.65	69.96	73.57	74.92	72.87	77.28
内蒙古	65.68	64.47	67.22	69.87	68.29	71.79	74.44	72.04	77.27
辽　宁	70.22	68.72	71.94	73.34	71.51	75.36	76.38	74.12	78.86
吉　林	67.95	66.65	69.49	73.10	71.38	75.04	76.18	74.12	78.44
黑龙江	66.97	65.50	68.73	72.37	70.39	74.66	75.98	73.52	78.81
上　海	74.90	72.77	77.02	78.14	76.22	80.04	80.26	78.20	82.44
江　苏	71.37	69.26	73.57	73.91	71.69	76.23	76.63	74.60	78.81
浙　江	71.38	69.66	74.24	74.70	72.5	77.21	77.73	75.58	80.21
安　徽	69.48	67.75	71.36	71.85	70.18	73.59	75.08	72.65	77.84
福　建	68.57	66.49	70.93	72.55	70.3	75.07	75.76	73.27	78.64
江　西	66.11	64.87	67.49	68.95	68.37	69.32	74.33	71.94	77.06
山　东	70.57	68.64	72.67	73.92	71.7	76.26	76.46	74.05	79.06
河　南	70.15	67.96	72.55	71.54	69.67	73.41	74.57	71.84	77.59
湖　北	67.25	65.51	69.23	71.08	69.31	73.02	74.87	72.68	77.35
湖　南	66.93	65.41	68.70	70.66	69.05	72.47	74.70	72.28	77.48
广　东	72.52	69.71	75.43	73.27	70.79	75.93	76.49	74.00	79.37
广　西	68.72	67.17	70.34	71.29	69.07	73.75	75.11	71.77	79.05
海　南	70.01	66.93	73.28	72.92	70.66	75.26	76.30	73.20	80.01
重　庆	}66.33	}65.06	}67.70	71.73	69.84	73.89	75.70	73.16	78.60
四　川				71.20	69.25	73.39	74.75	72.25	77.59
贵　州	64.29	63.04	65.63	65.96	64.54	67.57	71.10	68.43	74.11
云　南	63.49	62.08	64.98	65.49	64.24	66.89	69.54	67.06	72.43
西　藏	59.64	57.64	61.57	64.37	62.52	66.15	68.17	66.33	70.07
陕　西	67.40	66.23	68.79	70.07	68.92	71.3	74.68	72.84	76.74
甘　肃	67.24	66.35	68.25	67.47	66.77	68.26	72.23	70.60	74.06
青　海	60.57	59.29	61.96	66.03	64.55	67.7	69.96	68.11	72.07
宁　夏	66.94	65.95	68.05	70.17	68.71	71.84	73.38	71.31	75.71
新　疆	63.59	61.95	63.26	67.41	65.98	69.14	72.35	70.30	74.86

资料来源：1990、2000、2010年人口普查数字。

9-3-1 调查地区居民两周患病率

指标名称	合计			城市			农村		
	2003	2008	2013	2003	2008	2013	2003	2008	2013
调查人数	193689	177501	273688	49698	46510	133393	143991	130991	140295
患病人次数	27696	33473	66067	7614	10326	37660	20082	23147	28407
两周患病率(‰)	14.3	18.9	24.1	15.3	22.2	28.2	13.9	17.7	20.2
分性别两周患病率(‰)									
男性	13.0	17.0	22.4	13.5	20.3	26.8	12.9	15.9	18.3
女性	15.6	20.7	25.9	17.0	24.0	29.6	15.1	19.4	22.2
年龄别两周患病率(‰)									
0～4岁	13.3	17.4	10.6	10.4	14.7	11.5	14.0	18.0	9.9
5～14岁	7.2	7.7	5.3	6.1	6.4	5.7	7.5	8.0	5.0
15～24岁	5.0	5.0	3.7	4.0	5.1	4.2	5.2	5.0	3.3
25～34岁	8.2	7.5	5.7	6.0	6.3	5.9	9.0	8.0	5.3
35～44岁	12.6	13.6	12.4	10.0	10.2	12.9	13.6	14.8	12.0
45～54岁	19.2	22.7	24.3	16.3	21.4	26.3	20.3	23.3	22.5
55～64岁	25.2	32.3	42.0	25.8	35.5	47.0	24.9	31.0	37.0
65岁及以上	33.8	46.6	62.2	39.7	58.1	73.6	30.2	39.8	48.8
文化程度别两周患病率(‰)									
文盲、半文盲	24.9	33.8	42.1	32.7	42.7	52.4	23.8	32.5	37.4
小学	17.9	24.6	34.7	25.1	36.9	46.0	16.7	22.4	28.2
初中	11.7	15.5	23.1	15.1	24.0	31.0	10.6	12.9	16.6
高中、技校	10.6	14.3	22.2	11.1	17.6	25.0	10.0	10.9	16.7
中专	14.1	17.9	24.8	16.2	22.1	28.5	9.8	9.9	14.2
大专	11.5	16.1	17.6	12.3	18.1	19.0	7.6	8.1	11.2
大学及以上	11.7	14.3	15.1	12.1	15.5	16.3	7.6	5.9	7.4
医疗保障形式别两周患病率(‰)									
城镇职工基本医保	17.8	28.4	38.3	18.2	28.6	38.9	15.5	26.6	33.0
城镇居民基本医保		14.6	23.6		14.2	22.9		16.7	26.2
新型农村合作医疗	13.8	17.8	19.7	15.1	21.2	22.0	13.5	17.7	18.8
其他社会医疗保险	10.2	13.9	22.8	9.6	14.1	25.2	10.6	13.2	19.7
无医疗保险	14.2	14.8	13.1	12.5	14.4	13.3	14.5	15.3	12.4
就业状况别两周患病率(‰)									
在岗	14.5	16.8	18.7	9.8	11.5	17.3	15.4	17.9	19.8
离退休	33.4	46.3	63.2	33.6	47.2	64.4	32.2	39.9	53.9
学生	4.6	4.7	3.4	4.1	4.7	3.9	4.8	4.8	2.9
无业、失业、半失业	19.5	28.9	39.5	15.5	22.2	38.7	29.1	33.6	40.2

资料来源：国家卫生服务调查。

9-3-2 2013年调查地区居民两周患病率

指标名称	合计	城市				农村			
		小计	东	中	西	小计	东	中	西
调查人数	273688	133393	44499	44774	44120	140295	45875	44883	49537
患病人次数	66067	37660	14278	11810	11572	28407	11767	8754	7886
两周患病率(%)	24.1	28.2	32.1	26.4	26.2	20.2	25.7	19.5	15.9
分性别两周患病率(%)									
男性	22.4	26.8	30.6	25.3	24.5	18.3	23.6	17.7	14.0
女性	25.9	29.6	33.5	27.4	27.9	22.2	27.7	21.3	17.9
年龄别两周患病率(%)									
0～4岁	10.6	11.5	9.9	9.1	14.9	9.9	12.7	10.3	7.2
5～14岁	5.3	5.7	5.9	3.8	7.4	5.0	7.0	4.8	3.6
15～24岁	3.7	4.2	5.1	2.7	4.7	3.3	3.9	3.0	3.2
25～34岁	5.7	5.9	6.3	5.0	6.5	5.3	5.7	6.0	4.5
35～44岁	12.4	12.9	12.5	12.0	13.9	12.0	13.4	11.8	10.9
45～54岁	24.3	26.3	27.6	25.8	25.6	22.5	26.2	21.8	19.3
55～64岁	42.0	47.0	50.0	46.8	43.3	37.0	44.6	34.3	31.5
65岁及以上	62.2	73.6	80.7	69.4	69.6	48.8	58.9	45.5	40.4
文化程度别两周患病率(%)									
文盲、半文盲	42.1	52.4	63.6	55.1	44.0	37.4	52.0	33.4	30.4
小学	34.7	46.0	56.6	44.7	38.9	28.2	38.5	26.9	21.0
初中	23.1	31.0	35.9	28.8	27.9	16.6	19.9	16.6	12.7
高中、技校	22.2	25.0	28.5	23.8	22.2	16.7	20.6	17.6	11.0
中专	24.8	28.5	28.6	26.8	30.6	14.2	14.1	17.0	10.8
大专	17.6	19.0	21.0	18.1	17.6	11.2	10.4	13.2	10.2
大学及以上	15.1	16.3	17.6	14.7	16.2	7.4	3.8	13.7	5.2
医疗保障形式别两周患病率(%)									
城镇职工基本医保	38.3	38.9	39.7	38.7	37.9	33.0	30.1	41.6	29.0
城镇居民基本医保	23.6	22.9	27.5	22.3	16.3	26.2	26.5	29.5	19.7
新型农村合作医疗	19.7	22.0	26.5	19.5	22.3	18.8	25.7	18.5	14.6
城乡居民合作医疗	22.7	22.7	12.2	13.0	30.4	22.7	24.2	16.1	23.5
其他社会医疗保险	22.8	25.2	27.5	20.9	25.6	19.7	21.7	22.1	14.1
无社保	13.1	13.3	13.8	12.4	14.1	12.4	16.0	11.6	9.2
就业状况别两周患病率(%)									
在岗	18.7	17.3	16.8	15.5	19.3	19.8	24.4	18.5	16.6
离退休	63.2	64.4	66.1	60.6	67.0	53.9	58.8	56.9	38.7
学生	3.4	3.9	4.5	2.5	4.6	2.9	4.3	2.8	1.9
失业	28.7	27.4	31.1	25.7	24.2	31.8	32.9	23.2	38.4
无业	40.7	40.7	50.7	36.6	36.5	40.8	47.5	37.6	35.5

资料来源：2013年国家卫生服务调查。

9-4-1　调查地区居民疾病别两周患病率(‰)

指标名称	合计			城市			农村		
	2003	2008	2013	2003	2008	2013	2003	2008	2013
传染病计	2.5	2.1	1.0	1.8	1.7	0.9	2.7	2.2	1.0
寄生虫病计	0.1	0.1	0.1	0.0	0.0	0.0	0.1	0.1	0.1
恶性肿瘤计	0.9	1.4	1.7	1.3	2.2	2.2	0.8	1.1	1.3
良性肿瘤计	0.4	0.8	0.5	0.4	1.0	0.5	0.4	0.7	0.5
内分泌、营养和代谢疾病计	3.1	7.4	28.4	7.7	17.8	41.5	1.6	3.7	15.9
其中：糖尿病	2.2	6.0	26.5	6.3	15.5	38.8	0.8	2.6	14.8
血液、造血器官疾病	1.3	1.4	0.8	0.9	1.0	0.7	1.4	1.6	0.9
精神病小计	0.8	1.3	1.5	0.9	1.7	1.7	0.8	1.2	1.4
神经系病计	3.5	3.4	2.7	3.4	3.1	3.0	3.5	3.5	2.5
眼及附器疾病	1.6	1.6	1.3	2.0	2.0	1.5	1.5	1.4	1.1
耳和乳突疾病	0.5	0.5	0.4	0.4	0.6	0.4	0.5	0.5	0.3
循环系统疾病	24.4	50.3	116.8	45.2	91.7	144.2	17.2	35.6	90.7
其中：心脏病	7.2	10.7	10.2	14.6	20.4	12.8	4.6	7.2	7.7
高血压	11.9	31.4	98.9	21.9	60.8	123.2	8.4	20.9	75.8
脑血管病	3.7	5.8	6.1	6.4	7.7	6.3	2.7	5.2	5.9
呼吸系统疾病	52.6	47.8	41.3	42.4	40.5	42.4	56.1	50.4	40.2
其中：急上呼感染	44.1	38.0	34.4	34.1	30.8	35.3	47.5	40.6	33.6
肺炎	0.9	1.1	0.6	0.4	0.8	0.6	1.1	1.2	0.7
老慢支	3.8	4.1	2.7	3.6	3.3	2.4	3.8	4.4	2.9
消化系统疾病	21.1	26.4	15.0	17.7	20.6	14.1	22.3	28.5	15.8
其中：急性胃炎	10.5	13.6	7.5	8.3	8.6	6.9	11.3	15.4	8.0
肝硬化	0.4	0.6	0.4	0.4	0.8	0.5	0.4	0.6	0.3
胆囊疾病	2.5	2.8	1.6	2.8	2.4	1.6	2.4	3.0	1.7
泌尿生殖系病	5.2	6.6	5.2	4.4	5.7	5.6	5.5	6.9	4.9
妊娠、分娩病及产褥期并发症	0.1	0.1	0.1	0.2	0.1	0.1	0.1	0.1	0.1
皮肤皮下组织疾病	1.9	3.0	2.1	1.7	2.7	2.1	2.0	3.1	2.0
肌肉、骨骼结缔组织疾病	14.7	25.0	16.5	16.3	21.1	15.2	14.2	26.4	17.7
其中：类风湿关节炎	5.1	7.6	4.1	4.2	4.8	3.5	5.4	8.6	4.6
先天异常	0.2	0.1	0.1	0.1	0.2	0.1	0.2	0.1	0.2
围生期疾病	0.0	0.0	0.0		0.0	0.0	0.0	0.0	0.0
损伤和中毒	5.7	5.6	4.2	4.0	4.4	3.9	6.3	6.0	4.5
其他	0.7	0.6	0.6	0.5	0.6	0.7	0.8	0.6	0.4
不详	1.7	3.1	1.1	2.0	3.5	1.4	1.6	2.9	0.9

资料来源：国家卫生服务调查。

9-4-2 2013年调查地区居民疾病别两周患病率(‰)

指标名称	合计	城市				农村			
		小计	东	中	西	小计	东	中	西
传染病计	1.0	0.9	0.8	1.2	0.8	1.0	0.7	1.3	0.9
寄生虫病计	0.1	0.0	0.0	0.1	0.0	0.1		0.2	0.0
恶性肿瘤计	1.7	2.2	3.0	2.2	1.3	1.3	1.4	1.5	1.0
良性肿瘤计	0.5	0.5	0.6	0.5	0.5	0.5	0.5	0.6	0.3
内分泌、营养和代谢疾病计	28.4	41.5	52.1	40.8	31.7	15.9	24.2	15.3	8.8
其中：糖尿病	26.5	38.8	47.5	38.7	30.0	14.8	22.6	14.4	8.0
血液、造血器官疾病计	0.8	0.7	0.5	0.7	0.9	0.9	0.8	0.9	0.8
精神病小计	1.5	1.7	2.1	1.8	1.3	1.4	2.0	1.3	0.8
神经系病计	2.7	3.0	3.5	2.7	2.8	2.5	3.2	2.0	2.1
眼及附器疾病	1.3	1.5	1.9	1.3	1.3	1.1	1.5	0.9	1.0
耳和乳突疾病	0.4	0.4	0.4	0.2	0.5	0.3	0.3	0.4	0.3
循环系统疾病	116.8	144.2	177.2	147.2	107.8	90.7	124.3	87.0	63.0
其中：心脏病	10.2	12.8	14.7	13.4	10.4	7.7	10.4	8.0	4.9
高血压	98.9	123.2	153.8	125.8	89.7	75.8	104.9	71.5	52.7
脑血管病	6.1	6.3	6.4	6.7	5.8	5.9	7.3	6.4	4.1
呼吸系统疾病	41.3	42.4	35.1	30.2	62.2	40.2	47.7	38.3	35.0
其中：急上呼感染	34.4	35.3	28.1	24.9	53.2	33.6	40.3	32.5	28.4
肺炎	0.6	0.6	0.6	0.5	0.5	0.7	0.8	0.6	0.7
老慢支	2.7	2.4	2.1	1.5	3.7	2.9	3.2	2.4	3.2
消化系统疾病	15.0	14.1	13.7	11.1	17.7	15.8	16.2	14.6	16.4
其中：急性胃炎	7.5	6.9	6.2	4.3	10.1	8.0	8.1	7.1	8.9
肝硬化	0.4	0.5	0.4	0.7	0.5	0.3	0.5	0.3	0.3
胆囊疾病	1.6	1.6	1.5	1.8	1.5	1.7	1.2	1.6	2.2
泌尿生殖系统	5.2	5.6	5.8	5.1	5.8	4.9	4.8	5.4	4.6
妊娠、分娩病及产褥期并发症	0.1	0.1	0.1	0.1	0.1	0.1	0.1	0.0	0.2
皮肤皮下组织疾病	2.1	2.1	2.1	1.6	2.5	2.0	2.0	2.0	2.1
肌肉、骨骼结缔组织疾病	16.5	15.2	15.3	12.5	17.7	17.7	19.6	16.8	16.9
其中：类风湿性关节炎	4.1	3.5	2.7	2.8	5.0	4.6	4.3	4.3	5.2
先天异常	0.1	0.1	0.2	0.0	0.1	0.2	0.1	0.3	0.1
围生期疾病	0.0	0.0		0.0	0.0	0.0	0.0	0.0	
损伤和中毒	4.2	3.9	4.5	3.2	4.1	4.5	5.3	4.8	3.5
其他	0.6	0.7	1.0	0.6	0.6	0.4	0.5	0.5	0.2
不详	1.1	1.4	1.0	0.6	2.5	0.9	1.0	1.0	0.8

资料来源：2013年国家卫生服务调查。

9-5-1 调查地区居民两周患疾病严重程度

	合计			城市			农村		
	2003	2008	2013	2003	2008	2013	2003	2008	2013
每千人患病天数	1093	1537	2237	1238	1842	2628	1043	1428	1865
每千人休工天数	194	90	141	84	59	94	218	97	177
每千人休学天数	50	44	24	35	29	19	54	48	29
每千人卧床天数	170	185	169	175	164	156	169	193	181

资料来源：国家卫生服务调查。

9-5-2 2013年调查地区居民两周患疾病严重程度

	合计	城市				农村			
		小计	东	中	西	小计	东	中	西
每千人患病天数	2237	2628	3065	2520	2297	1865	2406	1786	1435
每千人休工天数	141	94	69	86	125	177	155	214	167
每千人休学天数	24	19	23	13	20	29	37	29	22
每千人卧床天数	169	156	136	164	169	181	168	183	192

资料来源：2013年国家卫生服务调查。

9-6-1 调查地区居民慢性病患病率(‰)

指标名称	合计			城市			农村		
	2003	2008	2013	2003	2008	2013	2003	2008	2013
慢性病患病率									
按人数计算	123.3	157.4	245.2	177.3	205.3	263.2	104.7	140.4	227.2
按例数计算	151.1	199.9	330.7	239.6	282.8	366.7	120.5	170.5	294.7
分性别慢性病患病率									
男性	133.5	177.3	310.0	215.4	266.2	355.2	106.4	147.0	266.2
女性	169.0	222.5	350.5	262.7	298.6	377.4	135.3	194.4	322.7
年龄别慢性病患病率									
0～4岁	6.3	6.4		5.3	7.9		6.5	6.1	
5～14岁	9.6	8.7		8.7	7.0		9.7	9.0	
15～24岁	18.0	20.2	14.4	14.5	15.1	17.0	18.9	21.7	12.2
25～34岁	58.3	51.3	38.3	48.9	35.6	38.4	61.6	57.5	38.2
35～44岁	117.1	121.7	115.0	118.6	105.0	111.6	116.5	127.3	118.4
45～54岁	219.5	259.5	235.4	261.7	272.7	241.6	203.1	254.0	230.0
55～64岁	362.1	419.9	389.0	497.1	522.5	410.5	302.6	379.7	367.8
65岁及以上	538.8	645.4	539.9	777.1	851.8	589.8	391.7	523.9	481.7
疾病别慢性病患病率									
传染病计	2.7	2.7	2.3	2.4	1.7	2.2	2.8	3.1	2.3
寄生虫病计	0.1	0.1	0.4	0.2	0.1	0.3	0.1	0.1	0.4
恶性肿瘤计	1.3	2.0	2.9	2.5	3.3	3.5	0.8	1.5	2.3
良性肿瘤计	0.8	1.2	1.1	1.1	1.8	1.2	0.6	1.0	1.0
内分泌、营养和代谢疾病计	7.5	12.9	39.1	20.3	31.4	54.6	3.1	6.3	23.6
其中：糖尿病	5.6	10.7	35.1	16.3	27.5	48.9	1.9	4.8	21.3
血液、造血器官疾病	1.9	2.0	2.1	1.6	1.6	1.9	2.0	2.2	2.2
精神病小计	1.9	2.1	3.0	2.4	2.3	3.1	1.8	2.0	3.0
神经系病计	3.9	4.2	4.3	4.6	4.0	4.5	3.7	4.2	4.2
眼及附器疾病	2.8	2.7	2.8	4.6	4.0	3.0	2.1	2.2	2.5
耳和乳突疾病	0.6	0.5	0.3	0.9	0.5	0.3	0.5	0.5	0.3
循环系统疾病	50.0	85.5	180.3	105.8	153.3	203.7	30.8	61.5	156.8
其中：心脏病	14.3	17.6	22.1	32.8	34.4	25.9	7.9	11.7	18.3
高血压	26.2	54.9	142.5	54.7	100.8	161.8	16.4	38.5	123.1
脑血管病	6.6	9.7	12.2	13.0	13.6	12.1	4.4	8.3	12.3
呼吸系统疾病	15.5	14.7	15.6	19.1	15.7	15.8	14.2	14.3	15.5
其中：老慢支	7.5	6.9	7.2	8.2	6.6	6.2	7.3	7.1	8.1
消化系统疾病	25.5	24.5	24.9	28.2	21.9	23.7	24.6	25.5	26.1
其中：急性胃炎	10.3	10.7	12.0	9.8	7.9	10.8	10.5	11.7	13.2
肝硬化	1.2	1.2	1.3	1.4	1.5	1.5	1.1	1.0	1.1
胆囊疾病	5.7	5.1	5.0	8.5	5.0	4.9	4.7	5.2	5.1
泌尿生殖系病	8.4	9.3	10.3	10.1	9.4	10.5	7.8	9.3	10.1
妊娠、分娩病及产褥期并发症	0.1	0.0	0.0	0.1	0.0	0.0	0.1	0.0	0.0
皮肤皮下组织疾病	1.3	1.3	1.3	1.8	1.3	1.3	1.2	1.3	1.3
肌肉、骨骼结缔组织疾病	23.1	31.0	37.3	29.8	27.4	34.3	20.8	32.3	40.3
其中：类风湿关节炎	8.6	10.2	9.7	8.4	7.2	8.0	8.7	11.3	11.4
先天异常	0.4	0.4	0.4	0.4	0.5	0.3	0.5	0.4	0.5
围生期疾病	0.0	0.0	0.0	0.0			0.0	0.1	0.0
损伤和中毒	2.1	1.4	1.3	2.4	1.4	1.4	2.0	1.4	1.2
其他	0.3	0.3	1.0	0.2	0.2	1.1	0.3	0.3	1.0

资料来源：国家卫生服务调查。2013年系15岁以上慢性病患病率。

9-6-2 2013年调查地区15岁及以上居民慢性病患病率(‰)

指标名称	合计	城市				农村			
		小计	东	中	西	小计	东	中	西
慢性病患病率									
按人数计算	245.2	263.2	279.1	261.6	247.9	227.2	246.5	231.5	204.7
按例数计算	330.7	366.7	387.3	362.3	349.5	294.7	318.3	303.4	264.0
分性别慢性病患病率									
男性	310.0	355.2	378.4	354.1	331.7	266.2	294.8	275.2	230.9
女性	350.5	377.4	395.5	369.8	366.0	322.7	341.2	330.5	297.3
年龄别慢性病患病率									
0～4岁									
5～14岁									
15～24岁	14.4	17.0	19.2	12.6	19.3	12.2	8.5	13.9	13.6
25～34岁	38.3	38.4	37.8	34.3	43.5	38.2	34.5	41.7	38.7
35～44岁	115.0	111.6	103.9	113.4	116.4	118.4	112.6	121.9	120.0
45～54岁	235.4	241.6	239.4	252.4	232.6	230.0	232.8	232.6	224.6
55～64岁	389.0	410.5	418.0	422.0	388.3	367.8	388.9	361.5	350.5
65岁及以上	539.9	589.8	613.7	577.7	574.0	481.7	513.6	472.0	454.5
疾病别慢性病患病率									
传染病计	2.3	2.2	1.7	2.1	2.9	2.3	1.6	3.2	2.3
寄生虫病计	0.4	0.3	0.0	0.9	0.0	0.4	0.1	1.2	0.0
恶性肿瘤计	2.9	3.5	4.3	3.9	2.3	2.3	2.8	2.8	1.5
良性肿瘤计	1.1	1.2	1.2	1.3	1.2	1.0	0.9	1.3	0.9
内分泌、营养、代谢及免疫	39.1	54.6	66.5	53.9	42.9	23.6	32.9	24.1	14.2
其中：糖尿病	35.1	48.9	57.8	49.6	38.7	21.3	30.0	22.1	12.3
血液、造血器官疾病计	2.1	1.9	1.3	1.4	3.1	2.2	1.5	2.9	2.3
精神病小计	3.0	3.1	3.4	2.6	3.2	3.0	3.4	3.2	2.5
神经系病计	4.3	4.5	4.3	4.3	4.8	4.2	4.8	4.1	3.8
眼及附器疾病	2.8	3.0	3.3	2.4	3.5	2.5	2.5	2.6	2.3
耳和乳突疾病	0.3	0.3	0.3	0.2	0.5	0.3	0.3	0.3	0.3
循环系统疾病	180.3	203.7	228.1	214.3	166.9	156.8	184.3	159.6	127.7
其中：心脏病	22.1	25.9	24.1	30.5	23.1	18.3	19.6	20.7	14.9
高血压	142.5	161.8	190.1	166.4	127.1	123.1	150.0	120.9	99.0
脑血管病	12.2	12.1	9.7	14.0	12.7	12.3	12.0	14.8	10.4
呼吸系统疾病	15.6	15.8	13.7	11.6	22.2	15.5	14.2	14.7	17.4
其中： 老慢支	7.2	6.2	4.6	4.0	10.3	8.1	7.6	6.8	9.7
消化系统疾病	24.9	23.7	18.9	20.2	32.4	26.1	22.1	25.9	30.0
其中：急性胃炎	12.0	10.8	7.9	7.3	17.5	13.2	11.2	13.1	15.3
肝硬化	1.3	1.5	1.1	1.9	1.4	1.1	1.1	1.0	1.2
胆囊疾病	5.0	4.9	3.6	5.0	6.2	5.1	3.1	4.7	7.3
泌尿生殖系病	10.3	10.5	9.4	9.9	12.1	10.1	7.5	11.9	11.1
妊娠、分娩病及产褥期并发症	0.0	0.0			0.1	0.0		0.0	0.0
皮肤皮下组织疾病	1.3	1.3	1.4	1.1	1.3	1.3	1.1	1.6	1.2
肌肉、骨骼结缔组织疾病	37.3	34.3	27.0	30.3	46.1	40.3	35.7	41.1	44.2
其中：类风湿关节炎	9.7	8.0	4.8	6.1	13.4	11.4	8.0	10.6	15.4
先天异常	0.4	0.3	0.4	0.2	0.3	0.5	0.3	0.4	0.7
围生期疾病	0.0					0.0		0.0	
损伤和中毒	1.3	1.4	1.4	1.0	1.8	1.2	1.4	0.9	1.2
其他	1.0	1.1	0.6	0.7	2.0	1.0	1.0	1.4	0.6

资料来源：2013年国家卫生服务调查。

9-7-1　城市7岁以下儿童身体发育情况

年龄	男性				女性			
	体重(千克)		身高(厘米)		体重(千克)		身高(厘米)	
	平均值	标准差	平均值	标准差	平均值	标准差	平均值	标准差
0～3天	3.33	0.39	50.4	1.7	3.24	0.39	49.7	1.7
1月	5.11	0.65	56.8	2.4	4.73	0.58	55.6	2.2
2月	6.27	0.73	60.5	2.3	5.75	0.68	59.1	2.3
3月	7.17	0.78	63.3	2.2	6.56	0.73	62.0	2.1
4月	7.76	0.86	65.7	2.3	7.16	0.78	64.2	2.2
5月	8.32	0.95	67.8	2.4	7.65	0.84	66.1	2.3
6月	8.75	1.03	69.8	2.6	8.13	0.93	68.1	2.4
8月	9.35	1.04	72.6	2.6	8.74	0.99	71.1	2.6
10月	9.92	1.09	75.5	2.6	9.28	1.01	73.8	2.7
12月	10.49	1.15	78.3	2.9	9.80	1.05	76.8	2.8
15月	11.04	1.23	81.4	3.1	10.43	1.14	80.2	3.0
18月	11.65	1.31	84.0	3.2	11.01	1.18	82.9	3.1
21月	12.39	1.39	87.3	3.4	11.77	1.30	86.0	3.3
2岁	13.19	1.48	91.2	3.8	12.60	1.48	89.9	3.8
2.5岁	14.28	1.64	95.4	3.9	13.73	1.63	94.3	3.8
3岁	15.31	1.75	98.9	3.8	14.80	1.69	97.6	3.8
3.5岁	16.33	1.97	102.4	4.0	15.83	1.86	101.3	3.8
4岁	17.37	2.03	106.0	4.1	16.84	2.02	104.9	4.1
4.5岁	18.55	2.27	109.5	4.4	18.01	2.22	108.7	4.3
5岁	19.90	2.61	113.1	4.4	18.93	2.45	111.7	4.4
5.5岁	21.16	2.82	116.4	4.5	20.27	2.73	115.4	4.5
6～7岁	22.51	3.21	120.0	4.8	21.55	2.94	118.9	4.6

资料来源：《2005年中国九市7岁以下儿童体格发育调查研究资料》。

9-7-2 农村7岁以下儿童身体发育情况

年龄	男性				女性			
	体重(千克)		身高(厘米)		体重(千克)		身高(厘米)	
	平均值	标准差	平均值	标准差	平均值	标准差	平均值	标准差
0～3天	3.32	0.40	50.4	1.7	3.19	0.39	49.8	1.7
1月	5.12	0.73	56.6	2.5	4.79	0.61	55.6	2.2
2月	6.29	0.75	60.5	2.4	5.75	0.72	59.0	2.4
3月	7.08	0.82	63.0	2.3	6.51	0.76	61.7	2.2
4月	7.63	0.89	65.0	2.2	7.08	0.83	63.6	2.3
5月	8.15	0.93	67.0	2.2	7.54	0.91	65.5	2.4
6月	8.57	1.01	69.2	2.5	7.98	0.94	67.6	2.5
8月	9.18	1.07	72.1	2.6	8.54	1.05	70.5	2.7
10月	9.65	1.10	74.7	2.8	9.00	1.04	73.2	2.7
12月	10.11	1.15	77.5	2.8	9.44	1.12	75.8	2.8
15月	10.59	1.20	80.2	3.1	9.97	1.13	78.9	3.1
18月	11.21	1.25	82.8	3.2	10.63	1.20	81.7	3.3
21月	11.82	1.36	85.8	3.4	11.21	1.27	84.4	3.3
2岁	12.65	1.43	89.5	3.8	12.04	1.38	88.2	3.7
2.5岁	13.81	1.60	93.7	3.8	13.18	1.52	92.4	3.7
3岁	14.65	1.65	97.2	3.9	14.22	1.66	96.2	3.9
3.5岁	15.51	1.77	100.5	4.0	15.09	1.82	99.5	4.2
4岁	16.49	1.95	103.9	4.4	15.99	1.89	103.1	4.1
4.5岁	17.47	2.18	107.4	4.3	16.84	2.07	106.2	4.5
5岁	18.46	2.32	110.7	4.5	17.85	2.35	109.7	4.6
5.5岁	19.58	2.72	113.6	4.7	18.83	2.49	112.7	4.7
6～7岁	20.79	2.89	117.4	5.0	20.11	2.87	116.5	5.0

资料来源：《2005年中国九市7岁以下儿童体格发育调查研究资料》。

9-7-3　青少年身体发育情况

年龄（岁）	男性 平均体重（千克） 2002	男性 平均体重（千克） 2012	男性 平均身高（厘米） 2002	男性 平均身高（厘米） 2012	女性 平均体重（千克） 2002	女性 平均体重（千克） 2012	女性 平均身高（厘米） 2002	女性 平均身高（厘米） 2012
城市								
7	24.8	26.2	124.0	126.0	23.2	24.5	122.6	124.4
8	27.2	29.7	129.0	131.4	26.0	28.0	128.3	130.5
9	30.4	33.1	134.4	136.1	28.6	31.4	133.5	136.0
10	33.8	37.3	139.6	141.7	32.8	34.5	139.9	141.4
11	37.4	41.8	144.9	147.5	36.7	40.1	145.8	148.5
12	40.5	45.2	149.5	153.3	40.5	43.9	150.5	152.8
13	44.9	50.6	156.6	160.0	44.5	47.5	154.5	156.6
14	49.4	56.2	162.0	165.6	47.2	50.5	157.2	158.6
15	55.2	57.7	167.6	167.7	50.8	51.5	158.3	158.8
16	57.2	60.4	168.4	170.1	52.2	52.9	158.8	159.6
17	58.7	61.7	170.2	171.0	51.9	52.7	158.6	159.3
18	60.9	63.6	170.8	169.5	51.9	54.9	158.8	159.9
19	61.2	65.3	170.4	171.3	51.8	55.8	159.6	161.8
农村								
7	21.7	24.9	119.6	123.9	20.6	23.7	118.2	122.6
8	23.9	27.4	124.6	128.7	22.9	26.6	123.8	128.0
9	26.1	30.8	129.1	133.3	25.4	29.0	128.8	133.1
10	28.6	34.0	134.2	138.4	28.2	33.1	134.3	139.2
11	31.9	37.8	139.2	144.0	31.8	36.3	140.0	144.4
12	35.4	41.8	144.5	149.6	35.8	41.0	145.4	149.8
13	39.3	46.3	149.9	155.9	40.5	44.8	150.1	153.5
14	45.1	50.7	157.2	161.3	44.1	47.7	153.2	156.0
15	48.6	54.0	161.4	165.2	46.7	50.0	154.8	156.9
16	53.0	56.3	165.2	166.8	49.2	50.8	156.0	157.5
17	54.9	58.0	166.3	168.3	51.2	51.6	157.0	158.1
18	56.8	59.0	167.2	167.9	51.7	52.6	157.5	157.2
19	58.8	61.8	168.3	167.2	52.3	52.6	157.0	156.9

资料来源：2002、2012年中国居民营养与健康监测。

9-8-1　城乡居民每人每日营养素摄入量

营养素名称	合计			城市			农村		
	1992	2002	2012	1992	2002	2012	1992	2002	2012
能量(卡)	2328.3	2250.5	2172.1	2394.6	2134.0	2052.6	2294.0	2295.5	2286.4
蛋白质(克)	68.0	65.9	64.5	75.1	69.0	65.4	64.3	64.6	63.6
脂肪(克)	58.3	76.2	79.9	77.7	85.5	83.8	48.3	72.7	76.2
碳水化合物（克）	378.4	321.2	300.8	340.5	268.3	261.1	397.9	341.6	338.8
膳食纤维(克)	13.3	12.0	10.8	11.6	11.1	10.8	14.1	12.4	10.9
视黄醇当量(微克)	476.0	469.2	443.5	605.5	547.2	514.5	409.0	439.1	375.4
硫胺素(毫克)	1.2	1.0	0.9	1.1	1.0	0.9	1.2	1.0	1.0
核黄素(毫克)	0.8	0.8	0.8	0.9	0.9	0.8	0.7	0.7	0.7
维生素E(毫克)		35.6	35.9		37.3	37.5		35.0	34.3
钾(毫克)		1700.1	1616.9		1722.4	1660.7		1691.5	1574.3
钠(毫克)		6268.2	5702.7		6007.7	5858.8		6368.8	5554.6
钙(毫克)	405.4	388.8	366.1	457.9	438.6	412.4	378.2	369.6	321.4
铁(毫克)	23.4	23.2	21.5	25.5	23.7	21.9	22.4	23.1	21.2
锌(毫克)		11.3	10.7		11.5	10.6		11.2	10.8
硒(毫克)		39.9	44.6		46.5	47.0		37.4	42.2

资料来源：1992全国营养调查，2002、2012中国居民营养与健康监测。

9-8-2 城乡居民膳食结构(%)

食物分类	合计		城市		农村	
	2002	2012	2002	2012	2002	2012
能量的食物来源						
谷类	57.9	53.1	48.5	47.1	61.5	58.8
动物性食物类	12.6	15.0	17.6	17.6	10.7	12.5
其他	29.5	31.9	33.9	35.3	27.8	28.7
能量的营养素来源						
蛋白质	11.8	12.1	13.1	12.9	11.3	11.2
脂肪	29.6	32.9	35.0	36.1	27.5	29.7
碳水化合物	58.6	55.0	51.9	51.0	61.2	59.1
蛋白质的食物来源						
谷类	52.0	47.3	40.7	39.7	56.5	54.6
豆类	7.5	5.4	7.3	6.3	7.6	4.5
动物性食物类	25.1	30.7	35.8	36.2	21.0	25.4
其他	15.4	16.6	16.2	17.8	14.9	15.5
脂肪的食物来源						
动物性食物	39.2	35.9	36.2	34.3	40.4	37.4
植物性食物	60.8	64.1	63.8	65.7	59.6	62.6

资料来源：2002、2012中国居民营养与健康监测。

9-8-3 城乡居民每人每日食物摄入量(克)

食物分类	合计			城市			农村		
	1992	2002	2012	1992	2002	2012	1992	2002	2012
米及其制品	226.7	238.3	177.7	223.1	217.8	130.8	255.8	246.2	222.7
面及其制品	178.7	140.2	142.8	165.3	131.9	134.7	189.1	143.5	150.4
其他谷类	34.5	23.6	16.8	17.0	16.3	15.9	40.9	26.4	17.6
薯类	86.6	49.1	35.8	46.0	31.9	28.4	108.0	55.7	42.8
干豆类	3.3	4.2	3.3	2.3	2.6	2.9	4.0	4.8	3.7
豆制品	7.9	11.8	10.9	11.0	12.9	12.4	6.2	11.4	9.4
深色蔬菜	102.0	90.8	89.4	98.1	88.1	104.8	107.1	91.8	74.7
浅色蔬菜	208.3	185.4	180.0	221.2	163.8	178.5	199.6	193.8	181.4
腌菜	9.7	10.2	3.9	8.0	8.4	4.8	10.8	10.9	3.1
水果	49.2	45.0	40.7	80.1	69.4	48.8	32.0	35.6	32.9
坚果	3.1	3.8	3.8	3.4	5.4	4.7	3.0	3.2	2.8
奶及其制品	14.9	26.5	24.7	36.1	65.8	37.8	3.8	11.4	12.1
蛋及其制品	16.0	23.7	24.3	29.4	33.2	29.5	8.8	20.0	19.4
畜禽类	58.9	78.6	89.7	100.5	104.5	98.5	37.6	68.7	81.2
鱼虾类	27.5	29.6	23.7	44.2	44.9	32.4	19.2	23.7	15.4
植物油	22.4	32.9	37.3	32.4	40.2	41.0	17.1	30.1	33.7
动物油	7.1	8.7	4.8	4.5	3.8	2.1	8.5	10.6	7.3
糕点类		9.2	7.4		17.2	8.3		6.2	6.6
淀粉及糖	4.7	4.4	6.4	7.7	5.2	7.0	3.0	4.1	5.9
食盐	13.9	12.0	10.5	13.3	10.9	10.3	13.9	12.4	10.7
酱油	12.6	8.9	7.9	15.9	10.6	9.1	10.6	8.2	6.8
酒类	2.2		2.1	2.9		2.2	1.8		2.0
其他	11.5			20.6			6.6		

资料来源：1992全国营养调查，2002、2012中国居民营养与健康监测。

十、疾病控制与公共卫生

简要说明

一、本章主要介绍全国及31个省、自治区、直辖市疾病控制与公共卫生情况，包括法定报告传染病发病及死亡率，高血压病患病率和治疗率，恶性肿瘤死亡率，血吸虫病、寄生虫病和地方病防治情况，农村改水和改厕进展情况等。

二、传染病发病率、死亡率、病死率数据来源于法定报告传染病统计年报资料；血吸虫病、寄生虫和地方病防治情况来源于寄生虫和地方病统计年报资料；农村改水和改厕情况来源于爱卫会农村改水、改厕统计年报资料。高血压病患病率和治疗率来源于2002年《中国居民营养与健康状况调查报告》；恶性肿瘤死亡率来源于1973~1975年、1990~1992年、2004~2005年《中国恶性肿瘤死亡抽样回顾调查》。

三、随着新的传染性疾病的出现和流行，甲、乙类法定报告传染病病种有所调整。1989年及以前法定报告传染病包括鼠疫、副霍乱、白喉、流脑、百日咳、猩红热、麻疹、流感、痢疾、伤寒和副伤寒、病毒性肝炎、脊髓灰质炎、乙脑、疟疾、黑热病、森林脑炎、恙虫病、出血热和钩端螺旋体病19种。根据1989年颁布的《中华人民共和国传染病防治法》，1990~1995年甲、乙类法定报告传染病包括鼠疫、霍乱、病毒性肝炎、痢疾、伤寒和副伤寒、艾滋病、淋病、梅毒、脊髓灰质炎、麻疹、百日咳、白喉、流脑、猩红热、流行性出血热、狂犬病、钩端螺旋体病、布鲁氏菌病、炭疽、流行性和地方性斑疹伤寒、流行性乙型脑炎、黑热病、疟疾、登革热25种。1996年乙类传染病增加新生儿破伤风和肺结核；2002年增加HIV感染者；2003年增加传染性非典型肺炎；2005年增加血吸虫病和人禽流感；2009年增加甲型H1N1流感；2013年乙类传染病增加人感染H7N9禽流感，甲型H1N1流感从乙类调整至丙类。

四、建国初期及20世纪60年代末至70年代初期，各地疫情报告系统不够健全，传染病发病和死亡漏报情况比较严重。

五、本章“农村总户数”仅用于计算农村卫生厕所普及率。

主要指标解释

甲乙类法定报告传染病发病率 是指某年某地区每10万人口中甲、乙类法定报告传染病发病数。即法定报告传染病发病率=甲、乙类法定报告传染病发病数/人口数×100000。

甲乙类法定报告传染病死亡率 是指某年某地区每10万人口中甲、乙类法定报告传染病死亡数。即法定报告传染病死亡率=甲、乙类法定报告传染病死亡数/人口数×100000。

甲乙类法定报告传染病病死率 是指某年某地区甲、乙类法定报告传染病死亡数与发病数之比。即法定报告传染病病死率=甲、乙类法定报告传染病死亡数/发病数×100%。

1岁儿童免疫接种率 是指按照儿童免疫程序进行合格接种的人数占全部应接种人数的百分比。

大骨节病临床Ⅰ°以上病人数 是指年底实有Ⅰ°以上病人总数及病人总数中12岁以下病人数。

碘缺乏病消除县数 是指通过国家评估组评估达到消除标准的县数。

地方性砷中毒（水型）轻病区 水砷含量大于0.05mg/L小于等于0.2mg/L，患病率<10%的病区村。

地方性砷中毒（水型）中病区 水砷含量大于0.2mg/L小于等于0.5mg/L，患病率在10%~30%的病区村。

地方性砷中毒（水型）重病区 水砷含量大于0.5mg/L以上，患病率>30%的病区村。

农村自来水普及率 是指农村饮用自来水人口数占当地农村人口总数的百分比。

卫生厕所普及率 是指符合农村户厕卫生标准的累计卫生厕所数占当地农村总户数的百分比。卫生厕所的标准是：厕所有墙、有顶，厕坑及贮粪池不渗漏，厕内清洁，无蝇蛆，基本无臭，贮粪池密闭有盖，粪便及时清除并进行无害化处理。

无害化卫生厕所普及率 即累计卫生厕所户数（“合计”－“其他”）/农村总户数×100%。

10-1-1　2014年甲乙类法定报告传染病发病数及死亡数排序

顺位	发病		死亡	
	疾病名称	发病人数	疾病名称	死亡人数
1	病毒性肝炎	1223021	艾滋病	12030
2	肺结核	889381	肺结核	2240
3	梅毒	419091	狂犬病	854
4	细菌性和阿米巴性痢疾	153585	病毒性肝炎	515
5	淋病	95473	人感染H7N9禽流感	135
6	布鲁氏菌病	57222	流行性出血热	79
7	猩红热	54247	梅毒	69
8	麻疹	52628	流行性乙型脑炎	29
9	登革热	46864	麻疹	28
10	艾滋病	45145	疟疾	24
11	伤寒和副伤寒	13768	新生儿破伤风	15
12	流行性出血热	11522	流脑	12
13	血吸虫病	4212	登革热	6
14	百日咳	3408	钩端螺旋体病	6
15	疟疾	2921	细菌性和阿米巴性痢疾	4
16	狂犬病	924	鼠疫	3
17	流行性乙型脑炎	858	炭疽	3
18	钩端螺旋体病	498	布鲁氏菌病	2
19	新生儿破伤风	426	百日咳	2
20	人感染H7N9禽流感	330	淋病	2
21	炭疽	248	人感染高致病性禽流感	1
22	流脑	170	猩红热	
23	霍乱	24	霍乱	
24	鼠疫	3	血吸虫病	
25	人感染高致病性禽流感	3	伤寒和副伤寒	
26	传染性非典		传染性非典	
27	脊髓灰质炎		脊髓灰质炎	
28	白喉		白喉	

10-1-2　2014年甲乙类法定报告传染病发病率、死亡率及病死率排序

顺位	发病		死亡		病死	
	疾病名称	发病率（1/10万）	疾病名称	死亡率（1/10万）	疾病名称	病死率（1/10万）
1	病毒性肝炎	90.25	艾滋病	0.89	鼠疫	100.00
2	肺结核	65.63	肺结核	0.17	狂犬病	92.42
3	梅毒	30.93	狂犬病	0.06	人感染H7N9禽流感	40.91
4	细菌性和阿米巴性痢疾	11.33	病毒性肝炎	0.04	人感染高致病性禽流感	33.33
5	淋病	7.05	人感染H7N9禽流感	0.01	艾滋病	26.65
6	布鲁氏菌病	4.22	流行性出血热	0.01	流脑	7.06
7	猩红热	4.00	梅毒	0.01	新生儿破伤风	3.52
8	麻疹	3.88	麻疹	0.00	流行性乙型脑炎	3.38
9	登革热	3.46	流行性乙型脑炎	0.00	炭疽	1.21
10	艾滋病	3.33	疟疾	0.00	钩端螺旋体病	1.20
11	伤寒和副伤寒	1.02	新生儿破伤风	0.00	疟疾	0.82
12	出血热	0.85	流脑	0.00	流行性出血热	0.69
13	血吸虫病	0.31	登革热	0.00	病毒性肝炎	0.04
14	百日咳	0.25	钩端螺旋体病	0.00	肺结核	0.25
15	疟疾	0.22	细菌性和阿米巴性痢疾	0.00	百日咳	0.06
16	狂犬病	0.07	炭疽	0.00	麻疹	0.05
17	流行性乙型脑炎	0.06	鼠疫	0.00	梅毒	0.02
18	钩端螺旋体病	0.04	淋病	0.00	登革热	0.01
19	新生儿破伤风	0.03	布病	0.00	布鲁氏菌病	0.00
20	人感染H7N9禽流感	0.02	百日咳	0.00	细菌性和阿米巴性痢疾	0.00
21	炭疽	0.02	人感染高致病性禽流感	0.00	淋病	0.00
22	流脑	0.01	猩红热		霍乱	
23	霍乱	0.00	伤寒和副伤寒		猩红热	
24	鼠疫	0.00	血吸虫病		血吸虫病	
25	人感染高致病性禽流感	0.00	霍乱		伤寒和副伤寒	
26	传染性非典		传染性非典		传染性非典	
27	脊髓灰质炎		脊髓灰质炎		脊髓灰质炎	
28	白喉		白喉		白喉	

注：新生儿破伤风发病率和死亡率单位为‰。

10-1-3　甲乙类法定报告传染病发病率、死亡率及病死率

年份	总计			鼠疫			霍乱			病毒性肝炎		
	发病率 1/10万	死亡率 1/10万	病死率 %	发病率 1/10万	死亡率 1/10万	病死率 %	发病率 1/10万	死亡率 1/10万	病死率 %	发病率 1/10万	死亡率 1/10万	病死率 %
1950	163.37	6.70	4.09	0.68	0.25	35.65						
1955	2139.69	18.43	0.86	0.01		47.83						
1960	2448.35	7.47	0.31	0.01	0.01	54.39					0.16	0.33
1965	3501.36	18.71	0.53			64.71	0.01		2.25	61.84	0.23	0.38
1970	7061.86	7.73	0.11	0.01		9.62				32.23	0.15	0.45
1975	5070.27	7.40	0.15				0.07		0.15	85.15	0.22	0.26
1976	3254.00	6.29	0.19			100.00	0.02		0.45	72.20	0.19	0.27
1977	3816.78	6.51	0.17			71.43	0.26	0.02	0.89	103.20	0.19	0.19
1978	2373.07	4.86	0.20			50.00	1.60	0.02	1.38	92.39	0.18	0.20
1979	2067.38	4.39	0.21			75.00	3.55	0.04	1.09	103.54	0.19	0.18
1980	2079.79	3.76	0.18			66.67	4.16	0.03	0.66	111.47	0.18	0.18
1981	1884.43	3.51	0.19				3.84	0.04	0.96	106.01	0.21	0.19
1982	1532.85	3.16	0.21			66.67	1.40	0.01	0.69	91.57	0.21	0.22
1983	1302.95	2.68	0.21			60.00	1.78	0.01	0.64	72.44	0.18	0.25
1984	1043.22	2.59	0.25				1.63	0.01	0.57	67.87	0.20	0.29
1985	874.82	2.41	0.28			33.33	0.63	0.01	1.13	76.68	0.22	0.29
1986	725.91	1.97	0.27			37.50	1.04	0.01	0.76	97.27	0.20	0.21
1987	558.74	1.83	0.33			33.33	0.52		0.62	108.23	0.23	0.21
1988	465.89	1.49	0.32			66.67	0.67	0.01	1.23	132.47	0.19	0.14
1989	339.26	1.26	0.37			50.00	0.51		1.03	113.11	0.15	0.13
1990	297.24	1.17	0.40	0.01		2.70	0.06		0.78	117.57	0.16	0.14
1991	284.50	0.87	0.29			33.30	0.02			116.87	0.14	0.12
1992	235.91	0.55	0.23			13.89	0.04		0.47	109.12	0.11	0.11
1993	189.49	0.47	0.25			16.67	0.95	0.01	1.28	88.77	0.10	0.12
1994	196.12	0.46	0.24			50.00	2.96	0.03	0.92	73.52	0.09	0.12
1995	176.37	0.34	0.19				0.95	0.01	0.93	63.63	0.09	0.14
1996	166.10	0.33	0.20	0.01		4.20	0.31		0.99	63.41	0.08	0.13
1997	199.29	0.43	0.21				0.10		2.54	66.05	0.09	0.14
1998	204.39	0.41	0.20			19.05	0.97	0.02	2.12	65.78	0.07	0.11
1999	204.44	0.41	0.18			38.46	0.42		1.08	71.68	0.06	0.09
2000	192.59	0.36	0.19	0.02		0.79	0.15		0.60	64.91	0.07	0.10
2001	191.09	0.36	0.19	0.01		5.56	0.22		0.53	65.46	0.06	0.09
2002	182.25	0.39	0.21	0.01			0.05	0.00	0.75	66.10	0.08	0.12
2003	192.18	0.48	0.25			7.69	0.02		0.41	68.55	0.08	0.12
2004	244.66	0.55	0.22	0.00	0.00	40.91	0.02	0.00	0.41	88.69	0.08	0.09
2005	268.31	0.76	0.28	0.00	0.00	30.00	0.07	0.00	0.41	91.42	0.09	0.10
2006	266.83	0.81	0.30	0.00			0.01	0.00	1.26	102.09	0.10	0.10
2007	272.39	0.99	0.36	0.00		50.00	0.01			108.44	0.09	0.08
2008	268.01	0.94	0.35	0.00	0.00	100.00	0.01			106.54	0.08	0.07
2009	263.52	1.12	0.42	0.00	0.00	25.00	0.01			107.30	0.08	0.07
2010	238.69	1.07	0.45	0.00	0.00	28.57	0.01			98.74	0.07	0.07
2011	241.44	1.14	0.47	0.00	0.00	100.00	0.00			102.34	0.06	0.06
2012	238.76	1.24	0.52	0.00	0.00	100.00	0.01			102.48	0.06	0.05
2013	225.80	1.20	0.53				0.00	0.00	1.89	92.45	0.05	0.06
2014	226.98	1.19	0.52	0.00	0.00	100.00	0.00			90.25	0.04	0.04

注：①2005年起，流行性和地方性斑疹伤寒、黑热病调整为丙类传染病；②2009年甲型H1N1流感纳入乙类传染病；③2013年11月1日起，人感染H7N9禽流感纳入法定乙类传染病，甲型H1N1流感从乙类调整至丙类，统一纳入流行性感冒进行监测。

10-1-3　续表1

年份	细菌性和阿米巴性痢疾			伤寒、副伤寒			艾滋病			HIV感染者		
	发病率 1/10万	死亡率 1/10万	病死率 %	发病率 1/10万	死亡率 1/10万	病死率 %	发病率 1/10万	死亡率 1/10万	病死率 %	发病率 1/10万	死亡率 1/10万	病死率 %
1950	46.37	1.96	4.22	8.17	0.78	9.54						
1955	319.42	1.91	0.60	8.69	0.19	2.19						
1960	438.88	1.88	0.43	37.75	0.55	1.45						
1965	424.89	0.96	0.23	16.06	0.09	0.56						
1970	352.15	0.48	0.14	9.96	0.03	0.30						
1975	1000.70	1.44	0.14	9.61	0.03	0.32						
1976	712.90	0.91	0.13	7.68	0.03	0.35						
1977	729.11	0.83	0.11	12.82	0.04	0.29						
1978	676.06	0.82	0.12	15.58	0.05	0.29						
1979	589.62	0.78	0.13	10.53	0.04	0.34						
1980	568.99	0.52	0.09	11.94	0.04	0.33						
1981	671.37	0.56	0.08	12.72	0.04	0.32						
1982	617.23	0.36	0.06	14.25	0.04	0.25						
1983	482.80	0.30	0.06	11.24	0.03	0.27						
1984	376.75	0.21	0.05	9.75	0.25	0.25						
1985	316.72	0.23	0.07	8.35	0.02	0.29						
1986	299.84	0.25	0.08	9.76	0.04	0.40						
1987	230.67	0.24	0.11	13.02	0.04	0.34						
1988	190.06	0.21	0.11	14.01	0.03	0.22						
1989	132.47	0.14	0.10	10.83	0.04	0.32						
1990	127.44	0.17	0.13	10.32	0.02	0.24						
1991	115.58	0.10	0.09	10.45	0.03	0.29						
1992	79.55	0.06	0.08	7.91	0.01	0.16			66.67			
1993	54.50	0.04	0.07	7.51	0.01	0.17			45.00			
1994	74.84	0.02	0.06	7.75		0.17			84.62			
1995	73.30	0.04	0.05	6.10	0.01	0.17			69.70			
1996	66.31	0.03	0.05	5.61	0.01	0.17			46.67			
1997	59.65	0.03	0.05	4.83	0.01	0.15	0.01	0.01	65.04	0.15		
1998	55.34	0.03	0.05	4.80	0.01	0.20			17.33	0.10		
1999	48.30	0.02	0.10	4.08		70.59	0.02	0.01	0.00	0.18		
2000	40.79	0.01	0.03	4.19		0.09	0.02	0.01	57.82	0.20		
2001	39.86	0.01	0.03	5.07		0.06	0.04	0.02	56.18	0.30		
2002	36.23	0.02	0.05	4.47	0.00	0.07	0.06	0.02	38.25	0.33		
2003	34.52	0.02	0.05	4.17		0.06	0.08	0.03	33.10			
2004	38.30	0.01	0.03	3.80	0.00	0.04	0.23	0.06	24.26	1.02	0.00	0.02
2005	34.92	0.01	0.03	2.65	0.00	0.04	0.43	0.10	17.91			
2006	32.36	0.01	0.03	1.99	0.00	0.07	0.60	0.11	15.12	2.42	0.03	1.24
2007	27.99	0.01	0.02	1.55		0.03	0.82	0.30	14.53			
2008	23.43	0.00	0.02	1.18	0.00	0.04	1.10	0.45	13.64	3.14	0.24	7.75
2009	20.45	0.00	0.01	1.28	0.00	0.05	1.51	0.52	12.10	3.33	0.39	11.64
2010	18.90	0.00	0.01	1.05	0.00	0.02	2.56	0.71	10.69	3.42	0.49	14.47
2011	17.74	0.00	0.01	0.88	0.00	0.01	2.92	0.79	9.39	3.93	0.64	16.34
2012	15.40	0.00	0.01	0.89	0.00	0.03	3.11	0.86	8.03	4.33	0.85	19.64
2013	13.83	0.00	0.01	1.04	0.00	0.02	3.12	0.84	6.61			
2014	11.33	0.00	0.00	1.02			3.33	0.89	5.57	5.46	0.83	15.16

注：从2006年起，艾滋病病死率定义为当年符合治疗标准的感染者和病人中死亡人数所占比例。

10-1-3 续表2

年份	淋病			梅毒			脊髓灰质炎			麻疹		
	发病率 1/10万	死亡率 1/10万	病死率 %	发病率 1/10万	死亡率 1/10万	病死率 %	发病率 1/10万	死亡率 1/10万	病死率 %	发病率 1/10万	死亡率 1/10万	病死率 %
1950										44.08	2.85	6.46
1955								0.02	6.09	701.23	12.24	1.75
1960							2.40	0.09	3.64	157.51	1.60	1.01
1965							4.06	0.08	2.06	1265.74	9.19	0.73
1970							2.56	0.03	1.35	450.47	1.83	0.41
1975							0.84	0.02	1.94	277.57	1.63	0.59
1976							0.50	0.01	2.62	273.56	1.20	0.44
1977							0.79	0.02	2.86	278.26	1.24	0.45
1978							1.09	0.03	2.49	249.44	1.01	0.40
1979							0.57	0.01	2.63	178.31	0.79	0.44
1980							0.76	0.02	2.31	114.88	0.50	0.44
1981	0.02						0.97	0.02	2.59	101.46	0.42	0.42
1982	0.05			0.01			0.77	0.02	2.03	88.96	0.51	0.58
1983	0.09			0.00			0.32	0.01	1.73	76.92	0.40	0.51
1984	0.18			0.01			0.16		3.08	60.42	0.28	0.47
1985	0.49			0.02			0.15	0.01	6.18	40.37	0.26	0.63
1986	2.03			0.03			0.17	0.02	11.00	18.97	0.08	0.42
1987	4.06			0.08			0.09		4.23	9.88	0.02	0.21
1988	5.72			0.12			0.06		0.45	8.90	0.05	0.55
1989	9.93			0.18			0.42	0.01	2.64	7.77	0.03	0.42
1990	9.49			0.23			0.46	0.01	2.03	7.71	0.02	0.22
1991	10.09			0.16			0.17	0.01	3.17	10.78	0.03	0.29
1992	11.53			0.17		0.19	0.10		2.69	12.10	0.03	0.29
1993	14.25			0.17		0.08	0.05		4.83	10.16	0.03	0.32
1994	16.77			0.39			0.02		2.30	7.33	0.02	0.29
1995	17.34			0.96			0.01		4.84	4.83	0.01	0.19
1996	17.26			1.81						6.27	0.01	0.21
1997	18.15			2.78		0.03				6.86	0.02	0.30
1998	24.31			4.37		0.01				4.54	0.01	0.23
1999	27.54			6.50						4.98	0.01	0.25
2000	22.92		0.02	6.43						5.93	0.01	0.22
2001	18.57			6.11		0.01				7.15	0.01	0.18
2002	16.14	0.00	0.01	5.80		0.03				4.76	0.01	0.22
2003	16.54		0.00	5.63		0.05	5.55	0.01	0.11	0.00		
2004	17.71	0.00	0.00	7.70	0.00	0.04				5.43	0.00	0.04
2005	14.27	0.00	0.00	10.96	0.01	0.06				9.42	0.00	0.04
2006	12.46	0.00	0.00	14.24	0.01	0.05				7.62	0.00	0.04
2007	11.33			17.16		0.03				8.29	0.01	0.06
2008	10.16	0.00	0.00	21.06	0.00	0.02				9.95	0.01	0.08
2009	9.19			24.66	0.00	0.02				3.95	0.00	0.07
2010	8.07	0.00	0.00	28.90	0.01	0.02				2.86	0.00	0.07
2011	7.61	0.00	0.00	32.04	0.01	0.02	0.00	0.00	5.00	0.74	0.00	0.10
2012	7.07	0.00	0.00	33.30	0.01	0.02				0.46	0.00	0.13
2013	7.61	0.00	0.00	32.86	0.01	0.02				2.04	0.00	0.09
2014	7.05	0.00	0.00	30.93	0.01	0.02				3.88	0.00	0.05

10-1-3 续表3

年份	百日咳			白喉			流行性脑脊髓膜炎			猩红热		
	发病率 1/10万	死亡率 1/10万	病死率 %	发病率 1/10万	死亡率 1/10万	病死率 %	发病率 1/10万	死亡率 1/10万	病死率 %	发病率 1/10万	死亡率 1/10万	病死率 %
1950				3.97	0.41	10.40	1.94	0.32	16.54	0.59	0.05	8.34
1955	133.82	0.99	0.74	9.74	1.25	12.78	1.94	0.37	19.07	8.72	0.24	2.75
1960	87.77	0.36	0.42	23.09	1.62	7.00	6.91	0.65	9.35	6.38	0.02	0.37
1965	188.79	0.51	0.27	13.69	1.35	9.87	71.59	4.33	6.04	13.75	0.02	0.11
1970	152.23	0.25	0.17	3.34	0.28	8.53	20.97	1.59	7.59	7.22		0.05
1975	196.56	0.22	0.11	4.16	0.34	8.11	25.11	1.34	5.32	8.99	0.01	0.15
1976	143.36	0.13	0.09	2.56	0.23	8.84	40.44	2.08	5.14	7.41	0.01	0.15
1977	152.98	0.13	0.09	3.26	0.25	7.74	59.44	2.46	4.14	9.48	0.01	0.10
1978	125.95	0.14	0.11	2.11	0.18	8.45	32.18	1.34	4.17	14.69	0.01	0.08
1979	76.24	0.09	0.12	1.75	0.13	7.64	27.97	1.08	3.85	15.30	0.01	0.07
1980	62.82	0.05	0.08	1.00	0.09	9.38	23.44	0.91	3.89	10.95	0.01	0.06
1981	51.25	0.06	0.12	0.85	0.08	9.88	13.21	0.54	4.08	8.65	0.06	0.05
1982	42.07	0.05	0.11	0.65	0.07	11.40	8.65	0.43	4.97	6.68		0.06
1983	32.52	0.03	0.09	0.71	0.07	10.24	7.81	0.39	4.98	5.14		0.06
1984	21.06	0.03	0.15	0.33	0.04	10.88	11.69	0.58	4.95	5.76		0.08
1985	14.22	0.02	0.16	0.14	0.08	12.93	10.73	0.59	5.50	5.95		0.03
1986	8.02	0.01	0.12	0.08	0.01	13.09	7.56	0.44	5.87	4.84		0.03
1987	5.61	0.01	0.18	0.04		17.33	3.21	0.21	6.64	4.36		0.03
1988	3.06	0.01	0.24	0.03		12.36	2.00	0.15	7.80	3.98		0.02
1989	2.46		0.18	0.03	0.01	16.91	1.33	0.10	7.19	4.14		0.02
1990	1.80		0.17	0.04	0.01	15.91	0.89	0.07	7.68	2.70		0.00
1991	0.93		0.20	0.02		21.21	0.69	0.05	6.91	2.78		0.04
1992	0.97		0.16	0.01		13.70	0.61	0.04	7.07	3.62		0.01
1993	0.79		0.12	0.01		19.36	0.48	0.03	5.92	3.38		0.03
1994	0.67		0.59	0.01		10.62	0.55	0.03	5.77	2.07		0.02
1995	0.50		0.15	0.01		15.85	0.52	0.03	6.02	1.35		0.01
1996	0.43		0.18			23.53	0.52	0.03	5.58	1.11		0.01
1997	0.75		0.20			15.15	0.41	0.02	5.85	1.22		0.02
1998	0.59		0.11			10.00	0.31	0.02	6.32	1.24		0.01
1999	0.50		0.15			6.25	0.24	0.01	5.71	1.23		0.03
2000	0.46		0.14				0.19	0.01	5.67	1.08		0.02
2001	0.51		0.08				0.18	0.01	5.02	0.94		0.03
2002	0.49	0.00	0.08	0.00	0.00	22.22	0.19	0.01	5.02	1.14	0.00	0.01
2003	0.41		0.05			33.33	0.19	0.01	5.48	0.75		0.01
2004	0.36	0.00	0.19	0.00			0.21	0.01	6.12	1.46	0.00	0.01
2005	0.29	0.00	0.05				0.18	0.02	8.89	1.92	0.00	0.01
2006	0.19	0.00	0.16				0.13	0.01	9.35	2.11		
2007	0.22						0.09	0.01	10.35	2.55		
2008	0.18	0.00	0.04				0.07	0.01	11.93	2.10		
2009	0.12	0.00	0.06				0.05	0.01	11.68	1.66		
2010	0.13	0.00	0.06				0.02	0.00	10.15	1.56		
2011	0.19	0.00	0.08				0.02	0.00	10.96	4.76	0.00	0.00
2012	0.16	0.00	0.05				0.01	0.00	12.31	3.45	0.00	0.00
2013	0.13						0.02	0.00	9.86	2.53	0.00	0.01
2014	0.25	0.00	0.04				0.01	0.00	7.20	4.00		

10-1-3　续表4

年份	流行性出血热			狂犬病			钩端螺旋体病			布鲁氏菌病		
	发病率 1/10万	死亡率 1/10万	病死率 %	发病率 1/10万	死亡率 1/10万	病死率 %	发病率 1/10万	死亡率 1/10万	病死率 %	发病率 1/10万	死亡率 1/10万	病死率 %
1950												
1955				0.32	0.07	26.79				0.23		0.12
1960	0.10	0.01	6.12	0.03	0.02	46.61				0.33		0.55
1965	0.43	0.05	11.02	0.14	0.10	73.79	19.73	0.08	0.41	0.66		0.06
1970	0.41	0.05	11.46	0.18	0.13	72.05	11.14	0.09	0.85	0.99		0.02
1975	2.02	0.16	8.11	0.25	0.20	79.10	17.77	0.13	0.69			
1976	1.67	0.14	8.27	0.20	0.16	81.42	3.34	0.07	2.18			
1977	1.80	0.15	8.11	0.22	0.21	95.53	4.53	0.08	1.84			
1978	1.58	0.10	6.63	0.25	0.25	98.90	2.14	0.06	2.67	0.24		0.04
1979	2.19	0.15	6.87	0.45	0.44	98.05	2.84	0.08	2.93	0.10		
1980	3.12	0.20	6.43	0.69	0.68	99.66	3.67	0.09	2.35	0.17		
1981	4.26	0.24	5.64	0.71	0.71	99.87	4.33	0.10	2.36	0.11		0.09
1982	6.15	0.30	4.91	0.61	0.61	99.67	6.55	0.12	1.78	0.08		0.26
1983	8.40	0.30	3.55	0.53	0.52	99.72	6.33	0.12	1.93	0.11		
1984	8.87	0.29	3.22	0.59	0.59	99.98	3.62	0.07	2.01	0.20		0.40
1985	10.02	0.30	3.00	0.40	0.40	99.98	2.57	0.05	2.04	0.09		
1986	11.06	0.25	2.22	0.41	0.41	99.95	4.28	0.07	1.61	0.03		0.00
1987	6.14	0.14	2.28	0.54	0.54	100.00	12.69	0.12	0.96	0.07		0.53
1988	4.78	0.12	2.44	0.45	0.45	99.88	3.22	0.06	1.90	0.05		0.41
1989	3.66	0.10	2.65	0.47	0.47	99.98	3.09	0.06	1.94	0.09		0.10
1990	3.66	0.10	2.73	0.32	0.32	99.94	2.59	0.05	1.90	0.07		0.13
1991	4.32	0.12	2.68	0.18	0.18	99.81	2.57	0.05	2.06	0.07		0.49
1992	4.03	0.07	1.86	0.09	0.09	99.71	1.23	0.03	2.58	0.04		0.23
1993	3.94	0.06	1.57	0.04	0.04	99.80	2.53	0.07	2.61	0.03		
1994	5.14	0.07	1.39	0.03	0.03	97.02	1.84	0.06	3.36	0.05		0.33
1995	5.30	0.05	1.00	0.02	0.02	97.42	1.10	0.03	2.93	0.07		
1996	3.65	0.03	0.95	0.01	0.01	99.37	1.15	0.03	2.83	0.21		0.24
1997	3.60	0.04	1.00	0.02	0.02	98.20	0.87	0.03	3.96	0.11		0.08
1998	3.77	0.04	0.98	0.02	0.02	99.56	0.94	0.03	2.88	0.09		
1999	3.93	0.04	1.00	0.03	0.03	98.54	0.94	0.02	2.92	0.14		
2000	3.05	0.03	0.94	0.04	0.04	98.61	0.32	0.01	3.46	0.17		0.05
2001	2.83	0.02	0.79	0.07	0.07	99.21	0.30	0.01	3.03	0.23		0.03
2002	2.46	0.02	0.71	0.09	0.09	97.31	0.19	0.01	3.30	0.41		
2003	1.68	0.01	0.76	0.15	0.15	97.20	0.13		3.33	0.48		
2004	1.93	0.02	1.01	0.20	0.20	100.00	0.11	0.00	3.96	0.88	0.00	0.03
2005	1.60	0.02	1.30	0.19	0.19	100.00	0.11	0.00	3.18	1.41	0.00	0.02
2006	1.15	0.01	1.15	0.25	0.25	98.05	0.05	0.00	2.55	1.45		
2007	0.84	0.01	1.31	0.25	0.25	100.00	0.07		3.80	1.50		0.01
2008	0.68	0.01	1.14	0.19	0.18	96.23	0.07	0.00	2.09	2.10		
2009	0.66	0.01	1.19	0.17	0.16	96.29	0.04	0.00	1.96	2.70		
2010	0.71	0.01	1.24	0.15	0.15	98.34	0.05	0.00	1.62	2.53	0.00	0.00
2011	0.80	0.01	1.10	0.14	0.14	98.02	0.03	0.00	1.26	2.85		
2012	0.99	0.01	0.78	0.11	0.10	95.51	0.03	0.00	1.14	2.93	0.00	0.00
2013	0.95	0.01	0.85	0.09	0.08	96.25	0.03	0.00	1.42	3.21		
2014	0.85	0.01	0.69	0.07	0.06	92.42	0.04	0.00	1.20	4.22	0.00	0.00

10-1-3 续表5

年份	炭疽			斑疹伤寒			流行性乙型脑炎			黑热病		
	发病率 1/10万	死亡率 1/10万	病死率 %	发病率 1/10万	死亡率 1/10万	病死率 %	发病率 1/10万	死亡率 1/10万	病死率 %	发病率 1/10万	死亡率 1/10万	病死率 %
1950					0.11	9.26					0.01	2.03
1955	0.46	0.02	4.07	0.45	0.03	5.63	2.30	0.63	27.35	9.46	0.03	0.30
1960	0.21	0.02	7.65	2.08	0.02	0.85	2.18	0.36	16.44	0.23		0.27
1965	0.39	0.02	4.93	2.91	0.02	0.78	13.36	1.79	13.38	0.40		0.92
1970	0.23	0.01	3.27	0.50		0.95	18.02	2.15	11.94	0.30		0.41
1975	0.46	0.01	2.45	0.58		0.52	9.67	1.11	11.52	0.11		0.59
1976	0.36	0.01	1.83	0.48		0.68	7.50	0.79	10.55	0.05		0.20
1977	0.54	0.01	1.57	0.77	0.01	0.79	6.97	0.73	10.54	0.02		0.43
1978	0.54	0.01	1.58	0.83	0.01	1.02	5.39	0.59	11.01	0.01		1.01
1979	0.41	0.01	1.47	0.84	0.01	0.66	5.08	0.48	9.52	0.01		
1980	0.43	0.01	1.84	2.17		0.14	3.31	0.32	9.66			
1981	0.34	0.01	2.87	1.24		0.28	4.01	0.42	10.45	0.01		
1982	0.37	0.01	2.40	1.09		0.37	3.18	0.39	12.34			
1983	0.31	0.01	2.64	1.40		0.23	2.39	0.24	10.25	0.01		2.02
1984	0.30	0.01	2.96	1.28		0.08	2.56	0.23	9.01	0.01		2.65
1985	0.23	0.01	3.52	1.17		0.06	2.81	0.24	8.37	0.01		0.69
1986	0.23	0.01	3.85	0.90		0.15	1.73	0.15	8.68	0.02		0.79
1987	0.17	0.01	4.11	0.35			2.30	0.21	9.35	0.03		
1988	0.22	0.01	4.40	0.54		0.11	2.33	0.20	8.38			2.59
1989	0.22	0.03	12.97	0.45			1.64	0.12	7.48	0.02		0.41
1990	0.21	0.01	4.86	0.31		0.17	3.43	0.24	6.90	0.02		1.56
1991	0.24	0.01	3.74	0.38		0.05	2.13	0.10	4.92	0.03		0.31
1992	0.15	0.01	5.30	0.33		0.03	1.73	0.06	3.72	0.02		0.78
1993	0.15		2.64	0.27		0.45	1.54	0.06	3.92	0.02		0.57
1994	0.11		2.69	0.33		0.10	1.59	0.07	4.17	0.01		
1995	0.09		3.81	0.29			1.32	0.05	3.53	0.01		1.71
1996	0.09		5.44	0.25		0.00	0.87	0.03	3.68	0.01		
1997	0.10		3.42	0.33		0.03	0.83	0.03	3.68	0.01		
1998	0.10		3.92	0.45		0.07	1.00	0.04	4.08	0.01		
1999	0.05		1.60	0.48		0.03	0.69	0.03	4.07	0.01		0.62
2000	0.05		2.19	0.49		0.02	0.95	0.03	3.18	0.01		
2001	0.06		2.43	0.48		0.18	0.77	0.02	2.51	0.01		
2002	0.06	0.00	2.81	0.39	0.00	0.06	0.65	0.02	2.61	0.01	0.00	1.27
2003	0.04		1.66	0.30		0.05	0.58	0.03	4.66	0.01		
2004	0.05	0.00	1.15	0.32	0.00	0.02	0.42	0.02	3.69	0.02		
2005	0.04	0.00	2.26				0.39	0.02	4.20			
2006	0.03	0.00	2.66				0.58	0.04	6.06			
2007	0.03		0.24				0.33	0.02	5.24			
2008	0.03	0.00	0.30				0.23	0.01	4.77			
2009	0.03	0.00	0.85				0.29	0.01	4.40			
2010	0.02	0.00	2.08				0.19	0.01	3.62			
2011	0.02	0.00	0.97				0.12	0.00	3.88			
2012	0.02	0.00	0.42				0.13	0.00	3.35			
2013	0.01	0.00	0.52				0.16	0.00	2.94			
2014	0.02	0.00	1.21				0.06	0.00	3.38			

10-1-3　续表6

年份	疟疾			登革热			新生儿破伤风			肺结核		
	发病率 1/10万	死亡率 1/10万	病死率 %	发病率 1/10万	死亡率 1/10万	病死率 %	发病率 ‰	死亡率 ‰	病死率 %	发病率 1/10万	死亡率 1/10万	病死率 %
1950		0.63	0.49									
1955	1027.73	0.95	0.09									
1960	1553.85	0.06	0.00									
1965	905.24	0.03	0.00									
1970	2961.10	0.03	0.00									
1975	763.14	0.02	0.00									
1976	454.70	0.01	2.18									
1977	443.69	0.01										
1978	325.37	0.01										
1979	246.43	0.01										
1980	337.83	0.01	0.02									
1981	307.13	0.01										
1982	203.38	0.01										
1983	135.60											
1984	88.12											
1985	54.39		0.01									
1986	34.69		0.01									
1987	19.84		0.02									
1988	12.44	0.01	0.04									
1989	12.56	0.01	0.04									
1990	10.56		0.03	0.03								
1991	8.88		0.04	0.08		0.33						
1992	6.40		0.07	0.00								
1993	5.05		0.03	0.03		0.25						
1994	5.29		0.07									
1995	4.19		0.07	0.58								
1996	3.08		0.07				25.16	3.19	12.69			
1997	2.87		0.13	0.05			21.56	2.89	13.41	39.21	0.07	0.20
1998	2.67		0.11	0.04			18.76	2.48	13.25	34.69	0.07	0.19
1999	2.39	0.01	0.23	0.15			20.79	4.09	19.66	41.72	0.07	0.17
2000	2.02		0.16	0.03			19.82	3.76	18.95	43.75	0.03	0.16
2001	2.15		0.11	0.03		0.27	16.65	2.60	15.61	44.89	0.03	0.17
2002	2.65	0.00	0.14	0.12			0.19	0.03	14.35	43.58	0.08	0.18
2003	3.00		0.14	0.01			0.18	0.03	14.51	52.36	0.08	0.16
2004	2.89	0.00	0.09	0.02			2.46	0.25	10.16	74.64	0.11	0.15
2005	3.03	0.00	0.11	0.00	0.00	2.50	0.19	0.02	11.08	96.31	0.26	0.27
2006	4.60	0.00	0.06	0.08			0.15	0.02	10.44	86.23	0.26	0.30
2007	3.55		0.03	0.04			0.13	0.01	9.80	88.55	0.28	0.32
2008	1.99	0.00	0.08	0.02			0.10	0.01	10.69	88.52	0.21	0.24
2009	1.06	0.00	0.07	0.02			0.08	0.01	9.70	81.09	0.28	0.35
2010	0.55	0.00	0.19	0.02			0.06	0.00	8.14	74.27	0.22	0.30
2011	0.30	0.00	0.73	0.01			0.05	0.00	6.62	71.09	0.21	0.30
2012	0.18	0.00	0.61	0.04			0.05	0.00	7.77	70.62	0.20	0.28
2013	0.29	0.00	0.51	0.34			0.03	0.00	9.15	66.80	0.19	0.28
2014	0.22	0.00	0.82	3.46	0.00	0.01	0.03	0.00	3.52	65.63	0.17	0.25

10-1-3 续表7

年份	甲型H1N1流感			血吸虫病			人禽流感			传染性非典型肺炎			人感染H7N9禽流感		
	发病率 1/10万	死亡率 1/10万	病死率 %	发病率 1/10万	死亡率 1/10万	病死率 %	发病率 1/10万	死亡率 1/10万	病死率 %	发病率 1/10万	死亡率 1/10万	病死率 %	发病率 1/10万	死亡率 1/10万	病死率 %
1950															
1955															
1960															
1965															
1970															
1975															
1976															
1977															
1978															
1979															
1980															
1981															
1982															
1983															
1984															
1985															
1986															
1987															
1988															
1989															
1990															
1991															
1992															
1993															
1994															
1995															
1996															
1997															
1998															
1999															
2000															
2001															
2002															
2003										0.40	0.03	6.55			
2004												10.00			
2005				0.24		0.06			71.43						
2006				0.23		0.10			66.67						
2007				0.21		0.04			50.00						
2008				0.22					100.00						
2009	9.17	0.05	0.54	0.27		0.06			57.14						
2010	0.53	0.01	2.06	0.32			0.00	0.00	100.00						
2011	0.70	0.01	0.80	0.33	0.00	0.04	0.00	0.00	100.00						
2012	0.08	0.00	0.28	0.36	0.00	0.08	0.00	0.00	100.00						
2013				0.42	0.00	0.02	0.00	0.00	100.00				0.00	0.00	5.26
2014				0.31			0.00	0.00	33.33				0.02	0.01	40.91

10-1-3 续表8

年份	天花			流行性感冒			回归热			森林脑炎			恙虫病		
	发病率 1/10万	死亡率 1/10万	病死率 %	发病率 1/10万	死亡率 1/10万	病死率 %	发病率 1/10万	死亡率 1/10万	病死率 %	发病率 1/10万	死亡率 1/10万	病死率 %	发病率 1/10万	死亡率 1/10万	病死率 %
1950	11.22	2.37	21.15				2.11	0.05	2.44						
1955	0.43	0.07	16.96				0.16	0.01	3.60						
1960	0.01		15.91	91.02	0.04	0.04	0.02		3.11	0.23		0.27	0.02		15.63
1965			66.67	559.59	0.19	0.03	0.02			0.40		0.92	0.01		5.56
1970				3133.35	0.71	0.02	0.01			0.30		0.41			7.69
1975				2689.53	0.54	0.02	0.06		2.79	0.10		0.63	0.01		14.95
1976				1552.72	0.31	0.02	0.09		1.26	0.05		0.21	0.01		5.36
1977				1937.28	0.14	0.01	0.21		0.05	0.02		0.43			16.67
1978				824.44	0.06	0.01	0.28		0.30	0.01		0.01	0.02		7.87
1979				799.01	0.04	0.01	0.17		0.43				0.06	0.01	9.74
1980				817.74	0.07	0.01	0.15		0.56	0.01		11.43	0.07		0.14
1981				591.74	0.04	0.01	0.17		1.37	0.02		6.74	0.09		0.23
1982				438.96	0.03	0.01	0.14		0.15	0.01		10.08	0.10		0.41
1983				455.88	0.05	0.01	0.10		0.21	0.02		10.99	0.10		0.41
1984				382.03	0.02	0.01	0.09			0.03		5.80	0.15		0.17
1985				328.96	0.03	0.01	0.05			0.03		5.55	0.15		0.37
1986				224.78	0.01	0.00	0.03			0.03		10.81	0.15		0.20
1987				140.49	0.02	0.02	0.01		0.81	0.02		8.33	0.21		0.13
1988				86.60		0.00	0.01			0.02		10.65	0.24		0.04
1989				43.74		0.01				0.01		9.68	0.23		0.12
1990															
1991															
1992															
1993															
1994															
1995															
1996															
1997															
1998															
1999															
2000															
2001															
2002															
2003															
2004															
2005															
2006															
2007															
2008															
2009															
2010															
2011															
2012															
2013															
2014															

10-1-4 2014年各地区甲乙类法定报告传染病发病率、死亡率及病死率

地区	总计			鼠疫			霍乱			病毒性肝炎		
	发病率 1/10万	死亡率 1/10万	病死率 %	发病率 1/10万	死亡率 1/10万	病死率 %	发病率 1/10万	死亡率 1/10万	病死率 %	发病率 1/10万	死亡率 1/10万	病死率 %
总 计	**226.93**	**1.19**	**0.52**	**0.00**	**0.00**	**100.00**	**0.00**			**90.25**	**0.04**	**0.04**
北 京	165.49	0.76	0.46				0.02			14.46	0.41	2.84
天 津	148.93	0.44	0.30							16.34	0.03	0.17
河 北	186.29	0.27	0.15							86.35	0.02	0.03
山 西	292.45	0.36	0.12							166.58	0.02	0.01
内蒙古	300.81	0.32	0.11							119.70	0.02	0.02
辽 宁	236.07	0.50	0.21							75.06	0.03	0.04
吉 林	203.27	0.56	0.28							71.97	0.03	0.04
黑龙江	207.80	0.69	0.33							47.07	0.03	0.06
上 海	174.20	0.60	0.34				0.00			46.32	0.09	0.20
江 苏	117.29	0.50	0.42				0.00			26.62	0.01	0.04
浙 江	193.92	0.65	0.33				0.01			36.42	0.01	0.02
安 徽	190.33	0.61	0.32				0.00			73.07	0.02	0.03
福 建	274.60	0.43	0.16				0.01			143.64	0.04	0.03
江 西	207.73	0.58	0.28				0.00			89.82	0.03	0.03
山 东	131.65	0.25	0.19				0.00			56.59	0.02	0.04
河 南	216.68	1.50	0.69				0.00			100.35	0.03	0.03
湖 北	246.85	0.71	0.29							123.19	0.05	0.04
湖 南	246.90	1.46	0.59				0.00			108.60	0.03	0.02
广 东	360.75	1.01	0.28							160.74	0.04	0.03
广 西	280.13	6.12	2.18							116.63	0.06	0.05
海 南	326.23	1.11	0.34							167.51	0.02	0.01
重 庆	250.39	1.94	0.77				0.01			82.33	0.05	0.06
四 川	182.88	2.13	1.17							65.02	0.04	0.06
贵 州	254.20	1.86	0.73							73.57	0.02	0.03
云 南	208.52	4.03	1.93							78.27	0.04	0.05
西 藏	267.66	0.77	0.29							63.81		
陕 西	201.45	0.40	0.20							89.55	0.03	0.04
甘 肃	193.06	0.43	0.22	0.01	0.01	100.00				70.94	0.02	0.02
青 海	387.77	0.68	0.17							192.46	0.09	0.04
宁 夏	268.94	0.61	0.23							89.82	0.02	0.02
新 疆	611.78	3.52	0.58							249.29	0.06	0.02

10-1-4　续表1

地　区	其　中											
	甲型肝炎			乙型肝炎			丙型肝炎			戊型肝炎		
	发病率 1/10万	死亡率 1/10万	病死率 %	发病率 1/10万	死亡率 1/10万	病死率 %	发病率 1/10万	死亡率 1/10万	病死率 %	发病率 1/10万	死亡率 1/10万	病死率 %
总　计	**1.92**	**0.00**	**0.03**	**69.05**	**0.03**	**0.04**	**14.97**	**0.01**	**0.06**	**1.99**	**0.00**	**0.06**
北　京	0.68			7.79	0.31	4.00	4.30	0.09	1.98	1.56	0.01	0.91
天　津	0.48	0.01	1.43	11.56	0.01	0.12	3.12	0.01	0.22	0.74		
河　北	0.85			72.52	0.02	0.03	10.94	0.00	0.02	1.06		
山　西	3.39	0.00	0.08	133.67	0.01	0.01	24.13	0.01	0.03	1.91		
内蒙古	1.19			90.35	0.01	0.01	27.15	0.01	0.04	0.60		
辽　宁	3.89	0.00	0.12	47.05	0.01	0.03	18.41	0.01	0.04	2.42	0.00	0.09
吉　林	0.67			46.20	0.02	0.04	22.97	0.01	0.05	0.95		
黑龙江	0.63			29.83	0.02	0.06	13.42	0.01	0.04	1.00		
上　海	0.82			35.41	0.07	0.20	7.29	0.00	0.06	1.96	0.01	0.63
江　苏	0.85			14.39	0.01	0.04	3.44	0.00	0.04	4.32	0.00	0.03
浙　江	0.93			24.98	0.00	0.01	4.45	0.00	0.04	3.33	0.00	0.11
安　徽	1.19			56.27	0.02	0.03	8.95	0.01	0.06	2.93		
福　建	1.44			123.42	0.04	0.03	7.39			2.32	0.00	0.11
江　西	0.67			77.77	0.02	0.03	7.66	0.00	0.03	1.18		
山　东	0.68			48.74	0.02	0.03	4.11	0.00	0.05	1.40	0.00	0.29
河　南	0.79			68.44	0.01	0.02	29.70	0.02	0.05	0.72		
湖　北	1.61	0.00	0.11	100.32	0.04	0.04	13.62	0.01	0.06	3.80		
湖　南	0.97			84.17	0.02	0.03	19.17	0.00	0.02	1.91		
广　东	1.52	0.00	0.06	134.09	0.03	0.02	19.99	0.01	0.05	2.65		
广　西	1.84			87.14	0.04	0.04	20.26	0.02	0.10	3.29		
海　南	1.03			129.50	0.01	0.01	30.09	0.01	0.04	1.59		
重　庆	3.39	0.00	0.10	62.21	0.04	0.06	11.45	0.01	0.06	3.31		
四　川	3.23			47.72	0.03	0.06	10.96	0.01	0.09	1.27		
贵　州	1.25	0.00	0.23	56.96	0.01	0.03	12.70	0.01	0.04	1.55		
云　南	2.45			54.62	0.02	0.04	18.97	0.02	0.09	1.83		
西　藏	5.86			55.54			0.96			0.13		
陕　西	1.07			68.77	0.02	0.03	18.15	0.01	0.04	0.62		
甘　肃	2.61			40.71	0.01	0.03	25.87	0.00	0.01	0.50		
青　海	7.37			147.27	0.03	0.02	34.53	0.05	0.15	1.47		
宁　夏	2.09			76.86	0.02	0.02	9.94			0.44		
新　疆	26.17			166.62	0.04	0.02	51.74	0.03	0.05	1.70		

10-1-4 续表2

地区	其中 未分型肝炎 发病率 1/10万	死亡率 1/10万	病死率 %	痢疾 发病率 1/10万	死亡率 1/10万	病死率 %	伤寒、副伤寒 发病率 1/10万	死亡率 1/10万	病死率 %	艾滋病 发病率 1/10万	死亡率 1/10万	病死率 %
总计	**2.33**	**0.00**	**0.03**	**11.33**	**0.00**	**0.00**	**1.02**			**3.33**	**0.89**	**26.65**
北京	0.14			50.20			0.09			3.33	0.21	6.25
天津	0.44			51.79			0.11			1.58	0.22	14.16
河北	0.97			14.82			0.37			0.70	0.15	21.75
山西	3.49			11.98			2.31			1.18	0.20	16.51
内蒙古	0.41			6.99			0.11			0.81	0.13	15.84
辽宁	3.29			10.87			0.62			1.49	0.28	18.81
吉林	1.19			5.35			0.04			1.59	0.44	27.92
黑龙江	2.20	0.01	0.24	8.49			0.12			1.26	0.18	14.23
上海	0.86	0.00	0.48	0.86			0.11			1.88	0.14	7.49
江苏	3.62	0.00	0.07	5.02			0.20			1.65	0.29	17.38
浙江	2.73			4.35			0.95			2.74	0.33	12.16
安徽	3.73	0.00	0.04	15.60			0.42			1.43	0.35	24.16
福建	9.08			1.82			1.46			1.65	0.23	14.15
江西	2.54			13.62			0.53			1.73	0.43	24.68
山东	1.67	0.00	0.12	7.14			0.07			0.47	0.09	19.21
河南	0.70	0.00	0.15	15.28	0.00	0.01	0.16			3.05	1.29	42.40
湖北	3.84			9.59			0.57			1.89	0.48	25.32
湖南	2.38			7.85			1.51			3.40	1.09	32.12
广东	2.49	0.00	0.08	3.40			1.42			3.29	0.72	21.90
广西	4.09			6.78	0.00	0.03	2.15			14.02	5.55	39.56
海南	5.31			4.61			0.30			1.14	0.63	54.90
重庆	1.98			26.66			0.37			8.39	1.45	17.26
四川	1.83			8.84	0.00	0.01	0.24			8.02	1.83	22.87
贵州	1.11			10.02			2.02			4.87	1.15	23.64
云南	0.41			12.04			10.94			12.34	3.66	29.62
西藏	1.31			27.02			0.03			0.67	0.13	19.05
陕西	0.94			16.78			0.09			1.41	0.20	14.12
甘肃	1.25			27.61	0.00	0.01	0.18			0.88	0.15	17.11
青海	1.82			14.61			0.21			1.85	0.40	21.50
宁夏	0.49			21.55			0.23			0.87	0.24	28.07
新疆	3.07			26.03			0.76			7.12	2.42	34.06

10-1-4 续表3

地区	淋病			梅毒			脊髓灰质炎			麻疹		
	发病率 1/10万	死亡率 1/10万	病死率 %	发病率 1/10万	死亡率 1/10万	病死率 %	发病率 1/10万	死亡率 1/10万	病死率 %	发病率 1/10万	死亡率 1/10万	病死率 %
总 计	**7.05**	**0.00**	**0.00**	**30.93**	**0.01**	**0.02**				**3.88**	**0.00**	**0.05**
北 京	5.11			26.70	0.02	0.07				11.24	0.01	0.08
天 津	2.78			21.64						18.36		
河 北	1.67			11.60	0.01	0.05				7.32	0.01	0.07
山 西	4.11			28.19	0.00	0.01				1.63		
内蒙古	8.41			45.30	0.01	0.03				14.76	0.00	0.03
辽 宁	6.16			44.63	0.00	0.01				20.02		
吉 林	5.98			22.77						11.81	0.00	0.03
黑龙江	3.99			25.96	0.01	0.03				1.97	0.00	0.13
上 海	23.44			55.36	0.01	0.02				2.47	0.01	0.34
江 苏	7.43			30.12	0.00	0.01				0.19	0.00	0.68
浙 江	27.79	0.00	0.01	60.49	0.00	0.00				1.96		
安 徽	4.61			29.76	0.00	0.01				1.67	0.00	0.10
福 建	12.60			62.13	0.01	0.01				0.59		
江 西	6.40			21.85						0.13		
山 东	3.90			14.63	0.01	0.04				2.31	0.00	0.04
河 南	3.21			19.08	0.00	0.01				1.51		
湖 北	3.63			17.88						2.09		
湖 南	3.23	0.00	0.05	31.15	0.00	0.01				2.01	0.00	0.22
广 东	15.36			47.77	0.01	0.03				6.32		
广 西	8.91			20.86						6.72	0.00	0.06
海 南	15.98			38.48						0.19		
重 庆	6.53			40.38	0.02	0.05				6.62		
四 川	3.35			24.04	0.00	0.01				1.03		
贵 州	3.71			27.50	0.01	0.03				0.52	0.00	0.55
云 南	4.49			27.69	0.01	0.02				0.93		
西 藏	1.51			22.72						1.54	0.03	2.08
陕 西	3.37			22.71	0.00	0.01				0.21		
甘 肃	3.87			14.14	0.00	0.03				1.07	0.00	0.36
青 海	2.60			57.84	0.03	0.06				12.29	0.03	0.28
宁 夏	4.83			53.98						1.02		
新 疆	9.37			93.45	0.01	0.01				5.58	0.02	0.32

10-1-4 续表4

地 区	百日咳			白喉			流行性脑脊髓膜炎			猩红热		
	发病率 1/10万	死亡率 1/10万	病死率 %	发病率 1/10万	死亡率 1/10万	病死率 %	发病率 1/10万	死亡率 1/10万	病死率 %	发病率 1/10万	死亡率 1/10万	病死率 %
总 计	**0.25**	**0.00**	**0.04**				**0.01**	**0.00**	**7.20**	**4.00**		
北 京	0.40	0.00	1.18				0.00		0.00	18.53		
天 津	1.83		0.00							11.67		
河 北	0.49		0.00				0.02		0.00	4.40		
山 西	0.18		0.00				0.01		0.00	6.21		
内蒙古	0.03		0.00				0.01	0.00	50.00	14.07		
辽 宁	0.01		0.00				0.00		0.00	10.72		
吉 林	0.01		0.00				0.00		0.00	13.68		
黑龙江	0.14		0.00				0.02	0.01	33.33	9.83		
上 海							0.00		0.00	14.80		
江 苏	0.06		0.00				0.01	0.00	26.00	2.97		
浙 江	0.16		0.00				0.01		0.00	3.37		
安 徽	0.11		0.00				0.01		0.00	0.91		
福 建	0.02		0.00				0.00		0.00	0.96		
江 西	0.04		0.00				0.01		0.00	0.24		
山 东	1.09	0.00	0.09				0.00	0.00	100.00	5.28		
河 南	0.12		0.00				0.01		0.00	1.35		
湖 北	0.07		0.00							1.02		
湖 南	0.07		0.00				0.00		0.00	1.10		
广 东	0.23		0.00				0.01	0.00	10.59	2.04		
广 西	0.01		0.00				0.00		0.00	0.73		
海 南										0.08		
重 庆	0.56		0.00				0.01		0.00	1.35		
四 川	0.19		0.00				0.00	0.00	67.57	1.49		
贵 州	0.09		0.00				0.01		0.00	1.48		
云 南	0.04		0.00				0.01	0.00	32.81	2.40		
西 藏	0.03		0.00							1.73		
陕 西	0.50		0.00							2.36		
甘 肃	0.19		0.00							3.57		
青 海	0.03		0.00				0.02		0.00	3.15		
宁 夏	0.03		0.00							13.88		
新 疆	0.92		0.00				0.38	0.01	3.48	9.33		

10-1-4 续表5

地区	流行性出血热			狂犬病			钩端螺旋体病			布鲁氏菌病		
	发病率 1/10万	死亡率 1/10万	病死率 %	发病率 1/10万	死亡率 1/10万	病死率 %	发病率 1/10万	死亡率 1/10万	病死率 %	发病率 1/10万	死亡率 1/10万	病死率 %
总计	**0.85**	**0.01**	**0.69**	**0.07**	**0.06**	**92.42**	**0.04**	**0.00**	**1.20**	**4.22**	**0.00**	**0.00**
北京	0.07			0.03	0.02	71.43				0.68		
天津	0.26			0.03	0.03	100.00				1.23		
河北	1.32	0.00	0.10	0.08	0.05	60.71	0.00			8.89		
山西	0.04			0.12	0.09	74.42				23.53		
内蒙古	0.83	0.02	2.90	0.02	0.02	66.67	0.00			40.58		
辽宁	3.00	0.01	0.30	0.00	0.00	100.00				6.37	0.00	0.04
吉林	2.74	0.00	0.13							6.58		
黑龙江	4.81	0.04	0.92							14.67		
上海	0.02	0.00	20.00	0.01	0.01	100.00				0.01		
江苏	0.44	0.01	1.14	0.05	0.04	87.18				0.11		
浙江	0.70			0.02	0.02	100.00	0.01	0.00	14.29	0.18		
安徽	0.26	0.01	2.52	0.05	0.05	96.77	0.03			0.13		
福建	1.18	0.00	0.22				0.10			0.15		
江西	1.14	0.01	0.97	0.03	0.03	100.00	0.03			0.07		
山东	1.62	0.01	0.82	0.03	0.03	93.75	0.01			2.88		
河南	0.14	0.00	3.01	0.08	0.06	74.36				5.50		
湖北	0.41	0.01	1.26	0.07	0.07	97.56	0.01			0.34		
湖南	0.87	0.00	0.34	0.10	0.10	103.08	0.05			0.07		
广东	0.44	0.00	0.43	0.08	0.08	101.18	0.02			0.18		
广西	0.03			0.26	0.26	100.00	0.03	0.00	6.25	0.04		
海南	0.04			0.23	0.23	100.00	0.07			0.12		
重庆	0.07	0.00	4.76	0.10	0.09	90.00	0.01			0.03		
四川	0.08	0.00	2.99	0.06	0.06	100.00	0.12	0.00	2.13	0.03	0.00	4.00
贵州	0.24	0.00	1.20	0.20	0.20	98.57	0.02	0.01	25.00	0.16		
云南	0.52	0.01	1.22	0.16	0.15	97.26	0.48			0.28		
西藏												
陕西	2.76	0.01	0.38	0.08	0.08	96.77				3.91		
甘肃	0.11			0.02	0.02	100.00	0.00			5.39		
青海	0.03									0.80		
宁夏	0.03			0.21	0.21	100.00				31.54		
新疆	0.00									33.03		

10-1-4 续表6

地区	炭疽			流行性乙型脑炎			肺结核			疟疾			登革热		
	发病率 1/10万	死亡率 1/10万	病死率 %	发病率 1/10万	死亡率 1/10万	病死率 %	发病率 1/10万	死亡率 1/10万	病死率 %	发病率 1/10万	死亡率 1/10万	病死率 %	发病率 1/10万	死亡率 1/10万	病死率 %
总 计	**0.02**	**0.00**	**1.21**	**0.06**	**0.00**	**3.38**	**65.63**	**0.17**	**0.25**	**0.22**	**0.00**	**0.82**	**3.46**	**0.00**	**0.01**
北 京				0.00			34.38	0.08	0.22	0.18	0.00	2.70	0.04		
天 津							21.27	0.16	0.73	0.08					
河 北	0.00			0.03			48.15	0.04	0.07	0.08			0.01		
山 西	0.00			0.02			46.33	0.05	0.11	0.04			0.00		
内蒙古	0.04						49.14	0.10	0.21	0.01			0.00		
辽 宁	0.01						57.01	0.17	0.30	0.09	0.00	5.13	0.02		
吉 林							60.66	0.08	0.13	0.09			0.00		
黑龙江	0.01						89.43	0.42	0.47	0.01			0.01		
上 海				0.00			28.74	0.30	1.04	0.09			0.03		
江 苏				0.01			41.90	0.12	0.30	0.45	0.00	0.56	0.01		
浙 江				0.04	0.01	13.04	54.05	0.21	0.39	0.37	0.00	0.49	0.07		
安 徽				0.05	0.00	6.90	61.84	0.16	0.25	0.25			0.01		
福 建				0.05	0.00	5.00	47.19	0.12	0.26	0.17	0.01	3.17	0.75		
江 西				0.03			71.81	0.09	0.12	0.10			0.03		
山 东	0.00			0.02			35.45	0.08	0.22	0.16	0.00	2.61	0.01		
河 南				0.05	0.00	2.13	66.50	0.11	0.16	0.24	0.00	1.35	0.03		
湖 北				0.03			79.58	0.10	0.12	0.23	0.00	0.74	0.07		
湖 南	0.00			0.09	0.00	5.26	85.88	0.21	0.24	0.23	0.00	1.27	0.11		
广 东				0.03			76.57	0.10	0.13	0.11	0.00	0.88	42.45	0.01	0.01
广 西	0.00			0.04	0.00	4.76	100.65	0.24	0.24	0.39			1.81		
海 南				0.02			97.02	0.21	0.22	0.13	0.01	8.33	0.17		
重 庆				0.17			76.62	0.32	0.42	0.08	0.00	4.17	0.08		
四 川	0.07			0.19	0.01	3.18	69.68	0.18	0.26	0.34	0.00	0.73	0.03		
贵 州	0.04	0.01	21.43	0.18	0.00	1.56	129.39	0.44	0.34	0.08			0.01		
云 南	0.02			0.40	0.01	3.70	56.01	0.15	0.27	0.95			0.45		
西 藏	0.38						147.99	0.61	0.41	0.22					
陕 西				0.14	0.01	5.56	57.39	0.06	0.11	0.15			0.01		
甘 肃	0.21			0.10	0.01	8.00	64.45	0.21	0.33	0.26			0.01		
青 海	0.66			0.02			101.16	0.12	0.12	0.03					
宁 夏	0.05						50.84	0.12	0.24	0.06	0.02	25.00			
新 疆	0.15						176.00	0.95	0.54	0.02			0.00		

10-1-4 续表7

地区	血吸虫			新生儿破伤风			人禽流感			甲型H1N1流感			人感染H7N9禽流感		
	发病率 1/10万	死亡率 1/10万	病死率 %	发病率 ‰	死亡率 ‰	病死率 %	发病率 1/10万	死亡率 1/10万	病死率 %	发病率 1/10万	死亡率 1/10万	病死率 %	发病率 1/10万	死亡率 1/10万	病死率 %
总 计	**0.31**			**0.03**	**0.00**	**3.52**	**0.00**	**0.00**	**33.33**				**0.02**	**0.01**	**40.91**
北 京													0.01	0.00	33.33
天 津				0.01											
河 北				0.01											
山 西	0.00														
内蒙古				0.00											
辽 宁															
吉 林				0.01									0.01		
黑龙江															
上 海	0.00												0.04	0.03	77.78
江 苏				0.01									0.04	0.02	44.12
浙 江	0.01			0.05	0.00	4.35							0.17	0.07	41.30
安 徽	0.09			0.01									0.02	0.02	78.57
福 建				0.05									0.08	0.01	15.63
江 西	0.09			0.02									0.00		
山 东													0.00	0.00	66.67
河 南	0.00			0.01											
湖 北	6.18			0.00											
湖 南	0.54			0.00			0.00						0.03	0.01	40.91
广 东	0.11			0.09	0.00	2.63							0.10	0.04	35.85
广 西				0.05			0.00						0.00	0.00	50.00
海 南				0.09											
重 庆	0.01			0.01											
四 川	0.02			0.03			0.00	0.00	100.00						
贵 州				0.05	0.01	25.00									
云 南	0.05			0.04	0.00	5.00									
西 藏															
陕 西				0.01											
甘 肃				0.03											
青 海	0.02														
宁 夏															
新 疆				0.22	0.01	4.05							0.04	0.04	88.89

10-2-1　我国居民高血压患病率(%)

分组	2002年			2012年		
	合计	城市	农村	合计	城市	农村
合计	**18.8**	**19.3**	**18.6**	**25.2**	**26.8**	**23.5**
男性	20.2	21.8	19.6	26.2	28.1	24.2
女性	18.0	17.9	18.0	24.1	25.4	22.8
18～44岁小计	9.1	9.4	9.0	10.6	11.3	10.0
男性	12.7	14.5	12.0	13.6	14.6	12.7
女性	6.7	6.1	6.9	7.3	7.6	6.9
45～59岁小计	29.3	32.8	28.0	35.7	36.6	34.7
男性	28.6	33.1	26.9	35.9	37.9	33.6
女性	30.0	32.6	29.1	35.5	35.2	35.9
60岁及以上小计	49.1	54.4	47.2	58.9	60.6	57.0
男性	48.1	54.0	46.0	56.5	57.6	55.3
女性	50.2	54.9	48.4	61.2	63.4	58.7

资料来源：2002、2012年中国居民营养与健康监测。

10-2-2　我国居民高血压治疗率(%)

分组	2002年			2012年		
	合计	城市	农村	合计	城市	农村
合计	**24.7**	**35.1**	**17.4**	**41.1**	**47.9**	**33.4**
男性	21.6	31.2	14.7	37.4	44.7	29.3
女性	27.7	38.8	19.8	44.2	50.7	36.9
18～44岁小计	9.1	11.8	7.9	16.9	20.2	14.2
男性	6.9	9.7	5.4	14.1	17.2	11.4
女性	12.0	15.0	10.8	20.5	24.4	17.6
45～59岁小计	25.0	34.1	19.4	38.0	43.7	32.1
男性	20.6	28.6	15.7	33.7	40.6	26.2
女性	28.5	38.5	22.3	41.5	46.2	36.6
60岁及以上小计	32.2	43.1	21.3	48.8	55.8	39.9
男性	31.0	41.5	20.7	46.7	54.0	37.8
女性	33.3	44.7	21.9	50.7	57.3	41.8

资料来源：2002、2012年中国居民营养与健康监测。

10-3-1 前十位恶性肿瘤死亡率(合计)

顺位	2004～2005		1990～1992		1973～1975	
	疾病名称	死亡率(1/10万)	疾病名称	死亡率(1/10万)	疾病名称	死亡率(1/10万)
1	肺癌	30.83	胃癌	25.16	胃癌	19.54
2	肝癌	26.26	肝癌	20.37	食管癌	18.83
3	胃癌	24.71	肺癌	17.54	肝癌	12.54
4	食管癌	15.21	食管癌	17.38	肺癌	7.09
5	结直肠癌	7.25	结直肠癌	5.30	子宫颈癌	5.23
6	白血病	3.84	白血病	3.64	结直肠癌	4.60
7	脑瘤	3.13	子宫颈癌	1.89	白血病	2.72
8	女性乳腺癌	2.90	鼻咽癌	1.74	鼻咽癌	2.32
9	胰腺癌	2.62	女性乳腺癌	1.72	女性乳腺癌	1.65
10	骨癌	1.70				
	恶性肿瘤总计	134.80	恶性肿瘤总计	108.26	恶性肿瘤总计	83.65

资料来源：1973～1975、1990～1992、2004～2005年中国恶性肿瘤死亡抽样回顾调查。

10-3-2 前十位恶性肿瘤死亡率(男)

顺位	2004～2005		1990～1992		1973～1975	
	疾病名称	死亡率(1/10万)	疾病名称	死亡率(1/10万)	疾病名称	死亡率(1/10万)
1	肺癌	41.34	胃癌	32.84	胃癌	25.12
2	肝癌	37.54	肝癌	29.01	食管癌	23.34
3	胃癌	32.46	肺癌	24.03	肝癌	17.60
4	食管癌	20.65	食管癌	22.14	肺癌	9.28
5	结直肠癌	8.19	结直肠癌	5.76	结直肠癌	4.85
6	白血病	4.27	白血病	3.96	白血病	3.00
7	脑瘤	3.50	鼻咽癌	2.34	鼻咽癌	2.94
8	胰腺癌	2.94				
9	膀胱癌	2.13				
10	鼻咽癌	2.05				
	恶性肿瘤总计	169.19	恶性肿瘤总计	134.91	恶性肿瘤总计	96.31

10-3-3 前十位恶性肿瘤死亡率(女)

顺位	2004～2005		1990～1992		1973～1975	
	疾病名称	死亡率(1/10万)	疾病名称	死亡率(1/10万)	疾病名称	死亡率(1/10万)
1	肺癌	19.84	胃癌	17.02	食管癌	14.11
2	胃癌	16.59	食管癌	12.34	胃癌	13.72
3	肝癌	14.44	肝癌	11.21	子宫颈癌	10.70
4	食管癌	9.51	肺癌	10.66	肝癌	7.26
5	结直肠癌	6.26	结直肠癌	4.82	肺癌	4.79
6	女性乳腺癌	5.90	子宫颈癌	3.89	结直肠癌	4.33
7	白血病	3.41	女性乳腺癌	3.53	女性乳腺癌	3.37
8	宫颈癌	2.86	白血病	3.30	白血病	2.42
9	脑瘤	2.74	鼻咽癌	1.10	鼻咽癌	1.67
10	子宫癌	2.71				
	恶性肿瘤总计	98.97	恶性肿瘤总计	80.04	恶性肿瘤总计	70.43

10-3-4 前十位恶性肿瘤死亡率(城市)

顺位	2004～2005		1990～1992		1973～1975	
	疾病名称	死亡率(1/10万)	疾病名称	死亡率(1/10万)	疾病名称	死亡率(1/10万)
1	肺癌	40.98	肺癌	27.50	胃癌	20.19
2	肝癌	24.93	肝癌	19.50	肝癌	14.05
3	胃癌	22.97	胃癌	19.44	食管癌	13.59
4	食管癌	10.97	食管癌	9.62	肺癌	12.61
5	结直肠癌	9.78	结直肠癌	6.98	子宫颈癌	5.81
6	胰腺癌	4.44	白血病	3.66	结直肠癌	5.29
7	白血病	4.17	女性乳腺癌	2.56	白血病	3.17
8	女性乳腺癌	3.98	鼻咽癌	1.93	鼻咽癌	2.60
9	脑瘤	3.27	子宫颈癌	1.58	女性乳腺癌	2.17
10	胆囊癌	2.13				
	恶性肿瘤总计	146.57	恶性肿瘤总计		恶性肿瘤总计	91.80

10-3-5 前十位恶性肿瘤死亡率(农村)

顺位	2004～2005		1990～1992		1973～1975	
	疾病名称	死亡率(1/10万)	疾病名称	死亡率(1/10万)	疾病名称	死亡率(1/10万)
1	肝癌	26.93	胃癌	27.16	食管癌	20.81
2	肺癌	25.71	肝癌	20.67	胃癌	19.18
3	胃癌	25.58	食管癌	20.10	肝癌	12.02
4	食管癌	17.34	肺癌	14.05	肺癌	5.13
5	结直肠癌	5.96	结直肠癌	4.72	子宫颈癌	5.05
6	白血病	3.68	白血病	3.63	结直肠癌	4.35
7	脑瘤	2.80	子宫颈癌	2.00	白血病	2.55
8	女性乳腺癌	2.35	鼻咽癌	1.67	鼻咽癌	2.22
9	胰腺癌	1.70	女性乳腺癌	1.42	女性乳腺癌	1.45
10	骨癌	1.61				
	恶性肿瘤总计	128.63	恶性肿瘤总计	106.76	恶性肿瘤总计	80.79

10-4-1 2014年血吸虫病防治情况

地区	流行县数（个）	流行乡数（个）	流行村人口数（万人）	达到传播控制标准县数（个）	达到传播阻断标准县数（个）	未达控制标准县数（个）	现有病人数（人）	其中晚期病人数（人）	急性血吸虫病感染人数（人）	治疗及扩大化疗人数（人）
总计	**453**	**3479**	**6851**	**135**	**313**	**5**	**115614**	**30880**	**2**	**2846410**
上海	8	81	256.4		8		1			7
江苏	67	474	1342.4	9	58		2909	2909		5962
浙江	55	471	906.0		55		1062	1053		1867
安徽	51	366	698.6	32	19		16510	5804		304155
福建	16	75	84.7		16					
江西	39	316	495.4	11	24	4	25989	4997		454672
湖北	63	519	996.2	39	24		34455	8906		711821
湖南	41	339	639.1	30	10	1	31669	4625	2	596451
广东	13	33	41.2		13					37
广西	19	69	89.5		19					
四川	63	661	1112.1	7	56		1794	1794		507730
云南	18	75	189.1	7	11		1225	792		263708
重庆										

10-4-2 2014年血吸虫病查灭螺情况

地区	实际钉螺情况			年内查螺情况				灭螺总面积（万平方米）	环改灭螺面积（万平方米）
	有螺乡数（个）	有螺村数（个）	实有钉螺面积（万平方米）	年内查螺乡数（个）	年内查出有螺乡数（个）	查出钉螺面积（万平方米）	内：新发现有螺面积（万平方米）		
总计	**1454**	**7543**	**364324.4**	**2995**	**1105**	**169518.9**	**531.1**	**138923.9**	**5331**
上海	11	22	1.7	63	10	1.3	1.2	122.7	
江苏	42	124	2253.8	454	42	2190.0	14.9	12686.0	336
浙江	91	323	69.5	420	81	36.0		2325.0	3
安徽	208	957	27279.9	305	197	19773.8	5.6	11463.6	36
福建	10	16	3.2	39	10	6.3		35.2	
江西	138	596	78721.0	248	121	30564.1		16075.3	321
湖北	357	2666	76165.1	477	342	56622.6		41321.8	4343
湖南	200	924	175910.5	279	180	59099.0	419.3	18510.7	233
广东				14					
广西	5	6	5.4	59	5	5.0		19.6	
四川	344	1682	2525.3	563	62	175.2		24754.2	58
云南	48	227	1389.1	74	55	1045.9	90.2	11609.8	

10-5-1　2014年克山病防治情况

地区	病区县		病区乡镇		已控制县数(个)	现症病人数(人)		年内死亡(人)
	个数	人口数(万人)	个数	人口数(万人)		潜在型	慢型	
总　计	**327**	**13377.3**	**2641**	**6189.2**	**255**	**28169**	**9801**	**779**
河　北	11	351.1	73	91.1	11	5088	646	
山　西	11	125.4	20	24.8	11	902	33	1
内蒙古	12	415.0	62	166.7	8	11778	4133	120
辽　宁	4	113.7	46	86.5	4	655	94	
吉　林	37	1263.0	309	685.4	37	1798	898	149
黑龙江	66	2284.3	318	730.3	46	264	246	9
山　东	19	1658.1	201	1272.2	19	324	494	13
河　南	3	164.9	20	44.8		476	60	
湖　北	1	90.3	1	7.1	1	74	7	
四　川	54	2538.9	818	1022.4	54	148	177	18
贵　州	1	145.4	6	24.2		162	2	
云　南	42	1567.4	225	776.5	27	124	250	217
西　藏	1	4.9	2	0.9		8	2	
重　庆	8	809.8	128	416.0	8	5	75	4
陕　西	29	769.9	184	313.6	29	2350	522	48
甘　肃	28	1075.2	228	526.6		4013	2162	200

10-5-2　2014年大骨节病防治情况

地区	病区县		病区乡镇		已控制县数(个)	临床Ⅰ度及以上病人(人)	
	个数	人口数(万人)	个数	人口数(万人)			13岁以下病人数
总　计	**378**	**10418.9**	**2100**	**3771.5**	**262**	**611187**	**13453**
河　北	7	250.3	36	45.4	7	5497	2
山　西	35	743.5	128	198.0	35	13655	
内蒙古	18	561.0	113	267.0	12	99460	170
辽　宁	5	130.0	60	114.4	5	24598	
吉　林	40	1509.4	314	756.7	40	40291	
黑龙江	80	2574.9	345	794.5	49	64507	1621
山　东	1	91.9	4	20.0	1	738	
河　南	5	237.3	33	69.3		12634	5
四　川	32	725.4	143	76.7	13	44296	
西　藏	53	215.1	169	75.8	38	14771	666
陕　西	62	2104.9	368	635.0	62	151197	
甘　肃	37	1254.5	380	713.9		137647	10989
青　海	3	20.8	7	5.0		1896	

10-5-3 2014年地方性氟中毒(水型)防治情况

地区	病区县数(个)	基本控制县数(个)	病区村(个)				病区村人口数(万人)	已改水		现症病人数(人)	
			小计	轻病区	中病区	重病区		村数(个)	受益人口(万人)	氟斑牙	氟骨症
总 计	1055	220	77879	50325	22081	5473	6188.7	54964	4671	18160901	1272720
北 京	9	6	243	200	40	3	36.7	243	37	16340	1376
天 津	10		2189	903	1080	206	281.8	1522	149		
河 北	126	62	6281	2522	2586	1173	619.1	3947	551	1511333	76245
山 西	40	1	3894	3111	668	115	427.3	2911	293	1921291	113776
内蒙古	85		11078	7265	2856	957	491.2	6240	278	1242092	217554
辽 宁	55	9	2679	1135	1268	276	186.9	2055	128	632904	44195
吉 林	16	5	3171	1495	1285	391	185.9	2836	132	662822	54943
黑龙江	24	4	1775	1340	360	75	105.3	750	46	323946	46844
江 苏	27		2103	1068	801	234	443.7	1986	360	1992061	132954
浙 江	32		297	277	17	3	16.0	281	15	8525	96
安 徽	25	1	1726	1492	198	36	352.9	662	129	693976	6894
福 建	36	31	153	106	34	13	14.0	153	13	6884	389
江 西	21	11	33	30	3		6.3	30	4	20631	61
山 东	112	35	10412	6152	3298	962	944.4	8951	804	1845996	351465
河 南	112	1	19518	14754	4511	253	1235.2	12230	1110	4924920	35984
湖 北	29		230	227	3		30.6	218	26	38698	1154
湖 南	9	9	22	8	8	6	3.4	22	3	8946	41
广 东	40	37	377	177	139	61	84.7	377	82	17106	216
广 西	14		191	125	48	18	12.7	186	12	36432	3577
重 庆	6		6	6			3.0	6	3	647	26
四 川	12		86	75	11		8.8	78	6	18598	1207
云 南	14	1	149	121	12	16	8.2	138	7	11553	647
西 藏	7	7	47	47			4.2	44	2	705	234
陕 西	56		5005	3510	1206	289	416.1	4175	298	468488	150633
甘 肃	58		1610	1150	428	32	85.4	883	34	314586	18691
青 海	21		374	317	50	7	34.3	349	27	165463	10346
宁 夏	19		3413	1924	1156	333	110.0	3019	89	256200	2383
新 疆	40		817	788	15	14	40.6	672	33	1019758	789

10-5-4　2014年地方性氟中毒(燃煤污染型)防治情况

地区	病区县数(个)	基本控制县数(个)	病区村(个)				病区村人口数(万人)	病区户数	已改炉改灶		现症病人数(人)	
			小计	轻病区	中病区	重病区			户数	受益人口(万人)	氟斑牙	氟骨症
总计	**173**	**50**	**33360**	**14839**	**6445**	**12076**	**3265.0**	**8050834**	**7887986**	**3211.3**	**14537187**	**1881942**
山西	20	20	3352	2724	454	174	240.6	673408	666153	224.7	478460	2045
辽宁	2	2	2	1	1		0.1	258	224	0.1	23	8
江西	7	3	406	406			112.3	287944	257648	105.7	106576	2
河南	5		253	253			19.2	48428	48428	18.9	65550	
湖北	16		759	383	198	178	98.1	260249	268379	84.3	333831	17598
湖南	28	9	2097	1463	447	187	239	573787	548597	224.8	691706	6126
广西	2	1	518	61	180	277	23.0	43059	42997	23	83734	5846
四川	22	12	1701	1263	323	115	271.3	637150	636710	258.4	1027020	166146
贵州	37	1	8652	4993	1067	2592	1668.8	4013000	3986500	1713.8	8790000	1078000
云南	13	2	13779	2407	3198	8174	355.2	844161	805957	330.7	2189045	575948
重庆	13		662	651	10	1	152.3	413010	413010	149.6	594694	5812
陕西	8		1179	234	567	378	84.9	256380	256380	77.4	176548	24411

10-5-5　2014年地方性砷中毒(水型)防治情况

地区	病区县		病区村(个)				病区村人口(万人)	已改水		病人数(人)
	个数	人口数(万人)	小计	轻病区	中病区	重病区		村数(个)	受益人口(万人)	
总计	**47**	**1695.5**	**741**	**503**	**172**	**66**	**45.9**	**716**	**40.3**	**15155**
山西	10	382.5	119	80	32	7	17.9	102	12.1	4189
内蒙古	13	307.6	408	249	126	33	15.7	406	16.7	8617
吉林	4	202.5	44	44			1.4	44	1.2	514
安徽	5	275.2	24	24			3.7	24	3.7	49
湖北	1	156.1	1	1			0.1	1		9
云南	1	32.6	2	2			0.2	2	0.2	33
陕西	5	99.7	12	10	1	1	0.9	9	0.7	374
甘肃	1	13.4	3	3			0.2	3	0.1	371
宁夏	6	202.7	72	72			2.1	70	2.0	950
新疆	1	23.1	56	18	13	25	3.8	55	3.6	49

10-5-6　2014年地方性砷中毒(燃煤污染型)防治情况

地区	病区县		病区村(个)				病区村人口数(万人)	病区户数(户)	已改炉改灶		病人数(人)
	个数	人口数(万人)	小计	轻病区	中病区	重病区			户数	受益人口(万人)	
总计	**12**	**556.3**	**1211**	**1200**	**4**	**7**	**89**	**265166**	**265166**	**81.2**	**18628**
贵州	4	299.4	32	21	4	7	4	8786	8786	3.8	2848
陕西	8	256.9	1179	1179			85	256380	256380	77.4	15780

10-5-7 2014年碘缺乏病防治情况

地区	工作县		现症病人数(人)			碘盐销售数量(吨)		居民户碘盐监测		
	个数	人口数(万人)	甲肿	II度甲肿	克汀病	计划供应	实际销售	碘盐份数	合格碘盐份数	非碘盐份数
总　计	**2795**	**131964.5**	**4576131**	**217759**	**89705**	**5919799**	**5775161**	**830576**	**786890**	**9756**
北　京	16	1335.5	175	3		110000	157414	4651	4562	149
天　津	18	2832.0	6447			40580	32121	4903	4629	497
河　北	166	6980.7	79646	9321	7859	294641	289978	47838	46471	885
山　西	119	3600.5	36877	1535	1554	144514	122239	35260	34400	500
内蒙古	101	2395.2	132410	5673	4223	151614	133224	30310	29980	102
辽　宁	100	4379.1	128768	5951	2645	246688	242621	29935	29613	75
吉　林	60	2655.9	429265	61453	951	118334	110121	17987	17873	13
黑龙江	128	3727.1	197268	7176	731	158707	137918	38093	37695	72
上　海								4580	4235	520
江　苏	100	7781.9	262347			356922	350709	29823	29511	192
浙　江	90	4867.3	7350	142	8	222262	207730	25986	25155	1233
安　徽	104	6568.4	27098	1308	6393	318756	325010	30783	30198	12
福　建	84	3556.5	84607	4322	156	153070	145241	24701	24085	368
江　西	100	4581.6	415711	13800	1597	171795	156120	29917	29066	84
山　东	118	7676.9	160695	17869	492	351932	358324	33689	32983	886
河　南	156	10148.01	63267	4073	1376	451434	457650	45435	42254	481
湖　北	95	5390.52	148426	2943	8824	224020	217851	28141	27032	62
湖　南	122	6972.00	782585	8107	2929	252799	235364	36444	35210	156
广　东	121	8759.46				404000	398789	35468	34826	399
广　西	109	5421.96	416071		3780	247400	240334	32172	30958	647
海　南	21	932.3	287			35392	35956	6266	6088	115
重　庆	39	3162.6	136599	1110	6	126869	125120	11733	11022	41
四　川	183	8916.7	107908	1818	9	407737	401335	54718	53742	187
贵　州	88	4286.2	343412	4428	5144	190000	192124	26366	25754	34
云　南	129	4663.1	15568	4841	71	252301	244047	38403	37204	270
西　藏	74	318.5	42314	96		19767	19470	21999	—	655
陕　西	108	3914.7	404320	49150	33948	178865	168214	32375	32012	25
甘　肃	87	2768.0	99341	10891	4642	122501	105675	25901	25170	111
青　海	43	557.6			1069	31000	23100	12209	11931	674
宁　夏	22	654.2	241	110	285	32500	31569	6530	6226	70
新　疆	94	2160.3	47128	1639	1013	103400	109796	27960	27005	241

10-6-1 农村改水情况

年份	累计改水受益总人口（万人）	自来水厂、站			手压机井			雨水收集			其他	
		个数	累计受益人口（万人）	其中：当年受益（万人）	万台	累计受益人口（万人）	其中：当年受益（万人）	水窖（个）	累计受益人口（万人）	其中：当年受益（万人）	累计受益人口（万人）	其中：当年受益（万人）
1990	66585.0	332044	27128.0		3311.0	17251.0					22206.0	
1991	70555.0	522691	30092.0		3607.0	19898.0					20565.0	
1992	74057.5	551517	32728.3	2653.2	3774.6	20341.2	481.8				20988.0	392.1
1993	76211.4	591251	35006.6	2269.5	3975.8	20662.1	270.2				20542.1	169.9
1994	77970.6	650103	37004.6	1987.1	3823.8	20805.2	149.7				20160.8	369.8
1995	79879.2	640375	40086.2	3188.5	3998.7	20498.3	69.8	33058	21.3	14.3	19273.4	870.4
1996	82412.1	568168	42827.4	2583.0	4399.7	21911.8	568.8	400581	364.2	106.3	17308.7	373.6
1997	84843.0	605626	45805.7	2913.0	4681.6	22546.7	550.4	525626	425.8	60.8	16064.8	873.0
1998	86442.8	614686	48103.9	2862.7	4729.6	22790.5	217.5	990020	697.1	192.6	14851.2	1440.3
1999	87607.9	652814	50843.6	2442.0	5215.4	22443.2	241.7	1119854	778.2	76.2	13542.8	946.4
2000	88112.2	674758	52669.5	2411.4	4891.0	22264.8	126.6	1622886	1002.3	114.1	12175.6	474.9
2001	86113.2	694138	52145.8	2216.3	6725.1	21214.0	39.7	1370335	1053.9	99.2	11699.4	337.1
2002	86833.0	645939	53652.7	2308.3	6615.9	20917.8	221.0	1559750	1188.8	121.8	11074.0	550.8
2003	87386.6	630903	54837.0	1761.3	5612.3	20810.5	183.7	1760607	1259.6	118.9	10479.6	430.6
2004	88451.5	644199	56545.5	1608.0	4795.2	20442.0	-316.1	1922629	1458.1	79.1	10006.0	436.4
2005	88893.2	651512	57944.4	1449.6	4845.3	19647.5	-621.8	2493172	1441.3	102.9	9860.8	-65.8
2006	86405.3	588843	58110.9	2760.1	7079.9	18382.0	-395.9	5639556	1490.1	597.2	8629.7	-192.0
2007	87859.1	599878	59850.0	2560.0	7265.5	18404.6	-343.1	1982334	1537.5	57.6	8067.0	-244.2
2008	89447.4	617177	62612.6	9032.2	6852.0	17646.8	-651.3	1938500	1537.1	39.8	7650.9	-280.4
2009	90250.9	681688	65405.1	3598.2	6075.2	16470.2	-798.6	1942144	1546.9	19.0	6828.7	-648.6
2010	90833.9	629164	68158.5	3592.1	6006.8	15172.8	-1108.7	2172278	1285.0	273.3	6217.5	-372.7
2011	89971.5	591206	68832.9	2395.2	3928.9	13737.8	-906.4	2240509	1568.3	91.1	5831.9	-71.4
2012	91266.1	572775	71417.2	3445.1	3319.3	12882.7	-933.5	2131757	1524.7	27.1	5441.5	-317.8
2013	89938.3	743988	71865.9	2793.4	8148.1	11596.5	-768.7	2603432	1506.4	49.6	4969.4	-175.8
2014	91511.3	555362	75470.9	3125.2	9053.4	10022.4	-811.1	2031063	1432.9	6.8	4585.1	-192.8

10-6-2　2014年各地区农村改水情况

地区	累计改水受益总人口(万人)	自来水厂、站			手压机井			雨水收集			其他	
		个数	累计受益人口(万人)	其中：当年受益(万人)	万台	累计受益人口(万人)	其中：当年受益(万人)	水窖(个)	累计受益人口(万人)	其中：当年受益(万人)	累计受益人口(万人)	其中：当年受益(万人)
总　计	91511.3	555362	75470.9	3125.2	9053.4	10022.4	-811.1	2031063	1432.9	6.8	4585.1	-192.8
北　京	268.3	3278	267.1	0.0	0.0	0.0	0.0		0.0	0.0	1.2	0.0
天　津	378.7	3510	374.9	0.3	2.5	3.9	-0.3		0.0	0.0	0.0	0.0
河　北	5390.1	31602	4822.2	80.0	482.0	515.8	-53.4	14933	15.8	-1.2	36.2	-3.7
山　西	2230.4	16967	2090.0	94.5	1080.5	48.3	3.0	142578	43.8	0.6	48.3	24.7
内蒙古	1411.3	11660	966.4	69.4	91.3	312.9	-33.2	42846	6.2	-1.3	125.8	-9.5
辽　宁	2159.7	10677	1660.1	26.7	85.6	237.1	-4.9	1963	28.9	0.0	233.6	-8.5
吉　林	1542.1	16846	1357.5	39.8	53.5	191.4	-39.8		0.0	0.0	-6.7	0.0
黑龙江	2098.3	14812	1474.6	26.0	169.4	607.0	-23.5		0.0	0.0	16.8	-0.3
上　海	283.5	29	283.5	0.0	0.0	0.0	0.0		0.0	0.0	0.0	0.0
江　苏	4871.1	3709	4871.1	9.4	0.0	0.0	0.0		0.0	0.0	0.0	0.0
浙　江	3566.2	20367	3487.6	49.1	8.4	31.6	-10.5	6502	0.9	-2.8	46.1	-17.8
安　徽	5057.5	10431	3466.3	367.3	523.7	1455.5	-227.3		2.5	0.3	133.4	-18.5
福　建	2918.9	20736	2748.7	42.4	4625.6	55.2	-1.4		0.0	0.0	115.0	-15.3
江　西	3369.5	19089	2386.6	58.7	150.4	637.1	-25.6	10	0.2	0.0	345.8	-28.2
山　东	6905.7	23266	6572.2	101.6	258.8	328.6	-60.7		-6.3	-3.1	11.2	0.0
河　南	7558.4	36112	5723.2	448.9	567.4	1704.3	-67.8	25571	19.1	-7.2	111.8	5.3
湖　北	4465.6	4202	3411.7	32.7	111.2	589.7	-21.7	150628	60.7	-7.0	403.5	-4.0
湖　南	4983.4	46913	4054.0	209.0	126.6	500.2	-85.2	969	3.8	0.4	425.4	-77.0
广　东	6006.7	26749	5415.8	216.3	145.7	501.7	-15.5	80	0.9	0.1	88.4	-9.3
广　西	3879.0	47343	3236.1	287.8	83.3	405.6	-75.9	134350	115.3	-10.1	122.0	0.9
海　南	541.4	13705	484.5	29.0	9.9	45.2	-14.5		0.0	0.0	11.7	-2.0
重　庆	2545.9	19825	2343.8	3.2	13.7	72.7	0.0	2014	13.2	0.0	116.2	0.0
四　川	6574.5	53702	4521.1	196.1	204.0	1081.0	-53.6	64791	92.0	3.0	880.4	-33.0
贵　州	2887.3	28202	2445.4	154.7	54.0	9.5	-3.2	112544	184.4	16.5	248.0	-25.0
云　南	3368.5	35433	2608.0	103.9	9.0	60.9	2.0	517993	302.4	20.0	397.2	13.5
陕　西	2154.0	27800	949.6	277.0	153.7	460.3	0.0	63434	222.8	0.6	521.3	0.6
甘　肃	2030.3	4013	1461.0	92.3	34.1	154.1	0.7	618415	283.4	-3.0	131.8	5.9
青　海	348.2	1711	307.8	20.0	5.3	7.5	1.0	40290	14.4	1.1	18.5	8.2
宁　夏	394.1	454	359.4	24.5	3.9	4.2	0.0	91152	28.6	0.0	1.9	0.0
新　疆	1322.8	2219	1320.9	64.6	0.0	1.4	0.0		0.0	0.0	0.6	0.0

注：缺西藏数字。

10-6-3 各地区农村改水受益人口占农村人口比重

地区	已改水受益人口占农村人口%						饮用自来水人口占农村人口%					
	2000	2005	2010	2012	2013	2014	2000	2005	2010	2012	2013	2014
总　计	**92.4**	**94.1**	**94.9**	**95.3**	**95.6**	**95.8**	**55.2**	**61.3**	**71.2**	**74.6**	**76.4**	**79.0**
北　京	99.8	100.0	100.0	100.0	100.0	100.0	98.2	97.7	99.5	99.6	99.6	99.6
天　津	100.0	100.0	100.0	100.0	100.0	100.0	83.6	88.1	97.3	97.8	98.9	99.0
河　北	96.1	98.7	97.5	97.7	98.6	99.0	73.4	81.2	83.9	85.8	87.3	88.6
山　西	90.5	94.5	87.2	91.4	90.0	91.6	73.4	77.5	75.7	79.7	79.9	85.9
内蒙古	83.9	88.5	88.4	98.9	94.6	96.4	30.8	34.6	50.5	65.3	61.2	66.0
辽　宁	98.2	97.8	96.7	97.0	97.3	96.9	59.2	54.3	66.1	73.3	74.1	74.5
吉　林	96.7	98.4	99.1	100.0	100.0	100.0	35.3	48.8	73.1	81.8	85.4	88.0
黑龙江	97.4	98.2	98.6	99.6	99.6	99.7	50.0	58.5	64.5	67.6	68.8	70.0
上　海	100.0	100.0	100.0	100.0	100.0	100.0	99.9	100.0	100.0	100.0	100.0	100.0
江　苏	93.6	99.0	98.8	98.7	98.5	99.1	75.0	95.7	98.8	98.7	98.5	99.1
浙　江	96.7	97.0	97.2	97.6	98.7	99.2	83.2	88.1	93.3	93.9	95.7	97.0
安　徽	98.7	98.4	99.6	96.5	97.0	93.8	36.8	37.7	47.8	54.6	58.6	64.3
福　建	98.5	97.6	98.8	97.7	98.9	98.7	71.2	74.5	87.2	89.6	91.9	93.0
江　西	94.5	96.5	99.6	100.0	99.5	99.6	38.2	48.4	59.1	66.5	68.8	70.6
山　东	98.9	99.5	99.6	99.6	99.8	99.3	57.2	67.6	90.6	92.2	93.6	94.5
河　南	97.0	97.3	91.2	95.2	92.8	91.1	48.9	50.2	55.1	62.2	61.7	69.0
湖　北	93.5	92.4	99.2	99.4	99.5	99.5	54.0	52.4	72.0	73.3	75.3	76.0
湖　南	96.1	96.9	94.3	91.4	90.1	92.8	46.0	58.4	65.8	69.3	70.2	75.5
广　东	98.0	90.4	99.0	98.8	99.0	99.2	70.3	53.1	83.9	86.7	88.4	89.4
广　西	89.6	98.6	92.0	79.9	85.1	89.8	47.6	75.0	65.7	61.0	68.3	74.9
海　南	94.2	91.0	96.4	97.0	96.4	94.1	49.9	59.1	72.4	79.1	81.5	84.2
重　庆	92.2	95.2	98.6	98.9	98.9	98.9	59.3	68.3	87.5	90.5	91.0	91.1
四　川	91.4	94.1	92.6	93.6	94.4	95.4	39.2	45.9	53.3	59.3	63.0	65.6
贵　州	61.4	73.4	81.0	80.3	87.7	86.5	43.6	53.4	61.8	65.7	73.3	73.2
云　南	80.8	87.9	85.1	91.6	93.5	90.8	54.3	63.0	64.1	67.9	70.0	70.3
陕　西	64.1	70.11	89.3	96.3	91.2	91.2	35.3	31.4	55.1	54.4	40.2	40.2
甘　肃	71.8	88.4	97.1	94.2	97.1	97.6	32.7	43.9	59.2	63.2	66.2	70.2
青　海	71.3	90.9	85.0	87.7	88.1	91.5	55.2	77.2	76.9	79.9	78.7	80.9
宁　夏	87.8	95.1	94.6	95.5	95.7	95.1	29.6	40.3	68.0	79.8	84.3	86.7
新　疆	86.3	58.0	78.5	93.0	92.1	96.8	80.1	58.0	78.4	92.8	91.9	96.6

注：缺西藏数字。

10-6-4 农村改厕情况

年份 地区	农村总户数(万户)	累计卫生厕所户数(万户)								卫生厕所普及率(%)	当年新增卫生厕所(万户)	累计使用卫生公厕(万户)	无害化卫生厕所普及率(%)
		合计	三格化粪池式	双瓮漏斗式	三联沼气池式	粪尿分集式	完整下水道水冲式	双坑交替式	其他				
2005	24843.1	13740.1	3903.8	1231.0	1422.5	99.5	1028.5	…	6053.0	55.3	579.5	1034.1	…
2010	25415.4	17138.3	5344.3	1097.6	2638.1	304.6	1846.8	94.5	5812.4	67.4	1060.4	2827.7	45.0
2011	26044.3	18018.5	5808.3	1119.0	2804.2	321.3	2113.5	153.2	5699.0	69.2	1028.9	2972.8	47.3
2012	25977.2	18627.5	6225.6	1057.4	2879.7	337.3	2296.5	125.7	5705.3	71.7	737.4	2896.6	49.7
2013	26185.9	19400.6	6573.2	1103.1	3003.2	338.3	2537.3	166.4	5679.1	74.1	648.3	3165.1	52.4
2014	26219.1	19939.3	6930.5	1156.6	3032.4	357.5	2824.8	165.3	5472.3	76.1	685.1	3990.9	55.2
北　京	118.8	116.7	93.3	1.3	0.2		21.8		0.1	98.2	1.8	16.4	98.1
天　津	123.4	115.5	75.9		0.4		39.2			93.6	0.2	14.0	93.6
河　北	1503.6	915.2	109.8	179.6	158.0	1	178.2	1	288.4	60.9	162.9	52.7	41.7
山　西	681.1	365.1	2.5	71.4	31.1	2.4	97.2	0.2	160.4	53.6	12.6	124.8	30.1
内蒙古	395.1	209.7	2.1	0.3	20.0	1.3	30.1	50.2	105.7	53.1	9.8	67.9	26.3
辽　宁	682.4	466.6	31.2	36.0	42.6	0.4	119.2	1.2	236.1	68.4	11.8	30.4	33.8
吉　林	440.3	337.1			2.6	62.5	6.8		265.3	76.6		16.7	16.3
黑龙江	624.6	464.8	0.9	19.0	1.1	2.3	62.9	13.0	365.5	74.4	7.2	106.6	15.9
上　海	86.3	83.3	70.8				10.8		1.7	96.5	1.5	515.6	94.5
江　苏	1571.3	1509.8	1152.6	9.4	41.0	14.8	125.3		166.7	96.1	88.2	2.8	85.5
浙　江	1203.3	1140.5	914.2	2.0	26.7		97.8		99.8	94.8	32.1	205.0	86.5
安　徽	1434.8	935.0	169.6	60.6	59.3	15.9	183.3	33.8	412.5	65.2	27.9	176.9	36.4
福　建	803.6	737.3	646.3	0.6	42.8	0.6	33.5	1.0	12.4	91.8	14.4	74.2	90.2
江　西	841.3	748.5	335.1	3.3	123.2	0.8	83.7	0.6	201.8	89.0	24.6	199.7	65.0
山　东	2097.7	1921.1	250.5	106.2	195.2	172.7	443.6	15.1	737.8	91.6	42.0	110.7	56.4
河　南	2153.0	1620.7	185.7	435.0	241.7	14.0	317.2	37.9	389.2	75.3	37.0	423.9	57.2
湖　北	1055.9	871.3	171.4		301.2		92.4		306.2	82.5	1.2	0.3	53.5
湖　南	1483.4	1016.6	318.6	23.4	154.5	2.1	103.1	0.3	414.6	68.5	18.3	73.2	40.6
广　东	1484.5	1352.4	1215.6	1.1	29.0	0.2	14.5	0.5	91.4	91.1	26.9	149.8	84.9
广　西	1053.8	877.6	483.6	1.5	296.2	4.3	11.8		80.3	83.3	44.7	142.3	75.7
海　南	128.5	101.9	89.2	0.6	10.6				1.5	79.3	5.2	11.4	78.1
重　庆	726.9	468.7	132.3	6.6	122.6	1.5	205.7			64.5	10.8		64.5
四　川	2030.2	1509.2	226.8	4.0	632.4	2.5	295.9	0.7	347.1	74.3	38.2	893.6	57.2
贵　州	845.9	413.8	82.0	0.7	124.8	0.3	59.2	0.0	146.9	48.9	12.1	66.4	31.6
云　南	963.7	605.0	97.1	3.0	182.5	7.6	50.3	0.8	263.8	62.8	13.7	139.6	35.4
陕　西	711.7	361.4	54.2	110.4	99.4	17.9	21.7	1.9	56.0	50.8	13.0	100.7	42.9
甘　肃	484.8	334.1	9.8	20.9	57.3	26.5	30.9	1.2	187.4	68.9	7.4	62.5	30.3
青　海	92.1	60.0	0.5	1.0	6.1		2.2		50.2	65.2	1.5	10.4	10.7
宁　夏	106.7	67.4	0.4	19.9	15.8	0.8	14.7	3.4	12.5	63.2	5.1	24.0	51.4
新　疆	290.3	213.6	8.7	39.0	14.1	5.8	71.9	3.0	71.2	73.6	13.0	178.8	49.1

注：缺西藏数字。

10-7 2014年健康教育专业机构服务情况

地区	健康教育服务情况				传播材料制作				主办网站(个)	健康教育培训人次数
	技术咨询与政策建议(次)	公众健康教育活动(次)	与媒体合办栏目(个)	与媒体合作播放信息(次)	平面材料(万份)	音像制品(万份)	手机短信(万条)	实物(万个)		
总　计	**9305**	**74034**	**6827**	**407400**	**39641**	**94**	**15499**	**3298**	**987**	**1306491**
北　京	132	248	31	483	323.3	0.5	330.9	42.2	10	10615
天　津	37	409	66	1438	118.3	0.2	10.0	31.2	8	2405
河　北	539	3671	421	8239	1609.7	1.0	524.8	159.6	44	84525
山　西	42	1220	226	14554	1250.5	7.0	189.8	129.1	1	42892
内蒙古	284	6698	315	16297	1230.9	3.0	160.0	67.4	32	67898
辽　宁	154	9037	108	4467	988.5	5.5	125.3	136.2	19	43920
吉　林	105	1286	264	5296	669.6	2.4	64.3	58.1	20	11909
黑龙江	306	2134	221	8944	845.0	1.8	215.0	93.1	29	64578
上　海	16	1157	26	1113	701.4	1.3	256.9	91.0	15	38130
江　苏	294	3025	245	18172	3562.8	4.7	757.7	162.6	66	28709
浙　江	440	2337	181	21088	1523.3	2.9	1358.5	176.1	62	23635
安　徽	34	1169	113	9379	1245.9	0.5	578.7	93.4	52	19525
福　建	195	1183	218	3862	913.3	0.5	947.9	76.0	26	13767
江　西	577	3064	319	18669	998.5	2.6	563.6	131.8	30	67252
山　东	1268	3111	808	23218	2227.4	12.1	490.9	137.5	98	58884
河　南	872	6997	532	14581	1178.3	7.3	734.9	107.6	42	99026
湖　北	206	1929	238	26479	2517.8	2.0	638.0	70.7	66	25785
湖　南	673	3635	404	16539	2367.7	8.5	1698.2	151.3	64	158707
广　东	395	3740	282	12095	3727.8	11.4	1556.3	287.8	52	63759
广　西	290	1046	157	2552	463.9	3.5	481.4	3.4	18	24724
海　南	119	1124	33	3232	598.4	0.4	110.4	29.4	5	7224
重　庆	248	574	83	18013	1404.8	0.5	1021.3	131.6	23	9823
四　川	836	6085	345	20627	2851.6	3.4	1341.3	294.6	89	84725
贵　州	255	2297	247	28540	931.7	0.6	308.1	183.9	16	33209
云　南	100	1377	289	70815	1990.5	2.4	318.0	98.8	19	27478
西　藏	18	48	25	6502	8.4	0.0	52.1	1.5	2	4937
陕　西	141	2307	360	12834	1729.3	1.8	429.5	150.3	61	66991
甘　肃	566	1568	181	15047	946.1	3.9	71.1	52.1	14	75638
青　海	71	833	48	1553	366.4	1.5	31.6	67.0	1	20968
宁　夏	84	657	34	2665	330.9	0.6	118.8	83.2	2	24151
新　疆	8	68	7	107	18.3	0.0	13.8	0.1	1	702

注：平面材料包括传单/折页、小册子/书籍、宣传画；与媒体合办栏目包括电视台、广播电台、报刊。

十一、居民病伤死亡原因

简要说明

一、本章主要介绍我国居民病伤死亡原因，内容包括城市、农村地区居民粗死亡率及死因顺位，分性别、疾病别、年龄别死亡率。

二、本章数据来源于居民病伤死亡原因年报。

三、资料范围

1990年城市地区包括北京、天津、太原、哈尔滨、长春、沈阳、大连、鞍山、上海、南京、杭州、武汉、广州、成都、重庆、昆明和西安17个大城市，苏州、徐州、淮安、合肥、安庆、马鞍山、蚌埠、铜陵、厦门、福州、三明、宜昌、黄石、宜春、佛山、贵阳、自贡、桂林和湖南六市等24个中小城市；农村地区包括北京、天津、上海市全部市辖县和江苏、浙江、安徽、福建、江西、湖北、湖南、广东、四川、贵州、甘肃和山西15个省（直辖市）87个县（县级市）。

1995年城市地区包括北京、天津、太原、哈尔滨、长春、沈阳、大连、鞍山、上海、南京、杭州、武汉、广州、成都、重庆和西安16个大城市，苏州、徐州、宁波、合肥、安庆、马鞍山、蚌埠、铜陵、厦门、福州、宜昌、长沙、湘潭、常德、佛山、中山、桂林、自贡、乌鲁木齐19个中小城市；农村地区包括北京、天津、上海市全部市辖县和江苏、浙江、安徽、福建、河南、湖北、湖南、广东、四川、贵州、甘肃14个省（直辖市）101个县（县级市）。

2000年城市地区包括北京、天津、长春、沈阳、大连、鞍山、上海、南京、杭州、武汉、广州、成都、重庆和西安14个大城市，苏州、徐州、合肥、安庆、马鞍山、铜陵、厦门、福州、平顶山、信阳、宜昌、黄石、长沙、湘潭、衡阳、常德、佛山、自贡、桂林和乌鲁木齐20个中小城市；农村地区包括北京、天津、上海市全部市辖县和江苏、浙江、安徽、福建、河南、湖北、湖南、广东、重庆、四川、贵州、甘肃15个省（直辖市）90个县（县级市）。

2005年城市地区包括北京、天津、上海、哈尔滨、长春、沈阳、大连、鞍山、南京、杭州、郑州、武汉、广州、重庆、成都、昆明、西安17个大城市，苏州、徐州、合肥、安庆、蚌埠、马鞍山、铜陵、福州、厦门、宜昌、黄石、长沙、衡阳、常德、湘潭、佛山、中山、三明、桂林、自贡、乌鲁木齐21个中小城市；农村地区包括北京、天津、上海市全部市辖县和江苏、浙江、安徽、福建、河南、湖北、湖南、广东、重庆、四川、贵州、甘肃15个省（直辖市）78个县（县级市）。

2010年城市地区包括北京、沈阳、大连、鞍山、哈尔滨、上海、广州、成都、昆明、西安10个大城市，徐州、合肥、蚌埠、马鞍山、铜陵、安庆、常德、佛山、自贡等9个中小城市；农村地区包括北京、天津、上海市全部市辖县和江苏、安徽、河南、湖北、广东、四川9个省（直辖市）34个县（县级市）。

2014年包括全国31个省的141个区（城市地区）和350个县或县级市（农村地区）。

四、1990、1995、2000年采用ICD-9国际疾病分类统计标准。2002年起采用ICD-10国际疾病分类统计标准。

主要指标解释

性别年龄别死亡率　指分性别年龄别计算的死亡率。计算公式：男（女）性某年龄别死亡率=男（女）性某年龄别死亡人数/男（女）性同年龄平均人口数。

11-1-1 1990年城市居民主要疾病死亡率及构成

疾病名称	合计			男			女		
	死亡率(1/10万)	构成(%)	位次	死亡率(1/10万)	构成(%)	位次	死亡率(1/10万)	构成(%)	位次
传染病(不含肺结核)	13.44	2.30	12	17.32	2.79	11	9.33	1.71	13
肺结核	7.03	1.20	11	9.59	1.54	9	4.34	0.79	15
寄生虫病	0.39	0.07	17	0.52	0.08	17	0.25	0.05	18
恶性肿瘤	128.03	21.88	1	155.10	24.98	1	99.38	18.16	2
内分泌营养和代谢及免疫疾病	10.19	1.74	7	7.90	1.27	10	12.60	2.30	7
血液和造血器官疾病	1.47	0.25	16	1.36	0.22	16	1.59	0.29	16
精神病	6.30	1.08	13	5.31	0.86	15	7.34	1.34	11
神经系病	4.99	0.85	15	5.47	0.88	14	4.49	0.82	14
心脏病	92.53	15.81	3	88.30	14.22	4	97.00	17.73	3
脑血管病	121.84	20.83	2	126.40	20.35	2	117.02	21.39	1
呼吸系病	92.18	15.76	4	93.55	15.06	3	90.74	16.59	4
消化系病	23.53	4.02	6	26.13	4.21	6	20.77	3.80	6
泌尿、生殖系病	9.26	1.58	8	9.65	1.55	8	8.83	1.61	9
妊娠分娩产褥期并发症	0.29	0.05	18				0.60	0.11	17
先天异常	5.45	0.93	14	5.56	0.90	12	5.34	0.98	12
新生儿病	8.81	1.51	9	10.08	1.62	7	7.47	1.36	10
其他疾病	7.56	1.29	10	5.51	0.89	13	9.74	1.78	8
损伤和中毒	40.43	6.91	5	47.07	7.58	5	33.42	6.11	5

11-1-2 1995年城市居民主要疾病死亡率及构成

疾病名称	合计			男			女		
	死亡率(1/10万)	构成(%)	位次	死亡率(1/10万)	构成(%)	位次	死亡率(1/10万)	构成(%)	位次
传染病(不含肺结核)	5.01	1.59	13	6.23	1.95	10	3.73	1.15	14
肺结核	4.34	0.74	14	6.07	0.96	11	2.53	0.46	15
寄生虫病	0.34	0.06	17	0.41	0.07	17	0.27	0.05	18
恶性肿瘤	128.58	21.85	2	156.35	24.83	1	99.41	18.24	2
内分泌、营养和代谢及免疫疾病	13.79	2.34	7	10.85	1.72	7	16.87	3.09	6
血液和造血器官疾病	1.22	0.21	16	1.13	0.18	16	1.32	0.24	16
精神病	7.16	1.22	9	6.52	1.04	9	7.83	1.44	10
神经系病	5.06	0.86	12	5.62	0.89	13	4.48	0.82	11
心脏病	90.10	15.31	4	88.30	14.02	4	92.00	16.88	3
脑血管病	130.48	22.17	1	136.66	21.70	2	124.00	22.75	1
呼吸系病	92.54	15.73	3	94.85	15.06	3	90.12	16.53	4
消化系病	19.49	3.31	6	22.69	3.60	6	16.13	2.96	7
泌尿、生殖系病	9.15	1.56	8	9.26	1.47	8	9.03	1.66	9
妊娠、分娩产褥期并发症	0.20	0.03	18				0.41	0.08	17
先天异常	3.92	0.67	15	4.08	0.65	15	3.76	0.69	13
新生儿病	5.08	0.86	11	5.82	0.92	12	4.30	0.79	12
其他疾病	7.12	1.21	10	5.15	0.82	14	9.18	1.68	8
损伤和中毒	40.57	6.89	5	49.11	7.80	5	31.61	5.80	5

11-1-3　2000年城市居民主要疾病死亡率及构成

疾病名称	合计			男			女		
	死亡率(1/10万)	构成(%)	位次	死亡率(1/10万)	构成(%)	位次	死亡率(1/10万)	构成(%)	位次
传染病(不含肺结核)	4.03	0.67	11	5.09	0.78	11	2.93	0.53	13
肺结核	2.87	0.48	15	4.28	0.66	12	1.39	0.25	16
寄生虫病	0.63	0.10	17	0.67	0.10	17	0.59	0.11	17
恶性肿瘤	146.61	24.38	1	176.85	27.23	1	115.06	20.88	2
内分泌、营养和代谢及免疫疾病	17.99	2.99	7	14.70	2.26	7	21.42	3.89	6
血液和造血器官疾病	1.41	0.23	16	1.28	0.20	16	1.54	0.28	15
精神病	6.70	1.11	9	6.24	0.96	10	7.19	1.30	9
神经系病	5.53	0.92	10	6.26	0.96	9	4.76	0.86	10
心脏病	106.65	17.74	3	107.06	16.49	3	106.22	19.27	3
脑血管病	127.96	21.28	2	135.14	20.81	2	120.47	21.86	1
呼吸系病	79.92	13.29	4	82.92	12.77	4	76.80	13.93	4
消化系病	18.38	3.06	6	21.85	3.37	6	14.76	2.68	7
泌尿、生殖系病	9.01	1.50	8	9.64	1.48	8	8.36	1.52	8
妊娠、分娩产褥期并发症	0.13	0.02	18				0.27	0.05	18
先天异常	3.15	0.52	13	3.33	0.51	14	2.95	0.54	12
新生儿病	3.14	0.52	14	3.43	0.53	13	2.84	0.51	14
其他疾病	3.83	0.64	12	2.93	0.45	15	4.76	0.86	11
损伤和中毒	35.57	5.91	5	43.44	6.69	5	27.35	4.96	5

11-1-4　2005年城市居民主要疾病死亡率及构成

疾病名称	合计			男			女		
	死亡率(1/10万)	构成(%)	位次	死亡率(1/10万)	构成(%)	位次	死亡率(1/10万)	构成(%)	位次
传染病(不含呼吸道结核)	3.61	0.66	13	4.86	0.79	11	2.32	0.48	14
呼吸道结核	2.84	0.52	15	4.16	0.68	15	1.46	0.30	17
寄生虫病	0.06	0.01	20	0.07	0.01	19	0.05	0.01	20
恶性肿瘤	124.86	22.74	1	159.77	26.05	1	88.51	18.36	3
血液、造血器官及免疫疾病	0.93	0.17	18	0.83	0.13	17	1.04	0.21	18
内分泌、营养和代谢疾病	13.75	2.50	7	11.81	1.92	7	15.77	3.27	6
精神障碍	5.19	0.95	10	4.85	0.79	12	5.55	1.15	10
神经系统疾病	4.60	0.84	11	4.87	0.79	13	4.32	0.90	11
心脏病	98.22	17.89	3	99.49	16.22	3	96.88	20.09	2
脑血管病	111.02	20.22	2	116.63	19.01	2	105.19	21.82	1
呼吸系统疾病	69.00	12.57	4	75.88	12.37	4	61.85	12.83	4
消化系统疾病	18.10	3.30	6	22.54	3.68	6	13.46	2.79	8
肌肉骨骼和结缔组织疾病	1.16	0.21	17	0.77	0.13	18	1.57	0.33	16
泌尿生殖系统疾病	8.58	1.56	9	8.92	1.45	9	8.21	1.70	9
妊娠、分娩和产褥期并发症	0.28	0.05	19				0.50	0.10	19
起源于围生期某些情况	3.50	0.64	14	3.68	0.60	14	3.23	0.67	13
先天畸形、变形和染色体异常	1.85	0.34	16	2.04	0.33	16	1.65	0.34	15
诊断不明	4.09	0.74	12	4.82	0.79	10	3.33	0.69	12
其他疾病	11.98	2.18	8	9.14	1.49	8	14.94	3.10	7
损伤和中毒外部原因	45.28	8.25	5	56.84	9.27	5	33.22	6.89	5

11-1-5 2010年城市居民主要疾病死亡率及构成

疾病名称	合计			男			女		
	死亡率(1/10万)	构成(%)	位次	死亡率(1/10万)	构成(%)	位次	死亡率(1/10万)	构成(%)	位次
传染病(不含呼吸道结核)	4.44	0.72	11	5.79	0.82	11	3.04	0.57	12
呼吸道结核	2.32	0.38	14	3.47	0.49	13	1.13	0.21	18
寄生虫病	0.13	0.02	18	0.15	0.02	19	0.10	0.02	20
恶性肿瘤	162.87	26.33	1	201.99	28.77	1	122.35	22.99	2
血液、造血器官及免疫疾病	1.50	0.24	17	1.48	0.21	17	1.52	0.29	17
内分泌、营养和代谢疾病	18.13	2.93	6	16.63	2.37	7	19.69	3.70	6
精神障碍	2.90	0.47	13	2.82	0.40	14	2.98	0.56	13
神经系统疾病	5.84	0.94	10	6.33	0.90	10	5.34	1.00	10
心脏病	129.19	20.88	2	135.15	19.25	3	123.02	23.12	1
脑血管病	125.15	20.23	3	137.30	19.55	2	112.56	21.15	3
呼吸系统疾病	68.32	11.04	4	78.06	11.12	4	58.22	10.94	4
消化系统疾病	16.96	2.74	7	20.76	2.96	6	13.03	2.45	7
肌肉骨骼和结缔组织疾病	1.61	0.26	16	1.21	0.17	18	2.02	0.38	14
泌尿生殖系统疾病	7.20	1.16	9	7.98	1.14	8	6.40	1.20	9
妊娠、分娩产褥期并发症	0.11	0.02	18				0.22	0.04	19
围生期疾病	2.03	0.33	15	2.34	0.33	15	1.70	0.32	16
先天畸形、变形和染色体异常	2.02	0.33	15	2.12	0.30	16	1.92	0.36	15
诊断不明	4.12	0.67	12	4.99	0.71	12	3.21	0.60	11
其他疾病	9.58	1.55	8	7.61	1.08	9	11.63	2.19	8
损伤和中毒外部原因	38.09	6.16	5	48.43	6.90	5	27.38	5.15	5

11-1-6 2014年城市居民主要疾病死亡率及构成

疾病名称	合计			男			女		
	死亡率(1/10万)	构成(%)	位次	死亡率(1/10万)	构成(%)	位次	死亡率(1/10万)	构成(%)	位次
传染病(含呼吸道结核)	6.64	1.08	10	9.15	1.30	8	4.05	0.77	10
寄生虫病	0.04	0.01	17	0.05	0.01	16	0.03	0.01	17
恶性肿瘤	161.28	26.17	1	203.37	28.82	1	117.88	22.49	2
血液、造血器官及免疫疾病	1.25	0.20	15	1.33	0.19	14	1.16	0.22	15
内分泌、营养和代谢疾病	17.64	2.86	6	16.56	2.35	7	18.75	3.58	6
精神障碍	2.66	0.43	11	2.68	0.38	11	2.64	0.50	11
神经系统疾病	6.91	1.12	8	7.13	1.01	10	6.69	1.28	8
心脏病	136.21	22.10	2	140.43	19.90	2	131.85	25.15	1
脑血管病	125.78	20.41	3	139.60	19.78	3	111.53	21.27	3
呼吸系统疾病	74.17	12.03	4	85.22	12.08	4	62.77	11.97	4
消化系统疾病	14.53	2.36	7	17.83	2.53	6	11.13	2.12	7
肌肉骨骼和结缔组织疾病	1.66	0.27	14	1.26	0.18	15	2.08	0.40	12
泌尿生殖系统疾病	6.65	1.08	9	7.44	1.05	9	5.83	1.11	9
妊娠、分娩产褥期并发症	0.09	0.01	16				0.18	0.03	16
围生期疾病	2.11	0.34	12	2.53	0.36	12	1.69	0.32	13
先天畸形、变形和染色体异常	1.83	0.30	13	2.08	0.29	13	1.58	0.30	14
损伤和中毒外部原因	37.77	6.13	5	50.06	7.09	5	25.10	4.79	5
诊断不明	2.43	0.39		3.03	0.43		1.81	0.35	
其他疾病	7.08	1.15		5.64	0.80		8.57	1.64	

11-2-1　2014年城市居民年龄别疾病别死亡率(1/10万)(合计)

疾病名称(ICD-10)	合计	不满1岁	1-	5-	10-	15-	20-	25-
总计	616.35	524.18	44.66	19.11	21.78	27.07	26.73	44.71
一、传染病和寄生虫病小计	6.68	16.23	3.06	0.36	0.42	0.52	0.65	1.30
其中：传染病计	6.64	16.23	3.06	0.36	0.42	0.52	0.64	1.30
内：痢疾		0.15						
肠道其他细菌性传染病	0.12	1.65	0.31	0.03			0.01	0.02
呼吸道结核	1.72	0.45			0.03	0.13	0.19	0.43
破伤风	0.03	0.15				0.02		
脑膜炎球菌感染	0.12	0.60	0.31	0.08	0.12	0.17	0.03	0.08
败血症	0.48	9.02	0.52	0.08	0.06	0.06	0.04	0.10
性传播疾病	0.01	0.45						
狂犬病	0.05		0.03	0.03	0.06			0.02
流行性乙型脑炎		0.15						
病毒性肝炎	2.68		0.03				0.04	0.16
艾滋病	0.49	0.15	0.03		0.06	0.02	0.19	0.31
寄生虫病计	0.04						0.01	
内：血吸虫病	0.03							
二、肿瘤小计	162.81	6.31	4.51	3.72	4.07	4.15	3.91	7.56
其中：恶性肿瘤计	161.28	4.96	4.20	3.59	4.01	4.09	3.86	7.43
内：鼻咽癌	1.50					0.04		0.18
食道癌	11.12					0.04	0.01	0.03
胃癌	19.19					0.04	0.19	0.51
结肠、直肠和肛门癌	12.24					0.08	0.17	0.58
内：结肠癌	5.47					0.02	0.05	0.31
直肠癌	6.38					0.04	0.12	0.27
肝癌	23.64					0.27	0.35	1.29
胆囊癌	1.32							
胰腺癌	5.80					0.02	0.01	0.05
肺癌	47.88					0.08	0.25	0.63
乳腺癌	4.37						0.05	0.21
宫颈癌	2.37						0.01	0.23
卵巢癌	1.44					0.02	0.15	0.16
前列腺癌	1.85					0.02	0.01	
膀胱癌	2.10							0.02
脑及神经系统恶性肿瘤	3.54	0.75	1.10	1.25	1.02	0.52	0.55	0.72
白血病	3.64	2.40	1.69	1.64	1.74	2.05	1.20	1.58
良性肿瘤计	0.42	0.60	0.10	0.08		0.02	0.01	0.06
三、血液、造血器官及免疫疾病小计	1.25	4.06	0.62	0.13	0.54	0.27	0.17	0.19
其中：贫血	0.85	1.65	0.34	0.13	0.42	0.17	0.17	0.13
四、内分泌、营养和代谢疾病小计	17.64	3.91	0.72	0.13	0.15	0.29	0.33	0.50
其中：甲状腺疾患	0.10					0.02		0.02
糖尿病	15.49		0.10	0.03	0.12	0.19	0.24	0.34
五、精神和行为障碍小计	2.66	0.15		0.05	0.06	0.21	0.24	0.63
其中：痴呆	1.23					0.02	0.01	
六、神经系统疾病小计	6.91	15.78	3.58	1.80	1.47	1.48	1.01	1.29
其中：脑膜炎	0.11	2.25	0.24	0.05	0.06	0.04		0.06
帕金森病	1.00							
七、循环系统疾病小计	269.89	5.71	0.93	0.44	1.20	2.34	2.77	5.84
其中：心脏病计	136.21	5.11	0.83	0.29	0.87	1.21	1.70	3.80
内：慢性风湿性心脏病	3.22					0.04	0.03	0.10
高血压性心脏病	13.46						0.07	0.06
冠心病	107.50				0.12	0.44	0.77	2.09
内：急性心肌梗死	55.32				0.09	0.38	0.66	1.62
其他高血压病	5.42	0.15				0.02	0.01	0.10

11-2-1　续表1

30-	35-	40-	45-	50-	55-	60-	65-	70-	75-	80-	85岁及以上
61.59	78.25	151.22	189.58	409.74	504.79	963.22	1609.30	2522.42	4274.49	8095.04	17553.83
1.81	2.67	4.45	5.02	8.50	8.16	12.20	18.74	24.61	31.49	48.60	78.36
1.81	2.67	4.44	5.01	8.50	8.13	12.13	18.63	24.43	31.21	48.22	76.96
											0.35
0.04	0.03	0.03	0.05		0.18	0.19	0.18	0.28	0.46	1.15	2.09
0.47	0.53	0.85	1.45	2.04	2.12	2.38	5.29	8.25	9.97	14.70	19.02
0.02	0.03	0.03	0.07		0.02	0.05	0.04	0.09	0.17	0.19	0.35
0.02		0.04	0.05	0.14	0.08	0.19	0.07	0.19	0.46	1.24	1.05
0.05	0.07	0.10	0.18	0.23	0.21	0.24	0.96	1.34	2.28	4.87	14.83
	0.01	0.01	0.01		0.03						0.70
0.02	0.03	0.01	0.05	0.06	0.18	0.07	0.07	0.14		0.29	0.17
0.49	1.04	2.19	2.31	4.73	4.19	6.91	8.85	9.50	11.73	14.70	19.20
0.49	0.71	0.91	0.58	0.72	0.51	0.52	0.99	1.48	0.51	0.76	0.35
		0.01	0.01		0.03	0.07	0.11	0.19	0.28	0.38	1.40
					0.02	0.05	0.11	0.09	0.28	0.38	0.87
14.28	22.81	49.81	70.09	169.09	223.74	405.57	599.19	793.45	1078.79	1521.38	1890.37
14.10	22.47	49.29	69.48	168.00	222.37	403.04	595.44	787.47	1068.77	1502.95	1850.23
0.25	0.46	1.12	1.21	2.58	3.30	4.29	5.70	4.50	5.41	6.68	6.81
0.09	0.27	1.07	2.47	8.82	14.25	30.73	49.75	63.09	82.34	110.48	132.28
1.51	2.17	4.40	6.48	15.79	23.47	47.33	75.39	105.09	139.75	195.08	233.85
0.69	1.42	2.92	3.58		14.14	25.73	40.89	58.27	94.13	149.91	202.27
0.22	0.53	1.26	1.33	4.23	5.73	11.17	18.26	25.77	42.60	70.56	100.87
0.45	0.85	1.54	2.03	5.45	7.90	13.60	21.57	30.69	48.52	75.72	94.76
3.03	6.00	13.65	17.78	36.99	41.09	64.46	84.65	93.59	113.55	148.00	168.76
0.04	0.07	0.20	0.28	0.81	1.43	2.95	4.81	6.49	11.05	17.19	22.34
0.24	0.45	1.20	1.94	5.39	8.33	14.98	20.94	31.57	41.51	57.20	70.68
1.61	2.85	8.47	14.82	40.13	62.39	122.83	189.30	265.29	360.58	488.89	557.58
0.89	1.50	3.74	4.04	8.98	9.51	11.77	12.09	11.22	12.81	22.92	32.29
0.69	1.05	2.02	3.01	5.35	4.53	5.69	6.28	6.54	7.06	8.59	12.39
0.27	0.25	0.61	1.21	3.08	3.07	4.19	4.67	5.38	5.69	6.40	5.41
		0.03	0.05	0.08	0.76	1.50	3.89	9.41	17.31	39.24	60.91
0.05	0.06	0.11	0.21	0.72	1.13	2.98	6.03	11.08	18.51	33.61	62.30
1.00	1.41	2.04	2.15	4.33	5.16	8.29	11.72	13.30	17.14	20.53	25.83
1.74	1.63	1.84	1.86	3.67	3.78	7.98	10.66	13.44	15.15	24.16	21.81
0.09	0.13	0.24	0.22	0.37	0.46	0.86	1.18	1.95	2.39	3.53	6.98
0.22	0.28	0.38	0.40	0.91	1.05	1.93	3.49	4.50	7.35	13.85	26.53
0.09	0.21	0.32	0.23	0.60	0.64	1.26	2.39	3.38	5.30	9.45	18.50
0.58	0.86	2.32	3.41	9.10	13.48	28.16	52.10	87.33	146.64	252.66	456.01
0.05	0.04	0.04	0.02	0.10	0.13	0.33	0.07	0.42	0.57	1.15	1.05
0.42	0.64	1.87	2.99	8.32	12.60	26.04	48.02	79.78	134.39	223.15	351.30
0.67	0.88	1.17	0.95	1.57	1.22	2.17	4.74	6.54	13.67	38.86	114.48
0.02	0.01	0.03	0.08	0.10	0.13	0.38	1.40	3.24	7.80	26.26	76.26
1.40	1.04	1.65	1.55	3.30	3.51	6.81	11.76	20.58	43.91	98.45	245.55
0.09	0.01	0.11	0.05	0.06	0.11	0.19	0.15	0.23	0.34	0.38	1.05
	0.03	0.01	0.02	0.16	0.49	0.76	2.72	4.73	11.84	19.96	24.43
12.19	17.37	39.14	55.52	129.42	162.27	340.94	640.60	1109.91	2075.46	4236.82	9640.51
6.78	8.95	20.14	27.23	62.12	76.86	156.87	289.71	511.57	994.79	2152.17	5515.79
0.18	0.34	0.75	1.02	1.96	2.76	6.27	10.21	16.41	23.23	37.72	79.93
0.27	0.45	0.96	1.55	3.94	5.68	11.96	27.08	55.58	101.88	233.08	597.37
4.41	6.04	14.78	20.70	49.01	60.24	122.73	226.00	393.64	787.79	1712.07	4465.20
3.32	4.75	10.79	15.26	32.78	38.54	77.09	135.73	221.67	401.41	804.57	1886.18
0.15	0.24	0.53	1.06	2.08	3.27	6.93	12.24	20.07	42.42	85.46	213.43

11-2-1　续表2

疾病名称(ICD-10)	合计	不满1岁	1-	5-	10-	15-	20-	25-
脑血管病计	125.78	0.15	0.03	0.16	0.24	1.04	0.98	1.74
内：脑出血	52.25		0.03	0.08	0.18	0.81	0.76	1.48
脑梗死	41.99					0.13	0.08	0.16
中风（未特指出血或梗死）	4.66						0.03	0.02
八、呼吸系统疾病小计	74.17	43.88	4.20	0.65	0.69	0.63	0.62	1.06
其中：肺炎	14.75	39.37	3.37	0.44	0.45	0.33	0.32	0.63
慢性下呼吸道疾病	52.62		0.14	0.10	0.06	0.06	0.17	0.23
内：慢性支气管肺炎	10.89			0.03			0.03	0.05
肺气肿	3.14						0.01	
尘肺	0.65							
九、消化系统疾病小计	14.53	9.77	0.86	0.18	0.15	0.23	0.40	0.76
其中：胃和十二指肠溃疡	2.16	0.15				0.04	0.07	0.14
阑尾炎	0.10						0.01	0.02
肠梗阻	1.04	1.35	0.28		0.03	0.04	0.03	0.02
肝疾病	5.88	0.90		0.10	0.06	0.04	0.11	0.27
内：肝硬化	5.28	0.45		0.05	0.03	0.02	0.08	0.23
十、肌肉骨骼和结缔组织疾病小计	1.66		0.03	0.05	0.15	0.13	0.32	0.68
其中：系统性红斑狼疮	0.34				0.06	0.08	0.25	0.50
十一、泌尿生殖系统疾病小计	6.65	0.60	0.07	0.13	0.21	0.31	0.48	0.74
其中：肾小球和肾小管间质疾病	3.74	0.15	0.03	0.08	0.09	0.19	0.23	0.45
肾衰竭	2.28	0.45	0.03	0.05	0.09	0.10	0.20	0.24
前列腺增生	0.11							
十二、妊娠、分娩和产褥期并发症小计	0.09					0.02	0.09	0.32
其中：直接产科原因计	0.08					0.02	0.09	0.29
内：流产	0.01							0.06
妊娠高血压综合征						0.02		0.03
产后出血	0.01						0.01	0.05
产褥期感染	0.03						0.04	0.10
间接产科原因计								0.03
十三、起源于围生期的情况小计	2.11	256.08	0.24					
其中：早产儿和未成熟儿	0.56	68.53						
新生儿产伤和窒息	0.33	39.67	0.03					
十四、先天畸形、变形和染色体异常小计	1.83	124.58	6.12	1.22	1.17	0.79	0.59	0.85
其中：先天性心脏病	1.24	78.30	4.82	0.81	0.66	0.69	0.44	0.68
先天性脑畸形	0.09	4.21	0.31	0.31	0.36	0.04	0.03	0.03
十五、诊断不明小计	2.43	8.42	0.58	0.23	0.39	0.40	0.23	0.42
十六、其他疾病小计	7.08	5.86	0.93	0.26	0.15	0.23	0.24	0.24
十七、损伤和中毒小计	37.77	22.54	18.13	9.74	10.96	15.05	14.67	22.32
其中：机动车辆交通事故	13.89	4.21	5.16	3.23	3.24	6.74	7.27	10.76
内：行人与机动车发生的交通事故	7.41	1.50	3.20	2.00	1.86	3.34	3.35	4.79
机动车与机动车发生的交通事故	1.67	0.60	0.28	0.29	0.39	0.71	1.24	1.75
机动车以外的运输事故	0.05		0.03				0.01	0.03
意外中毒	2.26	0.30	0.52	0.18	0.54	0.81	0.77	1.46
意外跌落	7.93	1.05	2.31	0.83	0.75	1.15	1.25	1.95
火灾	0.47		0.31	0.08	0.03	0.15	0.05	0.11
溺水	2.57	1.35	6.37	4.19	4.28	2.57	1.34	1.42
意外的机械性窒息	0.58	9.92	0.72	0.23	0.21	0.08	0.15	0.27
砸死	0.53		0.31	0.21	0.03	0.17	0.24	0.26
触电	0.57		0.14	0.16	0.06	0.19	0.31	0.63
自杀	5.01			0.05	0.96	1.92	1.83	3.33
被杀	0.45	0.45	0.10	0.13	0.15	0.29	0.29	0.64

11-2-1　续表3

30-	35-	40-	45-	50-	55-	60-	65-	70-	75-	80-	85岁及以上
4.81	7.69	17.60	26.39	63.50	79.80	173.33	333.03	568.12	1020.13	1967.30	3845.49
4.10	6.34	13.14	19.38	41.49	48.41	94.07	162.69	243.31	377.72	659.91	1150.94
0.38	0.79	2.36	3.99	12.98	17.97	46.26	100.12	190.70	376.07	756.73	1450.94
0.05	0.10	0.45	0.53	1.32	2.30	4.67	11.43	18.63	37.53	75.53	195.11
1.49	1.88	4.06	6.13	16.64	25.06	63.10	139.07	291.75	598.45	1329.36	3294.36
0.67	0.76	1.38	1.51	4.00	5.09	10.77	20.54	41.72	99.20	243.01	774.86
0.47	0.79	2.00	3.58	10.43	16.92	46.05	106.63	227.65	450.84	974.72	2198.74
0.11	0.13	0.31	0.58	1.96	3.01	9.00	21.27	45.71	87.98	206.73	486.38
	0.06	0.11	0.42	0.68	1.12	3.00	7.24	14.46	27.45	55.48	121.46
	0.04	0.10	0.19	0.23	0.34	0.76	1.36	2.69	6.43	11.74	18.50
1.61	2.69	5.82	7.44	15.23	15.88	25.70	39.46	50.94	83.77	161.66	363.52
0.15	0.18	0.47	0.83	1.22	1.64	3.45	6.50	8.99	14.41	30.46	61.78
	0.04	0.01	0.02	0.04	0.05	0.12	0.29	0.74	0.63	0.95	3.14
0.05	0.04	0.17	0.09	0.33	0.38	1.12	2.42	3.66	6.55	17.86	44.68
0.93	1.75	3.99	5.20	10.28	10.33	14.39	18.85	20.35	26.02	35.90	47.82
0.80	1.51	3.70	4.77	9.43	9.43	13.13	16.90	18.12	22.61	32.18	40.49
0.38	0.50	0.59	0.82	1.05	1.22	3.55	4.30	6.40	8.77	17.28	40.31
0.29	0.39	0.34	0.35	0.35	0.34	0.81	0.66	0.46	0.91	0.29	0.70
1.12	1.47	2.41	2.82	5.93	5.52	11.84	19.73	29.85	46.01	75.53	134.73
0.71	0.96	1.48	1.84	3.20	3.38	6.62	11.32	17.61	25.80	39.63	69.28
0.29	0.47	0.80	0.83	2.29	1.81	4.48	7.05	10.11	16.23	27.02	39.96
		0.03		0.02	0.02	0.07	0.18	0.37	0.74	2.10	6.63
0.25	0.30	0.10	0.01								
0.24	0.30	0.10	0.01								
0.04	0.04	0.03									
	0.03	0.01									
0.04	0.01	0.03	0.01								
0.09	0.10	0.01									
0.02											
0.53	0.55	0.45	0.46	0.50	0.48	0.43	0.26	0.42	0.80	0.95	1.05
0.44	0.42	0.42	0.30	0.31	0.38	0.26	0.07	0.23	0.40	0.57	0.87
0.04		0.01	0.02	0.04							
0.85	0.70	1.02	1.42	2.50	2.92	3.88	4.37	7.79	10.65	19.38	65.62
0.36	0.31	0.60	0.62	1.12	1.20	2.00	3.31	7.14	15.83	80.40	679.74
23.78	23.85	37.16	32.80	44.74	38.90	54.74	67.97	80.84	112.07	197.47	515.70
11.23	11.71	17.67	14.42	18.99	16.77	23.15	27.34	27.67	28.87	33.32	37.52
5.42	5.63	8.74	7.23	10.22	8.72	12.70	16.50	17.10	19.70	22.06	24.26
1.69	2.03	2.14	1.68	2.11	2.55	2.24	2.28	2.64	1.77	2.67	3.14
	0.04	0.10	0.02	0.08	0.07	0.19	0.07	0.19	0.11		
1.52	2.08	2.69	2.57	2.85	2.86	3.29	4.23	5.10	6.38	9.64	11.34
2.25	2.45	4.49	4.56	7.27	6.03	9.12	11.13	17.24	33.66	86.13	301.04
0.07	0.19	0.34	0.33	0.64	0.38	0.50	1.03	1.44	2.62	4.49	8.90
1.32	1.23	1.70	1.31	2.44	1.97	2.64	3.60	5.15	6.43	10.60	15.18
0.34	0.25	0.50	0.61	0.80	0.59	0.33	0.85	0.74	1.71	1.72	5.24
0.31	0.46	1.03	0.95	0.83	0.74	1.00	0.62	0.37	0.34	0.19	0.70
0.82	0.55	0.98	0.84	0.87	0.66	0.57	0.59	0.42	0.51	0.29	1.05
3.05	2.83	3.67	4.13	6.26	5.53	9.81	12.86	15.85	19.48	25.69	41.19
0.71	0.36	0.73	0.53	0.35	0.48	0.26	0.48	0.56	0.74	0.67	1.22

11-2-2　2014年城市居民年龄别疾病别死亡率(1/10万)(男)

疾病名称(ICD-10)	合计	不满1岁	1-	5-	10-	15-	20-	25-
总计	705.70	595.87	49.55	23.11	26.02	38.21	37.50	61.78
一、传染病和寄生虫病小计	9.19	18.16	3.44	0.54	0.50	0.60	0.99	1.88
其中：传染病计	9.15	18.16	3.44	0.54	0.50	0.60	0.97	1.88
内：痢疾	0.00							
肠道其他细菌性传染病	0.13	2.23	0.51	0.05			0.03	0.03
呼吸道结核	2.61	0.56				0.12	0.26	0.62
破伤风	0.05	0.28						
脑膜炎球菌感染	0.14	0.56	0.13	0.15	0.06	0.28	0.03	0.10
败血症	0.56	9.50	0.57	0.15	0.11	0.08	0.05	0.16
性传播疾病	0.02	0.84						
狂犬病	0.06		0.06		0.11			0.03
流行性乙型脑炎	0.00	0.28						
病毒性肝炎	3.69		0.06					0.29
艾滋病	0.78	0.28	0.06		0.11		0.31	0.42
寄生虫病计	0.05						0.03	
内：血吸虫病	0.03							
二、肿瘤小计	204.90	6.98	4.66	4.16	4.64	5.19	5.01	8.14
其中：恶性肿瘤计	203.37	5.31	4.40	3.96	4.58	5.07	4.98	8.08
内：鼻咽癌	2.23					0.04		0.19
食道癌	16.44					0.08	0.03	0.06
胃癌	25.65						0.31	0.16
结肠、直肠和肛门癌	14.08					0.08	0.21	0.65
内：结肠癌	6.03						0.05	0.29
直肠癌	7.56					0.08	0.16	0.36
肝癌	34.45					0.32	0.57	2.04
胆囊癌	1.00							
胰腺癌	6.60					0.04	0.03	0.03
肺癌	65.32					0.12	0.29	0.62
乳腺癌	0.15							
宫颈癌								
卵巢癌								
前列腺癌	3.64					0.04	0.03	
膀胱癌	3.12							0.03
脑及神经系统恶性肿瘤	4.03	0.56	1.21	1.48	1.34	0.81	0.76	0.81
白血病	4.15	2.23	1.66	1.78	1.68	2.42	1.59	2.01
良性肿瘤计	0.37	0.28	0.19	0.10		0.04		0.03
三、血液、造血器官及免疫疾病小计	1.33	4.75	0.77	0.10	0.34	0.32	0.23	0.19
其中：贫血	0.89	1.96	0.32	0.10	0.28	0.16	0.23	0.10
四、内分泌、营养和代谢疾病小计	16.56	5.03	0.70	0.25	0.11	0.36	0.44	0.55
其中：甲状腺疾患	0.07							0.03
糖尿病	14.50		0.13	0.05	0.06	0.20	0.29	0.29
五、精神和行为障碍小计	2.68	0.28		0.05	0.06	0.36	0.39	0.84
其中：痴呆	1.05					0.04		
六、神经系统疾病小计	7.13	20.67	4.72	1.68	1.79	2.13	1.25	1.82
其中：脑膜炎	0.14	2.51	0.38	0.05	0.11	0.04		0.13
帕金森病	1.11							
七、循环系统疾病小计	288.56	5.87	1.08	0.54	1.56	3.22	3.76	8.86
其中：心脏病计	140.43	5.03	0.96	0.30	1.12	1.53	2.30	5.61
内：慢性风湿性心脏病	2.58					0.04	0.03	0.13
高血压性心脏病	13.45						0.08	0.13
冠心病	110.82				0.11	0.64	1.12	3.21
内：急性心肌梗死	60.23				0.06	0.52	0.99	2.56
其他高血压病	5.60					0.04	0.03	0.16

11-2-2　续表1

30-	35-	40-	45-	50-	55-	60-	65-	70-	75-	80-	85岁及以上
84.80	108.72	211.74	264.13	564.28	709.32	1287.32	2088.83	3217.63	5129.31	9368.33	19385.78
2.80	4.16	7.30	8.39	13.23	12.43	17.11	27.04	33.18	41.48	60.28	107.18
2.80	4.16	7.27	8.36	13.23	12.40	17.01	26.90	33.09	41.23	59.65	104.97
											0.44
0.04	0.03	0.06			0.26	0.24	0.29	0.38	0.24	1.26	0.88
0.74	0.82	1.18	2.49	3.16	3.48	3.82	8.45	13.33	15.81	22.26	34.40
	0.06	0.06	0.09			0.05	0.07	0.19	0.36	0.21	0.88
		0.08	0.09	0.11	0.16	0.19	0.07	0.29	0.49	2.10	0.88
0.07	0.03	0.19	0.25	0.41	0.36	0.33	1.47	1.44	3.04	5.46	17.20
	0.03				0.07						0.88
0.04	0.06	0.03	0.07	0.04	0.26	0.09	0.07			0.42	0.44
0.85	1.79	3.85	4.01	7.25	6.20	9.66	12.13	10.55	14.84	14.70	22.93
0.74	1.08	1.40	0.92	1.24	0.82	0.75	1.69	2.88	0.97	0.84	0.88
		0.03	0.02		0.03	0.09	0.15	0.10	0.24	0.63	2.21
						0.09	0.15		0.24	0.63	0.88
15.85	25.50	59.36	86.02	217.52	305.51	549.56	818.63	1086.29	1421.87	1983.89	2560.34
15.74	25.26	58.81	85.45	216.21	304.32	547.30	814.30	1079.19	1411.41	1962.04	2512.26
0.43	0.64	1.68	1.77	4.06	5.38	6.32	9.33	6.33	8.03	10.08	10.14
0.18	0.44	1.84	4.28	15.71	25.55	51.14	77.01	95.14	117.74	157.10	194.51
1.52	2.17	5.04	8.32	22.21	34.31	69.90	109.79	156.42	197.89	266.31	318.88
0.74	1.47	3.33	4.15	11.92	17.91	33.18	51.66	71.35	115.06	182.51	244.79
0.21	0.59	1.40	1.57	4.55	6.92	13.72	22.71	29.92	49.87	83.59	119.53
0.50	0.85	1.76	2.30	6.92	10.33	18.24	27.63	39.13	60.82	94.30	115.56
4.89	9.88	23.13	29.53	60.07	66.95	99.31	125.81	127.45	155.69	184.19	232.00
0.07	0.06	0.17	0.28	0.64	1.18	2.45	4.19	5.66	8.88	12.60	15.88
0.21	0.59	1.76	2.49	7.25	10.66	18.38	25.94	37.88	45.49	63.43	78.51
1.84	3.14	10.66	20.02	56.83	94.47	181.93	280.64	393.87	503.68	686.36	799.64
0.04	0.09	0.08	0.14	0.23	0.23	0.28	0.44	0.67	0.73	1.26	2.65
		0.06	0.09	0.15	1.51	2.97	7.79	19.47	36.98	86.32	153.93
0.07	0.12	0.17	0.30	0.98	1.84	4.76	9.55	18.22	30.29	55.24	106.74
1.10	1.82	2.62	2.42	5.04	6.20	9.66	14.33	14.96	18.24	21.84	35.73
1.95	1.90	2.09	2.07	4.17	4.13	8.58	12.42	16.02	19.10	32.13	31.76
0.04	0.12	0.25	0.18	0.41	0.33	0.80	1.25	1.73	2.07	3.57	6.62
0.18	0.38	0.44	0.44	1.01	1.12	2.40	4.04	5.37	8.15	15.54	30.43
0.07	0.32	0.39	0.25	0.60	0.69	1.51	2.87	4.03	5.72	10.71	19.85
0.67	1.14	2.89	4.54	11.09	16.11	28.61	55.41	85.45	139.15	246.99	445.91
0.07	0.03	0.03	0.02	0.08	0.16	0.28	0.07	0.29	0.36	0.63	0.44
0.43	0.88	2.42	4.01	10.22	15.09	26.06	50.41	75.76	126.01	218.21	349.32
1.03	1.38	1.76	1.41	2.10	1.71	2.55	4.85	7.19	13.99	39.69	105.41
0.04	0.03	0.03	0.14	0.15	0.23	0.42	1.62	4.03	8.15	25.83	64.84
1.74	1.20	1.98	2.14	4.21	4.53	8.91	13.37	25.13	44.27	110.47	233.76
0.14	0.03	0.08	0.07	0.08	0.13	0.28	0.15	0.48	0.36	0.42	0.44
	0.03		0.05	0.15	0.56	0.99	3.16	6.04	13.14	26.46	32.20
18.26	26.81	59.78	82.13	186.93	233.54	452.00	801.22	1351.55	2361.23	4619.90	10042.43
10.00	13.92	31.36	40.68	91.75	112.38	206.82	355.01	601.02	1082.52	2259.44	5596.13
0.11	0.29	0.58	0.83	1.84	2.33	5.33	8.74	13.91	22.02	33.39	64.84
0.43	0.79	1.43	2.14	5.83	7.51	15.55	33.36	65.50	108.98	245.94	624.98
6.84	9.67	23.35	31.58	73.03	90.40	164.21	279.47	463.21	854.46	1799.91	4514.22
5.18	7.50	16.91	23.13	49.13	57.47	104.49	169.09	265.75	453.32	860.47	1953.88
0.25	0.38	0.80	1.31	2.93	4.53	8.81	14.99	24.55	47.56	93.04	217.00

11-2-2 续表2

疾病名称（ICD-10）	合计	不满1岁	1-	5-	10-	15-	20-	25-
脑血管病计	139.60	0.28		0.25	0.34	1.53	1.33	2.79
内：脑出血	60.63			0.15	0.22	1.21	0.94	2.37
脑梗死	45.55					0.16	0.13	0.26
中风（未特指出血或梗死）	4.84						0.05	
八、呼吸系统疾病小计	85.22	54.20	3.89	0.99	0.78	0.93	0.84	1.04
其中：肺炎	16.34	48.89	3.25	0.69	0.56	0.52	0.42	0.58
慢性下呼吸道疾病	60.80		0.19	0.15	0.06	0.08	0.21	0.19
内：慢性支气管肺炎	12.33			0.05				
肺气肿	3.80							
尘肺	1.23							
九、消化系统疾病小计	17.83	10.06	0.96	0.05	0.17	0.36	0.55	1.10
其中：胃和十二指肠溃疡	2.63	0.28				0.08	0.10	0.26
阑尾炎	0.10							0.03
肠梗阻	1.10	1.68	0.32			0.04	0.05	
肝疾病	8.34	0.56		0.05	0.06	0.08	0.16	0.39
内：肝硬化	7.64			0.05	0.06	0.04	0.13	0.32
十、肌肉骨骼和结缔组织疾病小计	1.26		0.06		0.17	0.12	0.10	0.32
其中：系统性红斑狼疮	0.10					0.04	0.05	0.16
十一、泌尿生殖系统疾病小计	7.44	1.12	0.13	0.25	0.17	0.24	0.44	0.88
其中：肾小球和肾小管间质疾病	4.03	0.28	0.06	0.15	0.06	0.20	0.21	0.49
肾衰竭	2.57	0.84	0.06	0.10	0.06	0.04	0.18	0.32
前列腺增生	0.23							
十二、妊娠、分娩和产褥期并发症小计								
其中：直接产科原因计								
内：流产								
妊娠高血压综合征								
产后出血								
产褥期感染								
间接产科原因计								
十三、起源于围生期的情况小计	2.53	288.86	0.32					
其中：早产儿和未成熟儿	0.68	78.50						
新生儿产伤和窒息	0.37	43.02						
十四、先天畸形、变形和染色体异常小计	2.08	139.12	5.93	1.53	0.95	0.89	0.60	1.04
其中：先天性心脏病	1.38	87.72	4.72	0.94	0.50	0.72	0.37	0.81
先天性脑畸形	0.10	4.47	0.32	0.40	0.28	0.08	0.03	0.03
十五、诊断不明小计	3.03	9.50	0.38	0.30	0.50	0.76	0.42	0.55
十六、其他疾病小计	5.64	6.43	0.89	0.49	0.22	0.36	0.26	0.26
十七、损伤和中毒小计	50.06	24.58	21.49	12.17	14.07	22.30	22.18	34.27
其中：机动车辆交通事故	20.27	5.59	6.06	3.86	4.24	10.19	11.64	17.68
内：行人与机动车发生的交通事故	10.46	1.40	3.95	2.42	2.40	4.99	5.14	7.56
机动车与机动车发生的交通事故	2.62	0.84	0.13	0.20	0.67	1.29	2.01	2.89
机动车以外的运输事故	0.07						0.03	0.03
意外中毒	3.08	0.28	0.51	0.15	0.61	0.97	0.89	2.04
意外跌落	9.41	1.12	2.49	1.04	0.95	1.81	2.06	3.15
火灾	0.65		0.38	0.15		0.16	0.05	0.23
溺水	3.26	1.40	7.97	5.39	5.81	4.27	1.96	2.14
意外的机械性窒息	0.80	9.50	0.77	0.30	0.34	0.12	0.18	0.42
砸死	0.88		0.32	0.30	0.06	0.24	0.34	0.45
触电	1.02		0.19	0.25		0.32	0.60	1.27
自杀	5.71			0.05	1.06	2.21	2.09	3.60
被杀	0.55	0.28	0.06	0.10	0.22	0.44	0.42	0.84

11-2-2 续表3

30-	35-	40-	45-	50-	55-	60-	65-	70-	75-	80-	85岁及以上
7.37	11.78	26.24	38.86	89.80	112.90	230.99	424.23	714.38	1210.35	2227.51	4158.29
6.31	10.02	19.63	28.73	57.77	66.52	122.35	201.06	304.78	449.06	754.83	1293.18
0.57	1.08	3.55	5.92	19.36	26.27	63.39	128.23	241.58	442.74	864.88	1579.43
0.11	0.18	0.61	0.88	1.62	3.51	6.22	14.92	22.54	43.30	84.01	195.83
1.99	2.64	5.42	7.99	23.68	36.84	87.71	184.89	392.34	772.60	1698.25	4102.71
0.85	1.03	1.79	1.96	5.94	7.18	14.38	26.82	53.61	124.19	308.95	931.07
0.57	1.03	2.56	4.52	14.66	24.99	64.19	141.17	307.18	584.80	1240.40	2767.63
0.18	0.21	0.47	0.71	2.67	4.46	12.54	28.29	64.16	110.08	260.22	589.69
	0.09	0.14	0.48	1.01	1.64	4.05	10.66	20.62	37.71	70.99	158.78
	0.09	0.17	0.35	0.45	0.69	1.41	2.65	5.56	13.01	24.57	43.66
2.41	4.60	9.86	13.11	24.43	24.83	37.71	52.40	64.83	98.40	169.07	373.58
0.18	0.32	0.74	1.50	1.99	2.46	5.18	8.45	12.18	20.31	33.39	67.48
	0.09	0.03	0.02	0.04	0.10	0.09	0.44	0.77	0.49	1.05	2.65
0.11	0.03	0.22	0.16	0.45	0.52	1.46	3.45	5.37	7.66	19.32	45.43
1.38	3.11	7.02	9.38	16.73	16.56	21.96	25.43	25.51	28.70	40.32	61.31
1.24	2.75	6.55	8.66	15.79	15.38	20.50	23.00	23.40	25.30	36.33	52.49
0.18	0.38	0.39	0.58	0.68	1.15	2.97	3.45	5.75	6.93	16.38	35.28
0.04	0.21	0.11	0.05	0.08	0.13	0.24	0.15	0.19	0.24	0.63	0.44
1.45	2.11	3.19	3.57	6.99	6.99	13.48	22.12	34.81	52.18	90.52	176.86
0.92	1.29	1.87	2.26	3.61	4.26	7.45	12.35	20.04	28.46	46.21	75.42
0.39	0.82	1.18	1.24	2.97	2.30	5.14	7.72	11.70	17.51	30.24	53.37
		0.06		0.04	0.03	0.14	0.37	0.77	1.58	4.62	16.76
0.57	0.76	0.50	0.58	0.56	0.39	0.52	0.37	0.38	0.24	0.42	1.32
0.46	0.53	0.50	0.37	0.30	0.26	0.28		0.10	0.12	0.21	1.32
0.04			0.05	0.04							
1.31	1.00	1.76	2.40	4.10	4.69	5.94	5.51	10.17	12.41	21.21	60.87
0.35	0.44	0.77	0.78	1.54	1.80	2.55	4.19	9.11	17.64	78.55	587.93
35.91	36.05	56.14	49.81	65.93	57.40	75.03	90.98	105.49	137.44	213.80	513.83
17.80	18.55	26.52	22.14	27.74	24.53	32.62	38.29	38.36	39.53	45.16	52.49
8.58	8.59	12.78	10.97	15.11	12.43	16.78	22.05	23.98	25.79	28.77	33.52
2.77	3.60	3.30	2.63	3.23	4.03	3.53	3.75	3.55	2.80	3.99	4.41
	0.06	0.17	0.02	0.08	0.10	0.33	0.07	0.29			
2.30	3.28	4.05	4.03	4.25	4.62	4.34	5.95	5.85	6.69	9.87	14.11
3.58	4.13	7.21	7.40	11.80	9.97	13.95	15.95	23.40	38.07	86.74	282.28
0.07	0.29	0.52	0.53	1.05	0.66	0.75	1.18	2.21	3.77	5.46	14.11
1.95	1.58	2.37	1.68	3.38	2.39	3.06	3.60	5.47	7.18	11.13	15.00
0.60	0.47	0.91	1.11	1.17	0.95	0.47	1.25	0.67	1.95	2.10	5.29
0.60	0.79	1.76	1.66	1.39	1.25	1.70	0.96	0.38	0.61	0.42	0.88
1.60	1.03	1.76	1.50	1.50	1.15	1.04	0.88	0.77	0.97	0.63	1.32
3.33	2.93	4.46	5.09	7.74	6.46	10.84	15.06	19.37	24.08	28.56	57.34
0.85	0.26	0.96	0.60	0.45	0.66	0.42	0.59	0.77	0.73	0.63	1.32

11-2-3　2014年城市居民年龄别疾病别死亡率(1/10万)(女)

疾病名称(ICD-10)	合计	不满1岁	1-	5-	10-	15-	20-	25-
总计	524.23	440.71	38.94	14.67	16.86	15.08	15.53	27.93
一、传染病和寄生虫病小计	4.09	13.99	2.62	0.16	0.32	0.43	0.30	0.73
其中：传染病计	4.05	13.99	2.62	0.16	0.32	0.43	0.30	0.73
内：痢疾	0.01	0.33						
肠道其他细菌性传染病	0.10	0.98	0.07					
呼吸道结核	0.80	0.33			0.06	0.13	0.11	0.26
破伤风	0.02					0.04		
脑膜炎球菌感染	0.10	0.65	0.52		0.19	0.04	0.03	0.06
败血症	0.39	8.46	0.45			0.04	0.03	0.03
性传播疾病	0.01							
狂犬病	0.03			0.05				
流行性乙型脑炎								
病毒性肝炎	1.65						0.08	0.03
艾滋病	0.19					0.04	0.05	0.19
寄生虫病计	0.03							
内：血吸虫病	0.03							
二、肿瘤小计	119.41	5.53	4.33	3.24	3.42	3.03	2.77	6.98
其中：恶性肿瘤计	117.88	4.55	3.96	3.19	3.36	3.03	2.68	6.79
内：鼻咽癌	0.75					0.04		0.16
食道癌	5.64							
胃癌	12.52					0.09	0.05	0.86
结肠、直肠和肛门癌	10.35					0.09	0.14	0.51
内：结肠癌	4.89					0.04	0.05	0.32
直肠癌	5.16						0.08	0.19
肝癌	12.50					0.22	0.11	0.54
胆囊癌	1.65							
胰腺癌	4.98							0.06
肺癌	29.90					0.04	0.22	0.64
乳腺癌	8.72						0.11	0.41
宫颈癌	4.80						0.03	0.45
卵巢癌	2.93					0.04	0.30	0.32
前列腺癌								
膀胱癌	1.05							
脑及神经系统恶性肿瘤	3.03	0.98	0.97	0.99	0.65	0.22	0.33	0.64
白血病	3.11	2.60	1.72	1.48	1.81	1.65	0.79	1.15
良性肿瘤计	0.48	0.98		0.05			0.03	0.10
三、血液、造血器官及免疫疾病小计	1.16	3.25	0.45	0.16	0.78	0.22	0.11	0.19
其中：贫血	0.81	1.30	0.37	0.16	0.58	0.17	0.11	0.16
四、内分泌、营养和代谢疾病小计	18.75	2.60	0.75		0.19	0.22	0.22	0.45
其中：甲状腺疾患	0.12					0.04		
糖尿病	16.50		0.07		0.19	0.17	0.19	0.38
五、精神和行为障碍小计	2.64			0.05	0.06	0.04	0.08	0.41
其中：痴呆	1.42						0.03	
六、神经系统疾病小计	6.69	10.08	2.24	1.92	1.10	0.78	0.76	0.77
其中：脑膜炎	0.09	1.95	0.07	0.05		0.04		
帕金森病	0.88							
七、循环系统疾病小计	250.64	5.53	0.75	0.33	0.78	1.39	1.73	2.87
其中：心脏病计	131.85	5.20	0.67	0.27	0.58	0.87	1.08	2.01
内：慢性风湿性心脏病	3.89					0.04	0.03	0.06
高血压性心脏病	13.47						0.05	
冠心病	104.08				0.13	0.22	0.41	0.99
内：急性心肌梗死	50.26				0.13	0.22	0.33	0.70
其他高血压病	5.23	0.33						0.03

11-2-3 续表1

30-	35-	40-	45-	50-	55-	60-	65-	70-	75-	80-	85岁及以上
37.26	46.98	88.99	113.07	245.00	299.72	632.00	1129.79	1872.02	3521.94	7033.54	16354.35
0.78	1.14	1.53	1.56	3.45	3.88	7.18	10.43	16.60	22.70	38.87	59.49
0.78	1.14	1.53	1.56	3.45	3.85	7.13	10.36	16.33	22.38	38.69	58.62
											0.29
0.04	0.03		0.09		0.10	0.14	0.07	0.18	0.64	1.05	2.89
0.19	0.24	0.51	0.38	0.84	0.76	0.92	2.13	3.50	4.82	8.40	8.95
0.04			0.05		0.03	0.05				0.18	
0.04				0.16		0.19	0.07	0.09	0.43	0.53	1.16
0.04	0.12		0.09	0.04	0.07	0.14	0.44	1.26	1.61	4.38	13.28
		0.03	0.02								0.58
			0.02	0.08	0.10	0.05	0.07	0.27		0.18	
0.11	0.27	0.48	0.57	2.04	2.17	4.09	5.58	8.52	8.99	14.71	16.75
0.22	0.33	0.40	0.24	0.16	0.20	0.29	0.29	0.18	0.11	0.70	
					0.03	0.05	0.07	0.27	0.32	0.18	0.87
					0.03		0.07	0.18	0.32	0.18	0.87
12.63	20.06	39.98	53.75	117.45	141.75	258.42	379.76	519.48	776.75	1135.81	1451.71
12.37	19.61	39.50	53.08	116.61	140.20	255.62	376.60	514.55	767.12	1120.23	1416.77
0.07	0.27	0.54	0.64	1.00	1.22	2.22	2.06	2.78	3.11	3.85	4.62
	0.09	0.28	0.61	1.48	2.93	9.87	22.49	33.11	51.18	71.61	91.54
1.49	2.17	3.74	4.59	8.94	12.60	24.28	41.00	57.06	88.55	135.69	178.18
0.63	1.38	2.49	3.00	7.97	10.36	18.11	30.13	46.03	75.71	122.74	174.42
0.22	0.48	1.10	1.09	3.89	4.54	8.57	13.81	21.89	36.19	59.71	88.66
0.41	0.84	1.30	1.75	3.89	5.46	8.86	15.50	22.79	37.69	60.23	81.15
1.08	2.01	3.91	5.72	12.38	15.16	28.85	43.50	61.91	76.45	117.84	127.35
	0.09	0.23	0.28	1.00	1.68	3.47	5.44	7.27	12.96	21.01	26.57
0.26	0.30	0.62	1.37	3.41	5.99	11.51	15.95	25.66	38.01	52.00	65.55
1.37	2.56	6.23	9.48	22.32	30.22	62.42	97.95	144.99	234.61	324.27	399.10
1.78	2.95	7.50	8.04	18.31	18.81	23.51	23.73	21.08	23.45	40.97	51.69
1.41	2.14	4.11	6.10	11.06	9.08	11.51	12.57	12.65	13.28	15.76	20.50
0.56	0.51	1.25	2.46	6.37	6.15	8.48	9.33	10.41	10.71	11.73	8.95
0.04		0.06	0.12	0.44	0.43	1.16	2.50	4.40	8.14	15.58	33.21
0.89	0.99	1.44	1.87	3.57	4.11	6.89	9.11	11.75	16.17	19.43	19.35
1.52	1.35	1.59	1.63	3.13	3.42	7.37	8.89	11.04	11.67	17.51	15.31
0.15	0.15	0.23	0.26	0.32	0.59	0.92	1.10	2.15	2.68	3.50	7.22
0.26	0.18	0.31	0.35	0.80	0.99	1.45	2.94	3.68	6.64	12.43	23.97
0.11	0.09	0.25	0.21	0.60	0.59	1.01	1.91	2.78	4.93	8.40	17.62
0.48	0.57	1.73	2.25	6.97	10.85	27.70	48.79	89.09	153.23	257.38	462.63
0.04	0.06	0.06	0.02	0.12	0.10	0.39	0.07	0.54	0.75	1.58	1.44
0.41	0.39	1.30	1.94	6.29	10.10	26.01	45.63	83.53	141.77	227.27	352.60
0.30	0.36	0.57	0.47	1.00	0.72	1.78	4.63	5.92	13.38	38.17	120.42
		0.03	0.02	0.04	0.03	0.34	1.18	2.51	7.50	26.61	83.75
1.04	0.87	1.30	0.95	2.32	2.50	4.67	10.14	16.33	43.58	88.42	253.26
0.04		0.14	0.02	0.04	0.10	0.10	0.15		0.32	0.35	1.44
	0.03	0.03		0.16	0.43	0.53	2.28	3.50	10.71	14.53	19.35
5.83	7.67	17.92	28.21	68.12	90.81	227.45	479.99	883.84	1823.88	3917.46	9377.36
3.42	3.85	8.61	13.43	30.54	41.24	105.82	224.42	427.88	917.56	2062.73	5463.19
0.26	0.39	0.93	1.21	2.08	3.19	7.23	11.68	18.75	24.31	41.32	89.81
0.11	0.09	0.48	0.95	1.92	3.85	8.28	20.80	46.30	95.62	222.36	579.30
1.86	2.32	5.97	9.53	23.40	29.99	80.34	172.54	328.56	729.10	1638.84	4433.10
1.37	1.92	4.50	7.19	15.35	19.57	49.08	102.36	180.43	355.72	757.96	1841.86
0.04	0.09	0.25	0.80	1.16	2.01	5.01	9.48	15.88	37.91	79.14	211.10

11-2-3 续表2

疾病名称(ICD-10)	合计	不满1岁	1-	5-	10-	15-	20-	25-
脑血管病计	111.53		0.07	0.05	0.13	0.52	0.62	0.70
内：脑出血	43.61		0.07		0.13	0.39	0.57	0.61
脑梗死	38.32					0.09	0.03	0.06
中风（未特指出血或梗死）	4.48							0.03
八、呼吸系统疾病小计	62.77	31.87	4.56	0.27	0.58	0.30	0.41	1.08
其中：肺炎	13.11	28.30	3.51	0.16	0.32	0.13	0.22	0.67
慢性下呼吸道疾病	44.19		0.07	0.05	0.06	0.04	0.14	0.26
内：慢性支气管肺炎	9.40						0.05	0.10
肺气肿	2.47						0.03	
尘肺	0.06							
九、消化系统疾病小计	11.13	9.43	0.75	0.33	0.13	0.09	0.24	0.41
其中：胃和十二指肠溃疡	1.67						0.03	0.03
阑尾炎	0.10						0.03	
肠梗阻	0.97	0.98	0.22		0.06	0.04		0.03
肝疾病	3.35	1.30		0.16	0.06		0.05	0.16
内：肝硬化	2.84	0.98		0.05			0.03	0.13
十、肌肉骨骼和结缔组织疾病小计	2.08			0.11	0.13	0.13	0.54	1.02
其中：系统性红斑狼疮	0.58				0.13	0.13	0.46	0.83
十一、泌尿生殖系统疾病小计	5.83				0.26	0.39	0.52	0.61
其中：肾小球和肾小管间质疾病	3.45				0.13	0.17	0.24	0.41
肾衰竭	1.98				0.13	0.17	0.22	0.16
前列腺增生								
十二、妊娠、分娩和产褥期并发症小计	0.18					0.04	0.19	0.64
其中：直接产科原因计	0.17					0.04	0.19	0.57
内：流产	0.03							0.13
妊娠高血压综合征	0.02					0.04		0.06
产后出血	0.03						0.03	0.10
产褥期感染	0.06						0.08	0.19
间接产科原因计	0.01							0.06
十三、起源于围生期的情况小计	1.69	217.92	0.15					
其中：早产儿和未成熟儿	0.44	56.92						
新生儿产伤和窒息	0.28	35.78	0.07					
十四、先天畸形、变形和染色体异常小计	1.58	107.66	6.35	0.88	1.42	0.69	0.57	0.67
其中：先天性心脏病	1.10	67.33	4.93	0.66	0.84	0.65	0.52	0.54
先天性脑畸形	0.08	3.90	0.30	0.22	0.45		0.03	0.03
十五、诊断不明小计	1.81	7.16	0.82	0.16	0.26		0.03	0.29
十六、其他疾病小计	8.57	5.20	0.97		0.06	0.09	0.22	0.22
十七、损伤和中毒小计	25.10	20.17	14.20	7.03	7.37	7.24	6.86	10.59
其中：机动车辆交通事故	7.31	2.60	4.11	2.53	2.07	3.03	2.74	3.95
内：行人与机动车发生的交通事故	4.27	1.63	2.32	1.54	1.23	1.56	1.49	2.07
机动车与机动车发生的交通事故	0.69	0.33	0.45	0.38	0.06	0.09	0.43	0.64
机动车以外的运输事故	0.03		0.07					0.03
意外中毒	1.41	0.33	0.52	0.22	0.45	0.65	0.65	0.89
意外跌落	6.40	0.98	2.09	0.60	0.52	0.43	0.41	0.77
火灾	0.28		0.22		0.06	0.13	0.05	
溺水	1.85	1.30	4.48	2.86	2.52	0.74	0.70	0.70
意外的机械性窒息	0.35	10.41	0.67	0.16	0.06	0.04	0.11	0.13
砸死	0.17		0.30	0.11		0.09	0.14	0.06
触电	0.10		0.07	0.05	0.13	0.04		
自杀	4.29			0.05	0.84	1.60	1.57	3.06
被杀	0.35	0.65	0.15	0.16	0.06	0.13	0.16	0.45

11-2-3 续表3

30-	35-	40-	45-	50-	55-	60-	65-	70-	75-	80-	85岁及以上
2.12	3.49	8.72	13.60	35.46	46.60	114.40	241.83	431.29	852.67	1750.37	3640.68
1.78	2.56	6.46	9.79	24.12	30.26	65.17	124.33	185.81	314.92	580.77	1057.81
0.19	0.48	1.13	2.01	6.17	9.64	28.76	72.01	143.10	317.38	666.57	1366.81
	0.03	0.28	0.17	1.00	1.09	3.08	7.94	14.98	32.45	68.46	194.64
0.97	1.11	2.66	4.21	9.14	13.25	37.96	93.25	197.65	445.13	1021.82	2765.10
0.48	0.48	0.96	1.04	1.92	2.99	7.08	14.26	30.59	77.20	188.05	672.58
0.37	0.54	1.42	2.62	5.93	8.81	27.50	72.09	153.24	332.91	753.24	1826.26
0.04	0.06	0.14	0.45	1.20	1.55	5.39	14.26	28.44	68.53	162.13	418.74
	0.03	0.08	0.35	0.32	0.59	1.93	3.82	8.70	18.42	42.55	97.03
		0.03	0.02			0.10	0.07		0.64	1.05	2.02
0.78	0.72	1.67	1.63	5.41	6.91	13.44	26.53	37.95	70.89	155.48	356.94
0.11	0.03	0.20	0.14	0.40	0.82	1.69	4.56	6.01	9.21	28.01	58.05
			0.02	0.04		0.14	0.15	0.72	0.75	0.88	3.47
	0.06	0.11	0.02	0.20	0.23	0.77	1.40	2.06	5.57	16.63	44.18
0.45	0.36	0.88	0.92	3.41	4.08	6.65	12.27	15.52	23.66	32.22	38.99
0.33	0.24	0.76	0.78	2.64	3.45	5.59	10.80	13.19	20.24	28.71	32.63
0.59	0.63	0.79	1.06	1.44	1.28	4.14	5.14	7.00	10.39	18.03	43.61
0.56	0.57	0.57	0.66	0.64	0.56	1.40	1.18	0.72	1.50		0.87
0.78	0.81	1.61	2.06	4.81	4.05	10.16	17.34	25.21	40.58	63.03	107.14
0.48	0.63	1.08	1.42	2.76	2.50	5.78	10.29	15.34	23.45	34.14	65.26
0.19	0.12	0.40	0.40	1.56	1.32	3.81	6.39	8.61	15.10	24.34	31.19
0.52	0.60	0.20	0.02								
0.48	0.60	0.20	0.02								
0.07	0.09	0.06									
	0.06	0.03									
0.07	0.03	0.06	0.02								
0.19	0.21	0.03									
0.04											
0.48	0.33	0.40	0.33	0.44	0.56	0.34	0.15	0.45	1.28	1.40	0.87
0.41	0.30	0.34	0.24	0.32	0.49	0.24	0.15	0.36	0.64	0.88	0.58
0.04		0.03		0.04							
0.37	0.39	0.25	0.43	0.80	1.15	1.78	3.23	5.56	9.10	17.86	68.73
0.37	0.18	0.42	0.45	0.68	0.59	1.45	2.42	5.29	14.24	81.94	739.86
11.07	11.34	17.64	15.35	22.16	20.36	34.01	44.97	57.78	89.73	183.84	516.92
4.35	4.69	8.58	6.50	9.66	8.98	13.49	16.39	17.67	19.49	23.46	27.72
2.12	2.59	4.59	3.40	5.01	5.00	8.53	10.95	10.68	14.35	16.46	18.19
0.56	0.42	0.93	0.71	0.92	1.05	0.92	0.81	1.79	0.86	1.58	2.31
	0.03	0.03	0.02	0.08	0.03	0.05	0.07	0.09	0.21		
0.71	0.84	1.30	1.06	1.36	1.09	2.22	2.50	4.40	6.10	9.45	9.53
0.85	0.72	1.70	1.66	2.44	2.07	4.19	6.32	11.48	29.77	85.62	313.33
0.07	0.09	0.14	0.12	0.20	0.10	0.24	0.88	0.72	1.61	3.68	5.49
0.67	0.87	1.02	0.92	1.44	1.55	2.22	3.60	4.84	5.78	10.16	15.31
0.07	0.03	0.08	0.09	0.40	0.23	0.19	0.44	0.81	1.50	1.40	5.20
	0.12	0.28	0.21	0.24	0.23	0.29	0.29	0.36	0.11		0.58
	0.06	0.17	0.17	0.20	0.16	0.10	0.29	0.09	0.11		0.87
2.75	2.74	2.86	3.14	4.69	4.60	8.77	10.65	12.56	15.42	23.29	30.61
0.56	0.45	0.48	0.45	0.24	0.30	0.10	0.37	0.36	0.75	0.70	1.16

11-3-1 1990年农村居民主要疾病死亡率及构成

疾病名称	合计			男			女		
	死亡率(1/10万)	构成(%)	位次	死亡率(1/10万)	构成(%)	位次	死亡率(1/10万)	构成(%)	位次
传染病（不含肺结核）	23.20	3.61	9	27.98	4.07	9	18.25	3.06	8
肺结核	11.88	1.85	8	15.29	2.22	8	8.35	1.40	10
寄生虫病	1.31	0.20	16	1.36	0.20	16	1.26	0.21	18
恶性肿瘤	112.36	17.47	2	140.41	20.41	2	83.32	13.96	3
内分泌、营养和代谢及免疫疾病	5.41	0.84	13	4.63	0.67	13	6.22	1.04	11
血液和造血器官疾病	1.28	0.20	17	1.28	0.19	17	1.28	0.21	17
精神病	5.42	0.84	12	5.08	0.74	12	5.77	0.97	12
神经系病	3.60	0.56	15	3.89	0.56	15	3.31	0.55	15
心脏病	69.60	10.82	4	66.77	9.70	5	72.53	12.15	4
脑血管病	103.93	16.16	3	104.04	15.12	3	103.81	17.39	2
呼吸系病	159.67	24.82	1	161.53	23.47	1	157.75	26.43	1
消化系病	32.20	5.01	6	36.75	5.34	6	27.49	4.61	6
泌尿、生殖系病	9.51	1.48	10	10.42	1.51	10	8.57	1.44	9
妊娠、分娩和产褥期并发症	1.06	0.16	18				2.15	0.36	16
先天异常	6.03	0.94	11	6.42	0.93	11	5.62	0.94	13
新生儿病	16.17	2.51	7	18.58	2.70	7	13.68	2.29	7
其他疾病	4.57	0.71	14	3.94	0.57	14	5.23	0.88	14
损伤和中毒	68.48	10.65	5	77.56	11.27	4	59.09	9.90	5

11-3-2 1995年农村居民主要疾病死亡率及构成

疾病名称	合计			男			女		
	死亡率(1/10万)	构成(%)	位次	死亡率(1/10万)	构成(%)	位次	死亡率(1/10万)	构成(%)	位次
传染病(不含肺结核)	8.19	2.85	10	9.65	3.24	9	6.66	2.36	10
肺结核	10.21	1.58	8	13.02	1.86	7	7.27	1.23	9
寄生虫病	1.15	0.18	16	1.31	0.19	16	0.98	0.17	18
恶性肿瘤	111.43	17.25	2	138.60	19.80	2	83.00	14.09	3
内分泌、营养和代谢及免疫疾病	5.86	0.91	11	5.26	0.75	11	6.50	1.10	11
血液和造血器官疾病	1.12	0.17	17	1.03	0.15	17	1.22	0.21	17
精神病	4.89	0.76	13	4.53	0.65	13	5.26	0.89	13
神经系病	3.11	0.48	15	3.35	0.48	15	2.85	0.48	15
心脏病	61.98	9.60	5	62.55	8.94	5	61.38	10.42	4
脑血管病	108.05	16.73	3	113.28	16.18	3	102.58	17.41	2
呼吸系病	169.38	26.23	1	171.23	24.46	1	167.43	28.42	1
消化系病	30.17	4.67	6	35.28	5.04	6	24.82	4.21	6
泌尿、生殖系病	8.47	1.31	9	9.41	1.34	10	7.49	1.27	8
妊娠、分娩和产褥期并发症	0.75	0.12	18				1.54	0.26	16
先天异常	3.65	0.57	14	3.98	0.57	14	3.32	0.56	14
新生儿病	11.98	1.85	7	12.74	1.82	8	11.19	1.90	7
其他疾病	5.70	0.88	12	5.08	0.73	12	6.34	1.08	12
损伤和中毒	72.71	11.26	4	84.47	12.07	4	60.40	10.25	5

11-3-3 2000年农村居民主要疾病死亡率及构成

疾病名称	合计			男			女		
	死亡率(1/10万)	构成(%)	位次	死亡率(1/10万)	构成(%)	位次	死亡率(1/10万)	构成(%)	位次
传染病(不含肺结核)	5.14	0.83	11	6.07	0.91	10	4.16	0.74	12
肺结核	7.31	1.19	8	9.10	1.36	8	5.42	0.97	10
寄生虫病	0.56	0.09	17	0.62	0.09	17	0.50	0.09	18
恶性肿瘤	112.57	18.30	3	139.12	20.82	2	84.62	15.12	3
内分泌营养和代谢及免疫疾病	6.84	1.11	10	6.08	0.91	11	7.64	1.37	8
血液和造血器官疾病	0.86	0.14	16	0.82	0.12	16	0.90	0.16	17
精神病	4.14	0.67	12	3.93	0.59	12	4.36	0.78	11
神经系病	2.85	0.46	15	3.07	0.46	13	2.62	0.47	15
心脏病	73.43	11.94	4	72.03	10.78	5	74.90	13.39	4
脑血管病	115.20	18.73	2	124.05	18.57	3	105.89	18.93	2
呼吸系病	142.16	23.11	1	143.40	21.46	1	140.86	25.18	1
消化系病	23.89	3.88	6	28.06	4.20	6	19.50	3.48	6
泌尿、生殖系病	9.27	1.51	7	10.33	1.55	7	8.15	1.46	7
妊娠分娩产褥期并发症	0.56	0.09	18				1.16	0.21	16
先天异常	2.92	0.47	13	2.98	0.45	14	2.85	0.51	14
新生儿病	6.99	1.14	9	7.04	1.05	9	6.93	1.24	9
其他疾病	2.89	0.47	14	2.58	0.39	15	3.22	0.58	13
损伤和中毒	64.89	10.55	5	78.66	11.77	4	50.40	9.01	5

11-3-4 2005年农村居民主要疾病死亡率及死因构成

疾病名称	合计			男			女		
	死亡率(1/10万)	构成(%)	位次	死亡率(1/10万)	构成(%)	位次	死亡率(1/10万)	构成(%)	位次
传染病(不含呼吸道结核)	3.18	0.60	13	3.93	0.70	12	2.29	0.38	14
呼吸道结核	2.89	0.55	14	3.81	0.67	14	1.78	0.27	16
寄生虫病	0.10	0.02	20	0.12	0.02	19	0.06	0.01	20
恶性肿瘤	105.99	20.08	3	130.26	23.05	1	76.99	11.80	3
血液、造血器官及免疫疾病	0.59	0.11	18	0.56	0.10	18	0.63	0.10	19
内分泌、营养和代谢疾病	6.19	1.17	9	5.14	0.91	9	7.45	1.09	9
精神障碍	2.34	0.44	15	2.11	0.37	15	2.62	0.35	15
神经系统疾病	4.75	0.90	11	4.92	0.87	11	4.55	0.79	11
心脏病	62.13	11.77	4	58.50	10.35	4	66.46	8.56	4
脑血管病	111.74	21.17	2	116.46	20.60	3	106.11	14.38	2
呼吸系统疾病	123.79	23.45	1	119.81	21.20	2	128.53	16.93	1
消化系统疾病	17.11	3.24	6	21.75	3.85	6	11.56	1.72	6
肌肉骨骼和结缔组织疾病	0.91	0.17	17	0.60	0.11	17	1.28	0.24	17
泌尿生殖系统疾病	6.98	1.32	8	7.18	1.27	8	6.73	1.01	10
妊娠、分娩产褥期并发症	0.40	0.08	19				0.73	0.12	18
起源于围生期某些情况	4.19	0.79	12	3.77	0.67	13	4.03	1.59	7
先天畸形、变形和染色体异常	2.07	0.39	16	2.00	0.35	16	2.16	0.71	13
诊断不明	4.85	0.92	10	5.02	0.89	10	4.64	0.72	12
其他疾病	9.00	1.70	7	7.37	1.30	7	10.95	1.17	8
损伤和中毒外部原因	44.71	8.47	5	55.89	9.89	5	31.36	5.54	5

11-3-5 2010年农村居民主要疾病死亡率及死因构成

疾病名称	合计			男			女		
	死亡率(1/10万)	构成(%)	位次	死亡率(1/10万)	构成(%)	位次	死亡率(1/10万)	构成(%)	位次
传染病(不含呼吸道结核)	4.13	0.66	11	5.30	0.74	10	2.92	0.55	13
呼吸道结核	2.12	0.34	16	2.99	0.42	13	1.22	0.23	16
寄生虫病	0.02	0.00	20	0.01	0.00	18	0.03	0.01	20
恶性肿瘤	144.11	23.11	2	187.25	26.14	1	99.00	18.81	3
血液、造血器官及免变疾病	0.90	0.14	17	0.98	0.14	16	0.81	0.15	18
内分泌营养和代谢疾病	10.33	1.66	8	8.99	1.25	8	11.74	2.23	7
精神障碍	2.99	0.48	13	2.79	0.39	14	3.19	0.61	12
神经系统疾病	3.84	0.62	12	3.98	0.56	12	3.69	0.70	11
心脏病	111.34	17.86	3	115.54	16.13	3	106.95	20.32	2
脑血管病	145.71	23.37	1	159.27	22.23	2	131.54	24.99	1
呼吸系统疾病	88.25	14.15	4	95.36	13.31	4	80.82	15.36	4
消化系统疾病	14.76	2.37	6	19.26	2.69	6	10.05	1.91	8
肌肉骨骼和结缔组织疾病	0.88	0.14	18	0.72	0.10	17	1.05	0.20	17
泌尿生殖系统疾病	6.31	1.01	9	7.31	1.02	9	5.27	1.00	9
妊娠分娩产褥期并发症	0.13	0.02	19				0.27	0.05	19
围生期疾病	2.51	0.40	14	2.99	0.42	13	2.01	0.38	14
先天畸形、变形和染色体异常	2.14	0.34	15	2.48	0.35	15	1.79	0.34	15
诊断不明	4.57	0.73	10	5.10	0.71	11	4.01	0.76	10
其他疾病	12.64	2.03	7	10.55	1.47	7	14.83	2.82	6
损伤和中毒外部原因	52.93	8.49	5	71.75	10.02	5	33.25	6.32	5

11-3-6　2014年农村居民主要疾病死亡率及死因构成

疾病名称	合计			男			女		
	死亡率(1/10万)	构成(%)	位次	死亡率(1/10万)	构成(%)	位次	死亡率(1/10万)	构成(%)	位次
传染病(含呼吸道结核)	7.90	1.19	8	10.85	1.42	8	4.81	0.87	10
寄生虫病	0.05	0.01	19	0.06	0.01	16	0.05	0.01	17
恶性肿瘤	152.59	23.02	1	196.32	25.66	1	106.87	19.23	3
血液、造血器官及免疫疾病	1.10	0.17	17	1.21	0.16	15	0.99	0.18	15
内分泌营养和代谢疾病	13.13	1.98	7	11.77	1.54	7	14.55	2.62	6
精神障碍	2.70	0.41	11	2.70	0.35	12	2.70	0.48	11
神经系统疾病	6.66	1.00	10	6.81	0.89	10	6.49	1.17	8
心脏病	143.72	21.68	3	148.70	19.43	3	138.50	24.92	1
脑血管病	151.91	22.92	2	169.00	22.09	2	134.04	24.12	2
呼吸系统疾病	80.02	12.07	4	88.54	11.57	4	71.11	12.79	4
消化系统疾病	14.51	2.19	6	18.86	2.47	6	9.97	1.79	7
肌肉骨骼和结缔组织疾病	1.63	0.25	16	1.37	0.18	14	1.89	0.34	13
泌尿生殖系统疾病	7.09	1.07	9	8.17	1.07	9	5.96	1.07	9
妊娠分娩产褥期并发症	0.14	0.02	18				0.28	0.05	16
围生期疾病	2.44	0.37	14	2.93	0.38	11	1.92	0.35	12
先天畸形、变形和染色体异常	2.10	0.32	15	2.35	0.31	13	1.84	0.33	14
损伤和中毒外部原因	55.29	8.34	5	75.32	9.84	5	34.35	6.18	5
诊断不明	2.58	0.39		2.85	0.37		2.29	0.41	
其他疾病	6.44	0.97		5.37	0.70		7.56	1.36	

11-4-1　2014年农村居民年龄别疾病别死亡率(1/10万)(合计)

疾病名称(ICD-10)	合计	不满1岁	1-	5-	10-	15-	20-	25-
总计	662.83	440.39	51.73	22.45	27.84	40.32	43.20	71.95
一、传染病和寄生虫病小计	7.95	15.74	3.55	0.64	0.74	0.81	1.01	1.85
其中：传染病计	7.90	15.74	3.55	0.63	0.73	0.81	1.01	1.85
内：痢疾	0.01	0.05	0.01	0.01	0.01			
肠道其他细菌性传染病	0.20	2.11	0.24	0.05	0.05	0.04	0.03	0.02
呼吸道结核	2.22	0.10	0.06	0.02	0.04	0.18	0.29	0.52
破伤风	0.06	0.67					0.01	
脑膜炎球菌感染	0.23	1.58	0.40	0.20	0.20	0.17	0.05	0.09
败血症	0.60	6.65	0.46	0.12	0.08	0.07	0.07	0.12
性传播疾病	0.01	0.10					0.01	0.01
狂犬病	0.08	0.05	0.05	0.06	0.11	0.03	0.01	0.03
流行性乙型脑炎	0.00		0.01		0.01		0.01	0.01
病毒性肝炎	3.23	0.14	0.03	0.02	0.08	0.12	0.19	0.38
艾滋病	0.47	0.05	0.01	0.01	0.02		0.13	0.41
寄生虫病计	0.05			0.01	0.01			
内：血吸虫病	0.03							
二、肿瘤小计	153.63	4.74	4.17	2.95	3.99	5.39	5.75	10.77
其中：恶性肿瘤计	152.59	4.07	3.96	2.82	3.88	5.31	5.63	10.58
内：鼻咽癌	1.59					0.06	0.06	0.25
食道癌	13.64					0.01	0.05	0.04
胃癌	22.00					0.05	0.27	0.68
结肠、直肠和肛门癌	8.43					0.08	0.27	0.57
内：结肠癌	2.76					0.06	0.11	0.23
直肠癌	5.27					0.02	0.15	0.33
肝癌	27.43					0.37	0.65	1.82
胆囊癌	0.73						0.01	0.01
胰腺癌	3.78					0.02	0.04	0.12
肺癌	40.76					0.19	0.31	1.00
乳腺癌	3.04					0.01	0.09	0.33
宫颈癌	2.43					0.02	0.04	0.21
卵巢癌	0.75		0.01		0.01	0.04	0.10	0.16
前列腺癌	1.04					0.01		0.01
膀胱癌	1.47						0.01	0.01
脑及神经系统恶性肿瘤	3.75	1.10	0.99	0.82	0.84	0.81	0.80	1.05
白血病	3.61	2.15	1.84	1.35	2.11	2.11	1.58	2.34
良性肿瘤计	0.44	0.38	0.11	0.08	0.08	0.01	0.06	0.07
三、血液、造血器官及免疫疾病小计	1.10	2.73	0.98	0.37	0.26	0.29	0.25	0.33
其中：贫血	0.80	1.15	0.62	0.26	0.21	0.23	0.21	0.25
四、内分泌、营养和代谢疾病小计	13.13	2.87	0.21	0.14	0.19	0.23	0.32	0.59
其中：甲状腺疾患	0.08	0.14	0.01	0.02		0.03	0.02	0.05
糖尿病	11.46	0.10		0.04	0.07	0.11	0.20	0.43
五、精神和行为障碍小计	2.70	0.05	0.05	0.03	0.11	0.19	0.31	0.72
其中：痴呆	1.36	0.05	0.01		0.02		0.03	0.02
六、神经系统疾病小计	6.66	8.33	3.12	1.65	1.75	1.81	1.33	1.70
其中：脑膜炎	0.13	1.72	0.38	0.17	0.14	0.07	0.05	0.07
帕金森病	0.40						0.01	0.01
七、循环系统疾病小计	305.21	4.12	0.73	0.53	1.13	3.28	4.70	9.11
其中：心脏病计	143.72	3.64	0.61	0.32	0.74	1.96	2.79	5.49
内：慢性风湿性心脏病	3.75				0.01	0.14	0.12	0.22
高血压性心脏病	19.47					0.04	0.07	0.29
冠心病	105.37				0.06	0.91	1.68	3.65
内：急性心肌梗死	68.60				0.05	0.76	1.41	3.03
其他高血压病	7.12			0.02		0.02	0.05	0.14

11-4-1　续表1

30-	35-	40-	45-	50-	55-	60-	65-	70-	75-	80-	85岁及以上
98.42	117.93	185.17	249.85	450.36	584.21	1037.36	1819.79	2962.87	4815.44	8031.31	16207.55
3.02	4.21	5.28	5.79	9.10	10.26	14.83	23.19	32.09	41.29	50.07	62.78
3.01	4.18	5.28	5.78	9.03	10.19	14.72	23.02	31.86	40.95	49.44	62.29
		0.01				0.01	0.05			0.09	
0.07	0.06	0.12	0.11	0.14	0.18	0.22	0.41	0.69	0.87	1.25	2.23
0.75	1.03	1.05	1.30	2.27	2.79	4.46	7.76	11.18	15.60	16.94	15.26
0.05	0.02	0.05	0.03	0.07	0.06	0.07	0.16	0.20	0.25	0.22	0.41
0.11	0.13	0.09	0.10	0.16	0.12	0.34	0.49	0.40	0.84	1.34	2.64
0.14	0.09	0.21	0.19	0.34	0.36	0.63	1.03	2.36	3.14	6.08	13.45
0.01	0.01	0.01	0.01	0.03	0.01	0.01	0.07		0.06		0.08
0.04	0.03	0.06	0.10	0.15	0.08	0.18	0.34	0.11	0.20	0.13	0.25
0.84	1.43	2.44	2.89	4.69	5.50	7.21	10.30	13.76	15.91	18.82	20.30
0.72	0.98	0.86	0.63	0.71	0.51	0.59	0.75	0.53	0.64	0.36	0.17
0.01	0.02	0.01	0.01	0.07	0.07	0.11	0.18	0.22	0.34	0.63	0.50
	0.01	0.01	0.01	0.02	0.03	0.04	0.08	0.11	0.31	0.49	0.41
19.66	29.80	56.25	86.14	167.24	228.98	388.13	601.93	798.83	1000.64	1162.99	1248.41
19.43	29.41	55.74	85.46	166.01	227.74	385.82	598.85	794.16	994.28	1154.45	1239.00
0.51	0.63	1.21	1.72	2.78	3.37	4.29	4.90	5.57	5.94	6.17	6.44
0.13	0.42	1.26	3.73	9.45	18.46	36.36	61.85	85.39	106.05	129.01	135.30
1.56	2.28	4.85	8.37	18.08	29.05	54.13	93.28	128.32	173.08	195.49	213.93
1.09	1.61	2.83	4.07	7.46	10.67	18.76	30.37	45.94	62.94	82.07	90.83
0.40	0.49	0.90	1.36	2.38	3.55	6.31	9.42	14.09	22.02	26.69	29.37
0.64	1.04	1.79	2.53	4.52	6.57	11.66	19.17	29.90	38.43	51.45	57.09
4.97	9.08	17.56	24.23	41.52	50.84	73.52	98.26	116.45	128.65	142.74	151.80
0.03	0.06	0.12	0.25	0.47	0.85	1.69	2.99	4.28	6.22	7.24	9.08
0.24	0.38	0.93	1.81	3.81	5.76	10.18	16.16	20.86	27.03	30.22	28.22
1.98	4.02	9.27	16.90	37.94	57.59	106.58	174.13	240.19	300.95	339.56	344.36
0.92	1.80	3.10	4.10	6.55	6.86	7.88	7.49	7.15	8.12	8.85	11.14
0.66	0.99	1.95	2.78	5.21	4.37	5.83	8.30	7.68	9.13	10.33	10.81
0.13	0.29	0.52	0.80	1.63	1.44	1.93	2.69	2.40	2.52	2.50	2.72
0.02	0.03	0.06	0.09	0.22	0.37	1.01	3.04	5.54	11.82	18.69	25.82
0.04	0.07	0.18	0.30	0.64	1.03	2.26	4.46	8.55	15.43	21.86	27.23
1.38	1.77	2.40	2.89	4.74	5.63	9.24	11.74	14.54	16.55	17.43	17.99
2.23	2.08	2.39	2.71	4.11	4.58	7.26	10.21	11.62	10.87	12.74	11.30
0.07	0.15	0.19	0.37	0.58	0.57	1.01	1.09	2.00	2.21	3.35	4.46
0.46	0.34	0.39	0.54	0.74	1.07	1.52	2.78	3.94	6.61	9.92	15.59
0.33	0.27	0.30	0.37	0.51	0.82	1.09	2.10	2.87	4.99	7.15	11.22
1.07	1.48	2.41	3.84	8.85	11.97	24.74	47.02	74.95	104.37	150.02	248.00
0.04	0.09	0.09	0.06	0.11	0.12	0.14	0.20	0.18	0.45	0.31	0.41
0.85	1.18	2.07	3.46	8.21	11.15	23.36	44.73	70.61	96.22	128.48	153.04
1.00	1.06	1.30	1.28	1.50	1.23	2.30	4.18	8.51	15.29	37.51	105.60
	0.01	0.01	0.05	0.09	0.16	0.53	1.46	4.07	9.83	27.05	83.49
1.84	1.51	1.91	2.24	2.90	3.08	5.94	9.95	18.77	38.24	84.71	256.83
0.08	0.06	0.06	0.06	0.08	0.11	0.11	0.21	0.16	0.31	0.22	0.25
0.01	0.02	0.01	0.03	0.10	0.25	0.56	1.30	2.03	4.23	7.02	9.16
17.36	25.95	48.21	73.69	152.03	206.84	407.72	797.56	1431.45	2548.81	4527.15	9389.31
9.78	13.84	23.54	34.60	66.87	90.18	176.48	331.59	614.38	1122.80	2163.62	5199.64
0.23	0.50	0.93	1.36	2.61	3.77	6.74	11.00	18.64	28.80	43.99	86.46
0.42	0.66	1.25	2.50	5.52	7.50	17.39	39.34	81.50	165.13	341.31	829.47
7.26	10.48	18.37	26.55	51.75	70.14	135.52	249.26	450.38	812.57	1555.35	3748.28
5.92	8.53	14.92	21.12	40.29	52.57	97.98	172.83	296.19	509.66	944.21	2223.58
0.23	0.57	0.93	1.49	3.40	4.15	9.02	20.17	34.11	63.22	111.49	208.98

11-4-1　续表2

疾病名称(ICD-10)	合计	不满1岁	1-	5-	10-	15-	20-	25-
脑血管病计	151.91	0.24	0.10	0.20	0.34	1.18	1.78	3.23
内：脑出血	74.51	0.14	0.02	0.12	0.22	1.01	1.48	2.83
脑梗死	45.30	0.10			0.02	0.07	0.15	0.25
中风（未特指出血或梗死）	7.07					0.01	0.03	0.02
八、呼吸系统疾病小计	80.02	47.18	5.20	1.10	0.85	0.83	0.86	1.23
其中：肺炎	9.71	41.06	4.31	0.81	0.47	0.44	0.35	0.50
慢性下呼吸道疾病	65.95	0.29	0.07	0.01	0.02	0.12	0.24	0.37
内：慢性支气管肺炎	15.66	0.05	0.02			0.04	0.04	0.04
肺气肿	5.02						0.02	0.05
尘肺	0.55							0.02
九、消化系统疾病小计	14.51	9.28	1.06	0.25	0.24	0.38	0.40	1.27
其中：胃和十二指肠溃疡	2.66	0.10			0.02	0.07	0.03	0.13
阑尾炎	0.10		0.02	0.01		0.01		0.02
肠梗阻	0.80	1.72	0.15	0.05	0.07	0.03	0.03	0.05
肝疾病	6.28	0.29	0.11	0.08	0.04	0.07	0.14	0.63
内：肝硬化	5.44	0.24	0.03	0.03	0.01	0.04	0.08	0.51
十、肌肉骨骼和结缔组织疾病小计	1.63	0.33	0.09	0.06	0.17	0.35	0.33	0.60
其中：系统性红斑狼疮	0.23	0.05		0.02	0.08	0.17	0.21	0.40
十一、泌尿生殖系统疾病小计	7.09	0.62	0.24	0.27	0.34	0.48	0.78	1.28
其中：肾小球和肾小管间质疾病	4.50	0.33	0.17	0.19	0.26	0.30	0.53	0.76
肾衰竭	1.98	0.14	0.06	0.07	0.08	0.14	0.23	0.49
前列腺增生	0.10							
十二、妊娠、分娩和产褥期并发症小计	0.14					0.03	0.23	0.51
其中：直接产科原因计	0.14					0.03	0.22	0.50
内：流产	0.01					0.01	0.01	0.05
妊娠高血压综合征	0.02						0.06	0.08
产后出血	0.04						0.05	0.10
产褥期感染	0.04					0.01	0.07	0.12
间接产科原因计	0.00						0.01	0.01
十三、起源于围生期的情况小计	2.44	199.79	0.34					
其中：早产儿和未成熟儿	0.68	56.23	0.05					
新生儿产伤和窒息	0.47	38.62	0.03					
十四、先天畸形、变形和染色体异常小计	2.10	96.57	6.05	1.36	1.47	1.38	0.86	0.95
其中：先天性心脏病	1.55	65.56	5.17	1.08	1.25	1.15	0.72	0.80
先天性脑畸形	0.10	4.64	0.24	0.10	0.09	0.12	0.05	0.02
十五、诊断不明小计	2.58	6.51	0.57	0.43	0.51	0.36	0.39	0.63
十六、其他疾病小计	6.44	5.93	0.72	0.23	0.20	0.29	0.29	0.49
十七、损伤和中毒小计	55.29	34.79	24.56	12.42	15.88	24.20	25.37	39.89
其中：机动车辆交通事故	20.77	4.12	6.90	3.85	4.23	11.22	12.75	20.01
内：行人与机动车发生的交通事故	9.37	1.58	4.10	2.42	2.05	4.61	4.73	7.47
机动车与机动车发生的交通事故	3.73	0.57	0.73	0.43	0.61	1.96	2.89	4.29
机动车以外的运输事故	0.05		0.01				0.04	0.06
意外中毒	3.55	0.96	0.90	0.36	0.71	1.19	1.60	2.44
意外跌落	9.39	1.91	2.18	0.97	0.96	1.47	2.05	3.19
火灾	0.77	0.33	0.37	0.14	0.17	0.14	0.13	0.30
溺水	4.19	1.34	10.22	5.52	7.31	4.80	2.06	2.21
意外的机械性窒息	1.08	19.43	0.87	0.37	0.19	0.23	0.41	0.68
砸死	0.88		0.34	0.12	0.11	0.25	0.35	0.68
触电	0.96	0.05	0.14	0.07	0.26	0.56	0.94	1.44
自杀	8.61			0.04	0.90	2.60	2.89	5.16
被杀	0.65	0.57	0.25	0.24	0.26	0.58	0.63	0.86

11-4-1　续表3

30-	35-	40-	45-	50-	55-	60-	65-	70-	75-	80-	85岁及以上
6.98	10.99	22.99	36.51	80.22	110.47	218.36	438.93	772.16	1344.22	2221.46	3919.39
5.73	8.90	18.08	27.39	56.28	71.44	128.25	235.57	373.25	594.17	921.82	1552.43
0.74	1.07	2.53	4.96	13.98	23.29	54.34	123.18	235.96	441.29	758.56	1347.99
0.11	0.24	0.40	0.89	1.78	3.36	6.40	16.72	33.67	65.15	120.12	262.77
1.93	2.75	4.47	7.60	16.42	27.73	66.80	156.78	358.38	715.32	1423.03	3223.24
0.64	0.77	1.03	1.24	2.39	3.50	6.18	12.17	30.24	61.82	147.03	482.55
0.67	1.12	2.31	4.64	11.53	21.28	55.63	135.83	312.80	626.24	1220.25	2578.58
0.06	0.16	0.45	0.98	2.30	4.41	12.35	30.80	71.36	145.07	292.94	657.21
0.11	0.13	0.18	0.44	1.05	2.04	5.23	10.45	25.90	48.96	88.91	175.48
0.07	0.19	0.41	0.66	0.78	0.98	1.26	1.43	2.09	3.08	3.04	3.88
2.63	4.40	7.53	9.62	15.09	17.40	25.65	41.08	61.75	92.21	140.32	242.88
0.27	0.56	0.79	1.08	1.71	2.21	3.69	7.08	12.31	22.49	35.81	63.69
0.01	0.02	0.03	0.03	0.04	0.07	0.15	0.23	0.45	0.81	1.16	2.81
0.07	0.09	0.13	0.18	0.32	0.31	0.79	1.84	3.41	6.81	11.67	26.15
1.57	2.75	5.38	6.60	10.11	10.85	13.97	19.71	24.52	29.27	31.92	36.38
1.40	2.31	4.88	5.88	9.01	9.55	11.98	17.17	20.77	25.32	26.15	29.70
0.63	0.62	0.75	0.75	1.20	1.28	2.46	3.86	5.95	10.17	16.81	38.45
0.37	0.32	0.34	0.25	0.30	0.21	0.22	0.34	0.18	0.20	0.22	0.08
2.20	2.31	3.35	4.31	6.37	7.78	12.81	21.81	32.18	46.30	66.74	106.51
1.41	1.46	2.21	2.95	3.88	5.06	8.20	14.29	20.86	29.75	39.92	61.46
0.71	0.76	1.04	1.18	2.10	2.28	3.96	6.12	9.13	11.40	16.90	25.49
		0.01	0.01	0.02	0.01	0.05	0.20	0.24	1.15	1.97	4.95
0.63	0.39	0.18	0.01								
0.62	0.39	0.18	0.01								
0.02	0.08	0.03									
0.07	0.03	0.02	0.01								
0.27	0.06	0.06									
0.13	0.17	0.03									
0.01	0.01										
0.67	0.52	0.52	0.37	0.41	0.33	0.22	0.26	0.11	0.22	0.40	0.50
0.54	0.44	0.43	0.31	0.28	0.19	0.13	0.21	0.04	0.08	0.18	0.17
	0.02		0.01		0.02						
0.76	0.70	0.88	0.96	1.40	1.22	2.09	3.61	5.81	12.13	29.55	120.70
0.63	0.58	0.73	0.88	1.14	1.31	1.68	3.17	6.97	16.33	71.88	595.00
43.86	41.15	50.87	51.63	65.82	63.49	80.23	102.05	122.53	166.53	258.47	548.47
21.57	19.52	23.97	23.38	29.21	27.39	34.36	39.91	36.78	37.76	40.63	43.64
7.90	7.57	10.00	9.39	12.44	12.35	16.32	21.13	20.53	22.86	26.69	29.12
4.70	4.25	4.81	5.07	5.62	4.87	5.62	5.52	4.59	3.53	3.00	2.64
0.02	0.05	0.09	0.07	0.08	0.12	0.03	0.02	0.04	0.03	0.13	0.08
3.43	3.18	3.90	3.67	4.77	4.27	5.41	7.21	9.44	11.51	13.37	15.35
3.38	3.99	5.61	6.73	8.35	8.75	11.05	15.72	23.18	43.28	91.60	286.03
0.40	0.35	0.35	0.49	0.64	0.62	0.84	1.40	2.29	4.01	8.81	17.82
2.38	2.01	2.09	2.14	2.90	2.97	3.94	6.10	7.59	10.56	17.34	26.90
0.62	0.81	1.08	0.95	1.11	0.99	1.17	1.03	1.31	1.74	2.55	5.45
0.94	1.14	1.50	1.39	1.73	1.19	1.28	1.11	0.65	0.48	0.85	1.07
1.39	1.35	1.40	1.26	1.45	0.99	0.92	0.75	0.76	0.70	0.67	0.83
5.36	4.78	6.19	6.88	10.08	11.24	15.16	21.44	30.99	42.02	55.83	70.29
0.96	0.88	0.85	0.78	0.58	0.52	0.65	0.72	0.65	0.73	0.22	0.83

11-4-2　2014年农村居民年龄别疾病别死亡率(1/10万)(男)

疾病名称(ICD-10)	合计	不满1岁	1-	5-	10-	15-	20-	25-
总计	765.19	488.70	56.80	28.26	33.59	54.89	62.73	102.77
一、传染病和寄生虫病小计	10.90	16.72	3.60	0.74	0.72	0.98	1.32	2.60
其中：传染病计	10.85	16.72	3.60	0.73	0.72	0.98	1.32	2.60
内：痢疾	0.01	0.09	0.02	0.02	0.02			
肠道其他细菌性传染病	0.22	2.19	0.27	0.07	0.02	0.06	0.04	0.02
呼吸道结核	3.34	0.18	0.04	0.03	0.04	0.14	0.36	0.81
破伤风	0.08	0.96					0.01	
脑膜炎球菌感染	0.26	1.05	0.48	0.20	0.20	0.21	0.08	0.11
败血症	0.69	7.36	0.31	0.10	0.04	0.10	0.08	0.15
性传播疾病	0.01	0.18						
狂犬病	0.12		0.04	0.08	0.13	0.06	0.01	0.06
流行性乙型脑炎	0.00		0.02		0.02			
病毒性肝炎	4.42	0.09	0.04	0.02	0.11	0.18	0.30	0.57
艾滋病	0.72	0.09			0.02		0.20	0.53
寄生虫病计	0.06			0.02				
内：血吸虫病	0.03							
二、肿瘤小计	197.34	5.52	4.50	3.47	3.86	6.52	6.82	12.10
其中：恶性肿瘤计	196.32	4.82	4.23	3.33	3.79	6.44	6.75	11.93
内：鼻咽癌	2.34					0.10	0.09	0.26
食道癌	19.69					0.02	0.07	0.05
胃癌	29.67					0.02	0.24	0.71
结肠、直肠和肛门癌	9.76					0.14	0.26	0.63
内：结肠癌	3.06					0.10	0.07	0.29
直肠癌	6.22					0.04	0.20	0.32
肝癌	39.93					0.53	0.90	2.78
胆囊癌	0.61							0.02
胰腺癌	4.39					0.04	0.04	0.15
肺癌	55.66					0.23	0.40	1.18
乳腺癌	0.17						0.01	0.03
宫颈癌								
卵巢癌								
前列腺癌	2.03					0.02		0.02
膀胱癌	2.29						0.01	0.02
脑及神经系统恶性肿瘤	4.13	1.66	1.06	0.91	0.76	0.96	0.98	1.13
白血病	4.09	2.45	1.98	1.57	2.15	2.44	1.92	2.54
良性肿瘤计	0.39	0.26	0.12	0.07	0.04	0.02	0.03	0.05
三、血液、造血器官及免疫疾病小计	1.21	3.24	1.23	0.36	0.30	0.21	0.24	0.47
其中：贫血	0.87	1.58	0.83	0.29	0.24	0.14	0.20	0.34
四、内分泌、营养和代谢疾病小计	11.77	3.59	0.23	0.17	0.13	0.21	0.37	0.68
其中：甲状腺疾患	0.07	0.18		0.02		0.02	0.03	0.05
糖尿病	10.24	0.09		0.05	0.04	0.10	0.21	0.48
五、精神和行为障碍小计	2.70	0.09	0.04	0.05	0.13	0.23	0.44	1.16
其中：痴呆	1.15	0.09			0.04		0.04	0.05
六、神经系统疾病小计	6.81	9.63	3.50	2.05	2.08	2.40	1.86	2.28
其中：脑膜炎	0.17	2.10	0.48	0.19	0.20	0.08	0.08	0.13
帕金森病	0.43						0.01	0.02
七、循环系统疾病小计	328.35	3.94	0.83	0.66	1.26	4.53	6.29	13.01
其中：心脏病计	148.70	3.50	0.67	0.39	0.85	2.65	3.57	7.59
内：慢性风湿性心脏病	3.16					0.06	0.12	0.19
高血压性心脏病	19.18					0.08	0.04	0.37
冠心病	110.12				0.07	1.29	2.30	5.27
内：急性心肌梗死	74.19				0.04	1.07	1.92	4.48
其他高血压病	7.86			0.03		0.02	0.07	0.16

11-4-2 续表1

30-	35-	40-	45-	50-	55-	60-	65-	70-	75-	80-	85岁及以上
141.84	167.53	263.75	353.55	606.82	798.03	1357.11	2329.00	3674.77	5886.93	9590.80	18237.15
4.90	6.44	8.52	9.20	13.97	14.84	21.38	31.65	43.75	57.99	71.26	83.70
4.88	6.41	8.50	9.19	13.88	14.77	21.30	31.49	43.49	57.46	70.55	83.05
		0.01				0.02	0.03				
0.08	0.03	0.15	0.14	0.16	0.23	0.29	0.42	0.75	1.24	1.22	2.84
1.25	1.52	1.73	2.11	3.66	4.36	7.05	11.33	17.48	24.67	29.29	24.70
0.10	0.05	0.09	0.05	0.11	0.08	0.12	0.19	0.27	0.24	0.10	0.87
0.16	0.19	0.13	0.13	0.22	0.10	0.39	0.49	0.44	1.12	1.62	2.62
0.18	0.11	0.25	0.26	0.55	0.39	0.82	1.46	3.02	4.12	7.50	15.74
	0.02	0.01		0.05	0.02		0.10		0.06		0.22
0.08	0.05	0.09	0.16	0.24	0.12	0.29	0.45	0.13	0.29	0.20	0.44
1.39	2.43	4.05	4.74	7.10	7.98	10.08	13.59	16.77	20.61	23.92	26.66
1.29	1.42	1.41	0.99	1.10	0.77	0.80	1.26	0.98	1.06	0.71	0.44
0.02	0.03	0.01	0.01	0.09	0.07	0.08	0.16	0.27	0.53	0.71	0.66
	0.02	0.01	0.01	0.02	0.02	0.02	0.03	0.09	0.53	0.71	0.66
23.60	36.65	71.25	111.92	216.40	314.31	526.46	817.84	1081.93	1363.72	1595.54	1737.67
23.34	36.29	70.67	111.34	215.29	313.01	524.40	814.87	1077.23	1356.00	1585.81	1726.53
0.64	0.91	1.73	2.80	4.14	5.10	6.62	7.25	8.30	9.13	9.73	10.71
0.22	0.70	2.09	6.35	15.73	30.59	57.87	94.60	125.85	152.60	185.39	194.07
1.59	2.45	5.68	11.55	25.67	43.87	80.09	135.24	183.72	244.08	269.83	293.95
1.09	1.89	3.11	4.80	8.72	12.99	24.00	38.16	56.45	79.07	100.86	107.31
0.30	0.56	0.95	1.56	2.53	4.19	7.94	11.78	15.35	27.02	32.23	31.91
0.74	1.22	2.01	3.03	5.40	8.13	15.19	23.95	38.70	48.86	63.35	70.81
8.10	15.54	29.35	40.84	66.51	80.23	109.26	141.78	159.71	177.32	194.31	211.77
0.02	0.05	0.15	0.18	0.46	0.69	1.46	2.82	3.55	5.77	5.88	8.96
0.40	0.45	1.30	2.33	4.60	7.80	12.12	19.16	24.81	31.08	36.49	34.31
2.33	5.08	12.36	22.69	52.75	84.07	153.48	251.27	346.84	433.36	496.78	508.34
0.06	0.06	0.09	0.11	0.20	0.26	0.56	0.45	0.75	1.00	1.42	0.66
0.04	0.06	0.13	0.18	0.42	0.74	1.98	6.05	11.05	24.84	42.37	68.41
0.08	0.08	0.29	0.50	0.99	1.81	3.71	7.02	13.49	26.43	39.23	52.67
1.67	1.97	2.93	3.44	5.15	6.41	10.41	12.91	15.89	19.07	18.95	22.95
2.65	2.42	3.00	2.93	4.52	4.84	8.31	11.88	14.16	12.19	16.62	17.92
0.10	0.15	0.22	0.34	0.46	0.56	0.70	0.74	1.82	2.30	3.95	5.25
0.66	0.37	0.52	0.64	0.84	1.02	1.59	3.24	4.66	7.42	12.47	19.45
0.50	0.29	0.41	0.41	0.62	0.74	1.03	2.62	3.37	5.53	8.41	13.77
1.35	1.84	2.94	4.73	9.74	12.81	23.25	41.36	64.43	94.43	148.60	255.48
0.04	0.06	0.09	0.08	0.05	0.10	0.19	0.06	0.13	0.41	0.30	0.22
1.13	1.53	2.47	4.23	9.08	11.79	21.63	38.84	60.17	85.42	125.18	165.22
1.45	1.49	1.91	1.88	1.98	1.53	2.64	5.08	8.48	16.66	37.81	95.72
	0.02	0.03	0.06	0.15	0.15	0.60	1.97	4.17	10.89	26.86	76.27
2.43	1.94	2.46	2.96	3.94	3.70	7.28	11.75	21.92	41.92	93.96	245.87
0.10	0.08	0.08	0.07	0.13	0.10	0.19	0.23	0.18	0.41	0.20	0.22
0.02	0.03		0.03	0.15	0.28	0.70	1.59	2.22	5.71	7.40	10.05
26.03	38.78	71.52	105.02	203.55	276.12	515.20	976.65	1690.06	2973.93	5160.05	10247.05
14.31	20.20	35.10	50.17	92.47	120.98	220.42	395.28	704.42	1259.10	2378.37	5467.19
0.20	0.56	0.85	1.20	2.11	3.31	5.44	10.55	16.51	27.32	43.38	81.52
0.54	0.81	1.78	3.23	7.60	9.95	21.56	46.12	94.21	181.97	376.87	867.85
10.86	15.66	28.12	39.69	73.01	96.01	171.98	299.71	516.54	911.81	1706.03	3932.55
8.93	12.90	23.14	31.89	58.12	73.03	126.41	211.07	343.74	584.19	1048.90	2365.12
0.34	0.90	1.37	1.97	4.30	5.46	11.50	25.63	41.67	77.12	130.45	241.71

11-4-2　续表2

疾病名称(ICD-10)	合计	不满1岁	1-	5-	10-	15-	20-	25-
脑血管病计	169.00	0.09	0.12	0.24	0.35	1.78	2.55	4.91
内：脑出血	85.46		0.02	0.15	0.22	1.52	2.15	4.38
脑梗死	49.27	0.09			0.02	0.12	0.15	0.32
中风（未特指出血或梗死）	7.32						0.07	0.03
八、呼吸系统疾病小计	88.54	51.31	5.17	1.29	1.02	1.00	1.16	1.55
其中：肺炎	10.08	44.75	4.17	0.96	0.59	0.55	0.50	0.74
慢性下呼吸道疾病	73.15	0.26	0.08		0.04	0.10	0.26	0.36
内：慢性支气管肺炎	17.17	0.09	0.04			0.02	0.05	0.02
肺气肿	5.73						0.03	0.08
尘肺	1.03							0.05
九、消化系统疾病小计	18.86	10.42	1.12	0.36	0.28	0.41	0.48	1.91
其中：胃和十二指肠溃疡	3.33	0.18			0.02	0.10	0.04	0.16
阑尾炎	0.10		0.02	0.02				0.02
肠梗阻	0.87	2.10	0.17	0.08	0.09	0.04	0.04	0.10
肝疾病	9.35	0.18	0.15	0.07	0.04	0.08	0.17	1.00
内：肝硬化	8.27	0.18	0.02	0.03	0.02	0.06	0.09	0.86
十、肌肉骨骼和结缔组织疾病小计	1.37	0.35	0.08	0.05	0.20	0.35	0.25	0.27
其中：系统性红斑狼疮	0.06	0.09			0.04	0.04	0.03	0.05
十一、泌尿生殖系统疾病小计	8.17	0.70	0.17	0.37	0.41	0.57	0.92	1.47
其中：肾小球和肾小管间质疾病	5.09	0.44	0.12	0.24	0.35	0.33	0.70	0.87
肾衰竭	2.22	0.26	0.04	0.14	0.07	0.18	0.22	0.57
前列腺增生	0.20							
十二、妊娠、分娩和产褥期并发症小计								
其中：直接产科原因计								
内：流产								
妊娠高血压综合征								
产后出血								
产褥期感染								
间接产科原因计								
十三、起源于围生期的情况小计	2.93	224.25	0.50					
其中：早产儿和未成熟儿	0.78	60.24	0.06					
新生儿产伤和窒息	0.52	40.02	0.06					
十四、先天畸形、变形和染色体异常小计	2.35	104.82	6.00	1.44	1.41	1.46	1.10	1.00
其中：先天性心脏病	1.71	70.75	4.98	1.10	1.21	1.17	0.96	0.74
先天性脑畸形	0.10	4.73	0.25	0.12	0.07	0.16	0.03	0.05
十五、诊断不明小计	2.85	7.97	0.65	0.52	0.50	0.55	0.61	0.97
十六、其他疾病小计	5.37	7.36	0.96	0.27	0.22	0.35	0.41	0.48
十七、损伤和中毒小计	75.32	37.74	28.10	16.46	21.06	35.10	40.44	62.74
其中：机动车辆交通事故	31.00	4.12	7.58	4.60	5.29	16.96	21.13	32.69
内：行人与机动车发生的交通事故	13.32	1.58	4.52	3.01	2.38	6.75	7.52	11.84
机动车与机动车发生的交通事故	5.87	0.44	0.79	0.46	0.80	3.01	5.02	7.11
机动车以外的运输事故	0.08		0.02				0.07	0.08
意外中毒	4.88	0.79	0.85	0.34	0.72	1.29	2.10	3.59
意外跌落	11.74	2.54	2.54	1.15	1.24	2.24	3.47	5.53
火灾	1.02	0.44	0.40	0.19	0.22	0.12	0.20	0.40
溺水	5.47	1.49	12.18	7.95	10.75	7.48	3.21	3.52
意外的机械性窒息	1.56	20.58	1.02	0.58	0.17	0.31	0.73	1.21
砸死	1.51		0.35	0.15	0.13	0.39	0.61	1.28
触电	1.71		0.25	0.10	0.39	0.98	1.84	2.75
自杀	9.65			0.03	0.93	2.89	3.57	5.83
被杀	0.84	0.53	0.23	0.27	0.30	0.76	0.96	1.13

11-4-2　续表3

30-	35-	40-	45-	50-	55-	60-	65-	70-	75-	80-	85岁及以上
10.79	16.84	33.96	51.41	105.01	147.10	278.81	547.52	930.43	1616.04	2611.70	4462.96
9.05	13.65	26.79	38.56	74.11	93.92	162.70	293.73	448.86	714.59	1100.39	1802.14
0.90	1.50	3.72	7.22	18.70	31.70	69.64	155.25	287.73	530.20	886.21	1534.20
0.20	0.42	0.60	1.20	2.09	4.61	8.62	20.23	40.20	77.59	134.20	279.30
2.53	3.81	6.06	10.90	22.52	38.88	89.64	206.31	462.84	907.46	1776.58	3813.88
0.82	1.07	1.41	1.79	3.20	4.95	8.10	15.76	37.99	75.47	168.97	535.88
0.84	1.32	2.84	6.19	15.29	29.33	74.07	177.96	403.38	795.83	1537.16	3085.46
0.06	0.22	0.52	1.26	2.97	6.10	16.66	40.71	91.06	183.92	368.45	778.90
0.16	0.17	0.28	0.61	1.36	3.08	6.86	14.37	33.55	61.87	116.57	209.59
0.12	0.37	0.80	1.31	1.52	1.88	2.39	2.82	3.91	6.24	6.69	8.74
4.16	7.11	12.83	16.32	23.29	26.78	35.60	58.19	82.14	114.15	166.44	285.86
0.44	0.91	1.34	1.79	2.55	3.49	5.26	10.65	16.73	27.49	43.89	80.21
	0.02	0.04	0.05	0.02	0.03	0.23	0.32	0.53	0.59	2.03	1.75
0.10	0.12	0.22	0.25	0.40	0.51	1.05	2.39	4.35	8.18	11.15	30.16
2.61	4.68	9.47	11.71	16.43	17.47	20.08	28.67	34.92	39.62	43.79	53.76
2.39	4.04	8.76	10.54	14.94	15.49	17.67	25.50	29.82	35.15	36.79	45.24
0.34	0.34	0.62	0.76	1.06	0.99	2.29	3.82	6.12	10.77	16.22	34.09
0.04	0.05	0.09	0.10	0.04	0.05	0.16	0.16	0.04	0.06	0.30	
2.89	2.80	3.89	5.21	7.54	9.29	15.13	25.05	36.17	57.87	90.92	152.76
1.83	1.80	2.60	3.68	4.80	6.09	9.48	16.21	23.21	35.50	51.90	79.11
1.01	0.96	1.22	1.38	2.45	2.75	4.87	7.02	9.67	13.83	20.17	31.69
		0.01	0.01	0.04	0.02	0.10	0.39	0.49	2.41	4.46	13.11
0.80	0.59	0.47	0.38	0.42	0.36	0.16	0.26	0.22	0.24	0.30	0.22
0.58	0.48	0.39	0.32	0.26	0.20	0.10	0.16	0.09		0.20	0.22
	0.03				0.02						
1.23	0.99	1.41	1.51	2.23	1.88	3.17	4.79	7.14	14.42	34.26	121.08
0.90	0.70	0.97	1.24	1.72	1.89	2.10	3.92	7.90	17.60	76.53	559.92
68.43	63.36	78.15	80.51	97.38	93.23	110.81	138.25	155.94	207.05	307.43	577.18
35.36	30.85	37.15	36.93	44.15	41.02	49.35	57.41	51.96	53.57	58.79	67.09
12.42	11.63	15.18	14.54	18.42	17.71	22.24	28.77	27.87	31.50	35.98	40.87
7.84	6.88	7.84	8.03	8.73	7.73	8.62	8.38	6.97	5.77	4.66	5.03
0.04	0.08	0.15	0.11	0.16	0.21	0.06	0.03	0.09	0.06	0.30	0.22
5.03	4.91	6.15	5.88	7.21	6.38	7.17	9.06	12.34	14.19	17.23	19.67
5.75	6.60	9.42	11.48	14.03	14.34	16.95	22.49	29.07	51.87	99.23	270.78
0.58	0.53	0.60	0.86	0.90	0.90	1.30	2.30	3.11	5.30	11.45	25.35
3.32	2.70	3.02	3.06	3.88	3.95	4.68	7.15	8.25	11.83	16.83	25.79
1.11	1.39	1.82	1.72	1.79	1.60	1.81	1.42	1.42	2.41	4.05	5.90
1.71	2.08	2.70	2.49	3.04	2.15	2.19	1.72	0.98	0.65	1.22	1.09
2.69	2.54	2.62	2.34	2.51	1.63	1.46	1.13	1.20	1.06	1.11	1.53
5.77	5.51	7.47	8.13	11.46	13.24	16.80	25.31	35.46	49.16	67.51	93.54
1.35	1.12	1.03	1.15	0.71	0.63	0.85	0.94	0.80	1.06	0.30	1.09

11-4-3　2014年农村居民年龄别疾病别死亡率(1/10万)(女)

疾病名称(ICD-10)	合计	不满1岁	1-	5-	10-	15-	20-	25-
总计	555.81	382.18	45.50	15.98	20.98	23.75	23.40	40.01
一、传染病和寄生虫病小计	4.86	14.56	3.48	0.53	0.78	0.62	0.70	1.07
其中：传染病计	4.81	14.56	3.48	0.53	0.75	0.62	0.70	1.07
内：痢疾	0.00							
肠道其他细菌性传染病	0.17	2.00	0.20	0.04	0.08	0.02	0.03	0.02
呼吸道结核	1.05		0.08		0.03	0.22	0.23	0.22
破伤风	0.03	0.32					0.01	
脑膜炎球菌感染	0.21	2.22	0.31	0.19	0.21	0.11	0.03	0.07
败血症	0.51	5.80	0.64	0.13	0.13	0.04	0.07	0.08
性传播疾病	0.01						0.01	0.02
狂犬病	0.04	0.11	0.05	0.04	0.08			
流行性乙型脑炎	0.00						0.01	0.02
病毒性肝炎	1.99	0.21	0.03	0.02	0.05	0.07	0.08	0.18
艾滋病	0.20		0.03	0.02	0.03		0.05	0.28
寄生虫病计	0.05				0.03			
内：血吸虫病	0.03							
二、肿瘤小计	107.94	3.80	3.76	2.37	4.14	4.11	4.66	9.38
其中：恶性肿瘤计	106.87	3.17	3.63	2.24	3.98	4.02	4.50	9.19
内：鼻咽癌	0.81					0.02	0.03	0.23
食道癌	7.32						0.03	0.03
胃癌	13.98					0.09	0.29	0.65
结肠、直肠和肛门癌	7.04					0.02	0.28	0.50
内：结肠癌	2.44					0.02	0.15	0.17
直肠癌	4.27						0.11	0.33
肝癌	14.37					0.20	0.39	0.82
胆囊癌	0.86						0.03	
胰腺癌	3.15						0.04	0.10
肺癌	25.18					0.13	0.21	0.80
乳腺癌	6.04					0.02	0.17	0.64
宫颈癌	4.96					0.04	0.08	0.42
卵巢癌	1.53		0.03		0.03	0.09	0.20	0.32
前列腺癌								
膀胱癌	0.61							
脑及神经系统恶性肿瘤	3.35	0.42	0.90	0.72	0.93	0.64	0.63	0.97
白血病	3.10	1.79	1.66	1.09	2.07	1.73	1.25	2.13
良性肿瘤计	0.50	0.53	0.10	0.09	0.13		0.09	0.10
三、血液、造血器官及免疫疾病小计	0.99	2.11	0.67	0.40	0.21	0.38	0.27	0.18
其中：贫血	0.72	0.63	0.36	0.23	0.18	0.33	0.21	0.15
四、内分泌、营养和代谢疾病小计	14.55	2.00	0.18	0.11	0.26	0.24	0.27	0.50
其中：甲状腺疾患	0.10	0.11	0.03	0.02		0.04	0.01	0.05
糖尿病	12.73	0.11		0.04	0.10	0.13	0.19	0.37
五、精神和行为障碍小计	2.70		0.05		0.08	0.13	0.17	0.25
其中：痴呆	1.57		0.03				0.01	
六、神经系统疾病小计	6.49	6.75	2.66	1.21	1.34	1.13	0.79	1.11
其中：脑膜炎	0.09	1.27	0.26	0.15	0.08	0.07	0.03	0.02
帕金森病	0.37							
七、循环系统疾病小计	281.02	4.33	0.61	0.40	0.98	1.86	3.09	5.07
其中：心脏病计	138.50	3.80	0.54	0.24	0.62	1.18	2.01	3.30
内：慢性风湿性心脏病	4.37				0.03	0.22	0.12	0.25
高血压性心脏病	19.76						0.09	0.20
冠心病	100.40				0.05	0.49	1.06	1.98
内：急性心肌梗死	62.76				0.05	0.40	0.90	1.52
其他高血压病	6.36					0.02	0.03	0.12

11-4-3　续表1

30-	35-	40-	45-	50-	55-	60-	65-	70-	75-	80-	85岁及以上
54.28	66.38	104.40	146.52	285.11	364.80	704.83	1304.56	2245.91	3842.90	6800.92	14976.75
1.10	1.88	1.96	2.39	3.95	5.57	8.02	14.64	20.33	26.13	33.35	50.10
1.10	1.87	1.96	2.38	3.91	5.49	7.89	14.44	20.16	25.97	32.79	49.70
							0.07			0.16	
0.06	0.10	0.08	0.08	0.12	0.14	0.15	0.39	0.63	0.53	1.28	1.86
0.25	0.52	0.35	0.50	0.79	1.18	1.76	4.16	4.83	7.37	7.20	9.54
			0.01	0.02	0.03	0.02	0.13	0.13	0.27	0.32	0.13
0.06	0.06	0.05	0.08	0.10	0.15	0.28	0.49	0.36	0.59	1.12	2.65
0.10	0.06	0.17	0.11	0.12	0.32	0.43	0.59	1.70	2.24	4.96	12.06
0.02			0.01			0.02	0.03		0.05		
	0.02	0.04	0.03	0.06	0.05	0.06	0.23	0.09	0.11	0.08	0.13
0.29	0.39	0.79	1.04	2.15	2.95	4.22	6.97	10.73	11.65	14.79	16.43
0.14	0.52	0.30	0.27	0.29	0.24	0.36	0.23	0.09	0.27	0.08	
	0.02		0.01	0.04	0.08	0.13	0.20	0.18	0.16	0.56	0.40
				0.02	0.05	0.06	0.13	0.13	0.11	0.32	0.27
15.66	22.68	40.82	60.46	115.32	141.43	244.26	383.45	513.73	671.09	821.71	951.71
15.45	22.25	40.40	59.67	113.96	140.25	241.69	380.28	509.08	665.96	814.12	943.36
0.37	0.34	0.68	0.64	1.35	1.59	1.87	2.52	2.82	3.05	3.36	3.84
0.04	0.13	0.41	1.12	2.82	6.01	14.00	28.72	44.65	63.80	84.53	99.66
1.53	2.11	4.00	5.20	10.06	13.84	27.12	50.82	72.53	108.63	136.83	165.40
1.10	1.32	2.55	3.35	6.13	8.29	13.31	22.50	35.35	48.31	67.26	80.84
0.49	0.42	0.85	1.15	2.22	2.89	4.61	7.04	12.83	17.47	22.31	27.83
0.53	0.85	1.56	2.03	3.60	4.98	7.98	14.34	21.05	28.96	42.07	48.77
1.78	2.37	5.43	7.67	15.12	20.67	36.34	54.23	72.89	84.48	102.04	115.44
0.04	0.06	0.08	0.32	0.48	1.01	1.93	3.18	5.01	6.63	8.32	9.14
0.08	0.31	0.55	1.29	2.98	3.68	8.17	13.13	16.89	23.35	25.27	24.52
1.61	2.91	6.10	11.13	22.30	30.41	57.80	96.08	132.78	180.77	215.53	244.92
1.80	3.61	6.19	8.06	13.25	13.62	15.50	14.60	13.59	14.59	14.71	17.49
1.33	2.03	3.96	5.54	10.71	8.86	11.90	16.67	15.42	17.42	18.47	17.36
0.27	0.60	1.05	1.60	3.35	2.92	3.94	5.40	4.83	4.81	4.48	4.37
	0.06	0.07	0.10	0.27	0.24	0.75	1.87	3.58	5.45	8.16	11.80
1.08	1.56	1.86	2.34	4.31	4.83	8.02	10.54	13.18	14.27	16.23	14.98
1.80	1.72	1.77	2.48	3.67	4.32	6.17	8.51	9.07	9.67	9.68	7.29
0.04	0.14	0.17	0.40	0.72	0.57	1.33	1.44	2.19	2.14	2.88	3.98
0.25	0.31	0.26	0.45	0.64	1.11	1.46	2.32	3.22	5.88	7.92	13.25
0.16	0.24	0.18	0.32	0.39	0.89	1.16	1.57	2.37	4.49	6.16	9.67
0.80	1.11	1.86	2.96	7.91	11.11	26.29	52.75	85.54	113.39	151.15	243.46
0.04	0.13	0.09	0.05	0.17	0.14	0.09	0.33	0.22	0.48	0.32	0.53
0.57	0.82	1.66	2.70	7.29	10.48	25.17	50.69	81.11	106.02	131.07	145.65
0.55	0.61	0.68	0.67	1.01	0.93	1.95	3.27	8.54	14.05	37.27	111.59
			0.05	0.04	0.17	0.45	0.95	3.98	8.87	27.19	87.87
1.25	1.06	1.35	1.52	1.80	2.45	4.55	8.12	15.60	34.89	77.41	263.47
0.06	0.03	0.05	0.05	0.04	0.12	0.02	0.20	0.13	0.21	0.24	0.27
	0.02	0.01	0.02	0.06	0.22	0.41	1.02	1.83	2.89	6.72	8.61
8.54	12.61	24.26	42.47	97.62	135.76	295.93	616.34	1171.00	2162.95	4027.80	8869.16
5.17	7.23	11.66	19.08	39.84	58.58	130.78	267.14	523.69	999.08	1994.19	5037.40
0.27	0.43	1.01	1.51	3.13	4.25	8.08	11.46	20.78	30.14	44.46	89.46
0.29	0.50	0.69	1.77	3.33	4.98	13.06	32.48	68.69	149.83	313.25	806.19
3.60	5.10	8.36	13.45	29.30	43.59	97.62	198.21	383.76	722.50	1436.46	3636.54
2.86	3.99	6.48	10.39	21.47	31.58	68.41	134.13	248.30	442.02	861.62	2137.74
0.12	0.23	0.47	1.00	2.46	2.80	6.43	14.64	26.50	50.60	96.53	189.12

11-4-3　续表2

疾病名称(ICD-10)	合计	不满1岁	1-	5-	10-	15-	20-	25-
脑血管病计	134.04	0.42	0.08	0.15	0.34	0.51	0.99	1.49
内：脑出血	63.05	0.32	0.03	0.09	0.23	0.42	0.79	1.22
脑梗死	41.15	0.11			0.03	0.02	0.15	0.17
中风（未特指出血或梗死）	6.81					0.02		0.02
八、呼吸系统疾病小计	71.11	42.21	5.25	0.89	0.65	0.64	0.55	0.89
其中：肺炎	9.33	36.61	4.48	0.64	0.34	0.31	0.20	0.25
慢性下呼吸道疾病	58.42	0.32	0.05	0.02		0.16	0.21	0.39
内：慢性支气管肺炎	14.07					0.07	0.03	0.07
肺气肿	4.28						0.01	0.02
尘肺	0.04							
九、消化系统疾病小计	9.97	7.91	0.97	0.13	0.18	0.36	0.32	0.60
其中：胃和十二指肠溃疡	1.97				0.03	0.04	0.01	0.10
阑尾炎	0.10		0.03			0.02		0.02
肠梗阻	0.72	1.27	0.13	0.02	0.05	0.02	0.01	
肝疾病	3.07	0.42	0.08	0.09	0.03	0.07	0.11	0.25
内：肝硬化	2.47	0.32	0.05	0.02		0.02	0.07	0.15
十、肌肉骨骼和结缔组织疾病小计	1.89	0.32	0.10	0.08	0.13	0.36	0.42	0.94
其中：系统性红斑狼疮	0.41			0.04	0.13	0.31	0.39	0.77
十一、泌尿生殖系统疾病小计	5.96	0.53	0.33	0.15	0.26	0.38	0.64	1.09
其中：肾小球和肾小管间质疾病	3.88	0.21	0.23	0.13	0.16	0.27	0.35	0.64
肾衰竭	1.73		0.08		0.10	0.09	0.24	0.42
前列腺增生								
十二、妊娠、分娩和产褥期并发症小计	0.28					0.07	0.46	1.04
其中：直接产科原因计	0.28					0.07	0.44	1.02
内：流产	0.03					0.02	0.01	0.10
妊娠高血压综合征	0.04						0.12	0.17
产后出血	0.08						0.11	0.20
产褥期感染	0.08					0.02	0.13	0.23
间接产科原因计	0.00						0.01	0.02
十三、起源于围生期的情况小计	1.92	170.30	0.15					
其中：早产儿和未成熟儿	0.58	51.39	0.03					
新生儿产伤和窒息	0.41	36.93						
十四、先天畸形、变形和染色体异常小计	1.84	86.63	6.12	1.28	1.55	1.29	0.62	0.90
其中：先天性心脏病	1.39	59.30	5.40	1.06	1.29	1.13	0.48	0.85
先天性脑畸形	0.09	4.54	0.23	0.08	0.13	0.09	0.08	
十五、诊断不明小计	2.29	4.75	0.49	0.32	0.52	0.16	0.16	0.27
十六、其他疾病小计	7.56	4.22	0.44	0.19	0.18	0.22	0.16	0.50
十七、损伤和中毒小计	34.35	31.23	20.22	7.93	9.70	11.81	10.10	16.21
其中：机动车辆交通事故	10.09	4.12	6.06	3.01	2.97	4.68	4.26	6.87
内：行人与机动车发生的交通事故	5.23	1.58	3.58	1.77	1.66	2.18	1.90	2.93
机动车与机动车发生的交通事故	1.50	0.74	0.67	0.40	0.39	0.78	0.72	1.37
机动车以外的运输事故	0.01						0.01	0.03
意外中毒	2.17	1.16	0.95	0.38	0.70	1.09	1.08	1.26
意外跌落	6.92	1.16	1.74	0.77	0.62	0.60	0.62	0.77
火灾	0.50	0.21	0.33	0.09	0.10	0.16	0.07	0.18
溺水	2.85	1.16	7.80	2.81	3.21	1.75	0.90	0.85
意外的机械性窒息	0.57	18.04	0.69	0.13	0.21	0.13	0.08	0.13
砸死	0.22		0.33	0.09	0.08	0.09	0.08	0.07
触电	0.17	0.11		0.04	0.10	0.09	0.04	0.08
自杀	7.51			0.04	0.85	2.26	2.21	4.47
被杀	0.44	0.63	0.28	0.21	0.21	0.38	0.29	0.59

11-4-3 续表3

30-	35-	40-	45-	50-	55-	60-	65-	70-	75-	80-	85岁及以上
3.11	4.91	11.71	21.65	54.03	72.89	155.50	329.06	612.76	1097.51	1913.58	3589.76
2.35	3.96	9.13	16.26	37.46	48.37	92.43	176.73	297.11	484.87	780.93	1400.99
0.57	0.61	1.31	2.71	8.99	14.67	38.42	90.74	183.82	360.58	657.85	1235.06
0.02	0.06	0.20	0.57	1.45	2.08	4.10	13.16	27.08	53.86	109.00	252.74
1.31	1.64	2.84	4.31	9.98	16.29	43.05	106.65	253.18	540.92	1144.08	2865.07
0.45	0.45	0.64	0.70	1.53	2.01	4.18	8.55	22.44	49.43	129.71	450.21
0.49	0.92	1.77	3.09	7.56	13.03	36.45	93.19	221.58	472.31	970.22	2271.20
0.06	0.10	0.38	0.70	1.61	2.68	7.87	20.76	51.53	109.81	233.36	583.40
0.06	0.08	0.08	0.27	0.73	0.98	3.54	6.48	18.19	37.24	67.10	154.80
0.02		0.01	0.01		0.07	0.09	0.03	0.27	0.21	0.16	0.93
1.08	1.58	2.08	2.95	6.42	7.78	15.31	23.77	41.21	72.30	119.72	216.82
0.10	0.19	0.22	0.37	0.83	0.89	2.06	3.47	7.87	17.95	29.43	53.68
0.02	0.02	0.01	0.02	0.06	0.10	0.06	0.13	0.36	1.02	0.48	3.45
0.04	0.06	0.04	0.10	0.23	0.10	0.51	1.28	2.46	5.56	12.08	23.72
0.51	0.74	1.18	1.50	3.44	4.05	7.61	10.64	14.03	19.88	22.55	25.84
0.39	0.52	0.90	1.23	2.75	3.44	6.07	8.74	11.66	16.40	17.75	20.28
0.92	0.90	0.89	0.74	1.35	1.59	2.64	3.90	5.77	9.62	17.27	41.08
0.72	0.60	0.60	0.40	0.58	0.37	0.28	0.52	0.31	0.32	0.16	0.13
1.49	1.79	2.79	3.40	5.12	6.23	10.40	18.53	28.16	35.80	47.66	78.46
0.98	1.11	1.81	2.22	2.92	4.00	6.86	12.35	18.50	24.53	30.47	50.76
0.41	0.55	0.85	0.98	1.72	1.81	3.02	5.21	8.58	9.19	14.32	21.74
1.27	0.80	0.37	0.01								
1.25	0.79	0.37	0.01								
0.04	0.16	0.07									
0.14	0.06	0.04	0.01								
0.55	0.13	0.13									
0.27	0.35	0.07									
0.02	0.02										
0.53	0.45	0.58	0.37	0.41	0.30	0.28	0.26		0.21	0.48	0.66
0.49	0.40	0.46	0.31	0.31	0.19	0.15	0.26		0.16	0.16	0.13
			0.01		0.02						
0.29	0.40	0.34	0.40	0.52	0.56	0.96	2.42	4.47	10.05	25.83	120.47
0.35	0.47	0.48	0.53	0.52	0.71	1.24	2.42	6.03	15.18	68.22	616.27
18.88	18.06	22.82	22.85	32.49	32.98	48.43	65.43	88.89	129.74	219.84	531.05
7.54	7.74	10.41	9.88	13.44	13.40	18.76	22.20	21.50	23.40	26.31	29.42
3.31	3.35	4.67	4.25	6.13	6.85	10.16	13.39	13.14	15.02	19.35	22.00
1.51	1.51	1.70	2.11	2.32	1.94	2.51	2.62	2.19	1.50	1.68	1.19
	0.02	0.03	0.02		0.03						
1.80	1.38	1.60	1.47	2.19	2.11	3.58	5.34	6.52	9.08	10.32	12.72
0.98	1.29	1.70	2.00	2.36	3.00	4.91	8.87	17.25	35.48	85.57	295.28
0.20	0.16	0.10	0.13	0.37	0.32	0.36	0.49	1.47	2.83	6.72	13.25
1.43	1.29	1.14	1.22	1.86	1.96	3.17	5.04	6.93	9.40	17.75	27.57
0.12	0.19	0.33	0.18	0.39	0.37	0.49	0.62	1.21	1.12	1.36	5.17
0.16	0.16	0.27	0.30	0.35	0.20	0.34	0.49	0.31	0.32	0.56	1.06
0.06	0.11	0.14	0.18	0.33	0.34	0.36	0.36	0.31	0.37	0.32	0.40
4.95	4.01	4.87	5.63	8.63	9.18	13.44	17.52	26.50	35.53	46.62	56.19
0.57	0.64	0.65	0.41	0.44	0.42	0.45	0.49	0.49	0.43	0.16	0.66

十二、食品安全与卫生监督

简要说明

一、本章反映我国食品安全监测、食品安全标准、卫生监督、监测及行政执法情况。主要包括食源性疾病暴发、食品安全监测和国家标准制定情况，公共场所卫生、生活饮用水卫生、职业卫生、放射卫生等监督、监测、行政执法情况及传染病防治、医疗卫生、采供血卫生监督执法情况。

二、本章数据来源于食品安全风险监测和卫生监督统计年报。

三、除在表下方标明所缺省份外，其他数据包括全国31个省、自治区、直辖市数据。

主要指标解释

食源性疾病　指食品中致病因素进入人体引起的感染性、中毒性等疾病。

卫生监督户次　即卫生监督的生产、经营企业的户次数。

卫生监测合格率　即卫生抽样监测合格件数/监测件数×100%。

12-1-1　各类致病因素食源性疾病暴发报告情况

致病因素	事件数(个)		事件构成(%)		患者数(个)		患者构成(%)	
	2013	2014	2013	2014	2013	2014	2013	2014
动植物及毒蘑菇	**409**	**606**	**40.9**	**40.9**	**3347**	**4872**	**23.2**	**27.6**
其中：毒蘑菇	226	354	22.6	23.9	1309	1783	9.1	10.1
菜豆	77	105	7.7	7.1	941	1553	6.5	8.8
桐油果	10	17	1.0	1.2	114	332	0.8	1.9
蓖麻子	5	6	0.5	0.4	64	157	0.4	0.9
苦瓠瓜子甙	3	7	0.3	0.5	11	42	0.1	0.2
微生物	320	437	32.0	29.5	7162	8181	49.7	46.3
其中：沙门氏菌	74	73	7.4	4.9	1898	2122	13.2	12.0
副溶血性弧菌	89	134	8.9	9.1	1636	1812	11.4	10.3
金黄色葡萄球菌及其毒素	40	52	4.0	3.5	859	825	6.0	4.7
蜡样芽孢杆菌	31	27	3.1	1.8	809	617	5.6	3.5
大肠埃希菌	14	20	1.4	1.4	557	457	3.9	2.6
化学物	108	108	10.8	7.3	1018	1040	7.1	5.9
其中：亚硝酸盐	56	79	5.6	5.3	452	814	3.1	4.6
乌头碱	21	18	2.1	1.2	185	77	1.3	0.4
胰蛋白酶抑制剂	7	5	0.7	0.3	146	74	1.0	0.4
漂白剂	0	1	0.0	0.1	0	3	0.0	0.0
盐酸塞拉嗪	0	0	0.0	0.0	0	0	0.0	0.0
不明原因	188	329	19	22.2	3170	3558	22	20.2

12-1-2　各类场所食源性疾病暴发报告情况

发生场所	事件数(个)		事件构成(%)		患者数(个)		患者构成(%)	
	2013	2014	2013	2014	2013	2014	2013	2014
合计	**1001**	**1480**	**100.0**	**100.0**	**14413**	**17651**	**100.0**	**100.0**
餐饮服务单位	505	820	50.4	55.4	9750	14223	67.6	80.6
单位食堂	173	178	17.3	12.0	2632	2558	18.3	14.5
学校食堂	67	93	6.7	6.3	2844	2657	19.7	15.1
宾馆饭店	200	258	20.0	17.4	3423	3989	23.7	22.6
街头摊点	35	54	3.5	3.6	439	645	3.0	3.7
农村宴席		130		8.8		3040		17.2
快餐店	25	84	2.5	5.7	280	903	1.9	5.1
送餐	5	23	0.5	1.6	132	431	0.9	2.4
学校（不包括学校食堂）		35		2.4		842		4.8
家庭	415	592	41.5	40.0	3483	2383	24.2	13.5
其他	81	33	8.1	2.2	1180	203	8.2	1.2

注：其他是指除集体食堂、宾馆饭店、家庭、街头摊点、快餐店和送餐之外的其他饮食场所。

12-1-3　各地区食源性疾病暴发报告情况

监测地区	事件数(个)		患者数(个)	
	2013	2014	2013	2014
总　计	**1001**	**1480**	**14413**	**17651**
东　部	390	551	5772	6646
中　部	173	309	3028	3749
西　部	438	620	5613	7256
北　京	11	33	236	350
天　津	8	24	103	275
河　北	31	34	281	374
山　西	38	54	489	366
内蒙古	6	10	327	319
辽　宁	19	4	498	127
吉　林	10	20	91	241
黑龙江	21	41	451	491
上　海	14	3	183	96
江　苏	76	69	895	842
浙　江	43	88	855	833
安　徽	40	43	534	576
福　建	26	55	309	855
江　西	7	41	130	299
山　东	30	97	654	1236
河　南	9	10	386	243
湖　北	10	19	103	343
湖　南	38	81	844	1190
广　东	103	110	1318	1231
广　西	32	61	556	1280
海　南	29	34	440	427
重　庆	19	32	311	322
四　川	26	44	656	709
贵　州	60	61	589	641
云　南	236	343	2473	2900
西　藏				
陕　西	10	7	230	116
甘　肃	25	34	213	568
青　海	2	6	54	131
宁　夏	19	16	165	117
新　疆	0	3	0	125
新疆兵团	3	3	39	28

12-2　2014年食品中微生物、化学污染物及有害因素监测情况

	化学污染物和有害因素					微生物				
	采样单位（个）	检测单位（个）	数据上报单位（个）	完成样本数（份）	监测数据量（个）	采样单位（个）	检测单位（个）	数据上报单位（个）	完成样本数（份）	监测数据量（个）
总　计	**785**	**607**	**620**	**187732**	**1667765**	**597**	**527**	**527**	**105029**	**410293**
省级	23	26	21	12862	157876	21	20	20	8064	29214
地市级	454	335	316	135736	1284148	320	320	320	69780	276674
区县级	308	246	283	39134	225741	256	187	187	27185	104405

注：2014年化学污染物和有害因素采样涉及2380个区县，微生物采样涉及1914个区县。

12-3　食品安全国家标准制定公布情况

年份	5年累计	2010	2011	2012	2013	2014
总　计	**479**	**165**	**21**	**116**	**109**	**68**
食品安全基础标准	16	2	6	3	3	2
食品产品标准	38	18	4	2	1	13
食品检验方法标准	116	49		6	38	23
食品生产经营规范标准	5	2			2	1
食品添加剂标准	300	94	11	101	65	29
食品相关产品标准	4			4		

12-4　2014年建设项目卫生审查情况

专业类别	建设项目数(个)						设计卫生审查		竣工验收	
	合计	新建	改建	扩建	技术改造	技术引进	同意	不同意	通过	未通过
总计	**31508**	**28041**	**2729**	**714**	**21**	**3**	**27874**	**299**	**20838**	**303**
公共场所卫生	25031	23058	1816	157			23567	13	17688	91
生活饮用水卫生	1230	1176	40	14			830	234	634	130
放射卫生	1413	798	551	40	21	3	1026	19	976	82
其他	3834	3009	322	503			2451	33	1540	0

12-5-1　2014年公共场所卫生被监督单位情况

指标	总计	住宿场所	沐浴场所	游泳场所	美容美发场所	候车(机、船)场所	其他
单位数	1453695	353521	102121	10100	583649	2640	401664
职工总数(人)	10124052	2778001	789480	102563	1433997	103579	4916432
从业人员数(人)	8300260	2156209	568355	76720	1322769	60347	4115860
持健康合格证明人数(人)	8111247	2107272	558637	72090	1311933	54861	4006454
有集中空调通风系统	114116	31885	7384	1410	24269	563	48605
有效卫生许可证(分)	1453695	353521	102121	10100	583649	2640	401664
卫生许可证发放情况(份)	419062	94893	31686	4101	168817	585	118980
新发	294277	60349	22958	2431	120690	328	87521
变更	16519	4791	1368	367	4921	52	5020
复核	40662	11708	3212	596	15584	66	9496
延续	48218	15710	2682	598	20211	128	8889
注销	19386	2335	1466	109	7411	11	8054
量化分级管理等级评定情况							
合计	805489	228219	63449	6581	344496	771	161973
A级	14469	7345	797	882	3533	16	1896
B级	166974	54659	13738	2860	68133	175	27409
C级	539169	159609	41619	2516	261376	356	73693
不予评级	84877	6606	7295	323	11454	224	58975

12-5-2　2014年公共场所经常性卫生监督监测情况

指标	总计	住宿场所	沐浴场所	游泳场所	美容美发场所	其他
卫生监督户次数	2619664	691740	180030	25064	1080136	642694
合格率(%)	99.19	98.87	98.91	98.63	99.35	99.38
卫生监测样品数						
用品	723705	322697	56338	10265	213798	120607
非用品	2011765	732657	111581	72853	315174	779500
卫生监测合格率(%)						
用品	96.53	97.12	96.43	88.04	95.77	97.06
非用品	97.73	97.77	97.96	94.09	97.82	97.97

12-5-3　2014年公共场所卫生监督处罚案件(件)

指标	总计	住宿场所	沐浴场所	游泳场所	美容美发场所	候车(机/船)场所	其他
案件数	31351	10284	3169	673	11002	13	6210
结案数	31162	10211	3119	656	10944	13	6219
违法事实							
未依法取得卫生许可证擅自营业的单位	8985	2034	812	245	3726	4	2164
卫生质量不符合国家卫生标准和要求的单位	412	191	44	58	85		34
安排未获得有效健康合格证明的从业人员从事直接为顾客服务的单位	13811	4532	1745	175	4603	10	2746
其他违法行为	13138	5484	1201	298	4029	8	2118
处罚程序							
简易程序	7479	2500	509	225	2710	3	1532
一般程序	23683	7711	2610	431	8234	10	4687
其中：听证	198	54	27	4	66		47
行政强制及其他措施							
处罚决定							
警告	26103	8567	2678	557	9280	7	5014
罚款	27399	8846	2882	514	9473	12	5672
罚款金额(万元)	3494.6	1201.8	419.2	98.3	916.0	1.4	857.9
停业整顿	105	26	19	4	36		20
吊销卫生许可证	30	11	3		10		6
行政复议	1				1		
行政诉讼							

12-6-1　2014年饮用水卫生(供水)被监督单位情况

单位类别	单位数(户)	职工总数(人)	从业人员(人)	持健康合格证明人数(人)	有效卫生许可证(份)	卫生许可证发放情况(份)			
						新发	变更	延续	注销
总　计	**64369**	**2969656**	**364335**	**299313**	**50006**	**8098**	**1315**	**6407**	**296**
集中式供水单位	19557	791094	158599	124646	18858	2903	422	1673	105
城市公共供水	5024	352619	95213	73882	4979	622	180	500	28
乡镇公共供水	10553	191089	42866	35626	10055	1359	143	669	59
自建设施供水	3716	242556	18384	13332	3560	851	94	490	17
分质供水	264	4830	2136	1806	264	71	5	14	1
二次供水单位	44812	2178562	205736	174667	31148	5195	893	4734	191

12-6-2　2014年饮用水卫生(涉水产品)被监督单位情况

单位类别	单位数(户)	职工总数(人)	从业人员数(人)	产品品种数
总　计	**4089**	**364405**	**101278**	**6436**
输配水设备单位	3103	271765	82962	5048
防护材料单位	77	6830	2120	104
水处理材料单位	174	10571	4604	259
化学处理剂单位	367	22294	5655	428
水质处理器单位	368	52945	5937	597

12-6-3　2014年饮用水经常性卫生监督监测情况

单位类别	卫生监督		卫生监测	
	户次数	合格率(%)	合计样品数	合格率(%)
总　计	**151974**	**99.45**	**87036**	**94.27**
集中式供水	51596	98.98	47403	91.64
城市公共供水	14328	99.25	26764	93.26
乡镇公共供水	27717	98.71	17532	89.32
自建设施供水	9066	99.34	2997	90.69
分质供水	485	99.59	110	91.82
二次供水	94670	99.69	39345	97.41
涉水产品生产企业	5708	99.70	288	100.00

12-6-4　2014年饮用水卫生监督处罚案件(件)

指标	总计	集中式供水					二次供水	涉水产品生产企业	涉水产品经营单位
		合计	城市公共供水	乡镇公共供水	自建设施供水	分质供水			
案件数	1778	962	169	534	164	95	652	112	52
结案数	1742	965	170	542	159	94	634	93	50
违法事实									
违反供、管水人员健康管理有关规定	163	81	25	47	7	2	82	—	—
新改扩建项目未经选址、设计审查和竣工验收	16	16	6	7		3		—	—
未取得卫生许可证	650	335	56	112	75	92	315	—	—
生产或者销售无卫生许可批件的涉水产品	162	5	2	2	1		—	110	47
生活饮用水不符合卫生标	584	517	82	364	69	2	67	—	—
其他违法行为	328	88	21	47	18	2	233	2	5
处罚程序									
简易程序	420	255	42	97	33	83	160	4	1
一般程序	1322	710	128	445	126	11	474	89	49
其中：听证	17	15	9	3	3			1	1
相关行政措施									
责令限期改进	669	437	70	270	94	3	158	41	33
处罚决定									
罚款	1499	800	145	510	136	9	558	92	49
罚款金额(万元)	385.0	163.6	55.9	77.2	27.2	3.3	137.1	66.1	18.2
其他	360	183	29	40	27	87	170	5	2
行政复议									
行政诉讼									

12-7-1　2014年消毒产品被监督单位情况

产品类别	单位数	职工总数(人)	从业人员数(人)	有检验室数	有效卫生许可证(份)	卫生许可证发放情况(份)			
						新发	变更	延续	注销
总计	**4668**	**214080**	**72131**	**2600**	**4668**	**691**	**178**	**353**	**64**
消毒剂类	778	38107	7922	627	778	115	33	67	10
消毒器械	319	29372	4697	266	319	60	13	11	4
卫生用品	3571	146601	59512	1707	3571	516	132	275	50
泄物卫生用品	589	27559	15746	231	589	66	24	61	6
湿巾/卫生湿巾	437	9514	5134	221	437	54	12	22	6
抗（抑）菌制剂	787	34464	8171	633	787	122	45	78	8
隐形眼镜护理用品	6	1326	210	6	6	1			
纸巾（纸）	1512	62281	24531	501	1512	239	47	98	22
卫生棉/化妆棉	48	1782	876	26	48	6		4	1
手（指）套	6	182	117	3	6				
纸质餐饮具	186	9493	4727	86	186	28	4	12	7

12-7-2　2014年消毒产品经常性卫生监督监测情况

指标	卫生监测		
	合计	消毒剂、消毒器械	卫生用品
监测样品数	12959	9103	3856
合格率(%)	95.9	94.6	98.8

12-8　2014年职业卫生技术机构被监督单位情况

指标	合计	化学品毒性鉴定机构	职业健康检查机构	职业病诊断机构	放射卫生技术服务机构
机构数(个)	3259	4	2450	441	364
职工总数(人)	883995	887	642448	198422	42238
业务人员数(人)	116303	180	76550	31924	7649
其中：专业技术人数(人)	57762	76	45829	7531	4326
内：取得相应资格人数(人)	41499	43	33680	4498	3278
有效资质证数（份）	3259	4	2450	441	364
机构资质证发放情况(份)	853		660	107	86
新发	344		255	33	56
变更	97		70	14	13
延续	397		320	60	17
注销	15		15		
批准的职业卫生技术服务的业务范围					
建设项目职业病危害评价资质等级					
甲等	11				11
乙等	190				190
职业病危害因素检测与评价					
化学品毒性鉴定资质等级					
甲等	1	1			
乙等	3	3			
丙等					
丁等					
放射卫生防护检测与评价	320				320
放射防护器材和含放射性产品检测	8				8

12-9-1 2014年放射卫生被监督单位情况

指标	合计	放射治疗	核医学	介入放射学	X射线影像诊断
单位数(户)	47689	937	213	857	45682
职工总数(人)	5276356	965278	174446	516498	3620134
放射工作人员数(人)	238202	50049	8136	34971	145046
持有效放射工作人员证数(份)	197193	47380	7756	20168	121889
有效放射诊疗许可证(份)	47689	937	213	857	45682
放射诊疗许可证发放情况(份)					
新发	3954	29	11	56	3858
变更	1679	121	32	110	1416
延续	1718	39	13	40	1626
注销	145			2	143
在岗期间职业健康检查应检人数(人)	175997	45228	7409	16944	106416
实检人数	168861	43788	7173	16551	101349
其中：检出疑似放射病病人数	906	95	9	230	572
检出职业禁忌或健康损害人数	255	31	6	11	207
个人剂量应监测人数(人)	202592	48850	7823	20944	124975
实监测人数	193438	48027	7696	20381	117334
其中：超标人数	7858	169		377	7312

12-9-2　2014年放射卫生监督处罚案件(件)

指标	总计	放射治疗	核医学	介入放射学	X射线影像诊断
案件数	1777	89	22	88	1578
结案数	1761	90	22	90	1559
违法事实					
未取得放射诊疗许可从事放射诊疗工作的	377	9	5	23	340
未办理诊疗科目登记或未按照规定进行校验的	227	9	1	6	211
未经批准擅自变更放射诊疗项目或超出批准范围从事放射诊疗工作的	164	21	6	12	125
未给从事放射工作的人员办理《放射工作人员证》	145	3	1	2	139
未按规定对放射工作人员进行健康检查并建立健康档案	260	11	1	10	238
未按规定对放射工作人员进行个人剂量检测并建立个人剂量档案	251	7	1	8	235
未按照规定组织放射工作人员培训	37	1		2	34
未按照规定使用安全防护装置和个人防护用品	331	20		11	300
购置、使用不合格或国家有关部门规定淘汰的放射诊疗设备	15			1	14
使用不具备相应资质的人员从事放射诊疗工作	87	4		6	77
其他违法行为	401	15	6	19	361
处罚程序					
简易程序	609	57	18	45	489
一般程序	1152	33	4	45	1070
其中：听证	22	1			21
处罚决定					
责令限期改正	722	21	9	30	662
警告	1454	67	22	86	1279
罚款	1302	60	14	63	1165
罚款金额(万元)	6499.8	283.2	21.8	269.1	5925.7
其他	6				6

12-10　2014年采供血卫生监督处罚案件(件)

	合计	中心血站	单采血浆站
案件数	15	2	13
结案数	15	2	13
违法事实			
违反血站、单采血浆站其他规定	13	1	12
其他违法行为	3	2	1
处罚程序			
简易程序	1	1	
一般程序	14	1	13
其中：听证	1		1
处罚决定			
责令改正			
警告	7	2	5
罚款	13	1	12
罚款金额(万元)	52.6	0.5	52.1

12-11　2014年传染病防治监督处罚案件(件)

指标	总计	疾病预防控制机构	医疗机构	采供血机构	消毒产品生产单位	消毒产品经营单位	其他有关单位	个人
案件数	12195	49	8484	5	346	827	2471	13
结案数	12034	51	8389	5	329	782	2464	14
违法事实								
违反《传染病防治法》规定								
违反传染病疫情监测信息报告管理规定	80	2	63				14	1
未依据职责采取/承担传染病疫情防控措施	11	1	8				2	
未按规定提供医疗救治	1						1	
违反消毒隔离制度	208		179				27	2
违反病历管理规定	2		2					
违反规定导致经血液传播疾病的发生								
非法采集或组织他人出卖血液								
在国家确认的自然疫源地违法建大型建设项目								
用于传染病防治消毒产品不符卫生标准(规范)	143	3	22		14	76	26	2
导致或可能导致传染病传播流行的	273	6	23		96	108	39	1
违反《突发公共卫生事件应急条例》规定	3		2				1	
违反《医疗废物管理条例》规定	6967	27	5648	4			1280	8
违反《病原微生物实验室生物安全管理条例》规定	60		31				29	
违反《疫苗流通和预防接种管理条例》规定	21		13				7	1
违反《艾滋病防治条例》规定	29						29	
违反《血吸虫病防治条例》的规定	2		2					
违反《消毒管理办法》规定	4860	8	2922	1	285	766	875	3
违反《医院感染管理办法》的规定	31		28				3	
其他违法行为	462	14	121		25	29	271	2
处罚程序								
简易程序	4073	8	2854	1	35	65	1110	
一般程序	7961	43	5535	4	294	717	1354	14
其中：听证	55	1	36		13	1	4	
处罚决定								
警告	6326	36	4884	3	63	153	1180	7
罚款	10307	39	7057	4	327	754	2114	12
罚款金额(万元)	1946.9	18.9	1318.1	1.1	63.6	114.8	427.0	3.3
没收违法所得	34		26			1	4	3
没收金额(万元)	33.3		30.5			0.1	2.3	0.4
暂扣或吊销许可证	1					1		
吊销执业证书								
其他	72		60		6		6	
行政复议	1	1						
行政诉讼								

12-12　2014年医疗卫生监督处罚案件(件)

指标	总计	医疗					
		合计	医院	妇幼保健院	社区卫生服务机构	卫生院	疗养院
案件数	23109	22863	4263	155	943	1710	16
结案数	23019	22774	4197	156	938	1707	15
违法事实							
未取得执业许可证擅自执业	575	575	35		17	10	
逾期不校验医疗机构执业许可证	100	100	13	3	3	11	
出卖/转让/出借医疗机构执业许可证	65	65	26	3	4	5	2
诊疗活动超出登记范围	3662	3662	520	15	186	167	4
使用非卫生技术人员	6625	6625	1732	74	377	654	7
出具虚假证明文件	69	60	36		1	4	
违法发布医疗广告	1161	1161	795	6	9	7	
使用未取得护士执业证书人员或使用未变更执业地点等的护士从事护理工作	594	594	111	4	28	29	
造成、发生医疗事故	58	57	48	1	1	1	
未取得母婴保健技术许可擅自从事母婴保健技术服务	333	326	164	4	14	6	
未获取许可开展人类辅助生殖技术	6	6	1		1		
擅自购置、违规使用大型医用设备	29	29	13		2	8	
以不正当手段非法取得执业证书							
违反医疗技术规范	9						
未取得资格证明或未经注册从事医疗工作	88						
其他违法行为	11918	11781	1402	73	417	1121	6
处罚程序							
简易程序	5603	5576	1018	19	142	206	3
一般程序	17416	17198	3179	137	796	1501	12
其中：听证	350	330	76	1	12	51	1
处罚决定							
警告	11026	10951	2220	88	434	957	7
罚款	19600	19431	3180	136	883	1584	13
罚款金额(万元)	5656.2	5559.2	1761.6	86.8	226.2	711.5	7.5
没收违法所得	448	425	146	3	14	10	1
没收金额(万元)	485.3	476.6	194.1	1.4	23.8	17.6	138.0
没收药品器械	214	175	9		3	3	
责令停止执业	630	558	99	1	20	30	2
责令限期补办校验手续	53	53	17	2	2	4	
责令暂停执业活动	141	112	37		2	5	
取缔	94	58	1				
其他	204	174	42	4	3	10	
行政复议	3	3					
行政诉讼	2	2					

12-12　续表

机构				卫生技术人员						非卫生技术人员
门诊部	诊所	村卫生室	其他	合计	医师	药师	护士	医技	乡村医生	
1544	6438	7276	518	146	119		3	2	22	100
1558	6391	7296	516	141	117		3	3	18	104
18	338	76	81							
1	47	19	3							
4	13	5	3							
270	1556	887	57							
616	2239	795	131							
4	8	4	3	9	9					
236	88	9	11							
98	204	101	19							
	3	2	1	1	1					
72	43	15	8	5	4				1	2
1	3									
	2	4								
				9	9					
				21	18				3	67
450	2551	5519	242	105	82		3	2	18	32
302	1492	2317	77	18	17		1			9
1256	4899	4979	439	123	100		2	3	18	95
50	106	28	5	13	9		1	1	2	7
787	2769	3473	216	55	53		1		1	20
1161	5864	6158	452	72	51		1	3	17	97
593.8	1258.1	759.7	154.0	57.1	48.4		1.0	3.7	4.0	39.9
68	82	83	18	14	11			1	2	9
37.0	45.3	9.7	9.7	2.4	2.1			0.1	0.3	6.3
10	99	46	5	10	6			1	3	29
29	271	81	25	22	10			1	11	50
5	13	7	3							
13	25	23	7	27	26				1	2
	45	5	7	6	4			1	1	30
17	43	50	5	27	25		1		1	3
1		2								
		2								

十三、医疗保障

简要说明

一、本章反映我国推行新型农村合作医疗制度、城镇职工和城镇居民基本医疗保险制度、政府医疗救助情况。主要包括参保人数、参保率、基金收入和支出、医疗救助人次和救助金额等。

二、新型农村合作医疗数据来源于新型农村合作医疗年报，城镇职工和城镇居民基本医疗保险数据来源于人力资源与社会保障部，医疗救助数据摘自民政部《社会服务统计年报》。

主要指标解释

参加新农合人数 指根据本地新农合实施方案到年内新农合筹资截止时已缴纳新农合资金的人口数。

新农合当年基金支出 指本年度实际从新农合基金账户中支出用于新农合补偿的金额。

新农合本年度筹资总额 指为本年度筹集的、实际进入新农合专用账户的基金数额。包括本年度中央及地方财政配套资金、农民个人缴纳资金（含民政部门及其他相关部门代缴的救助资金）、新农合基金本年度产生的全部利息收入及其他渠道实际筹集到的新农合基金额。筹资数额以进入新农合专用账户的基金数额为准，不含上年结转资金。

新农合补偿支出受益人次 指年内新农合参合人员因病就医获得补偿的人次数，包括住院、家庭账户形式、门诊、特殊病种大额门诊、住院正常分娩、体检和其他补偿人次之和。

城镇职工基本医疗保险参保人数 指报告期末按国家有关规定参加基本医疗保险的人数。包括参加保险的职工人数和退休人员人数。

城镇职工基本医疗保险基金收入 指根据国家有关规定，由纳入基本医疗保险范围的缴费单位和个人，按国家规定的缴费基数和缴费比例缴纳的基金，以及通过其他方式取得的形成基金来源的款项，包括单位缴纳的社会统筹基金收入、个人缴纳的个人账户基金收入、财政补贴收入、利息收入、其他收入。

城镇职工基本医疗保险基金支出 指按照国家政策规定的开支范围和开支标准从社会统筹基金中支付给参加基本医疗保险的职工和退休人员的医疗保险待遇支出，和从个人账户基金中支付给参加基本医疗保险的职工和退休人员的医疗费用支出，以及其他支出。包括住院医疗费用支出、门急诊医疗费用支出、个人账户基金支出和其他支出。

城镇职工基本医疗保险累计结余 指截至报告期末基本医疗保险的社会统筹和个人账户基金累计结余金额。包括银行存款、财政专户、债券投资和其他。

城镇居民基本医疗保险参保人数 指报告期末按《关于开展城镇居民基本医疗保险试点的指导意见》规定，参加城镇居民基本医疗保险（在经办机构参保登记并已建立当年缴费记录）的人数。包括自愿参加的不属于城镇职工基本医疗保险制度覆盖范围的中小学阶段的学生（包括职业高中、中专、技校学生）、少年儿童和其他非从业城镇居民。

生育保险参保人数 指报告期末依据有关规定参加生育保险的职工人数。

生育保险基金收入 指根据国家有关规定，由参加生育保险的单位按照国家规定的缴费基数和缴费比例缴纳的生育保险基金，以及通过其他方式取得的形成基金来源的款项，包括单位缴纳的基金收入、利息收入和其他收入。

生育保险基金支出 指按照国家政策规定的开支范围和开支标准，从生育保险基金中支付给参加生育保险的职工，因妊娠、分娩和计划生育手术而享受的待遇及其他支出。包括生育津贴、医疗费用支出及其他支出。

生育保险基金累计结余 指截至报告期末生育保险基金累计结余金额。包括银行存款、财政专户、债券投资和其他。

13-1-1 新型农村合作医疗情况

年份	参加新农合人数（亿人）	参合率（%）	人均筹资（元）	当年基金支出（亿元）	补偿受益人次（亿人次）
2005	1.79	75.66	42.10	61.75	1.22
2010	8.36	96.00	156.57	1187.84	10.87
2011	8.32	97.48	246.21	1710.19	13.15
2012	8.05	98.26	308.50	2408.00	17.45
2013	8.02	98.70	370.59	2909.20	19.42
2014	7.36	98.90	410.89	2890.40	16.52

注：2014年不含天津、山东、广东及浙江部分地区。

13-1-2 2014年各地区新型农村合作医疗情况

地区	参加新农合人数（万人）	人均筹资（元）	本年度筹资总额（亿元）	补偿受益人次（万人次）	基金使用率（%）
总　计	**73627.3**	**410.9**	**3025.28**	**165220.6**	**95.5**
东　部	10296.1	469.8	483.69	27788.2	98.4
中　部	36387.3	393.6	1432.13	83647.9	95.7
西　部	26944.0	411.8	1109.46	53784.5	94.1
北　京	242.6	1090.9	26.46	582.3	91.1
天　津					
河　北	5235.0	396.7	207.66	13606.8	94.9
山　西	2191.2	395.1	86.57	4062.0	95.8
内蒙古	1289.3	420.1	54.17	849.0	92.3
辽　宁	1972.6	407.9	80.46	2734.9	95.7
吉　林	1321.3	414.6	54.78	674.2	88.6
黑龙江	1530.6	392.9	60.13	2720.9	91.8
上　海	98.7	1710.0	16.88	1707.3	100.0
江　苏	4076.1	457.5	186.49	15747.6	97.6
浙　江	1374.6	523.9	72.02	5263.5	100.0
安　徽	5190.8	410.3	212.97	10226.7	94.7
福　建	2531.4	400.5	101.37	1752.6	98.2
江　西	3407.8	390.4	133.03	5621.0	94.1
山　东					
河　南	8262.0	380.9	314.67	26640.0	98.6
湖　北	3951.3	401.1	158.48	13619.3	98.3
湖　南	4795.8	384.6	184.46	5318.9	95.3
广　东					
广　西	4159.2	392.8	163.37	6059.8	99.8
海　南	501.6	386.3	19.37	1158.0	94.5
重　庆	2123.4	499.7	106.10	2787.3	70.7
四　川	6227.3	397.9	247.77	15722.8	91.3
贵　州	3247.4	393.6	127.82	5755.3	96.4
云　南	3304.5	387.1	127.91	10040.2	100.3
西　藏	253.0	418.2	10.58	551.0	93.2
陕　西	2569.9	439.0	112.83	5229.5	94.4
甘　肃	369.0	514.6	18.99	261.0	100.0
青　海	1922.9	378.0	72.68	3634.2	100.0
宁　夏	360.0	499.3	17.97	830.3	100.0
新　疆	1118.1	440.7	49.27	2064.3	96.5

注：不含天津、山东、广东及浙江部分地区。

13-2 城镇居民和职工基本医疗保险情况

年份 地区	参保人数(万人)					城镇职工基本医保收支(亿元)		
	合计	城镇居民基本医保	城镇职工基本医保	在岗职工	退休人员	基金收入	基金支出	累计结存
2005			13783	10022	3761	6969.0	5401.0	6066.0
2010	43263	19528	23735	17791	5944	3955.4	3271.6	4741.2
2011	47343	22116	25227	18948	6279	5539.2	4431.4	6180.0
2012	53641	27156	26486	19861	6624	6061.9	4868.5	6884.2
2013	57073	29629	27443	20501	6942	7061.6	5829.9	8129.3
2014	59774	31449	28325	…	…	…	…	…
东　部	30241	14177	16065	12571	3494	4384.7	3554.1	4992.7
中　部	13757	7519	6238	4317	1921	1278.4	1091.0	1501.5
西　部	13075	7934	5141	3613	1528	1398.5	1184.8	1635.2
北　京	1515	160	1355	1105	250	601.7	598.4	192.7
天　津	1002	508	493	316	177	159.1	156.9	75.7
河　北	1675	748	926	651	276	242.6	196.5	315.5
山　西	1086	440	647	480	167	160.9	128.2	198.1
内蒙古	986	522	465	330	135	132.8	114.4	126.9
辽　宁	2333	709	1625	1078	547	326.8	296.4	322.8
吉　林	1379	804	575	377	198	102.7	89.7	141.8
黑龙江	1580	712	868	557	312	187.4	170.0	239.2
上　海	1651	256	1394	956	438	600.6	394.1	679.4
江　苏	3428	1153	2275	1731	544	610.3	495.4	751.4
浙　江	4121	2330	1791	1492	300	491.6	373.1	716.5
安　徽	1661	945	716	513	203	156.7	125.6	175.3
福　建	1284	581	703	567	136	190.0	133.0	294.4
江　西	1477	907	570	380	190	94.5	76.4	111.1
山　东	3648	1838	1810	1418	392	443.3	366.3	456.1
河　南	2297	1157	1140	827	313	211.7	167.7	265.8
湖　北	1961	1038	923	642	281	195.1	183.8	189.2
湖　南	2316	1517	799	542	258	169.5	149.6	180.8
广　东	9180	5707	3473	3089	384	679.0	510.5	1142.3
广　西	1031	564	467	329	138	108.8	97.5	158.8
海　南	407	187	220	169	51	39.6	33.5	45.8
重　庆	3235	2695	540	381	159	143.6	131.0	152.9
四　川	2486	1204	1282	888	395	323.1	271.4	430.6
贵　州	672	327	345	247	98	76.3	74.1	71.5
云　南	1119	661	458	325	133	142.0	122.5	160.8
西　藏	55	24	31	23	7	14.0	10.5	25.9
陕　西	1244	673	572	390	182	137.8	103.0	175.7
甘　肃	623	326	297	207	90	80.2	76.2	75.2
青　海	181	92	90	62	28	35.9	32.0	47.5
宁　夏	566	457	109	79	30	33.2	24.9	38.3
新　疆	877	389	488	354	134	170.7	127.2	171.2

注：①本表数据来源于人力资源与社会保障部；②各地区系2013年数字。

13-3　生育保险情况

年份 地区	年末参加 生育保险人数 (万人)	享受待遇人数 (万人)	基金收支(亿元)		
			基金收入	基金支出	累计结余
2010	12335.9	210.7	159.6	109.9	261.4
2011	13892.0	264.7	219.8	139.2	342.5
2012	15428.7	352.7	304.2	219.3	427.6
2013	16392.0	522.0	368.4	282.8	514.7
2014	17035.0	…	…	…	…
东　部	10140.6	356.3	247.1	203.2	300.1
中　部	3413.7	83.1	57.0	34.3	106.6
西　部	2837.8	82.6	64.3	45.3	108.1
北　京	883.2	41.1	37.5	34.5	36.5
天　津	249.1	24.8	9.7	7.5	17.8
河　北	667.6	15.7	11.2	7.5	16.6
山　西	445.6	5.2	7.8	3.5	13.7
内蒙古	285.0	6.6	6.3	4.3	9.5
辽　宁	752.3	25.9	12.4	13.2	13.3
吉　林	365.9	11.2	4.8	3.1	9.4
黑龙江	355.1	6.9	5.7	4.0	11.3
上　海	713.9	22.0	33.5	32.6	1.1
江　苏	1355.6	78.7	36.3	26.9	69.1
浙　江	1173.2	40.0	25.2	21.3	26.6
安　徽	458.5	10.6	8.0	5.8	11.0
福　建	539.6	12.1	12.6	8.2	18.5
江　西	217.8	2.5	2.4	1.0	5.8
山　东	974.4	47.1	28.1	22.3	36.8
河　南	569.6	13.6	11.5	6.3	21.8
湖　北	465.3	18.5	8.1	5.0	16.7
湖　南	536.0	14.8	8.6	5.6	16.8
广　东	2711.6	45.0	38.5	27.6	59.9
广　西	270.2	7.7	5.8	3.9	11.1
海　南	120.2	4.0	2.1	1.5	3.8
重　庆	280.4	10.3	6.5	4.9	8.1
四　川	689.1	18.0	13.8	9.9	21.8
贵　州	238.8	4.4	3.5	2.1	6.4
云　南	270.9	11.2	7.4	7.1	12.3
西　藏	20.7	0.5	0.6	0.4	1.0
陕　西	240.3	4.3	5.3	2.6	10.9
甘　肃	135.1	3.2	3.5	2.4	5.3
青　海	42.8	1.7	1.6	0.7	2.2
宁　夏	68.4	3.7	1.9	1.4	2.1
新　疆	296.1	11.1	8.1	5.5	17.4

注：①本表数据来源于人力资源与社会保障部；②各地区系2013年数字。

13-4 民政部门医疗救助情况

年份 地区	资助参加医疗保险人次数	资助参加合作医疗人次数	直接医疗救助人次数	资助参加医疗保险支出（万元）	资助参加合作医疗支出（万元）	直接医疗救助支出（万元）
2005		6549000	1996000		9508	48140
2010	14612455	46154190	14793185	76050	139620	1042328
2011	15498059	48252969	21439885	105163	220189	1469147
2012	13871473	44904129	21736398	116471	258296	1663140
2013	14900867	48687404	21263657	144061	300427	1804597
2014	17019896	50217322	23953340	161508	322960	2041295
东　部	2969184	9658613	8180618	59965	82645	518755
中　部	3995637	13590356	9033065	41538	94222	650134
西　部	10055075	26968353	6739657	60005	146093	872406
北　京	52689	60193	88873	4599	351	13425
天　津	299699		206819	6017		19023
河　北	164214	1966463	259394	1914	13620	48289
山　西	591221	1374637	219675	4495	8240	53796
内蒙古	609338	1090658	301882	4640	6757	60321
辽　宁	755026	989984	742943	14799	7636	38718
吉　林	893377	962498	785516	4711	11234	50701
黑龙江	1321037	1305028	629286	11262	9102	100695
上　海	83078	9946	100182	3501	106	20006
江　苏	234149	1183613	3105574	7686	12925	96687
浙　江	47714	679082	1536340	1167	10044	71627
安　徽	537435	2373063	947237	3569	16284	87955
福　建	34111	818470	799262	342	5985	39190
江　西	1012542	2512733	1549447	10450	8647	142261
山　东	327748	2221243	269221	5500	18707	67756
河　南	638930	3251200	856734	6493	20559	78595
湖　北	1368879	2636370	1017299	4538	18080	99532
湖　南	1167786	2619463	979548	8121	16073	96173
广　东	857794	1455188	987009	13372	11515	80974
广　西	215286	2538267	423063	1530	13229	79796
海　南	112962	274431	85001	1070	1757	23060
重　庆	619569	1136501	2599734	4052	6237	63868
四　川	1553654	4752619	1762508	12926	33964	160568
贵　州	336152	3195982	302232	1223	14651	69201
云　南	1063220	4537519	822477	9295	28280	67425
西　藏	30636	18376	39382	318	510	12349
陕　西	103254	811373	389375	1138	6695	100359
甘　肃	772431	3409308	409042	2848	9535	79007
青　海	208529	457380	285590	1688	2432	28168
宁　夏	154872	263147	330888	1065	1533	25088
新　疆	852564	1312587	1121807	7183	8273	66683

注：本表数据来源于民政部。

十四、人口指标

简要说明

一、本章反映五次人口普查及历年人口方面的基本情况，包括全国及31个省、自治区、直辖市的主要人口指标，如全国人口总数及增长率、城乡人口、性比例、人口年龄结构、人口密度、老少抚养比和受教育程度等。

二、本章资料主要摘自《中国统计年鉴》，市县人口、农业与非农业人口摘自公安部《分市县人口统计资料》。

三、1964、1982、1990、2000、2010年人口数系人口普查数，其他年份人口数系人口抽样调查推算数。

四、1964年文盲人口为13岁及以上不识字人口，1982、1990、2000年文盲人口为15岁及以上不识字或识字很少人口。

主要指标解释

人口数 指一定时点、一定范围内有生命的个人的总和。年度统计的年末人口数指每年12月31日24时的人口数。年度统计的全国人口总数不包括台湾省和港澳同胞以及海外华侨人数。

城镇人口和乡村人口 其定义有三种口径。第一种口径（按行政建制）：城镇人口是指市辖区内和县辖镇的全部人口；乡村人口指县辖乡人口。第二种口径（按常住人口划分）：城镇人口是指设区的市的区人口，不设区的市的街道人口和不设区的市所辖镇的居民委员会人口，县辖镇的居民委员会人口；乡村人口指上述人口以外的全部人口。第三种口径：按国家统计局1999年发布的《关于统计上划分城乡的规定（试行）》计算的。1952~1980年为第一种口径的数据，1981~1999年为第二种口径的数据，2000~2011年按第三种口径计算。

性比例 即男性人数与女性人数之比。计算公式：性比例=男性人数/女性人数×100。

人口密度 是指一定时期单位土地面积上的人口数。计算公式：人口密度=某地区人口数/该地区土地面积（人/平方公里）。

总抚养比 也称总负担系数。指人口总体中非劳动年龄人口数与劳动年龄人口数之比。通常用百分比表示。说明每100名劳动年龄人口大致要负担多少名非劳动年龄人口。用于从人口角度反映人口与经济发展的基本关系。计算公式：总负担系数=（0~14岁人口+65岁以上人口）/（15~64岁人口）×100%。

少年儿童抚养比 也称少年儿童抚养系数。指某一人口中少年儿童人口数与劳动年龄人口数之比。通常用百分比表示。以反映每100名劳动年龄人口要负担多少名少年儿童。计算公式：负担少年系数=0~14岁人口/15~64岁人口×100%。

老年人口抚养比 也称老年人口抚养系数。指某一人口中老年人口数与劳动年龄人口数之比。通常用百分比表示。用以表明每100名劳动年龄人口要负担多少名老年人。老年人口抚养比是从经济角度反映人口老化社会后果的指标之一。计算公式：负担老年系数=65岁以上人口/（15~64岁人口）×100%。

文盲率 指15周岁（或12周岁）及以上不识字或识字很少的人数与15周岁（或12周岁）及以上人口之比。

14-1　人口数及构成

年份	年末总人口（万人）	按城乡分（万人）		城镇人口 %	按农业非农业分（万人）		按性别分（万人）		性比例
		城镇	乡村		农业	非农业	男性	女性	
1955	61465	8285	53180	13.5	52130	9335	31809	29656	107.3
1960	66207	13073	53134	19.8	52476	13731	34283	31924	107.4
1965	72538	13045	59493	18.0	60416	12122	37128	35410	104.9
1970	82992	14424	6868	17.4	70332	12660	42686	40306	105.9
1975	92420	16030	76390	17.3	78142	14278	47564	44856	106.0
1978	96259	17245	79014	17.9	81029	15230	49567	46692	106.2
1979	97542	18495	79047	19.0	81356	16186	50192	47350	106.0
1980	98705	19140	79565	19.4	81905	16350	50785	47920	106.0
1981	100072	20171	79901	20.2	82659	16936	51519	48553	106.1
1982	101654	21480	80174	21.1	83320	18334	52352	49302	106.3
1983	103008	22274	80734	21.6	84117	18378	53152	49856	106.5
1984	104357	24017	80340	23.0	83789	19686	53848	50509	106.7
1985	105851	25094	80757	23.7	83478	21054	54725	51126	107.0
1986	107507	26366	81141	24.5	84819	20902	55581	51926	106.8
1987	109300	27674	81626	25.3	85648	21592	56290	53010	106.9
1988	111026	28661	82365	25.8	86427	22551	57201	53825	106.9
1989	112704	29540	83164	26.2	87305	23371	58099	54605	106.9
1990	114333	30195	84138	26.4	90446	23887	58904	55429	106.3
1991	115823	31203	84620	26.9	90093	24418	59466	56357	106.8
1992	117171	32175	84996	27.5	90265	25298	59811	57360	106.9
1993	118517	33173	85344	28.0	90208	26068	60472	58045	106.4
1994	119850	34169	85681	28.5	90036	27318	61246	58604	106.4
1995	121121	35174	85947	29.0	90233	28235	61808	59313	104.2
1996	122389	37304	85085	30.5	90407	29139	62200	60189	103.3
1997	123626	39449	84177	31.9	90692	29891	63131	60495	104.0
1998	124761	41608	83153	33.4	91033	30465	63604	61157	104.1
1999	125786	43748	82038	34.8	91249	31242	64126	61660	104.0
2000	126743	45906	80837	36.2	94244	32499	65437	61306	106.7
2001	127627	48064	79563	37.7	94175	33452	65672	61955	106.0
2002	128453	50212	78241	39.1	93269	35184	66115	62338	106.1
2003	129227	52376	76851	40.5	91550	37677	66556	62671	106.2
2004	129988	54283	75705	41.8	87898	39140	66976	63012	106.3
2005	130756	56212	74544	43.0	89628	41128	67375	63381	106.3
2006	131448	58288	73160	44.3	89162	42286	67728	63720	106.3
2007	132129	60633	71496	45.9	87755	43077	68048	64081	106.2
2008	132802	62403	70399	47.0	88159	43971	68357	64445	106.1
2009	133450	64512	68938	48.3	88294	45029	68647	64803	105.9
2010	134091	66978	67113	49.9	88568	45964	68748	65343	105.2
2011	134735	69079	65656	51.3	88521	47058	69068	65667	105.2
2012	135404	71182	64222	52.6	87858	47922	69395	66009	105.1
2013	136072	73111	62961	53.7	87601	49125	69728	66344	105.1
2014	136782	74916	61866	54.8	87253	50439	70079	66703	105.1

注：①农业和非农业人口数系公安部统计的户籍人口数；②其他人口数摘自《中国统计年鉴》。

14-2 人口基本情况

指标	单位	1990	2000	2005	2010	2011	2012	2013	2014
总人口	万人	114333	126743	130756	134091	134735	135404	136072	136782
按性别分									
男性人口	万人	58904	65437	67375	68748	69068	69395	69728	70079
女性人口	万人	55429	61306	63381	65343	65667	66009	66344	66703
按城乡分									
城镇人口	万人	30195	45906	56212	66978	69079	71182	73111	74916
农村人口	万人	84138	80837	74544	67113	65656	64222	62961	61866
按农业非农业分									
农业人口	万人	90446	94244	89628	88568	88521	87858	87601	87253
非农业人口	万人	23887	32499	41128.0	45964	47058	47922	49125	50439
性别比重									
男性人口	%	51.5	51.6	51.5	51.3	51.3	51.3	51.2	51.2
女性人口	%	48.5	48.4	48.5	48.7	48.7	48.7	48.8	48.8
城乡比重									
城镇人口	%	26.4	36.2	43.0	49.9	51.3	52.6	53.7	54.8
农村人口	%	73.6	63.8	57.0	50.1	48.7	47.4	46.3	45.2
出生率	‰	21.06	14.03	12.40	11.9	11.93	12.10	12.08	12.37
死亡率	‰	6.67	6.45	6.51	7.11	7.14	7.15	7.16	7.16
自然增长率	‰	14.39	7.58	5.89	4.79	4.79	4.95	4.92	5.21
家庭户数	万户	27738	34881		40152				
人口年龄构成									
0～14岁人口	%	27.7	22.9	20.3	16.6	16.5	16.5	16.4	16.5
15～64岁人口	%	66.7	70.1	72.0	74.5	74.4	74.1	73.9	73.4
65岁及以上人口	%	5.6	7.0	7.7	8.9	9.1	9.4	9.7	10.1
人口总抚养比	%	49.9	42.7	38.9	34.2	34.4	34.9	35.3	36.1
少年儿童抚养比	%	41.5	32.7	28.2	22.3	22.1	22.2	22.2	22.5
老年人口抚养比	%	8.4	10.0	10.7	11.9	12.3	12.7	13.1	13.7
文化程度人口占总人口比重									
小学	%	37.2	35.7	31.2	26.8	25.7	25.0	26.4	
初中	%	23.3	34.0	35.8	38.8	38.6	38.3	40.8	
高中	%	8.0	11.1	11.5	14.0	14.4	15.0	16.5	
大专及以上	%	1.4	3.6	5.2	8.9	9.4	9.9	11.3	
文盲人口及文盲率									
文盲人口	万人	18003	8507		5466	49876	46619	43002	
文盲率(%)	%	15.9	6.7		4.1	5.2	5.0	4.6	

注：①总人口包括中国人民解放军现役军人数，不包括香港、澳门特别行政区和台湾省人口；②城镇人口及非农业人口中包括中国人民解放军现役军人；③农业、非农业人口系公安部统计的户籍人口数；④文盲人口指15岁及15岁以上不识字或识字很少的人口。

14-3 各地区总人口（万人）

	1990	2000	2005	2010	2011	2012	2013	2014
总　计	**114333**	**126743**	**130756**	**134091**	**134735**	**135404**	**136072**	**136782**
东　部	42583	47684	50609	55039	55446	55850	56208	56560
中　部	38266	42182	41738	42276	42374	42511	42671	42847
西　部	32202	36192	35976	36070	36222	36428	36637	36839
北　京	1082	1357	1538	1961	2019	2069	2115	2152
天　津	879	1001	1043	1299	1355	1413	1472	1517
河　北	6108	6674	6851	7194	7241	7288	7333	7384
山　西	2876	3248	3355	3574	3593	3611	3630	3648
内蒙古	2146	2372	2386	2472	2482	2490	2498	2505
辽　宁	3946	4184	4221	4375	4383	4389	4390	4391
吉　林	2466	2682	2716	2747	2749	2750	2751	2752
黑龙江	3521	3807	3820	3833	3834	3834	3835	3833
上　海	1334	1641	1778	2303	2347	2380	2415	2426
江　苏	6706	7327	7475	7869	7899	7920	7939	7960
浙　江	4145	4596	4898	5447	5463	5477	5498	5508
安　徽	5618	6286	6120	5957	5968	5988	6030	6083
福　建	3005	3410	3535	3693	3720	3748	3774	3806
江　西	3771	4149	4311	4462	4488	4504	4522	4542
山　东	8439	8998	9248	9588	9637	9685	9733	9789
河　南	8551	9488	9380	9405	9388	9406	9413	9436
湖　北	5397	5960	5710	5728	5758	5779	5799	5816
湖　南	6066	6562	6326	6570	6596	6639	6691	6737
广　东	6283	7707	9194	10441	10505	10594	10644	10724
广　西	4225	4750	4660	4610	4645	4682	4719	4754
海　南	656	789	828	869	877	887	895	903
重　庆	2886	3092	2798	2885	2919	2945	2970	2991
四　川	7836	8602	8212	8045	8050	8076	8107	8140
贵　州	3239	3756	3730	3479	3469	3484	3502	3508
云　南	3697	4241	4450	4602	4631	4659	4687	4714
西　藏	220	258	277	301	303	308	312	318
陕　西	3288	3644	3720	3735	3743	3753	3764	3775
甘　肃	2237	2557	2594	2560	2564	2578	2582	2591
青　海	446	517	543	563	568	573	578	583
宁　夏	466	554	596	633	639	647	654	662
新　疆	1516	1849	2010	2185	2209	2233	2264	2298

注：①1990、2000年、2010年系人口普查数，2005～2009年、2011、2012、2013年系推算数；②各地区人口不含现役军人数。

14-4　各地区市县人口及城乡人口

地　区	2014年农业、非农业人口（人）		2014年市县人口（人）		2013年城乡人口（万人）		2013年城镇人口比重(%)
	农业	非农业	市	县	城镇	乡村	
总　计	**872528033**	**504389104**	**662959997**	**713957140**	**73111**	**62961**	**53.7**
东　部	267817468	246369122	321494351	192692239	35460	20748	63.1
中　部	329041221	133617023	199079825	263578419	21189	21482	49.7
西　部	275669344	124402959	142385821	257686482	16845	19792	46.0
北　京	2437042	10909725	12631493	715274	1825	290	86.3
天　津	3733008	6450529	8344259	1839278	1207	265	82.0
河　北	51054202	24873154	27747310	48180046	3528	3804	48.1
山　西	23294583	11927203	14042114	21179672	1908	1722	52.6
内蒙古	14416824	10166430	8958098	15625156	1466	1031	58.7
辽　宁	20553222	21889047	30470106	11972163	2917	1473	66.5
吉　林	14234792	12478476	18484076	8229192	1491	1260	54.2
黑龙江	19052843	18416709	22547938	14921614	2201	1634	57.4
上　海	1391946	12994998	13709152	677792	2164	251	89.6
江　苏	30628461	46218434	52119907	24726988	5090	2849	64.1
浙　江	32791128	15800643	33459415	15132356	3519	1979	64.0
安　徽	53620585	15737682	24029939	45328328	2886	3144	47.9
福　建	24297303	12660628	18971794	17986137	2293	1481	60.8
江　西	36434912	12797792	16465516	32767188	2210	2312	48.9
山　东	54623439	42847521	55435526	42035434	5232	4502	53.8
河　南	86108613	24907872	38235909	72780576	4123	5290	43.8
湖　北	40268301	21354963	39799852	21823412	3161	2638	54.5
湖　南	56026592	15996326	25474481	46548437	3209	3482	48.0
广　东	40594479	48274320	62991017	25877782	7212	3432	67.8
广　西	40436244	14318676	18256867	36498053	2115	2604	44.8
海　南	5713238	3450123	5614372	3548989	472	423	52.7
重　庆	20030727	13721228	19438702	14313253	1733	1237	58.3
四　川	64651219	26939604	35238534	56352289	3640	4467	44.9
贵　州	36162709	7092216	10994591	32260334	1325	2177	37.8
云　南	32893944	13524807	11470562	34948189	1897	2789	40.5
西　藏	2663574	562194	325053	2900715	74	238	23.7
陕　西	24210797	15195105	14576296	24829606	1931	1833	51.3
甘　肃	19728513	7614752	8751337	18591928	1036	1546	40.1
青　海	3019645	2782000	1556804	4244841	280	298	48.5
宁　夏	4026707	2688868	3329412	3386163	340	314	52.0
新　疆	13428441	9797079	9489565	13735955	1007	1257	44.5

注：①农业、非农业和市县人口数系公安部统计的户籍人口数；②城镇、乡村人口系2013年人口变动抽样调查数字。

14-5 各年龄段人口数

年龄组	1990年人口数（万人）			2000年人口数（万人）			2010年人口数（万人）			2013年人口数（人）		
	合计	男	女	合计	男	女	合计	男	女	合计	男	女
总 计	**114333**	**58904**	**55429**	**126743**	**65437**	**61306**	**133281**	**68233**	**65048**	**1118433**	**573428**	**545005**
0～4岁	11644	6105	5539	6898	3765	3133	7553	4106	3447	63490	34273	29218
5～9岁	9934	5163	4771	9015	4830	4185	7088	3846	3242	62446	33890	28556
10～14岁	9723	5019	4704	12540	6535	6005	7491	4027	3464	57562	31141	26422
15～19岁	12016	6165	5851	10303	5288	5015	9989	5190	4798	68715	36177	32538
20～24岁	12576	6423	6153	9457	4794	4664	12741	6401	6340	97406	50961	46446
25～29岁	10427	5351	5076	11760	6023	5737	10101	5084	5018	93136	46693	46443
30～34岁	8388	4371	4017	12731	6536	6195	9714	4952	4762	82677	41986	40691
35～39岁	8635	4457	4178	10915	5614	5301	11803	6039	5763	84334	43057	41277
40～44岁	6371	3334	3037	8124	4224	3900	12475	6361	6115	103771	53017	50753
45～49岁	4909	2586	2323	8552	4394	4158	10559	5378	5182	98129	49884	48245
50～54岁	4562	2411	2151	6330	3280	3050	7875	4036	3839	69533	35355	34178
55～59岁	4171	2184	1987	4637	2406	2231	8131	4108	4023	70719	35892	34827
60～64岁	3397	1748	1649	4170	2168	2003	5867	2983	2883	58256	29230	29026
65～69岁	2633	1292	1341	3478	1755	1723	4111	2075	2036	39216	19577	19638
70～74岁	1805	834	971	2557	1244	1314	3297	1640	1657	27905	13748	14157
75～79岁	1093	469	624	1593	718	875	2385	1128	1257	21253	10054	11199
80～84岁	535	199	336	799	320	479	1337	592	746	12769	5759	7011
85～89岁	191	61	130	303	106	197	563	220	343	5256	2104	3152
90～94岁（人）	351602	94520	257082	783594	229758	553836	1578307	530872	1047435	1558	555	1003
95～99岁（人）	57851	14549	43302	169756	51373	118383	369979	117716	252263	}304	}77	}227
100岁及以上（人）	6681	1555	5126	17877	4635	13242	35934	8852	27082			

注：1990、2000、2010年系人口普查数字，2013年系全国人口变动情况抽样调查样本数据，抽样比为0.831‰。

14-6 各地区人口年龄结构

地区	年龄别人口(万人)						年龄构成(%)					
	2000			2010			2000			2010		
	0~14岁	15~64岁	65岁及以上	0~14岁	15~64岁	65岁及以上	0~14岁	15~64岁	65岁及以上	0~14岁	15~64岁	65岁及以上
总　计	**28979**	**88793**	**8811**	**22246**	**99843**	**11883**	**22.9**	**70.1**	**7.0**	**16.6**	**74.5**	**8.9**
东　部	10152	35198	3783	7959	42107	4928	20.7	71.6	7.7	14.8	75.2	10.0
中　部	9877	28931	2756	7371	31167	3713	23.8	69.6	6.6	17.3	73.3	9.4
西　部	8933	24339	2260	6822	25981	3229	25.1	68.5	6.4	19.3	71.1	9.6
北　京	188	1078	116	169	1622	171	13.6	78.0	8.4	8.6	82.7	8.7
天　津	168	750	83	127	1057	110	16.8	74.9	8.3	9.8	81.7	8.5
河　北	1539	4742	463	1209	5384	592	22.8	70.3	6.9	16.8	74.9	8.2
山　西	851	2242	204	611	2690	271	25.8	68.0	6.2	17.1	75.3	7.6
内蒙古	506	1743	127	348	1936	187	21.3	73.4	5.4	14.1	78.3	7.6
辽　宁	749	3157	332	500	3424	451	17.7	74.5	7.8	11.4	78.3	10.3
吉　林	517	2051	160	329	2187	230	19.0	75.2	5.9	12.0	79.6	8.4
黑龙江	697	2792	200	458	3054	319	18.9	75.7	5.4	12.0	79.7	8.3
上　海	204	1277	193	199	1870	233	12.2	76.3	11.5	8.6	81.3	10.1
江　苏	1462	5325	651	1023	5986	857	19.7	71.6	8.8	13.0	76.1	10.9
浙　江	845	3418	414	719	4216	508	18.1	73.1	8.8	13.2	77.5	9.3
安　徽	1528	4012	446	1070	4275	606	25.5	67.0	7.5	18.0	71.8	10.2
福　建	799	2445	227	571	2828	291	23.0	70.4	6.5	15.5	76.7	7.9
江　西	1076	2811	253	975	3143	339	26.0	67.9	6.1	21.9	70.5	7.6
山　东	1893	6457	729	1507	7129	943	20.9	71.1	8.0	15.7		9.8
河　南	2401	6211	644	1975	6642	786	25.9	67.1	7.0	21.0	70.6	8.4
湖　北	1379	4269	380	796	4407	520	22.9	70.8	6.3	13.9	77.0	9.1
湖　南	1428	4543	469	1157	4769	642	22.2	70.5	7.3	17.6	72.6	9.8
广　东	2089	6030	523	1762	7965	704	24.2	69.8	6.1	16.9	76.4	6.8
广　西	1178	2991	320	999	3178	425	26.2	66.6	7.1	21.7	69.1	9.2
海　南	216	519	52	173	626	68	27.5	66.0	6.6	20.0	72.2	7.8
重　庆	678	2168	244	490	2061	333	21.9	70.2	7.9	17.0	71.5	11.6
四　川	1887	5822	620	1364	5797	881	22.7	69.9	7.5	17.0	72.1	11.0
贵　州	1068	2253	204	876	2300	298	30.3	63.9	5.8	25.2	66.2	8.6
云　南	1116	2915	257	953	3293	351	26.0	68.0	6.0	20.7	71.6	7.6
西　藏	82	168	12	73	212	15	31.2	64.3	4.5	24.4	70.5	5.1
陕　西	902	2490	214	549	2865	318	25.0	69.1	5.9	14.7	76.8	8.5
甘　肃	692	1742	128	464	1883	211	27.0	68.0	5.0	18.2	73.6	8.2
青　海	138	358	22	118	409	35	26.6	69.1	4.3	20.9	72.8	6.3
宁　夏	160	377	25	135	454	40	28.4	67.2	4.5	21.5	72.1	6.4
新　疆	526	1312	87	453	1593	135	27.3	68.2	4.5	20.8	73.0	6.2

注：2000、2010年系人口普查数字。

14-7 各地区性别比、人口密度与抚养比

地区	性别比			人口密度(人/公里²)		少年儿童抚养比			老年人口抚养比		
	1990	2000	2010	1990	2000	1990	2000	2010	1990	2000	2010
总　计	**106.3**	**106.7**	**105.2**	**118**	**132**	**41.5**	**32.7**	**22.3**	**8.4**	**10.0**	**12.0**
北　京	107.0	109.0	106.8	644	823	27.4	17.4	10.4	8.7	10.8	10.5
天　津	103.6	104.0	114.5	777	886	32.2	22.4	12.0	9.2	11.1	10.4
河　北	104.5	103.7	102.8	325	359	44.6	32.5	22.5	8.9	9.8	11.0
山　西	108.4	107.3	105.6	184	211	42.4	38.0	22.7	8.1	9.1	10.1
内蒙古	108.3	107.2	108.1	18	20	42.1	29.0	18.0	5.9	7.3	9.7
辽　宁	104.4	104.0	102.5	270	290	32.6	23.7	14.6	8.0	10.5	13.2
吉　林	104.9	104.9	102.7	132	146	37.7	25.2	15.1	5.4	7.8	10.5
黑龙江	105.1	104.6	103.2	78	81	38.2	25.0	15.0	8.0	7.2	10.4
上　海	104.2	105.7	106.2	2118	2657	25.2	16.0	10.6	12.9	15.1	12.5
江　苏	103.6	102.6	101.5	654	725	34.2	27.5	17.1	9.8	12.2	14.3
浙　江	106.4	105.6	105.7	407	459	33.3	24.7	17.1	9.8	12.1	12.1
安　徽	106.9	106.6	103.4	404	429	42.9	38.1	24.7	8.2	11.1	14.2
福　建	105.6	106.4	106.0	248	286	49.6	32.7	20.2	8.0	9.3	10.3
江　西	107.0	108.3	107.5	226	248	50.4	38.3	31.1	8.1	9.0	10.8
山　东	103.5	102.5	102.3	539	579	39.6	29.3	21.2	9.2	11.3	13.2
河　南	105.1	106.6	102.1	512	554	45.1	38.7	29.7	9.0	10.4	11.8
湖　北	106.5	108.6	105.6	290	324	43.1	32.3	18.1	8.3	8.9	11.8
湖　南	108.0	109.0	105.8	286	304	42.1	31.4	24.3	8.4	10.3	13.5
广　东	104.8	103.8	109.0	353	486	46.6	34.6	22.1	9.3	8.7	
广　西	110.3	112.7	108.3	178	190	54.5	39.4	31.4	8.9	10.7	13.4
海　南	108.9	109.8	110.9	193	232	53.9	41.6	27.4	8.7	10.0	11.2
重　庆		108.0	102.4		375		31.3	23.9		11.3	16.5
四　川	107.5	107.0	103.1	188	172	32.6	32.4	23.5	8.0	10.6	15.2
贵　州	107.4	110.1	106.9	184	200	52.1	47.4	38.3	7.3	9.1	13.2
云　南	105.7	110.1	107.8	94	109	49.9	38.3	28.9	7.7	8.8	10.6
西　藏	100.1	102.6	105.7	1.8	2.1	59.5	48.8	34.6	7.6	7.1	7.2
								19.2			11.1
陕　西	108.0	108.4	106.9	160	175	43.8	36.2		7.8	8.6	
甘　肃	107.6	107.6	104.4	49	56	41.2	39.7	24.7	6.0	7.3	11.2
青　海	107.6	107.1	107.4	6	7.2	46.4	38.5	28.8	4.8	6.1	8.7
宁　夏	105.5	105.3	105.1	90	108	53.8	42.4	29.6	5.5	6.6	8.9
新　疆	106.6	107.3	105.3	9	12	52.4	40.1	28.0	6.3	6.6	8.9

注：1990、2000、2010年系人口普查数字。

14-8 每十万人口平均在校学生数

	学前教育	小 学	初中阶段	高中阶段	高等教育
1995	2262	11010	3945	1610	457
2000	1782	10335	4969	2000	723
2005	1676	8358	4781	3070	1613
2007	1787	8037	4364	3409	1924
2008	1873	7819	4227	3463	2042
2009	2001	7584	4097	3495	2128
2010	2230	7448	3955	3504	2189
2011	2554	7403	3779	3495	2253
2012	2736	7196	3535	3411	2335
2013	2876	6913	3279	3227	2418
2014	2977	6946	3222	3100	2488
北 京	1685	3815	1501	1912	5469
天 津	1651	3907	1845	2077	4346
河 北	2922	7495	2866	2745	2108
山 西	2635	6359	3576	3872	2474
内蒙古	2070	5263	2765	3048	2137
辽 宁	1951	4657	2409	2539	2903
吉 林	1607	4952	2345	2513	3033
黑龙江	1410	4017	2433	2658	2529
上 海	2105	3330	1835	1308	3421
江 苏	2927	5497	2345	2738	2814
浙 江	3412	6383	2707	2887	2363
安 徽	2805	6834	3335	3794	2203
福 建	3823	6933	2957	3341	2435
江 西	3471	9061	3895	3336	2381
山 东	2710	6463	3283	3213	2304
河 南	3689	9993	4094	3571	2114
湖 北	2550	5680	2567	2607	3144
湖 南	2880	7046	3228	2797	2106
广 东	3347	7626	3821	4239	2199
广 西	3881	9104	4167	3727	1939
海 南	3368	8345	3910	3846	2253
重 庆	3033	6754	3455	3989	2894
四 川	2866	6513	3365	3497	2140
贵 州	3093	10205	6036	3943	1535
云 南	2555	8416	4023	2860	1662
西 藏	2383	9571	4095	2292	1528
陕 西	3387	6057	3202	4012	3612
甘 肃	2133	7243	4018	4048	2193
青 海	2909	8283	3632	3638	1162
宁 夏	2613	9335	4401	4097	2195
新 疆	3220	8484	4113	3266	1681

注：①本表摘自《中国统计年鉴》；②各地区每十万人口平均在校学生数系2013年数字。

14-9　各地区文盲人口和文盲率

地区	文盲人口(万人)			文盲率(%)		
	1990	2000	2010	1990	2000	2010
总　计	**18003**	**8507**	**5466**	**15.9**	**6.7**	**4.1**
北　京	94	59	33	8.7	4.2	1.7
天　津	78	49	27	8.9	4.9	2.1
河　北	929	448	188	15.2	6.7	2.6
山　西	325	138	76	11.3	4.2	2.1
内蒙古	330	217	101	15.4	9.1	4.1
辽　宁	348	202	84	8.8	4.8	1.9
吉　林	259	125	53	10.5	4.6	1.9
黑龙江	383	188	79	10.9	5.1	2.1
上　海	147	90	63	11.0	5.4	2.7
江　苏	1156	469	300	17.2	6.3	3.8
浙　江	724	330	306	17.5	7.1	5.6
安　徽	1373	602	497	24.4	10.1	8.3
福　建	470	250	90	15.6	7.2	2.4
江　西	612	214	139	16.2	5.2	3.1
山　东	1423	768	476	16.9	8.5	5.0
河　南	1381	543	399	16.2	5.9	4.3
湖　北	852	431	262	15.8	7.2	4.6
湖　南	734	299	175	12.1	4.7	2.7
广　东	656	332	204	10.5	3.8	2.0
广　西	448	170	125	10.6	3.8	2.7
海　南	92	55	35	14.0	7.0	4.1
重　庆		215	124	14.0	7.0	4.3
四　川	1741	636	438	17.1	7.6	5.4
贵　州	786	490	304	24.3	13.9	8.7
云　南	941	488	277	25.4	11.4	6.0
西　藏	98	85	73	44.4	32.5	24.4
陕　西	579	263	140	17.6	7.3	3.7
甘　肃	625	367	222	27.9	14.3	8.7
青　海	123	93	58	27.7	18.0	10.2
宁　夏	103	75	39	22.1	13.4	6.2
新　疆	193	107	52	12.8	5.6	2.4

注：本表数字系人口普查数。

附录一　主要社会经济指标

简要说明

一、本章反映我国及31个省、自治区、直辖市主要社会和经济情况。内容包括行政区划、国内生产总值、国民总收入、财政收支、价格指数、城乡居民家庭收支、就业和工资、农村居民贫困状况等。

二、本章资料摘自《中国统计年鉴》。国家统计局调整了个别年份数据，历史数据以最近年鉴数据为准。

主要指标解释

地级区划数　包括地级市、地区、自治州、自治盟。

县级区划数　包括县（自治县、旗）、县级市和市辖区数。

国内生产总值（GDP）　指一个国家或地区所有常住单位在一定时期内生产活动的最终成果。

国民总收入　即国民生产总值。指一个国家或地区所有常住单位在一定时期内收入初次分配的最终结果。它等于国内生产总值加上来自国外的净要素收入。与国内生产总值不同，国民总收入是个收入概念，而国内生产总值是个生产概念。

财政收入　指国家财政参与社会产品分配所取得的收入，是实现国家职能的财力保证。财政收入所包括的内容几经变化，目前主要包括各项税收、专项收入（征收排污费收入、征收城市水资源费收入、教育费附加收入等）、其他收入（基本建设贷款归还收入、基本建设收入、捐赠收入等）、国有企业亏损补贴（负收入、冲减财政收入）。

财政支出　国家财政将筹集起来的资金进行分配使用，以满足经济建设和各项事业的需要。主要包括基本建设支出、企业挖潜改造资金、地质勘探费用、科技三项费用、支援农村生产支出、农林水利气象等部门的事业费用、文教科学卫生事业费、抚恤和社会福利救济费、国防支出、行政管理费、价格补贴支出。

商品零售价格指数　是反映城乡商品零售价格变动趋势的一种经济指数。零售价格的调整变动直接影响到城市居民的生活支出和国家的财政收入，影响居民购买力和市场供需平衡，影响消费与积累的比例。因此，计算零售价格指数，可以从一个侧面对上述经济活动进行观察和分析。

居民消费价格指数　是反映一定时期内城乡居民所购买的生活消费品价格和服务项目价格变动趋势和程度的相对数。是对城市居民消费价格指数和农村居民消费价格指数进行综合汇总计算的结果。利用居民消费价格指数，可以观察和分析消费品的零售价格和服务价格变动对城乡居民实际生活费支出的影响程度。

三次产业　是根据社会生产活动历史发展的顺序对产业结构的划分，产品直接取自自然界的部门称为第一产业，对初级产品进行再加工的部门称为第二产业，为生产和消费提供各种服务的部门称为第三产业。我国的三次产业的划分是：第一产业：农业（包括种植业、林业、牧业和渔业）；第二产业：工业（采掘业，制造业，电力、煤气及水的生产和供应业）和建筑业；第三产业：除第一、第二产业以外的其他各业。第三产业分为流通部门和服务部门，具体又分为四个层次，即：第一层次：流通部门（包括交通运输、仓储及邮电通信业，批发和零售贸易、餐饮业）；第二层次：为生产和生活服务部门（包括金融、保险业务，地质勘查业、水利管理业，房地产业务，社会服务业，农林牧副渔服务业，交通运输辅助业，综合技术服务业等）；第三层次：为提高科学文化水平和居民素质服务部门（包括教育、文化艺术及广播电影电视业，卫生、体育和社会福利业，科学研究业等）；第四层次：为社会公共需要服务部门（包括国家机关、政党机关和社会团体以及军队、警察等）。

就业人员 即从业人员。指在各级国家机关、政党机关、社会团体及企业、事业单位中工作，取得工资或其他形式的劳动报酬的全部人员。包括在岗职工、再就业的离退休人员、民办教师以及在各单位中工作的外方人员和港澳台方人员、兼职人员、借用的外单位人员和第二职业者。不包括离开本单位仍保留劳动关系的职工。各单位的从业人员反映了各单位实际参加生产或工作的全部劳动力。

城镇登记失业人员 指有非农业户口，在一定的劳动年龄内，有劳动能力，无业而要求就业，并在当地就业服务机构进行求职登记的人员。

城镇登记失业率 城镇失业率指城镇登记失业人数同城镇从业人数与城镇登记失业人数之和的比。计算公式为：城镇登记失业率=城镇登记失业人数/（城镇从业人数+城镇登记失业人数）×100%。城镇登记失业率是指城镇登记失业人员与城镇单位从业人员（扣除使用的农村劳动力、聘用的离退休人员、港澳台及外方人员）、城镇单位中的不在岗职工、城镇私营业主、个体户主、城镇私营企业和个体从业人员、城镇登记失业人员之和的比。

恩格尔系数 指食物支出在生活消费总支出中所占的比例。即食物支出/生活消费总支出×100%。

附录1-1-1　全国行政区划(2014年底)

地区	地级区划数(个)		县级区划数(个)				
		地级市	合计	市辖区	县级市	县	自治县
全国	**333**	**288**	**2854**	**897**	**361**	**1425**	**117**
北京市			16	14		2	
天津市			16	13		3	
河北省	11	11	171	39	20	106	6
山西省	11	11	119	23	11	85	
内蒙古自治区	12	9	102	22	11	17	
辽宁省	14	14	100	56	17	19	8
吉林省	9	8	60	21	20	16	3
黑龙江省	13	12	128	65	17	45	1
上海市			17	16		1	
江苏省	13	13	99	55	23	21	
浙江省	11	11	90	35	20	34	1
安徽省	16	16	105	43	6	56	
福建省	9	9	85	28	13	44	
江西省	11	11	100	20	10	70	
山东省	17	17	137	51	28	58	
河南省	17	17	158	50	21	87	
湖北省	13	12	103	39	24	37	2
湖南省	14	13	122	35	16	64	7
广东省	21	21	119	61	21	34	3
广西壮族自治区	14	14	110	36	7	55	12
海南省	3	3	24	8	6	4	6
重庆市			38	21		13	4
四川省	21	18	183	49	14	116	4
贵州省	9	6	88	14	7	55	11
云南省	16	8	129	13	13	74	29
西藏自治区	7	3	74	3		71	
陕西省	10	10	107	25	3	79	
甘肃省	14	12	86	17	4	58	7
青海省	8	2	43	5	3	28	7
宁夏回族自治区	5	5	22	9	2	11	
新疆维吾尔自治区	14	2	103	11	24	62	6
香港特别行政区							
澳门特别行政区							
台湾省							

注：县包括自治县（旗）、2个特区和1个林区。

附录1-1-2 城乡基层组织情况

年份 地区	街道数 (个)	乡镇数(个)			村委会数 (个)
		合计	乡	镇	
2006	6355	34675	15306	19369	624428
2007	6434	34369	15120	19249	612712
2008	6524	34301	15067	19234	604285
2009	6686	34169	14847	19322	599127
2010	6923	33981	14571	19410	594658
2011	7194	33270	13587	19683	589874
2012	7282	33162	13281	19881	588475
2013	7566	32929	12812	20117	589447
2014	7696	32683	12282	20401	585451
北　京	147	182	38	144	3937
天　津	113	127	6	121	3698
河　北	288	1957	907	1050	48636
山　西	202	1196	632	564	28072
内蒙古	240	770	275	495	11192
辽　宁	668	862	217	645	11558
吉　林	282	618	184	434	9313
黑龙江	338	893	380	513	8902
上　海	100	109	2	107	1605
江　苏	415	859	79	780	14428
浙　江	434	887	258	629	27997
安　徽	252	1253	315	938	14786
福　建	175	929	301	628	14440
江　西	145	1403	587	816	17011
山　东	631	1195	81	1114	73388
河　南	599	1821	718	1103	46938
湖　北	302	931	170	761	25448
湖　南	359	2055	902	1153	41523
广　东	448	1139	11	1128	19347
广　西	120	1123	350	773	14291
海　南	21	197	21	176	2561
重　庆	206	817	207	610	8255
四　川	329	4319	2382	1937	46318
贵　州	134	1262	500	762	16747
云　南	163	1226	561	665	12035
西　藏	10	684	544	140	5255
陕　西	204	1216	74	1142	26608
甘　肃	123	1228	702	526	15957
青　海	34	365	225	140	4157
宁　夏	44	193	91	102	2274
新　疆	170	867	562	305	8774

附录1-2-1　国内生产总值与财政收支

年份	国内生产总值(亿元)	人均GDP(元)	国家财政收入(亿元)	国家财政支出(亿元)	财政收入占GDP%
1978	3650.2	382	1132.3	1122.1	31.0
1979	4067.7	420	1146.4	1281.8	28.2
1980	4551.6	464	1159.9	1228.8	25.5
1981	4898.1	493	1175.8	1138.4	24.0
1982	5333.0	529	1212.3	1230.0	22.7
1983	5975.6	584	1367.0	1409.5	22.9
1984	7226.3	697	1642.9	1701.0	22.7
1985	9039.9	860	2004.8	2004.3	22.2
1986	10308.8	966	2122.0	2204.9	20.6
1987	12102.2	1116	2199.4	2262.2	18.2
1988	15101.1	1371	2357.2	2491.2	15.6
1989	17090.3	1528	2664.9	2823.8	15.6
1990	18774.3	1654	2937.1	3083.6	15.6
1991	21895.5	1903	3149.5	3386.6	14.4
1992	27068.3	2324	3483.4	3742.2	12.9
1993	35524.3	3015	4349.0	4642.3	12.2
1994	48459.6	4066	5218.1	5792.6	10.8
1995	61129.8	5074	6242.2	6823.7	10.2
1996	71572.3	5878	7408.0	7937.6	10.4
1997	79429.5	6457	8651.1	9233.6	10.9
1998	84883.7	6835	9876.0	10798.2	11.6
1999	90187.7	7199	11444.1	13187.7	12.7
2000	99776.3	7902	13395.2	15886.5	13.4
2001	110270.4	8670	16386.0	18902.6	14.9
2002	121002.0	9450	18903.6	22053.2	15.6
2003	136564.6	10600	21715.3	24650.0	15.9
2004	160714.4	12400	26396.5	28486.9	16.4
2005	185895.8	14259	31649.3	33930.3	17.0
2006	217656.6	16602	38760.2	40422.7	17.8
2007	268019.4	20337	51321.8	49781.4	19.1
2008	316751.7	23912	61330.4	62592.7	19.4
2009	345629.2	25963	68518.3	76299.9	19.8
2010	408903.0	30567	83101.5	89874.2	20.3
2011	484123.5	36018	103874.4	109247.8	21.5
2012	534123.0	39544	117253.5	125953.0	22.0
2013	588018.8	43320	129209.6	140212.1	22.0
2014	636462.7	46652	140349.7	151661.5	22.1

注：①本表按当年价格计算；②财政收入包括中央和地方财政收入，财政支出包括中央和地方财政支出。

附录1-2-2　2014年各地区生产总值与财政收支

地　区	地区生产总值（亿元）	人均地区生产总值（元）	地方财政收入（亿元）	地方财政支出（亿元）
北　京	21330.8	99995	3661.1	4173.7
天　津	15722.5	105202	2079.1	2549.2
河　北	29421.2	39984	2295.6	4409.6
山　西	12759.4	35064	1701.6	3030.1
内蒙古	17769.5	71044	1721.0	3686.5
辽　宁	28626.6	65201	3343.8	5197.4
吉　林	13803.8	50162	1157.0	2744.8
黑龙江	15039.4	39226	1277.4	3369.2
上　海	23560.9	97343	4109.5	4528.6
江　苏	65088.3	81874	6568.5	7798.5
浙　江	40153.5	72967	3796.9	4730.5
安　徽	20848.8	34427	2075.1	4349.7
福　建	24055.8	63472	2119.5	3068.8
江　西	15708.6	34661	1621.2	3470.3
山　东	59426.6	60879	4560.0	6688.8
河　南	34939.4	37073	2415.5	5582.3
湖　北	27367.0	47124	2191.2	4371.7
湖　南	27048.5	40287	2030.9	4690.9
广　东	67792.2	63452	7081.5	8411.0
广　西	15673.0	33090	1317.6	3208.7
海　南	3500.7	38924	481.0	1011.2
重　庆	14265.4	47859	1693.2	3062.3
四　川	28536.7	35128	2784.1	6220.9
贵　州	9251.0	26393	1206.4	3082.7
云　南	12814.6	27264	1611.3	4096.5
西　藏	920.8	29252	95.0	1014.3
陕　西	17689.9	46929	1748.3	3665.1
甘　肃	6835.3	26427	607.3	2309.6
青　海	2301.1	39633	223.9	1228.1
宁　夏	2752.1	41834	308.3	922.5
新　疆	9264.1	40607	1128.5	3067.1

注：地方财政收入和地方财政支出系2013年数字。

附录1-3　价格指数(上年=100)

年份 地区	商品零售价格指数	中西药品及保健用品	居民消费价格指数	医疗保健	医疗保健服务
2005	100.8	97.6	101.8	99.5	105.2
2006	101.0	99.1	101.5	100.2	103.0
2007	103.8	102.0	104.8	102.1	102.2
2008	105.9	103.1	105.9	102.2	100.5
2009	98.8	101.5	99.3	101.4	101.0
2010	103.1	104.3	103.3	103.3	100.9
2011	104.9	103.9	105.4	102.9	100.6
2012	102.0	102.1	102.6	101.7	100.7
2013	101.4	101.3	102.6	101.5	101.5
2014	101.0	101.7	102.0	101.7	…
北　京	99.8	101.6	103.3	101.2	100.0
天　津	101.7	101.9	103.1	101.2	100.0
河　北	102.2	102.7	103.0	101.9	100.6
山　西	101.8	101.9	103.1	100.9	99.3
内蒙古	102.6	102.0	103.2	101.9	102.1
辽　宁	101.6	101.8	102.4	101.3	100.6
吉　林	101.6	101.5	102.9	101.1	100.1
黑龙江	101.1	101.3	102.2	101.4	101.3
上　海	100.2	101.0	102.3	100.8	100.4
江　苏	101.4	100.7	102.3	101.3	102.0
浙　江	101.0	98.6	102.3	100.3	104.6
安　徽	101.3	101.5	102.4	101.3	101.2
福　建	101.1	101.2	102.5	102.2	103.6
江　西	101.5	101.6	102.5	101.2	100.7
山　东	101.4	100.5	102.2	100.8	102.0
河　南	101.9	102.2	102.9	101.6	100.8
湖　北	101.8	102.7	102.8	102.2	100.5
湖　南	101.7	102.4	102.5	101.7	100.6
广　东	101.0	100.8	102.5	101.6	101.9
广　西	101.2	100.6	102.2	100.9	101.8
海　南	101.5	103.2	102.8	102.9	101.9
重　庆	101.8	101.3	102.7	101.2	100.6
四　川	101.7	101.0	102.8	102.3	104.5
贵　州	101.5	102.1	102.5	101.0	100.0
云　南	102.6	104.8	103.1	102.9	100.3
西　藏	103.0	100.0	103.6	100.3	101.2
陕　西	101.8	102.6	103.0	102.5	101.6
甘　肃	102.6	102.9	103.2	102.8	102.5
青　海	102.7	103.3	103.9	102.5	101.2
宁　夏	102.4	105.2	103.4	103.4	102.8
新　疆	103.3	102.5	103.9	101.5	99.9

注：各地区价格指数系2013年数字。

附录1-4 就业和工资情况

指标	1995	2000	2005	2010	2011	2012	2013	2014
年底从业人员(万人)	68065	72085	74647	76105	76420	76704	76977	77253
按三次产业分								
第一产业	35530	36043	33441.9	27931	26594	25773	24171	22790
第二产业	15655	16219	17766	21842	22544	23241	23170	23099
第三产业	16880	19823	23439.2	26332	27282	27690	29636	31364
按城乡分								
城镇从业人员	19040	23151	28389	34687	35914	37102	38240	39310
#国有单位	11261	8102	6488	6516	6704	6839	6365	6312
城镇集体单位	3147	1499	810	597	603	589	566	537
私营企业	485	1268	3458	6071	6912	7557	8242	9857
乡村从业人员	49025	48934	46258	41418	40506	39602	38737	37943
#乡村私营企业	471	1139	2366	3347	3442	3739	4279	
城镇登记失业人数(万人)	520	595	839	908	922	917	926	952
城镇登记失业率(%)	2.9	3.1	4.2	4.1	4.1	4.1	4.1	4.1
城镇单位就业人员平均工资(元)	5348	9333	18200	36539	41799	46769	51483	56339
国有单位	5553	9441	18978	38359	43483	48357	52657	57296
城镇集体单位	3934	6241	11176	24010	28791	33784	38905	42742
其他单位	7728	11238	18362	35801	41323	46360	51453	56452

附录1-5 农村居民贫困状况

指标	1995	2000	2005	2010	2011	2012	2013	2014
贫困标准(元/人)	530	625	683	1274	2300	2300	2736	2300
贫困人口(万人)	6540	3209	2365	2688	12238	9899	8249	7017
贫困发生率(%)	7.1	3.4	2.5	2.8	12.7	10.2	8.5	7.2

附录1-6-1　城乡居民家庭收支情况

指标	1995	2000	2005	2009	2010	2011	2012	2013
城镇居民家庭								
平均每人全部年收入(元)	4288.1	6316.8	11320.8	18858.1	21033.4	23979.2	26959.0	29547.1
其中：可支配收入(元)	4283.0	6280.0	10493.0	17174.7	19109.4	21809.8	24564.7	26955.1
人均每年消费性支出(元)	3537.6	4998.0	7942.9	12264.6	13471.5	15160.9	16674.3	18022.6
食品	1766.0	1971.3	2914.4	4478.5	4804.7	5506.3	6040.9	6311.9
衣着	479.2	500.5	800.5	1284.2	1444.3	1674.7	1823.4	1902.0
家庭设备用品及服务	296.9	439.3	446.5	786.9	908.0	1023.2	1116.1	1215.1
医疗保健	110.1	318.1	600.9	856.4	871.8	969.0	1063.7	1118.3
交通及通讯	171.0	427.0	996.7	1682.6	1983.7	2149.7	2455.5	2736.9
娱乐教育文化服务	312.7	669.6	1097.5	1472.8	1627.6	1851.7	2033.5	2294.0
居住	250.2	565.3	808.7	1228.9	1332.1	1405.0	1484.3	1745.1
杂项商品与服务	151.4	258.5	277.8	474.2	499.2	581.3	657.1	699.4
平均每人消费性支出构成(%)								
食品(恩格尔系数)	49.9	39.2	36.7	36.5	35.7	36.3	36.2	35.0
衣着	13.6	10.0	10.1	10.5	10.7	11.0	10.9	10.6
家庭设备用品及服务	8.4	8.5	5.6	6.4	6.7	6.8	6.7	6.7
医疗保健	3.1	6.4	7.6	7.0	6.5	6.4	6.4	6.2
交通及通讯	4.8	7.9	12.6	13.7	14.7	14.2	14.7	15.2
娱乐教育文化服务	8.8	12.6	13.8	12.0	12.1	12.2	12.2	12.7
居住	7.1	10.0	10.2	10.0	9.9	9.3	8.9	9.7
杂项商品与服务	4.3	5.2	3.5	3.9	3.7	3.8	3.9	3.9
农村居民家庭								
平均每人年总收入(元)	2337.9	3146.2	4631.2	7115.6	8119.5	9833.1	10990.7	
其中：纯收入(元)	1577.7	2253.4	3254.9	5153.2	5919.0	6977.3	7916.6	8895.9
平均每人年总支出(元)	2138.3	2652.4	4126.9	6333.9	6991.8	8641.6	9605.5	
人均每年生活消费支出(元)	1310.4	1670.1	2555.4	3993.5	4381.8	5221.1	5908.0	6625.5
食品	768.2	820.5	1162.2	1636.0	1800.7	2107.3	2323.9	2495.5
衣着	89.8	96.0	148.6	232.5	264.0	341.3	396.4	438.3
居住	182.2	258.3	370.2	805.0	835.2	961.5	1086.4	1233.6
家庭设备用品及服务	68.5	75.5	111.4	204.8	234.1	308.9	341.7	387.1
医疗保健	42.5	87.6	168.1	287.5	326.0	436.8	513.8	614.2
交通及通讯	33.8	93.1	245.0	402.9	461.1	547.0	652.8	796.0
娱乐教育文化服务	102.4	186.7	295.5	340.6	366.7	396.4	445.5	486.0
其他商品及服务	23.1	52.5	54.5	84.1	94.0	122.0	147.6	174.9
平均每人年消费性支出构成(%)								
食品(恩格尔系数)	58.62	49.13	45.5	41.0	41.1	40.4	39.3	37.7
衣着	6.85	5.75	5.8	5.8	6.0	6.5	6.7	6.6
居住	13.9	15.47	14.5	20.2	19.1	18.4	18.4	18.6
家庭设备用品及服务	5.2	4.52	4.4	5.1	5.3	5.9	5.8	5.8
医疗保健	3.2	5.24	6.6	7.2	7.5	8.4	8.7	9.3
交通及通讯	2.6	5.58	9.6	10.1	10.5	10.5	11.0	12.0
娱乐教育文化服务	7.8	11.18	11.6	8.5	8.4	7.6	7.5	7.3
其他商品及服务	1.8	3.14	2.1	2.1	2.1	2.3	2.5	2.6

资料来源：城市和农村住户调查。

附录1-6-2　各地区城乡居民家庭收支情况

地区	城市居民家庭人均						农村居民家庭人均					
	可支配收入（元）		其中：消费性支出（元）		恩格尔系数（%）	医疗保健（元）	纯收入（元）		其中：消费性支出（元）		恩格尔系数（%）	医疗保健（元）
	2012	2013	2012	2013	2013	2012	2012	2013	2012	2013	2013	2012
总　计	**24564.7**	**26955.1**	**16674.3**	**18022.6**	**35.0**	**1063.7**	**7916.6**	**8895.9**	**5908.0**	**6625.5**	**37.7**	**513.8**
北　京	36468.8	40321.0	24045.9	26274.9	31.1	1658.4	16475.7	18337.5	11878.9	13553.2	34.6	1125.3
天　津	29626.4	32293.6	20024.2	21711.9	36.6	1556.4	14025.5	15841.0	8336.5	10155.0	34.9	760.4
河　北	20543.4	22580.3	12531.1	13640.6	32.3	1047.3	8081.4	9101.9	5364.1	6134.1	32.0	543.8
山　西	20411.7	22455.6	12211.5	13166.2	27.9	905.9	6356.6	7153.5	5566.2	5812.7	33.0	490.3
内蒙古	23150.3	25496.7	17717.1	19249.1	31.8	1354.1	7611.3	8595.7	6382.0	7268.3	35.5	588.9
辽　宁	23222.7	25578.2	16593.6	18029.7	32.2	1309.6	9383.7	10522.7	5998.4	7159.0	35.2	548.8
吉　林	20208.0	22274.6	14613.5	15932.3	29.2	1447.5	8598.2	9621.2	6186.2	7379.7	33.0	840.5
黑龙江	17759.8	19597.0	12983.6	14161.7	35.8	1180.7	8603.8	9634.1	5718.0	6813.6	35.2	727.3
上　海	40188.3	43851.4	26253.5	28155.0	34.9	1016.7	17803.7	19595.0	11971.5	14234.7	37.5	1029.0
江　苏	29677.0	32537.5	18825.3	20371.5	34.7	1058.1	12202.0	13597.8	9138.2	9909.8	33.1	724.2
浙　江	34550.3	37850.8	21545.2	23257.2	34.4	1228.0	14551.9	16106.0	10652.7	11760.2	35.6	746.1
安　徽	21024.2	23114.2	15011.7	16285.2	39.1	1143.0	7160.5	8097.9	5556.0	5724.5	39.6	510.0
福　建	28055.2	30816.4	18593.2	20092.7	37.0	773.2	9967.2	11184.2	7401.9	8151.2	44.2	380.6
江　西	19860.4	21872.7	12775.7	13850.5	37.7	670.7	7829.4	8781.5	5129.5	5653.6	42.3	380.5
山　东	25755.2	28264.1	15778.2	17112.2	32.9	1005.3	9446.5	10619.9	6776.0	7392.7	34.5	635.3
河　南	20442.6	22398.0	13733.0	14822.0	33.2	1085.5	7524.9	8475.3	5032.1	5627.7	34.4	468.8
湖　北	20839.6	22906.4	14496.0	15749.5	39.7	1029.6	7851.7	8867.0	5726.7	6279.5	36.8	591.9
湖　南	21318.8	23414.0	14609.0	15887.1	35.1	918.4	7440.2	8372.1	5870.1	6609.5	38.4	497.2
广　东	30226.7	33090.0	22396.4	24133.3	36.7	1048.3	10542.8	11669.3	7458.6	8343.5	44.8	446.5
广　西	21242.8	23305.4	14244.0	15417.6	37.9	883.6	6007.5	6790.9	4933.6	5205.6	40.0	384.0
海　南	20917.7	22928.9	14456.6	15593.0	44.8	993.2	7408.0	8342.6	4776.3	5465.6	48.0	306.5
重　庆	22968.1	25216.1	16573.1	17813.9	40.7	1101.6	7383.3	8332.0	5018.6	5796.4	43.8	482.2
四　川	20307.0	22367.6	15049.5	16343.5	39.6	772.7	7001.4	7895.3	5366.7	6308.5	42.2	498.3
贵　州	18700.5	20667.1	12585.7	13702.9	35.9	654.5	4753.0	5434.0	3901.7	4740.2	43.0	282.5
云　南	21074.5	23235.5	13883.9	15156.1	37.9	939.1	5416.5	6141.3	4561.3	4743.6	44.2	362.6
西　藏	18028.3	20023.4	11184.3	12231.9	48.1	467.2	5719.4	6578.2	2967.6	3574.0	54.2	82.7
陕　西	20733.9	22858.4	15332.8	16679.7	36.4	1212.4	5762.5	6502.6	5114.7	5724.2	31.8	619.9
甘　肃	17156.9	18964.8	12847.1	14020.7	36.8	1049.7	4506.7	5107.8	4146.2	4849.6	37.1	398.0
青　海	17566.3	19498.5	12346.3	13539.5	35.3	906.1	5364.4	6196.4	5338.9	6060.2	30.9	520.1
宁　夏	19831.4	21833.3	14067.2	15321.1	32.0	1063.1	6180.3	6931.0	5351.4	6489.7	31.2	492.1
新　疆	17920.7	19873.8	13891.7	15206.2	35.0	1027.6	6393.7	7296.5	5301.3	6119.1	33.9	444.2

附录二　世界各国卫生状况

简要说明

一、本章主要介绍世界各国卫生状况，包括预期寿命、死亡率、卫生服务覆盖、危险因素、卫生资源、卫生经费及人口。

二、本章数据摘自世界卫生组织《2015世界卫生统计》和全球卫生观察站数据库。

三、部分中国数据系世界卫生组织估算数。

主要指标解释

早产率　是指每100个活产中，出生时不足37孕周的活产儿所占百分比。

5岁以下儿童发育迟缓率　是指5岁以下儿童中低于WHO年龄别身高参考值至少2个标准差的生长迟缓者所占百分比。

5岁以下儿童低体重率　是指5岁以下儿童中低于WHO年龄别体重参考值至少2个标准差的低体重者所占百分比。

5岁以下儿童超重率　是指5岁以下儿童中高于WHO年龄别体重参考值至少2个标准差的超重者所占百分比。

成人肥胖率　指一定时期内20岁及以上人口中体质指数≥30的人数所占比例，体质指数=身高/体重^2。

总和生育率　每个妇女度过她的整个育龄期根据现时年龄别生育率可能生育的孩子数。

附录2-1　健康状况

序列	国家	预期寿命(岁)								
		合计			男			女		
		1990	2000	2013	1990	2000	2013	1990	2000	2013
1	阿富汗	49	46	61	49	44	61	50	48	62
2	阿尔巴尼亚	69	70	74	67	68	73	71	73	76
3	阿尔及利亚	68	69	72	66	68	70	69	71	74
4	安道尔	77	80	83	74	76	79	81	83	86
5	安哥拉	43	46	52	41	44	50	45	48	53
6	安提瓜和巴布达	71	72	75	70	71	73	72	74	77
7	阿根廷	73	75	76	69	71	73	76	78	80
8	亚美尼亚	67	70	71	63	67	67	71	73	75
9	澳大利亚	77	80	83	74	77	80	80	82	85
10	奥地利	76	78	81	72	75	79	79	81	84
11	阿塞拜疆	63	64	72	60	62	70	66	67	75
12	巴哈马群岛	72	72	76	69	69	73	74	75	78
13	巴林群岛	73	73	77	72	72	76	74	74	78
14	孟加拉国	60	61	71	60	61	70	59	61	72
15	巴巴多斯岛	74	74	78	71	70	75	77	77	81
16	白俄罗斯	71	69	72	66	63	66	76	74	78
17	比利时	76	78	80	73	75	78	79	81	83
18	伯利兹	71	70	75	69	67	72	74	74	78
19	贝宁湾	53	55	59	51	52	57	56	58	60
20	不丹	53	60	68	53	58	68	53	62	69
21	玻利维亚	58	64	68	56	61	65	60	66	70
22	波黑	73	74	77	70	71	75	75	76	80
23	博茨瓦纳	65	51	64	65	50	63	66	52	65
24	巴西	66	70	75	63	67	72	70	74	79
25	文莱	73	77	77	71	75	76	75	79	79
26	保加利亚	71	72	75	68	68	71	75	75	78
27	布基纳法索	50	51	59	48	48	58	51	53	59
28	布隆迪	49	47	56	48	45	54	51	49	58
29	佛得角	66	69	75	63	66	71	68	72	78
30	柬埔寨	54	59	73	51	55	70	57	63	75
31	喀麦隆	54	51	57	53	51	56	56	52	58
32	加拿大	77	79	82	74	77	80	81	82	84
33	中非	48	46	51	46	46	50	50	45	52
34	乍得	45	49	52	43	48	51	47	50	53
35	智利	73	77	80	69	73	77	76	80	83
36	中国	69	71	75	67	70	74	71	73	77
37	哥伦比亚	71	73	78	67	68	75	75	77	81
38	科摩罗	56	58	62	54	56	60	58	61	63
39	刚果	56	52	59	55	51	58	58	54	60
40	库克岛	69	71	76	67	69	74	72	75	78
41	哥斯达黎加	77	77	79	75	75	77	78	79	81
42	科特迪瓦	51	49	53	50	47	52	54	50	54
43	克罗地亚	73	74	78	69	70	75	76	78	81
44	古巴	74	77	78	73	75	77	76	79	80
45	塞浦路斯	76	77	82	74	75	80	79	79	84
46	捷克	71	75	78	68	72	75	75	79	81
47	朝鲜	70	66	70	66	64	66	73	68	73
48	刚果民主共和国	49	47	52	48	45	51	51	50	54

附录2-1　续表1

2012年标化死亡率(1/10万)			2012年寿命损失人年归因(1/10万)			孕产妇死亡率(1/10万)	
传染性疾病	非传染性疾病	伤害	传染性疾病	非传染性疾病	伤害	2010	2013
363	846	169	31128	12324	9801	460	400
46	672	48	1927	17284	2370	27	21
98	710	54	4810	12406	2418	97	89
…	…	…	…	…	…	…	…
873	768	138	75280	17031	9887	450	460
…	…	…	…	…	…	…	…
69	467	51	2917	13363	2413	77	69
45	848	49	2368	23695	2447	30	29
14	303	28	591	10017	1326	7	6
13	360	31	531	14341	1439	4	4
71	664	34	4926	13802	1893	43	26
122	465	46	6301	9780	1917	47	37
48	506	34	1236	5024	1329	20	22
235	549	64	10015	9632	2742	240	170
61	404	28	2659	12630	1345	51	52
28	683	91	1543	24934	4737	4	1
28	357	39	1165	14445	1814	8	6
105	471	82	4594	7186	3056	53	45
577	761	98	35559	12712	5057	350	340
187	573	142	9826	11790	6977	180	120
226	635	100	11727	13300	5488	190	200
20	513	42	777	17315	2030	8	8
555	612	88	26187	9111	4444	160	170
93	514	80	3345	12542	4303	56	69
56	475	45	1273	7905	1622	24	27
33	638	36	1553	26901	1826	11	5
648	784	119	42924	13422	6312	300	400
705	729	147	51897	14209	8809	800	740
142	482	54	5127	8695	1914	79	53
227	394	62	12889	10043	3906	250	170
769	675	106	45696	14488	6263	690	590
23	318	31	935	11421	1482	12	11
1212	551	108	69308	10575	6577	890	880
1071	713	114	75598	12700	6670	1100	980
36	367	41	1317	9887	2006	25	22
41	576	50	1858	13475	2208	37	32
52	338	72	3308	7622	3851	92	83
495	695	132	29959	11603	5634	280	350
667	632	89	45395	11739	5576	560	410
…	…	…	…	…	…	…	…
31	392	46	1274	8695	2211	40	38
861	794	124	54054	16884	7382	400	720
12	496	40	575	20431	1853	17	13
33	422	45	1182	14141	1911	73	80
16	333	27	489	9158	1318	10	10
27	461	39	1068	17096	1868	5	5
117	751	92	4657	18529	4252	81	87
921	724	137	70873	14227	9524	540	730

附录2-1　续表2

序列	国家	预期寿命(岁)								
		合计			男			女		
		1990	2000	2013	1990	2000	2013	1990	2000	2013
49	丹麦	75	77	80	72	75	78	78	79	82
50	吉布提	57	58	62	55	56	60	59	60	63
51	多米尼加	74	74	75	72	72	72	76	76	77
52	多米尼加共和国	69	73	74	68	72	73	70	74	74
53	厄瓜多尔	69	73	76	67	70	73	72	76	79
54	埃及	65	68	71	63	66	69	67	71	74
55	萨尔瓦多	65	70	73	61	67	68	70	74	77
56	赤道几内亚	48	52	56	46	51	55	49	53	57
57	厄立特里亚	48	61	64	46	58	61	50	63	66
58	爱沙尼亚	70	71	77	64	65	72	75	76	82
59	埃塞俄比亚	45	48	65	42	46	63	48	51	66
60	斐济	66	68	70	64	65	67	68	71	73
61	芬兰	75	78	81	71	74	78	79	81	84
62	法国	78	79	82	73	75	79	82	83	85
63	加蓬	61	60	64	60	58	62	63	63	65
64	冈比亚	52	57	61	50	55	60	53	58	63
65	格鲁吉亚	71	71	74	67	68	71	75	74	78
66	德国	76	78	81	72	75	79	79	81	83
67	加纳	57	58	63	55	56	62	58	59	64
68	希腊	77	78	81	75	76	79	80	81	84
69	格林纳达	70	72	73	67	68	70	74	75	77
70	危地马拉	62	67	72	60	64	68	65	70	75
71	几内亚	47	50	58	46	48	57	48	53	59
72	几内亚比绍	49	47	54	47	44	53	52	49	55
73	圭亚那	63	66	64	59	61	60	67	71	67
74	海地	54	55	63	52	54	61	56	57	64
75	洪都拉斯	67	67	74	65	64	72	69	70	77
76	匈牙利	69	72	75	65	68	71	74	76	79
77	冰岛	78	80	82	75	78	81	81	82	84
78	印度	58	61	66	57	60	65	58	62	68
79	印尼	62	68	71	60	66	69	64	70	73
80	伊朗	64	67	74	63	65	72	64	70	76
81	伊拉克	69	68	70	67	65	67	71	70	74
82	爱尔兰	75	76	81	72	74	79	78	79	83
83	以色列	77	79	82	75	77	81	79	81	84
84	意大利	77	79	83	74	76	80	80	82	85
85	牙买加	71	72	74	69	71	72	74	74	77
86	日本	79	81	84	76	78	80	82	85	87
87	约旦	70	70	74	68	68	72	71	73	76
88	哈萨克斯坦	66	63	68	61	58	63	70	68	73
89	肯尼亚	60	54	61	58	52	60	62	56	63
90	基里巴斯	60	66	67	57	64	64	62	68	69
91	科威特	73	76	78	73	75	78	74	76	79
92	吉尔吉斯	66	65	69	62	62	66	69	69	73
93	老挝	53	59	66	51	58	65	54	60	68
94	拉脱维亚	69	71	74	64	65	69	74	76	79
95	黎巴嫩	67	71	80	64	68	78	71	75	82
96	莱索托	61	47	50	59	44	48	62	50	52

附录2-1　续表3

2012年标化死亡率(1/10万)			2012年寿命损失人年归因(1/10万)			孕产妇死亡率(1/10万)	
传染性疾病	非传染性疾病	伤害	传染性疾病	非传染性疾病	伤害	2010	2013
29	406	23	1114	15722	1023	12	5
626	631	106	32528	12131	4795	200	230
…	…	…	…	…	…	…	…
77	396	66	5127	8525	3236	150	100
97	410	84	4586	9122	4176	110	87
74	782	33	4268	15168	1513	66	45
96	475	158	4079	10914	7994	81	69
757	729	134	48783	15054	7887	240	290
506	672	119	22640	9469	4519	240	380
19	511	47	1810	20218	2189	2	11
559	476	94	29697	8571	4697	350	420
105	804	64	4602	16839	2791	26	59
9	367	39	413	15028	1830	5	4
21	313	35	936	12899	1600	8	9
589	505	77	30028	10127	4197	230	240
590	630	96	35805	11970	5295	360	430
39	615	32	2419	21490	1647	67	41
22	365	23	926	16246	1113	7	7
476	670	76	28629	12863	4084	350	380
24	365	27	1027	15467	1298	3	5
…	…	…	…	…	…	24	23
213	409	111	10458	7885	5929	120	140
680	681	96	45952	12912	5574	610	650
870	765	112	56025	13835	6094	790	560
177	1024	150	8533	17196	6621	280	250
405	725	89	25017	13728	5232	350	380
118	441	81	6564	8031	4121	100	120
17	603	44	795	24235	2081	21	14
14	312	29	462	9207	1289	5	4
253	682	116	13613	14186	4785	200	190
162	680	49	7905	12030	2116	220	190
56	569	75	3118	10302	3799	21	23
87	715	128	7823	9610	5647	63	67
22	344	32	728	9828	1512	6	9
31	311	21	1024	8286	846	7	2
15	304	20	712	13583	953	4	4
97	519	51	5142	12320	2729	110	80
34	244	40	1604	12212	2005	5	6
53	640	53	3691	8584	2299	63	50
55	950	102	3834	21333	5254	51	26
657	515	101	37031	9133	5271	360	400
…	…	…	…	…	…	…	130
82	406	25	1468	4400	1199	14	14
66	835	65	5767	15300	3421	71	75
329	680	75	21052	10183	3846	470	220
26	624	55	2076	25436	2564	34	13
30	385	41	1196	7934	1377	25	16
1110	672	142	57102	11697	7939	620	490

附录2-1 续表4

序列	国家	预期寿命(岁)								
		合计			男			女		
		1990	2000	2013	1990	2000	2013	1990	2000	2013
97	利比里亚	42	50	62	39	48	61	46	52	63
98	利比亚	68	71	75	67	69	73	70	74	77
99	立陶宛	71	72	74	66	67	69	76	77	79
100	卢森堡	76	78	82	72	75	80	79	81	84
101	马达加斯加	51	59	64	50	57	63	53	61	66
102	马拉维	45	43	60	43	41	58	46	45	61
103	马来西亚	71	72	74	68	69	72	73	74	76
104	马尔代夫	58	67	78	60	67	77	57	67	79
105	马里	46	50	57	46	48	57	46	52	57
106	马耳他	76	78	81	74	76	79	78	80	82
107	马歇尔群岛	63	59	70	61	58	68	65	60	73
108	毛利塔尼亚	58	58	63	57	56	62	60	59	65
109	毛里求斯	70	71	74	66	68	70	74	75	78
110	墨西哥	71	74	75	68	72	73	75	77	78
111	密克罗尼西亚	66	67	69	65	66	68	67	68	70
112	摩纳哥	78	80	82	74	76	79	81	84	85
113	蒙古	61	64	68	58	60	64	64	67	72
114	黑山	76	74	76	73	72	74	79	77	78
115	摩洛哥	64	69	71	63	67	69	66	72	73
116	莫桑比克	43	48	54	41	46	53	45	50	55
117	缅甸	59	62	66	57	59	64	61	65	68
118	纳米比亚	63	53	68	62	50	66	64	57	70
119	瑙鲁	73	59	79	69	54	75	77	65	83
120	尼泊尔	54	62	68	54	61	67	55	63	70
121	荷兰	77	78	81	74	76	79	80	81	83
122	新西兰	76	79	82	73	76	80	78	81	84
123	尼加拉瓜	71	73	74	68	70	71	74	76	77
124	尼日尔	43	51	59	43	51	59	43	51	59
125	尼日利亚	46	48	55	45	47	54	47	48	55
126	纽埃岛	71	72	75	69	68	72	75	76	78
127	挪威	77	79	82	74	76	80	80	81	84
128	阿曼	68	71	76	66	69	74	70	75	79
129	巴基斯坦	60	61	66	59	61	65	61	62	67
130	帕劳群岛	66	70	73	65	67	71	68	74	75
131	巴拿马	74	76	77	72	73	74	76	78	80
132	巴布亚新几内亚	56	61	62	53	60	60	59	63	65
133	巴拉圭	73	74	75	71	71	72	76	77	78
134	秘鲁	70	72	77	68	70	76	72	74	79
135	菲律宾	66	69	69	63	66	65	70	73	72
136	波兰	71	74	77	67	70	73	76	78	81
137	葡萄牙	74	77	81	71	73	78	78	80	84
138	卡塔尔	75	77	79	74	77	79	76	77	80
139	韩国	72	76	82	68	72	78	76	80	85
140	摩尔多瓦	68	68	70	65	64	66	72	71	75
141	罗马尼亚	70	71	74	66	68	71	73	75	78
142	俄罗斯	69	65	69	63	58	63	74	72	75
143	卢旺达	48	47	65	46	45	64	50	49	67
144	圣基茨和尼维斯	68	71	74	65	69	71	71	73	78

附录2-1　续表5

2012年标化死亡率(1/10万)			2012年寿命损失人年归因(1/10万)			孕产妇死亡率(1/10万)	
传染性疾病	非传染性疾病	伤害	传染性疾病	非传染性疾病	伤害	2010	2013
609	657	83	32485	10525	4030	770	640
53	550	63	2305	8377	2511	58	15
26	581	76	1281	22141	3932	8	11
21	318	31	750	10773	1367	20	11
430	649	89	24877	10233	4675	240	440
778	655	98	41453	9228	4049	460	510
117	563	63	3134	9740	2450	29	29
59	487	35	2173	7691	1205	60	31
588	866	120	55170	14432	6603	540	550
24	364	19	767	12632	886	8	9
…	…	…	…	…	…	…	…
619	555	83	31786	9373	4001	510	320
62	577	44	2399	16472	2235	60	73
57	468	63	2578	10391	3339	50	49
…	…	…	…	…	…	100	96
…	…	…	…	…	…	…	…
83	966	69	5357	17033	3885	63	68
19	572	41	883	18336	1946	8	7
132	708	47	…	…	…	100	120
998	594	175	53997	11531	8061	490	480
316	709	102	13566	14286	4767	200	200
357	580	76	18018	8027	3755	200	130
…	…	…	…	…	…	…	…
252	678	89	11880	11404	3697	170	190
26	355	22	941	13172	966	6	6
18	314	33	742	10295	1597	15	8
75	547	64	4947	10740	3209	95	100
740	649	98	54270	10726	5637	590	630
866	674	146	59843	13237	8544	630	560
…	…	…	…	…	…	…	…
25	337	26	894	11991	1117	7	4
84	478	53	2583	5787	2443	32	11
296	669	99	20789	11796	4893	260	170
…	…	…	…	…	…	…	…
86	373	67	3975	8760	3724	92	85
554	693	100	22709	12277	4394	230	220
77	486	68	4427	9696	3421	99	110
121	364	48	4193	8048	2189	67	89
226	720	54	8000	13013	2698	99	120
23	494	49	940	18222	2433	5	3
40	343	25	1632	14128	1215	8	8
28	407	41	635	3410	1690	7	6
34	302	53	944	8755	2381	16	27
45	788	76	3150	24614	3642	41	21
39	612	41	1841	22427	2049	27	33
74	790	103	3877	28356	5483	34	24
402	585	106	24964	9517	5642	340	320
…	…	…	…	…	…	…	…

附录2-1　续表6

序列	国家	预期寿命(岁)								
		合计			男			女		
		1990	2000	2013	1990	2000	2013	1990	2000	2013
145	圣卢西亚岛	72	74	75	70	71	72	74	77	79
146	圣文森特和格林纳丁斯	72	70	74	69	67	72	75	73	76
147	萨摩亚群岛	66	67	73	63	65	70	69	70	77
148	圣马力诺	79	81	83	76	78	83	83	84	84
149	圣多美和普林西比	61	66	67	59	64	65	63	68	69
150	沙特阿拉伯	69	71	76	67	69	74	71	75	78
151	塞内加尔	57	60	64	56	58	63	59	62	66
152	塞尔维亚	72	72	75	69	69	72	75	74	77
153	塞舌尔	69	72	74	64	67	70	75	76	78
154	塞拉利昂	38	41	46	38	37	46	38	45	46
155	新加坡	75	78	83	73	76	81	78	81	85
156	斯洛伐克	71	73	76	66	69	72	75	77	80
157	斯洛文尼亚	74	76	80	70	72	77	78	80	84
158	所罗门群岛	62	69	69	61	67	67	63	71	70
159	索马里	47	50	54	45	49	53	50	51	56
160	南非	62	56	60	59	54	57	66	59	64
161	南苏丹	42	…	56	41	…	55	44	…	57
162	西班牙	77	79	83	73	76	80	81	83	86
163	斯里兰卡	69	69	75	65	63	72	75	75	78
164	苏丹	55	58	63	54	58	61	57	58	65
165	苏里南	73	69	77	71	66	74	76	72	80
166	斯威士兰	61	48	53	62	46	53	61	51	53
167	瑞典	78	80	82	75	77	80	81	82	84
168	瑞士	78	80	83	74	77	81	81	83	85
169	叙利亚	70	71	76	69	69	73	71	74	78
170	塔吉克斯坦	64	64	69	62	62	68	65	65	70
171	泰国	69	68	75	66	63	71	72	72	79
172	马其顿	72	72	76	70	69	74	75	75	78
173	东帝汶	50	60	67	48	58	65	51	63	69
174	多哥	55	56	58	54	54	57	57	59	60
175	汤加	68	69	71	64	68	74	74	71	70
176	特立尼达和多巴哥	68	69	71	65	65	67	71	73	74
177	突尼斯	70	73	76	69	71	74	72	75	78
178	土耳其	65	70	75	62	67	72	68	73	79
179	土库曼斯坦	62	62	64	59	59	60	65	65	68
180	图瓦卢	62	63	68	59	63	66	64	63	70
181	乌干达	47	47	59	44	43	57	49	51	61
182	乌克兰	70	68	71	65	62	66	75	73	76
183	阿联酋	72	77	77	71	75	76	73	79	78
184	英国	76	78	81	73	75	79	79	80	83
185	坦桑尼亚	51	51	63	49	49	61	52	53	65
186	美国	75	77	79	72	74	76	79	80	81
187	乌拉圭	73	75	77	69	71	74	76	79	81
188	乌兹别克斯坦	67	66	69	63	63	67	70	68	72
189	瓦努阿图	66	69	72	64	68	71	67	70	74
190	委内瑞拉	72	74	76	70	71	72	74	77	80
191	越南	70	70	76	66	68	71	75	72	80
192	也门	58	61	64	56	59	63	59	62	66
193	赞比亚	43	42	58	40	40	57	47	44	60
194	津巴布韦	62	45	59	60	43	56	64	47	61

附录2-1　续表7

2012年标化死亡率(1/10万)			2012年寿命损失人年归因(1/10万)			孕产妇死亡率(1/10万)	
传染性疾病	非传染性疾病	伤害	传染性疾病	非传染性疾病	伤害	2010	2013
…	…	…	…	…	…	35	34
…	…	…	…	…	…	48	45
…	…	…	…	…	…	…	58
…	…	…	…	…	…	…	…
…	…	…	…	…	…	70	210
71	549	41	1841	6721	1577	24	16
588	558	89	26368	9505	3637	370	320
19	658	32	895	23163	1543	12	16
…	…	…	…	…	…	…	…
1327	964	150	82802	21114	9282	890	1100
66	265	17	1527	7562	794	3	6
35	533	39	1313	17777	1936	6	7
15	369	44	589	14708	2027	12	7
231	710	75	9927	11096	3192	93	130
927	551	188	71921	11605	11017	1000	850
612	711	104	30989	14121	5017	300	140
831	623	143	50404	12108	7667	…	730
19	323	18	823	12838	851	6	4
75	501	89	2592	11909	3689	35	29
495	551	134	29142	10558	6569	730	360
84	375	70	4516	8530	3373	130	130
884	702	119	48011	11412	6918	320	310
19	333	26	792	13327	1204	4	4
14	292	25	609	11297	1173	8	6
41	573	308	2807	7685	18227	70	49
148	753	52	14692	11930	3128	65	44
123	449	73	4570	12846	3379	48	26
17	637	24	823	18585	1096	10	7
344	671	69	21132	9304	3862	300	270
682	679	93	43673	12507	5449	300	450
…	…	…	…	…	…	110	120
80	705	98	3611	18921	5045	46	84
65	509	39	2762	11153	1792	56	46
44	555	39	2361	12651	2148	20	20
116	1025	93	8879	22123	5552	67	61
…	…	…	…	…	…	…	…
697	664	167	41005	10918	8098	310	360
69	749	67	3734	28498	3569	32	23
36	547	32	918	3086	1546	12	8
29	359	22	1187	13889	1016	12	8
584	570	129	32565	9699	5956	460	410
31	413	44	1337	14258	2159	21	28
46	446	54	1972	14879	2575	29	14
86	811	47	6840	14571	2713	28	36
…	…	…	…	…	…	110	86
58	411	103	3209	8639	5936	92	110
96	435	59	4475	10594	2730	59	49
515	627	84	21708	10259	4865	200	270
764	587	156	49853	9379	7020	440	280
711	599	82	42568	9782	5349	570	470

附录2-2　5岁以下儿童死亡率

序列	国家	新生儿死亡率(‰)		婴儿死亡率(‰)					
				合计			男		
		1990	2013	1990	2000	2013	1990	2000	2009
1	阿富汗	51.4	36.3	121.3	94.5	70.2	179	159	144
2	阿尔巴尼亚	17.0	7.4	35.1	23.2	13.3	48	27	16
3	阿尔及利亚	22.5	13.9	39.9	33.9	21.6	54	43	31
4	安道尔	4.2	1.4	7.5	3.9	2.2	8	4	3
5	安哥拉	54.3	46.6	133.4	128.3	101.6	160	132	103
6	安提瓜和巴布达	12.4	5.0	23.4	13.8	7.7	31	21	11
7	阿根廷	15.8	7.1	24.4	18.0	11.9	27	19	15
8	亚美尼亚	24.2	9.5	42.4	26.6	14.0	51	34	21
9	澳大利亚	4.7	2.4	7.6	5.1	3.4	9	6	5
10	奥地利	4.5	2.3	8.0	4.6	3.2	9	5	4
11	阿塞拜疆	32.3	15.9	75.4	60.7	29.9	87	64	33
12	巴哈马群岛	11.7	6.9	19.6	13.0	10.4	19	14	9
13	巴林群岛	8.1	2.3	19.5	10.9	5.2	13	11	10
14	孟加拉国	54.8	24.2	99.6	64.4	33.2	108	70	44
15	巴巴多斯岛	9.9	8.1	16.2	14.9	13.3	18	13	10
16	白俄罗斯	7.5	2.3	13.5	11.4	3.7	24	18	13
17	比利时	4.5	2.3	8.3	4.8	3.5	9	5	4
18	伯利兹	16.0	7.9	32.1	21.2	14.3	39	27	17
19	贝宁湾	41.4	26.9	107.9	90.0	56.2	117	94	79
20	不丹	43.2	18.1	93.3	58.9	29.7	99	73	57
21	玻利维亚	38.4	17.9	84.6	57.0	31.2	89	66	42
22	波黑	11.5	4.4	16.2	8.1	5.7	23	16	14
23	博茨瓦纳	24.8	24.9	38.9	54.4	36.3	47	67	43
24	巴西	27.8	8.4	51.4	28.9	12.3	51	31	19
25	文莱	6.4	5.3	9.4	7.7	8.4	11	6	6
26	保加利亚	12.0	6.4	18.4	17.9	10.1	16	15	11
27	布基纳法索	40.4	26.9	102.5	96.2	64.1	114	106	94
28	布隆迪	45.5	29.8	103.4	91.6	54.8	125	118	111
29	佛得角	22.1	11.4	48.4	29.0	21.9	59	40	28
30	柬埔寨	37.7	17.6	85.6	81.7	32.5	94	88	75
31	喀麦隆	35.2	28.2	84.8	92.5	60.8	99	104	102
32	加拿大	4.5	3.4	6.8	5.2	4.6	8	6	5
33	中非	48.3	43.0	115.3	113.3	96.1	118	123	116
34	乍得	48.4	39.8	115.9	105.9	88.5	127	130	132
35	智利	8.2	4.9	16.0	9.2	7.1	20	10	7
36	中国	24.9	7.7	42.2	30.2	10.9	31	25	14
37	哥伦比亚	19.0	10.4	29.0	21.2	14.5	33	26	19
38	科摩罗	41.2	30.8	88.1	72.8	57.9	99	90	82
39	刚果	29.7	19.4	60.1	76.5	35.6	69	76	83
40	库克岛	11.6	4.6	20.6	14.4	7.5	12	19	17
41	哥斯达黎加	9.0	6.4	14.3	11.3	8.4	17	13	10
42	科特迪瓦	47.8	37.5	104.3	99.6	71.3	116	107	92
43	克罗地亚	8.4	2.8	11.1	7.2	3.8	12	7	5
44	古巴	7.0	2.9	10.5	6.5	5.0	13	8	5
45	塞浦路斯	5.7	1.8	9.9	5.5	2.8	12	5	5
46	捷克	9.7	2.1	12.8	5.6	2.9	13	5	3
47	朝鲜	21.3	14.9	33.4	44.5	21.7	24	44	28
48	刚果民主共和国	47.6	38.2	114.7	114.6	86.1	131	131	131

附录2-2　续表1

			5岁以下儿童死亡率(‰)								
女			合计			男			女		
1990	2000	2009	1990	2000	2013	1990	2000	2011	1990	2000	2011
154	136	123	179.1	135.6	97.3	262	232	103	237	210	99
33	19	11	40.5	26.1	14.9	64	34	15	38	20	14
46	36	27	47.1	39.6	25.2	66	50	32	55	42	28
6	4	3	8.5	4.6	3.0	9	5	4	8	4	3
146	120	94	225.9	216.7	167.4	274	225	165	242	199	150
18	12	10	25.5	15.4	9.3	31	23	9	27	15	7
21	15	11	27.6	20.2	13.3	31	22	16	25	18	13
45	30	18	49.7	30.1	15.6	63	40	19	49	31	15
7	5	4	9.2	6.2	4.0	10	7	5	8	6	4
7	4	4	9.5	5.5	3.9	10	6	5	9	5	4
68	50	26	94.5	74.1	34.2	109	77	47	85	60	43
14	12	8	23.5	15.8	12.9	28	22	17	21	18	15
14	10	9	23.0	12.7	6.1	16	14	10	17	11	10
96	61	39	143.7	88.1	41.1	151	92	48	144	88	44
12	13	9	18.1	16.4	14.4	20	14	22	15	15	18
17	13	9	16.6	14.4	4.9	27	20	6	20	15	5
7	4	3	10.0	5.8	4.4	11	7	5	8	5	4
31	19	14	39.6	25.1	16.7	47	30	19	39	24	15
104	84	70	179.4	146.0	85.3	189	148	109	180	141	103
84	62	48	133.7	79.4	36.2	158	113	57	137	98	50
80	59	38	122.7	77.4	39.1	124	87	54	120	84	48
19	12	11	18.3	9.2	6.6	26	20	9	21	14	7
46	65	42	49.5	85.1	46.6	62	102	28	57	95	24
40	25	16	61.5	32.9	13.7	62	37	17	50	31	14
8	6	5	12.2	9.5	9.9	12	8	8	11	8	7
12	12	8	22.1	21.1	11.6	20	18	13	15	15	11
106	98	87	202.2	185.8	97.6	203	189	151	200	186	142
102	96	91	170.8	148.9	82.9	203	190	145	176	165	133
39	26	18	63.0	35.3	26.0	74	48	23	52	34	20
76	71	61	117.5	110.5	37.9	126	115	47	107	97	37
84	87	87	136.4	151.2	94.5	154	163	135	141	149	120
6	5	5	8.3	6.2	5.2	9	7	6	7	5	5
111	115	108	176.9	174.1	139.2	174	183	170	175	184	157
112	114	116	214.7	190.7	147.5	206	210	177	197	201	160
16	9	7	19.1	10.9	8.2	24	12	10	19	10	8
43	35	20	53.9	36.9	12.7	39	31	15	52	41	14
23	18	13	35.2	25.1	16.9	41	30	20	29	22	16
80	72	67	125.4	101.3	77.9	138	123	85	117	104	74
64	71	78	92.2	121.4	49.1	108	121	103	99	111	94
20	10	9	24.4	16.8	8.8	15	21	11	21	12	8
14	10	9	16.9	13.1	9.6	20	14	11	16	11	9
94	87	74	151.6	146.1	100.0	159	148	125	145	135	105
9	6	5	12.8	8.3	4.5	14	8	6	10	7	5
9	5	5	13.3	8.4	6.2	15	10	6	11	7	5
10	5	2	11.1	6.5	3.6	13	7	3	11	6	3
9	4	3	14.6	6.6	3.6	14	6	4	11	5	4
22	40	25	43.4	60.0	27.4	47	61	35	43	55	32
120	120	120	176.0	175.9	118.5	207	207	178	190	190	158

附录2-2　续表2

序列	国家	新生儿死亡率(‰)		婴儿死亡率(‰)					
				合计			男		
		1990	2013	1990	2000	2013	1990	2000	2009
49	丹麦	4.5	2.4	7.4	4.6	2.9	9	6	3
50	吉布提	43.6	31.2	92.1	79.7	57.4	108	95	85
51	多米尼加	11.8	8.1	14.0	13.6	10.2	18	16	9
52	多米尼加共和国	28.3	16.1	46.1	33.2	23.6	51	34	28
53	厄瓜多尔	21.3	10.5	44.2	28.3	19.1	47	32	23
54	埃及	32.2	11.8	62.5	35.9	18.6	77	44	21
55	萨尔瓦多	18.5	6.5	46.0	26.8	13.5	52	30	16
56	赤道几内亚	48.1	33.2	124.4	98.8	69.3	129	109	94
57	厄立特里亚	35.7	17.7	92.6	58.4	36.1	103	65	44
58	爱沙尼亚	12.3	1.7	16.5	8.8	2.7	14	10	4
59	埃塞俄比亚	54.6	27.5	121.8	89.8	44.4	140	103	76
60	斐济	12.5	10.3	25.0	20.6	20.0	21	18	17
61	芬兰	3.9	1.3	5.5	3.5	2.1	6	4	3
62	法国	3.6	2.3	7.4	4.4	3.5	8	5	4
63	加蓬	33.0	22.8	60.3	55.5	39.1	81	73	62
64	冈比亚	46.1	28.1	79.9	63.4	49.4	111	100	84
65	格鲁吉亚	27.8	9.7	40.5	31.2	11.7	44	33	28
66	德国	3.7	2.2	7.0	4.4	3.2	8	5	4
67	加纳	39.5	29.3	80.3	65.2	52.3	82	73	50
68	希腊	9.0	2.7	11.3	6.9	3.7	10	7	3
69	格林纳达	10.2	5.8	17.7	13.6	10.7	32	17	15
70	危地马拉	29.3	14.8	59.6	40.0	25.8	58	39	33
71	几内亚	52.5	32.8	140.4	103.1	64.9	152	124	97
72	几内亚比绍	60.6	44.0	132.8	108.7	77.9	157	142	127
73	圭亚那	29.0	20.0	47.1	38.6	29.9	60	49	37
74	海地	37.8	24.9	100.2	74.8	54.7	113	87	69
75	洪都拉斯	24.5	11.6	45.7	31.1	18.9	47	36	27
76	匈牙利	12.9	3.6	17.0	9.7	5.2	17	10	5
77	冰岛	3.2	0.9	5.1	3.1	1.6	6	3	3
78	印度	51.1	29.2	88.4	66.5	41.4	83	67	50
79	印尼	30.8	14.4	62.0	41.0	24.5	62	43	33
80	伊朗	26.8	10.3	44.1	28.6	14.4	62	43	29
81	伊拉克	26.1	18.7	41.8	35.7	28.0	45	41	38
82	爱尔兰	5.0	2.3	7.7	6.0	3.2	9	7	4
83	以色列	6.1	2.0	9.7	5.6	3.2	11	6	4
84	意大利	6.2	2.2	8.3	4.7	3.0	9	5	4
85	牙买加	17.0	10.4	24.9	20.1	14.3	30	29	28
86	日本	2.5	1.0	4.6	3.3	2.1	5	4	3
87	约旦	19.4	11.2	30.0	23.3	16.0	37	29	25
88	哈萨克斯坦	22.5	8.8	44.7	37.5	14.6	58	43	29
89	肯尼亚	32.8	26.3	63.9	68.6	47.5	70	72	60
90	基里巴斯	29.8	21.6	69.1	53.5	45.1	68	52	40
91	科威特	9.3	4.7	14.4	11.0	8.1	15	10	12
92	吉尔吉斯	28.2	13.3	54.5	42.0	21.6	68	48	35
93	老挝	47.7	29.1	110.9	83.0	53.8	122	71	52
94	拉脱维亚	12.6	5.2	16.6	14.5	7.4	16	12	8
95	黎巴嫩	15.9	5.2	26.8	17.1	7.8	36	22	12
96	莱索托	44.6	43.9	69.5	80.6	73.0	79	91	65

附录2-2　续表3

			5岁以下儿童死亡率(‰)								
女			合计			男			女		
1990	2000	2009	1990	2000	2013	1990	2000	2011	1990	2000	2011
6	4	3	8.9	5.6	3.5	10	6	4	8	5	3
82	72	65	118.6	100.7	69.6	137	119	95	108	94	84
12	13	8	17.2	15.8	11.4	21	18	13	14	15	11
45	30	25	59.7	41.1	28.1	67	42	27	57	36	23
35	24	17	56.9	34.3	22.5	58	37	25	48	31	21
54	31	15	85.1	44.8	21.8	103	54	22	75	39	20
44	25	13	59.5	32.4	15.7	68	37	17	56	30	14
111	95	82	184.0	142.4	95.8	206	174	124	190	162	112
81	51	34	150.6	89.3	49.9	162	96	74	137	81	61
10	7	3	20.2	11.0	3.4	18	13	4	14	9	3
108	79	58	205.0	145.5	64.4	225	159	82	193	137	72
17	14	14	30.0	24.4	23.6	25	19	18	19	17	15
6	3	3	6.7	4.3	2.6	7	5	3	7	4	3
6	4	3	9.0	5.4	4.2	10	6	5	8	5	4
54	48	41	92.7	84.6	56.1	104	93	72	81	73	59
96	87	73	169.8	119.0	73.8	163	140	107	142	122	94
37	28	23	47.3	35.7	13.1	51	38	23	42	31	18
6	4	3	8.5	5.4	3.9	10	6	4	8	5	4
70	62	43	128.2	101.3	78.4	132	117	83	107	94	72
9	5	3	12.5	7.8	4.4	11	8	5	10	6	4
33	18	11	22.2	15.9	11.8	40	19	13	40	21	12
56	38	32	80.6	50.7	31.0	75	48	33	77	49	28
121	98	78	237.6	170.2	100.7	246	198	128	214	172	123
127	115	103	224.8	180.8	123.9	264	240	174	215	196	147
34	28	21	61.2	48.7	36.6	80	59	40	41	31	32
97	74	59	144.6	104.4	72.8	158	117	74	147	109	66
39	30	23	59.1	38.2	22.2	58	42	23	52	38	20
13	9	5	19.0	11.2	6.1	19	12	7	15	10	6
5	2	2	6.4	4.0	2.1	7	4	3	6	3	2
85	68	51	125.9	91.4	52.7	111	87	59	126	99	64
51	35	27	84.3	52.2	29.3	93	61	34	77	51	29
47	33	22	56.6	34.7	16.8	82	54	25	63	41	25
39	35	33	53.4	44.6	34.0	58	52	41	48	43	35
8	5	3	9.2	7.2	3.8	11	8	4	9	6	4
9	5	4	11.6	6.9	4.0	13	8	5	11	6	4
7	4	3	9.6	5.5	3.6	10	6	4	8	5	3
25	25	24	29.8	23.7	16.6	35	34	21	32	30	16
4	3	2	6.3	4.5	2.9	7	5	4	6	4	3
27	21	18	36.7	27.8	18.7	42	31	22	37	28	19
44	33	22	52.6	43.5	16.3	69	51	32	51	38	24
58	59	50	98.7	110.9	70.7	106	112	78	92	97	67
62	45	34	95.4	71.0	58.2	93	64	50	84	62	45
13	7	10	16.7	12.7	9.5	18	13	12	16	10	10
57	40	29	65.7	49.2	24.2	80	55	34	69	47	28
94	55	40	162.0	117.4	71.4	166	91	44	148	81	39
11	9	6	20.4	17.2	8.4	20	15	9	15	11	8
30	19	10	32.3	20.0	9.1	45	27	10	35	21	9
70	81	57	86.3	114.6	98.0	98	132	93	87	116	79

附录2-2　续表4

序列	国家	新生儿死亡率(‰)		婴儿死亡率(‰)					
				合计			男		
		1990	2013	1990	2000	2013	1990	2000	2009
97	利比里亚	52.1	25.6	165.3	118.9	53.6	178	144	86
98	利比亚	21.1	8.7	36.2	24.4	12.4	32	23	17
99	立陶宛	9.3	2.7	13.4	9.6	4.0	11	8	6
100	卢森堡	4.1	0.9	7.3	3.9	1.6	9	4	2
101	马达加斯加	41.2	21.4	98.1	70.5	39.6	109	70	43
102	马拉维	50.0	23.2	143.4	103.0	44.2	135	103	72
103	马来西亚	8.3	4.4	14.3	8.7	7.2	17	10	6
104	马尔代夫	35.8	6.0	67.8	35.2	8.4	83	43	12
105	马里	58.9	40.2	130.5	116.2	77.6	147	127	107
106	马耳他	7.4	4.0	10.0	6.8	5.3	12	7	6
107	马歇尔群岛	19.6	15.9	39.2	33.5	30.6	40	33	30
108	毛利塔尼亚	41.0	34.8	77.8	76.0	67.1	86	82	79
109	毛里求斯	15.8	8.8	19.9	16.4	12.5	23	20	14
110	墨西哥	16.9	6.5	37.0	21.6	12.5	40	24	16
111	密克罗尼西亚	21.7	15.9	43.2	41.6	29.8	45	38	32
112	摩纳哥	4.4	2.0	6.3	4.2	3.0	8	4	3
113	蒙古	30.9	13.2	77.0	49.4	26.4	86	58	29
114	黑山	10.6	3.5	15.0	12.5	4.9	12	14	8
115	摩洛哥	36.1	17.9	63.5	42.8	26.1	79	53	38
116	莫桑比克	56.4	30.4	158.0	113.8	61.5	160	127	99
117	缅甸	42.2	25.5	77.5	58.9	39.8	94	70	61
118	纳米比亚	28.8	21.8	49.6	49.3	35.2	58	58	39
119	瑙鲁	27.9	20.1	44.7	33.4	29.9	11	62	46
120	尼泊尔	53.2	23.0	98.8	60.4	32.2	98	63	38
121	荷兰	4.7	2.6	6.8	5.1	3.3	8	6	4
122	新西兰	4.3	3.0	9.2	6.1	5.2	10	7	5
123	尼加拉瓜	25.2	11.5	50.8	32.6	20.0	58	39	25
124	尼日尔	49.8	27.5	137.7	101.0	59.9	148	110	78
125	尼日利亚	51.7	37.4	126.3	112.5	74.3	134	122	92
126	纽埃岛	7.1	11.6	11.9	19.7	20.7	8	40	17
127	挪威	4.1	1.6	7.0	3.9	2.3	8	4	4
128	阿曼	18.7	6.6	31.9	14.2	9.8	39	19	10
129	巴基斯坦	56.1	42.0	106.1	87.9	69.0	105	89	74
130	帕劳群岛	15.8	8.7	30.9	22.8	15.1	22	18	15
131	巴拿马	13.3	8.4	25.8	21.9	15.4	26	21	17
132	巴布亚新几内亚	30.6	24.0	65.0	58.2	47.3	68	59	53
133	巴拉圭	22.1	12.3	36.9	27.7	18.7	39	29	22
134	秘鲁	26.4	8.0	56.5	30.4	12.9	69	39	22
135	菲律宾	22.6	13.7	41.1	30.1	23.5	46	32	29
136	波兰	11.4	3.1	15.1	8.1	4.5	17	9	6
137	葡萄牙	7.2	2.0	11.5	5.5	3.1	13	7	4
138	卡塔尔	10.0	4.3	17.7	10.7	7.0	20	12	8
139	韩国	3.1	1.6	6.1	5.2	3.2	8	6	5
140	摩尔多瓦	14.1	7.6	26.7	25.4	13.3	37	25	18
141	罗马尼亚	16.8	7.1	31.0	23.3	10.5	26	21	11
142	俄罗斯	14.7	5.3	21.9	19.7	8.6	26	23	12
143	卢旺达	38.5	20.1	92.8	108.0	37.1	111	116	76
144	圣基茨和尼维斯	17.3	7.0	22.9	13.6	7.8	28	15	14

附录2-2　续表5

女			5岁以下儿童死亡率(‰)								
			合计			男			女		
1990	2000	2009	1990	2000	2013	1990	2000	2011	1990	2000	2011
151	122	73	248.0	175.2	71.1	257	207	83	236	189	74
32	23	17	42.4	28.4	14.5	36	25	17	36	25	16
10	9	4	16.5	11.8	4.9	15	11	6	12	11	5
7	4	1	8.8	4.8	2.0	11	6	3	8	5	3
94	60	38	160.8	110.6	56.0	174	104	65	160	96	58
123	94	65	245.3	174.2	67.9	229	173	87	206	156	79
14	8	5	16.6	10.1	8.5	19	11	7	16	9	6
78	42	10	93.5	43.8	9.9	114	55	12	111	51	10
130	112	94	254.2	219.9	122.7	258	225	182	241	210	169
8	5	6	11.4	7.8	6.1	13	8	7	9	6	5
38	31	28	49.6	41.5	37.5	49	39	29	48	38	23
75	71	69	117.8	113.1	90.1	136	128	120	122	115	104
18	12	12	23.1	18.6	14.3	27	22	16	20	14	14
32	20	13	46.4	25.6	14.5	49	29	17	41	23	14
45	37	31	55.4	53.1	36.4	58	47	47	57	46	36
6	3	3	7.7	5.2	3.7	9	5	4	7	4	3
59	40	20	107.9	64.6	31.8	117	73	35	85	53	26
12	11	6	16.7	13.7	5.3	14	15	8	14	12	7
58	39	28	80.7	50.8	30.4	98	61	35	79	49	30
150	119	93	237.0	168.5	87.2	235	186	107	229	181	99
73	54	47	108.6	79.5	50.5	131	94	69	104	75	56
41	41	28	73.6	75.5	49.8	84	88	45	61	64	38
5	17	25	57.5	41.3	36.6	12	78	56	6	22	24
99	63	39	142.3	81.9	39.7	144	86	49	140	84	47
6	5	4	8.3	6.2	4.0	10	7	4	8	6	4
7	6	4	11.2	7.4	6.3	13	9	7	9	7	5
44	29	19	66.8	40.3	23.5	74	46	29	61	38	22
140	104	73	327.3	226.9	104.2	310	230	127	300	223	122
116	106	80	213.2	187.7	117.4	217	195	129	206	185	119
19	30	12	13.8	23.2	24.5	8	40	21	19	32	21
6	3	3	8.7	4.8	2.8	10	5	3	7	4	3
35	17	9	39.3	16.5	11.4	50	23	9	47	21	8
96	81	67	138.6	112.6	85.5	130	108	76	130	108	68
14	9	11	36.1	26.7	17.5	25	19	23	17	13	14
23	18	14	31.1	26.0	17.9	33	27	21	28	25	18
65	56	51	89.1	78.4	61.4	95	80	60	87	73	55
29	22	17	46.2	33.5	21.9	47	34	25	37	27	20
55	31	17	80.0	39.8	16.7	86	44	20	69	35	17
36	26	23	58.6	39.9	29.9	64	41	29	53	34	22
14	7	5	17.3	9.3	5.2	20	10	6	16	8	5
10	5	3	14.7	7.2	3.8	16	9	4	12	7	3
15	11	7	20.8	12.4	8.2	25	14	8	20	12	7
8	6	4	7.1	6.1	3.7	9	7	5	8	6	4
24	16	11	32.3	30.6	15.4	45	30	17	28	19	15
21	17	9	37.7	27.0	12.0	34	24	14	27	20	11
19	18	10	26.0	23.2	10.1	31	27	13	23	21	10
95	100	65	151.8	181.9	52.0	185	195	57	156	165	51
16	22	13	28.5	17.5	10.2	32	16	8	20	26	6

附录2-2　续表6

序列	国家	新生儿死亡率(‰)		婴儿死亡率(‰)					
				合计			男		
		1990	2013	1990	2000	2013	1990	2000	2009
145	圣卢西亚岛	12.9	8.8	18.6	15.2	12.7	20	15	18
146	圣文森特和洛林纳丁斯	15.1	12.1	20.5	19.3	17.2	21	21	12
147	萨摩亚群岛	11.8	7.5	25.8	18.5	15.5	42	43	33
148	圣马力诺	4.0	1.1	9.7	4.9	2.8	12	6	2
149	圣多美和普林西比	32.2	19.4	70.3	58.4	36.7	65	60	55
150	沙特阿拉伯	20.7	8.8	35.3	19.3	13.4	37	21	19
151	塞内加尔	41.5	23.0	70.5	69.2	43.9	79	66	55
152	塞黑	16.6	4.2	24.0	11.1	5.8	24	13	7
153	塞舌尔	10.2	8.9	14.2	12.2	12.2	19	10	10
154	塞拉利昂	57.3	44.3	158.1	141.3	107.2	176	159	130
155	新加坡	4.0	1.1	6.2	3.1	2.2	8	3	3
156	斯洛伐克	12.1	4.2	15.6	10.2	6.0	14	10	7
157	斯洛文尼亚	5.4	1.6	8.8	4.5	2.3	10	6	2
158	所罗门群岛	16.1	13.2	31.5	28.4	25.1	32	31	30
159	索马里	51.8	46.2	108.1	104.9	89.8	110	110	110
160	南非	20.3	14.8	47.0	51.7	32.8	54	61	49
161	南苏丹	64.8	39.0	149.5	109.6	64.1	…	…	…
162	西班牙	6.8	2.6	9.3	5.4	3.6	8	5	4
163	斯里兰卡	12.1	5.9	18.2	14.0	8.2	26	20	15
164	苏丹	41.0	29.9	80.2	68.9	51.2	75	70	67
165	苏里南	21.9	12.3	40.8	30.4	20.3	48	37	25
166	斯威士兰	29.5	29.8	55.4	80.1	55.9	71	75	55
167	瑞典	3.6	1.6	5.8	3.4	2.4	7	4	2
168	瑞士	3.8	3.0	6.7	4.6	3.6	7	5	4
169	叙利亚	17.2	7.9	30.4	19.8	11.9	36	22	17
170	塔吉克斯坦	37.6	21.9	84.9	74.7	40.9	106	87	60
171	泰国	18.9	7.9	30.3	19.1	11.3	30	19	13
172	马其顿	16.6	4.4	33.0	14.2	5.8	33	18	11
173	东帝汶	48.3	23.8	129.5	83.8	46.2	155	94	54
174	多哥	42.1	30.4	90.3	76.7	55.8	103	90	74
175	汤加	11.0	6.3	19.4	15.4	10.4	23	19	18
176	特立尼达和多巴哥	20.3	15.1	26.9	25.3	19.0	33	34	33
177	突尼斯	24.3	9.0	41.0	25.6	13.1	44	26	20
178	土耳其	31.2	11.2	55.7	33.7	16.5	75	40	20
179	土库曼斯坦	32.2	23.2	72.7	66.4	46.6	93	68	48
180	图瓦卢	22.1	13.4	44.4	34.2	24.4	43	37	29
181	乌干达	39.5	22.1	107.2	89.1	43.8	125	105	89
182	乌克兰	8.6	4.7	16.7	15.8	8.6	22	20	16
183	阿联酋	9.3	4.8	14.2	9.6	7.0	16	11	7
184	英国	4.7	2.8	7.9	5.6	3.9	9	6	5
185	坦桑尼亚	43.3	20.7	101.3	80.4	36.4	102	88	70
186	美国	5.7	4.0	9.4	7.1	5.9	11	8	7
187	乌拉圭	11.1	5.8	20.3	14.6	9.5	24	16	12
188	乌兹别克斯坦	20.3	14.1	58.7	53.2	36.7	65	56	34
189	瓦努阿图	14.8	8.5	27.3	19.6	14.6	33	21	14
190	委内瑞拉	14.9	8.3	24.6	18.2	12.9	30	23	17
191	越南	22.8	12.8	36.5	27.0	19.0	39	23	19
192	也门	43.2	24.3	87.7	69.2	40.4	94	77	54
193	赞比亚	43.9	29.3	114.5	99.5	55.8	119	110	96
194	津巴布韦	31.0	39.2	50.4	61.0	55.0	56	72	59

附录2-2　续表7

女			5岁以下儿童死亡率(‰)								
			合计			男			女		
1990	2000	2009	1990	2000	2013	1990	2000	2011	1990	2000	2011
14	13	19	22.6	17.9	14.5	25	17	17	18	15	14
19	17	10	24.7	22.2	19.0	26	26	23	24	20	19
38	10	8	31.0	21.8	18.1	51	47	21	49	18	16
16	4	0	10.9	5.5	3.1	12	6	2	18	4	2
58	53	49	110.4	89.3	51.0	98	89	92	91	82	86
33	19	17	44.1	22.8	15.5	47	25	10	39	21	8
67	56	46	141.1	137.0	55.3	161	128	69	140	111	60
22	9	5	27.8	12.8	6.6	28	15	8	25	11	6
11	13	7	16.5	14.2	14.2	21	13	15	12	14	13
157	142	116	267.7	231.5	160.6	300	263	194	270	237	176
7	2	2	7.7	4.0	2.8	10	4	3	8	4	2
10	7	5	17.7	11.8	7.2	16	12	9	12	8	7
7	4	2	10.4	5.5	2.9	12	6	3	8	5	3
31	30	29	38.7	34.4	30.1	37	36	21	39	38	22
107	107	107	179.7	173.6	145.6	178	178	190	182	182	170
42	47	37	61.0	74.3	43.9	70	88	50	53	66	44
…	…	…	252.9	182.5	99.2	…	…	122	…	…	119
7	4	3	11.0	6.5	4.2	10	6	5	8	5	4
20	15	11	21.3	16.3	9.6	33	24	13	24	17	11
81	76	72	128.0	107.8	76.6	116	108	91	131	122	81
39	30	23	47.7	34.8	22.8	55	41	33	47	35	26
64	68	49	73.9	122.5	80.0	95	108	113	90	102	94
5	3	2	6.9	4.1	3.0	8	5	3	6	3	3
6	4	4	8.2	5.6	4.2	9	6	5	8	5	4
24	15	11	37.2	23.3	14.6	44	26	16	29	17	14
76	63	43	108.2	93.5	47.7	136	109	70	97	78	56
22	15	10	37.1	22.5	13.1	36	22	13	27	18	11
30	16	9	36.6	16.0	6.6	37	20	11	35	18	9
120	73	42	172.1	106.6	54.6	207	120	57	158	92	51
75	65	54	146.4	121.8	84.7	171	141	118	129	106	102
16	16	15	22.8	17.9	12.1	24	22	18	20	19	13
27	26	29	30.6	28.6	21.3	38	40	31	31	29	24
35	20	15	52.2	30.8	15.2	54	31	18	45	24	15
62	33	17	74.4	41.7	19.2	92	45	16	76	38	14
67	49	35	90.7	81.9	55.2	112	81	57	84	61	48
41	32	29	57.1	42.5	29.2	54	42	33	52	43	27
97	82	69	178.7	147.0	66.1	203	170	97	165	138	83
14	13	10	19.6	18.4	10.0	26	24	11	16	14	9
13	9	6	16.5	11.2	8.2	19	12	7	15	10	6
7	5	4	9.3	6.6	4.6	11	7	6	8	6	5
96	84	66	167.0	131.5	51.8	161	138	70	163	141	65
8	7	6	11.2	8.4	6.9	13	9	8	10	8	7
21	12	10	23.1	16.8	11.1	27	19	11	23	14	9
57	49	30	71.4	63.9	42.5	77	65	55	70	60	42
33	21	14	33.1	23.1	16.9	39	24	14	42	26	12
23	17	13	29.5	21.3	14.9	35	26	17	28	20	13
40	24	20	50.6	35.1	23.8	58	31	25	53	28	19
82	67	47	124.8	95.7	51.3	128	103	80	121	97	73
95	88	77	192.5	168.8	87.4	196	182	86	161	149	80
52	66	54	74.6	102.6	88.5	84	120	73	78	111	61

附录2-3 卫生服务覆盖

序列	国家	产前检查率(至少4次)(%) 2007～2014	熟练卫生人员接生比例(%) 2007～2014	1岁儿童疫苗接种率(%) 2013			结核病人检出率(%) 2013	新涂阳结核病人治疗成功率% 2012	HIV感染者接受ART治疗率(%) 2013
				流感	百白破	乙肝			
1	阿富汗	10	36	71	71	71	53	88	5
2	阿尔巴尼亚	67	99	99	99	99	81	92	52
3	阿尔及利亚	68	97	95	95	95	66	90	18
4	安道尔	…	…	96	96	94	87	100	…
5	安哥拉	47	49	93	93	93	85	45	26
6	安提瓜和巴布达	100	100	99	99	98	87	50	…
7	阿根廷	90	100	87	87	87	89	56	63
8	亚美尼亚	93	100	95	95	95	95	81	16
9	澳大利亚	90	99	91	91	91	86	82	…
10	奥地利	…	99	83	83	83	88	69	…
11	阿塞拜疆	…	100	93	93	93	73	83	14
12	巴哈马群岛	85	99	97	97	97	89	84	…
13	巴林群岛	100	100	99	99	99	87	44	…
14	孟加拉国	25	44	97	97	97	53	92	11
15	巴巴多斯岛	88	99	87	87	87	100	100	…
16	白俄罗斯	100	100	23	98	98	68	85	21
17	比利时	…	…	92	99	98	90	77	…
18	伯利兹	83	95	95	95	95	99	55	44
19	贝宁湾	58	81	78	69	78	54	90	34
20	不丹	77	58	97	97	97	85	92	23
21	玻利维亚	59	84	94	94	94	63	84	20
22	波黑	84	100	87	92	92	72	84	…
23	博茨瓦纳	73	99	96	96	96	82	76	70
24	巴西	89	99	95	95	95	82	72	46
25	文莱	93	100	90	90	99	87	71	…
26	保加利亚	…	100	95	95	95	91	87	…
27	布基纳法索	34	66	88	88	88	59	80	37
28	布隆迪	33	60	96	96	96	57	89	40
29	佛得角	…	99	93	93	93	43	86	65
30	柬埔寨	59	71	92	92	92	62	94	67
31	喀麦隆	62	64	89	89	89	49	79	22
32	加拿大	99	98	96	96	75	92	79	…
33	中非	38	40	23	23	23	52	68	14
34	乍得	23	14	48	48	48	58	69	21
35	智利	…	100	90	91	90	88	44	60
36	中国	…	100	…	99	99	87	95	…
37	哥伦比亚	89	99	91	91	91	75	72	29
38	科摩罗	49	82	83	83	83	48	87	…
39	刚果	79	90	69	69	69	63	70	28
40	库克岛	…	100	98	98	98	87	0	…
41	哥斯达黎加	90	99	95	95	94	74	86	56
42	科特迪瓦	44	57	88	88	88	72	79	30
43	克罗地亚	93	100	96	96	96	89	9	…
44	古巴	100	100	96	96	96	72	85	62
45	塞浦路斯	…	99	96	99	96	62	43	…
46	捷克	96	100	99	99	99	81	75	…
47	朝鲜	94	100	…	93	93	91	92	…
48	刚果民主共和国	48	80	72	72	72	51	88	18

附录2-3　续表1

序列	国家	产前检查率（至少4次）(%) 2007～2014	熟练卫生人员接生比例(%) 2007～2014	1岁儿童疫苗接种率(%) 2013			结核病人检出率(%) 2013	新涂阳结核病人治疗成功率% 2012	HIV感染者接受ART治疗率(%) 2013
				流感	百白破	乙肝			
49	丹麦	…	98	94	94	…	84	64	…
50	吉布提	…	57	82	82	82	58	31	28
51	多米尼加	…	100	96	96	96	87	100	…
52	多米尼加共和国	95	99	75	83	80	72	82	47
53	厄瓜多尔	…	95	99	99	98	60	75	31
54	埃及	83	92	…	97	97	59	88	16
55	萨尔瓦多	80	100	92	92	92	87	93	48
56	赤道几内亚	67	68	…	3	…	…	…	…
57	厄立特里亚	57	32	94	94	94	49	87	51
58	爱沙尼亚	97	99	94	94	93	92	74	…
59	埃塞俄比亚	19	10	72	72	72	62	91	40
60	斐济	94	99	99	99	99	51	86	32
61	芬兰	…	100	98	98	…	85	44	…
62	法国	99	97	98	99	74	83	…	…
63	加蓬	78	89	79	79	79	73	54	56
64	冈比亚	72	57	97	97	97	73	85	31
65	格鲁吉亚	85	100	93	98	93	68	85	33
66	德国	…	99	94	96	87	87	74	…
67	加纳	87	67	90	90	90	88	84	34
68	希腊	…	…	94	99	98	90	…	…
69	格林纳达	…	99	97	97	97	…	100	…
70	危地马拉	…	59	85	85	85	36	88	31
71	几内亚	57	45	63	63	63	54	82	22
72	几内亚比绍	68	43	76	80	76	32	71	17
73	圭亚那	79	87	98	98	98	78	65	53
74	海地	67	37	68	68	68	80	81	39
75	洪都拉斯	89	83	87	87	87	68	89	39
76	匈牙利	…	99	99	99	…	58	70	…
77	冰岛	…	…	91	91	…	92	90	…
78	印度	72	67	20	72	67	58	88	36
79	印尼	88	83	4	85	85	71	86	6
80	伊朗	…	96	…	98	99	68	87	6
81	伊拉克	50	91	68	68	66	57	91	…
82	爱尔兰	…	100	95	96	95	91	61	…
83	以色列	…	…	94	94	98	68	81	…
84	意大利	85	100	96	97	97	87	…	…
85	牙买加	86	99	93	93	93	53	65	27
86	日本	…	100	…	98	…	88	54	…
87	约旦	95	100	98	98	98	83	90	…
88	哈萨克斯坦	87	100	98	98	99	83	86	…
89	肯尼亚	47	44	83	76	83	75	86	41
90	基里巴斯	71	80	95	95	95	80	89	…
91	科威特	…	99	99	99	99	87	…	…
92	吉尔吉斯	95	98	97	97	97	91	…	13
93	老挝	37	40	87	87	87	31	90	48
94	拉脱维亚	…	99	95	95	95	85	87	…
95	黎巴嫩	…	…	81	81	81	91	71	…
96	莱索托	70	62	96	96	96	50	71	28

附录2-3　续表2

序列	国家	产前检查率(至少4次)(%) 2007～2014	熟练卫生人员接生比例(%) 2007～2014	1岁儿童疫苗接种率(%) 2013			结核病人检出率(%) 2013	新涂阳结核病人治疗成功率% 2012	HIV感染者接受ART治疗率(%) 2013
				流感	百白破	乙肝			
97	利比里亚	78	61	89	89	89	57	79	21
98	利比亚	…	100	98	98	98	54	60	…
99	立陶宛	…	…	93	93	93	80	80	…
100	卢森堡	97	100	98	99	94	83	…	…
101	马达加斯加	51	44	74	74	74	50	82	1
102	马拉维	46	87	89	89	89	70	82	46
103	马来西亚	…	99	97	97	96	79	78	20
104	马尔代夫	85	99	58	99	99	83	79	19
105	马里	41	57	74	74	74	63	93	30
106	马耳他	…	100	99	99	94	100	24	…
107	马歇尔群岛	77	90	21	36	41	80	86	…
108	毛利塔尼亚	48	65	80	80	80	50	68	…
109	毛里求斯	…	100	98	98	98	50	91	19
110	墨西哥	…	100	83	83	82	82	80	51
111	密克罗尼西亚	…	100	68	81	83	…	…	…
112	摩纳哥	…	…	99	99	99	…	…	…
113	蒙古	90	99	98	98	98	84	88	14
114	黑山	87	99	94	94	90	93	84	…
115	摩洛哥	55	74	99	99	99	85	89	21
116	莫桑比克	51	54	78	78	78	37	87	32
117	缅甸	43	78	72	75	72	68	89	35
118	纳米比亚	63	88	89	89	89	64	85	52
119	瑙鲁	40	97	79	79	79	…	…	…
120	尼泊尔	50	36	92	92	92	78	91	23
121	荷兰	…	…	97	97	95	81	83	…
122	新西兰	…	97	92	92	93	82	81	…
123	尼加拉瓜	88	88	98	98	98	87	87	35
124	尼日尔	33	29	70	70	70	62	77	30
125	尼日利亚	51	35	46	58	63	16	86	20
126	纽埃岛	…	100	99	99	99	…	…	…
127	挪威	…	99	95	94	…	87	79	…
128	阿曼	83	99	98	98	97	84	97	…
129	巴基斯坦	37	52	72	72	72	58	91	6
130	帕劳群岛	81	99	99	99	99	87	100	…
131	巴拿马	88	91	80	80	80	77	80	47
132	巴布亚新几内亚	…	44	68	68	68	89	68	46
133	巴拉圭	91	96	86	86	86	75	70	27
134	秘鲁	95	89	88	88	88	79	67	43
135	菲律宾	84	73	94	94	94	80	88	…
136	波兰	…	100	99	99	96	85	60	…
137	葡萄牙	…	…	98	98	98	85	78	…
138	卡塔尔	85	100	99	99	99	…	…	…
139	韩国	97	100	…	99	99	87	81	…
140	摩尔多瓦	95	99	89	90	91	81	76	17
141	罗马尼亚	…	99	92	89	96	82	85	54
142	俄罗斯	…	100	18	97	97	83	69	…
143	卢旺达	35	69	98	98	98	70	84	66
144	圣基茨和尼维斯	…	100	97	96	97	…	100	…

附录2-3　续表3

序列	国家	产前检查率（至少4次）(%) 2007～2014	熟练卫生人员接生比例(%) 2007～2014	1岁儿童疫苗接种率(%) 2013			结核病人检出率(%) 2013	新涂阳结核病人治疗成功率% 2012	HIV感染者接受ART治疗率(%) 2013
				流感	百白破	乙肝			
145	圣卢西亚岛	90	99	99	99	99	87	64	…
146	圣文森特和格林纳丁斯	…	99	97	96	96	11	…	…
147	萨摩亚群岛	58	81	95	95	95	66	86	…
148	圣马力诺	…	…	69	69	69	…	…	…
149	圣多美和普林西比	72	81	97	97	97	84	70	14
150	沙特阿拉伯	…	97	98	98	98	87	64	…
151	塞内加尔	47	51	92	92	92	68	84	35
152	塞黑	94	98	92	95	91	120	84	39
153	塞舌尔	…	99	98	98	99	87	85	…
154	塞拉利昂	76	60	92	92	92	63	90	16
155	新加坡	…	100	…	97	97	85	75	…
156	斯洛伐克	…	100	98	98	98	95	88	…
157	斯洛文尼亚	…	100	95	95	…	89	81	…
158	所罗门群岛	65	86	83	83	83	70	88	…
159	索马里	…	…	34	42	34	43	88	5
160	南非	87	94	65	65	65	69	77	42
161	南苏丹	17	17	…	45	…	39	52	5
162	西班牙	…	…	96	96	95	86	71	…
163	斯里兰卡	93	99	99	99	99	66	86	18
164	苏丹	47	20	93	93	93	46	75	…
165	苏里南	67	90	86	86	86	67	66	43
166	斯威士兰	77	82	98	98	98	38	72	49
167	瑞典	…	…	98	98	…	88	83	…
168	瑞士	…	…	95	96	…	88	…	…
169	叙利亚	64	96	41	41	71	74	53	…
170	塔吉克斯坦	53	87	96	96	96	68	83	10
171	泰国	93	100	…	99	99	80	81	57
172	马其顿	94	…	97	98	97	87	86	…
173	东帝汶	55	21	82	82	82	67	89	…
174	多哥	55	59	84	84	84	52	86	30
175	汤加	70	96	99	99	99	72	100	…
176	特立尼达和多巴哥	100	100	92	92	92	90	63	…
177	突尼斯	85	74	98	98	98	87	89	16
178	土耳其	74	91	98	98	97	88	88	…
179	土库曼斯坦	…	…	97	98	98	80	84	…
180	图瓦卢	67	93	90	90	90	80	70	…
181	乌干达	48	58	78	78	78	73	77	38
182	乌克兰	87	99	83	76	46	84	71	26
183	阿联酋	…	100	94	94	94	50	76	…
184	英国	…	…	97	96	…	89	80	…
185	坦桑尼亚	43	49	91	91	91	79	90	37
186	美国	97	99	93	94	90	86	84	…
187	乌拉圭	94	100	94	94	94	87	78	40
188	乌兹别克斯坦	…	…	99	99	99	89	84	24
189	瓦努阿图	…	89	68	68	59	78	91	…
190	委内瑞拉	61	96	82	82	82	65	82	42
191	越南	74	94	59	59	59	76	91	33
192	也门	28	45	88	88	88	88	88	15
193	赞比亚	60	64	79	79	79	68	85	52
194	津巴布韦	70	80	95	95	95	42	81	48

附录2-4　环境危险因素

序列	国家	安全饮用水普及率(%)						卫生厕所普及率(%)					
		城市		农村		合计		城市		农村		合计	
		2011	2012	2011	2012	2011	2012	2011	2012	2011	2012	2011	2012
1	阿富汗	85	90	53	56	61	64	46	47	23	23	28	29
2	阿尔巴尼亚	95	97	94	94	95	96	95	95	93	86	94	91
3	阿尔及利亚	85	85	79	79	84	84	98	98	88	88	95	95
4	安道尔	100	100	100	100	100	100	100	100	100	100	100	100
5	安哥拉	66	68	35	34	53	54	86	87	19	20	59	60
6	安提瓜和巴布达	98	98	98	98	98	98	91	…	91	…	91	…
7	阿根廷	100	99	95	95	99	99	96	97	98	99	96	97
8	亚美尼亚	100	100	98	100	99	100	96	96	81	81	90	91
9	澳大利亚	100	100	100	100	100	100	100	100	100	100	100	100
10	奥地利	100	100	100	100	100	100	100	100	100	100	100	100
11	阿塞拜疆	88	88	71	71	80	80	86	86	78	78	82	82
12	巴哈马群岛	96	98	96	98	96	98	…	92	…	92	…	92
13	巴林群岛	100	100	100	100	100	100	99	99	99	99	99	99
14	孟加拉国	85	86	82	84	83	85	55	55	55	58	55	57
15	巴巴多斯岛	100	100	100	100	100	100	…	…	…	…	…	…
16	白俄罗斯	100	100	99	99	100	100	92	94	97	95	93	94
17	比利时	100	100	100	100	100	100	100	100	100	100	100	100
18	伯利兹	97	98	100	100	99	99	93	94	87	88	90	91
19	贝宁湾	85	85	69	69	76	76	25	25	5	5	14	14
20	不丹	100	99	96	97	97	98	74	75	29	31	45	47
21	玻利维亚	96	96	72	72	88	88	57	57	24	24	46	46
22	波黑	100	100	98	99	99	100	100	99	92	92	96	95
23	博茨瓦纳	99	99	93	93	97	97	78	78	42	42	64	64
24	巴西	100	100	84	85	97	98	87	87	48	49	81	81
25	文莱	…	…	…	…	…	…	…	…	…	…	…	…
26	保加利亚	100	100	99	99	99	99	100	100	100	100	100	100
27	布基纳法索	96	97	74	76	80	82	50	50	6	7	18	19
28	布隆迪	82	92	73	73	74	75	45	43	51	48	50	47
29	佛得角	91	100	86	52	89	89	74	75	45	47	63	65
30	柬埔寨	90	…	61	68	67	71	76	82	22	25	33	37
31	喀麦隆	95	94	52	86	74	74	58	62	36	27	48	45
32	加拿大	100	94	99	66	100	100	100	100	99	99	100	100
33	中非	92	91	51	99	67	68	43	44	28	7	34	22
34	乍得	71	72	44	54	50	51	31	31	6	6	12	12
35	智利	100	100	90	45	98	99	100	100	89	89	99	99
36	中国	98	98	85	91	92	92	74	74	56	56	65	65
37	哥伦比亚	100	97	72	85	93	91	82	85	65	66	78	80
38	科摩罗	…	…	97	74	…	…	…	…	…	…	…	…
39	刚果	95	96	32	97	72	75	19	20	15	6	18	15
40	库克岛	100	100	100	39	100	100	95	97	95	97	95	97
41	哥斯达黎加	100	100	91	100	96	97	95	95	92	92	94	94
42	科特迪瓦	91	92	68	91	80	80	36	33	11	10	24	22
43	克罗地亚	100	100	97	97	99	99	99	99	98	98	98	98
44	古巴	96	96	86	87	94	94	94	94	87	88	92	93
45	塞浦路斯	100	100	100	100	100	100	100	100	100	100	100	100
46	捷克	100	100	100	100	100	100	100	100	100	100	100	100
47	朝鲜	99	99	97	97	98	98	88	88	73	73	82	82
48	刚果民主共和国	80	79	29	29	46	46	29	29	31	33	31	31

附录2-4　续表1

早产发生率(%) 2010	5岁以下儿童 2007～2014			成人(≥18岁)肥胖率(%) 2014		成人(>15岁)平均饮酒精量(升/人/年) 2010	成人(>15岁)吸烟率(%) 2012		未成年人(13～15岁)吸烟率(%) 2007～2014	
	发育迟缓率(%)	低体重率(%)	超重率(%)	男	女		男	女	男	女
12	40.9	25	5.4	1.8	4.1	0.7	…	…	…	…
9	23.1	6.3	23.4	16.5	18.7	7.0	52	8	18	7
7	…	…	…	18.8	30.8	1.0	…	…	17	3
…	…	…		28.5	30.5	13.8	39	28	…	…
13	29.2	15.6	…	6.0	14.2	7.5	…	…	…	…
6	…	…	…	22.8	38.7	5.4	…	…	24	16
8	…	…	…	23.6	28.9	9.3	32	21	23	25
11	20.8	5.3	16.8	17.2	22.0	5.3	55	2	11	4
8	1.8	0.2	8	28.4	28.8	12.2	18	15	…	…
11	…	…	…	20.5	16.3	10.3	37	36	…	…
9	…	…	…	19.0	26.1	2.3	49	0	11	2
10	…	…	…	29.7	42.5	6.9	…	…	16	11
14	…	…	…	30.5	42.8	2.1	40	7	…	…
14	38.7	35.1	2.6	2.1	5.1	0.2	44	1	9	3
9	7.7	3.5	12.2	24.4	38.2	6.8	13	1	35	23
4	…	…	…	21.0	25.5	17.5	49	11	…	…
8	…	…	…	22.3	18.2	11.0	28	21	…	…
10	19.3	6.2	7.9	16.1	28.8	8.5	…	…	22	15
11	…	…	…	4.1	14.5	2.1	16	1	…	…
10	33.6	12.8	7.6	4.9	8.8	0.7	…	…	39	23
9	27.2	4.5	8.7	12.1	22.2	5.9	34	19	21	16
8	8.9	1.5	17.4	16.3	19.4	7.1	49	31	16	11
15	31.4	11.2	11.2	12.7	32.3	8.4	…	…	27	21
9	7.1	2.2	7.3	17.3	22.7	8.7	21	12	…	…
12	…	…	…	16.2	20.1	0.9	29	3	17	7
8	…	…	…	21.8	24.5	11.4	45	30	26	32
11	32.9	24.4	2.8	3.2	9.2	6.8	33	5	…	…
11	57.5	29.1	2.9	0.7	4.5	9.3	…	…	21	17
11	…	…	…	8.6	17.4	10.2	20	4	15	12
11	40.9	29	1.9	1.7	4.6	6.9	45	4	8	5
13	32.6	15.1	6.5	5.8	17.1	5.5	34	1	…	…
8	…	…	…	26.8	29.1	8.4	…	…	…	…
13	40.7	23.5	1.8	2.2	8.0	3.8	…	…	…	…
13	38.7	30.3	2.8	4.0	12.3	4.4	…	…	21	14
7	1.8	0.5	10.1	23.3	32.2	9.6	42	37	…	…
7	9.4	3.4	6.6	5.9	8.0	6.7	49	2	11	2
9	12.7	3.4	4.8	16.1	25.7	6.2	17	7	…	…
17	32.1	16.9	10.9	2.2	11.0	0.2	24	7	22	15
17	25	11.8	3.6	6.4	15.7	3.9	32	2	28	20
…	…	…	…	46.6	55.1	6.4	…	…	34	36
14	5.6	1.1	8.1	19.2	29.5	5.4	20	9	16	13
14	29.6	15.7	3.2	4.7	13.8	6.0	…	…	26	11
6	…	…	…	22.5	24.1	12.2	39	32	29	28
6	…	…	…	19.0	31.5	5.2	53	20	20	15
15	…	…	…	21.9	25.7	9.2	…	…	29	11
7	…	…	…	26.2	27.3	13.0	38	29	35	38
11	27.9	15.2	0	1.6	3.1	3.7	…	…	…	…
12	42.6	23.4	4.4	1.6	7.1	3.6	…	…	…	…

附录2-4　续表2

序列	国家	安全饮用水普及率(%)						卫生厕所普及率(%)					
		城市		农村		合计		城市		农村		合计	
		2011	2012	2011	2012	2011	2012	2011	2012	2011	2012	2011	2012
49	丹麦	100	100	100	100	100	100	100	100	100	100	100	100
50	吉布提	100	100	67	65	92	92	73	73	22	22	61	61
51	多米尼加	96	96	81	…	…	…	…	…	…	…	…	…
52	多米尼加共和国	82	82	…	77	82	81	86	86	74	74	82	82
53	厄瓜多尔	96	92	82	75	92	86	96	86	86	76	93	83
54	埃及	100	100	99	99	99	99	97	98	93	94	95	96
55	萨尔瓦多	94	95	81	81	90	90	79	80	53	53	70	70
56	赤道几内亚	…	…	…	…	…	…	…	…	…	…	…	…
57	厄立特里亚	…	…	…	…	99	…	…	…	4	4	…	…
58	爱沙尼亚	99	100	97	98	…	99	100	96	94	94	100	95
59	埃塞俄比亚	97	97	39	42	49	52	27	27	19	23	21	24
60	斐济	100	100	92	92	96	96	92	92	82	82	87	87
61	芬兰	100	100	100	100	100	100	100	100	100	100	100	100
62	法国	100	100	100	100	100	100	100	100	100	100	100	100
63	加蓬	95	97	41	63	88	92	33	43	30	32	33	41
64	冈比亚	92	94	85	84	89	90	70	64	65	55	68	60
65	格鲁吉亚	100	100	96	97	98	99	96	96	91	91	93	93
66	德国	100	100	100	100	100	100	100	100	100	100	100	100
67	加纳	92	93	80	81	86	87	19	20	8	8	13	14
68	希腊	100	100	99	99	100	100	99	99	97	97	99	99
69	格林纳达	…	99	…	95	…	97	…	98	…	98	…	98
70	危地马拉	99	99	89	89	94	94	88	88	72	72	80	80
71	几内亚	90	92	65	65	74	75	32	33	11	11	18	19
72	几内亚比绍	94	96	54	56	72	74	33	34	8	8	19	20
73	圭亚那	98	97	93	98	95	98	88	88	82	82	84	84
74	海地	77	75	48	47	64	62	34	31	17	16	26	24
75	洪都拉斯	96	97	81	82	89	90	86	85	74	74	81	80
76	匈牙利	100	100	100	100	100	100	100	100	100	100	100	100
77	冰岛	100	100	100	100	100	100	100	100	100	100	100	100
78	印度	96	97	89	91	92	93	60	60	24	25	35	36
79	印尼	93	93	76	76	84	85	73	71	44	46	59	59
80	伊朗	98	98	90	92	95	96	100	93	99	82	100	89
81	伊拉克	94	94	67	69	85	85	86	86	80	82	84	85
82	爱尔兰	100	100	100	100	100	100	100	100	98	98	99	99
83	以色列	100	100	100	100	100	100	100	100	100	100	100	100
84	意大利	100	100	100	100	100	100	…	…	…	…	…	…
85	牙买加	97	97	89	89	93	93	78	78	82	82	80	80
86	日本	100	100	100	100	100	100	100	100	100	100	100	100
87	约旦	97	97	90	90	96	96	98	98	98	98	98	98
88	哈萨克斯坦	99	99	90	86	95	93	97	97	98	98	97	97
89	肯尼亚	83	82	54	55	61	62	31	31	29	29	29	30
90	基里巴斯	87	87	50	51	66	67	51	51	30	31	39	40
91	科威特	99	99	99	99	99	99	100	100	100	100	100	100
92	吉尔吉斯	96	97	85	82	89	88	94	92	93	92	93	92
93	老挝	83	84	63	65	70	72	87	90	48	50	62	65
94	拉脱维亚	100	100	96	96	98	98	…	…	…	…	…	…
95	黎巴嫩	100	100	100	100	100	100	100	100	…	…	…	…
96	莱索托	91	93	73	77	78	81	32	37	24	27	26	30

附录2-4　续表3

早产发生率(%) 2010	5岁以下儿童 2007～2014			成人(≥18岁)肥胖率(%) 2014		成人(>15岁)平均饮酒精量(升/人/年) 2010	成人(>15岁)吸烟率(%) 2012		未成年人(13～15岁)吸烟率(%) 2007～2014	
	发育迟缓率(%)	低体重率(%)	超重率(%)	男	女		男	女	男	女
7	…	…	…	21.7	17.0	11.4	21	19	…	…
12	33.5	29.8	8.1	5.6	13.5	1.3	…	…	19	15
12	…	…	…	18.5	33.0	7.1	…	…	30	20
11	7.1	4	7.6	18.2	29.5	6.9	19	10	24	14
5	25.2	6.4	7.5	14.4	22.9	7.2	15	4	…	…
7	30.7	6.8	20.5	20.3	37.5	0.4	46	0	20	4
13	20.6	6.6	5.7	15.9	27.0	3.2	…	…	18	11
17	26.2	5.6	9.7	12.5	22.7	6.6	…	…	25	17
12	50.3	38.8	1.9	1.4	6.9	1.1	…	…	…	…
6	…	…	…	22.2	22.9	10.3	44	25	34	28
10	40.4	25.2	2.6	1.5	6.6	4.2	9	1	…	…
10	…	…	…	30.8	42.3	3.0	41	13	18	10
6	…	…	…	21.6	19.6	12.3	25	20	…	…
7	…	…	…	23.8	24.0	12.2	31	26	…	…
16	17.5	6.5	7.7	12.9	22.5	10.9	…	…	…	…
14	23.4	17.4	1.9	5.8	15.8	3.4	…	…	…	…
9	11.3	1.1	19.9	17.2	24.0	7.7	59	6	17	8
9	…	…	…	21.9	18.5	11.8	34	29	…	…
15	22.7	13.4	2.6	5.4	18.9	4.8	12	1	14	11
7	…	…	…	21.9	23.8	10.3	54	34	19	13
10	…	…	…	18.1	34.3	12.5	…	…	25	17
8	48	13	4.9	13.0	23.9	3.8	…	…	20	13
14	31.3	18.7	3.8	3.2	10.3	0.7	…	…	31	20
11	32.2	18.1	3.2	3.6	10.8	4.0	…	…	…	…
13	19.5	11.1	6.7	14.4	31.6	8.1	…	…	25	16
14	21.9	11.6	3.6	7.2	16.6	6.4	21	3	…	…
12	22.7	7.1	5.2	12.4	24.1	4.0	37	2	…	…
9	…	…	…	24.0	23.9	13.3	35	27	33	28
7	…	…	…	24.1	21.5	7.1	19	17	…	…
13	…	…	…	3.2	6.7	4.3	23	2	19	8
16	36.4	19.9	11.5	3.5	7.9	0.6	72	4	36	4
13	6.8	4.1	…	20.1	32.0	1.0	23	1	33	20
7	22.6	8.5	11.8	17.2	30.5	0.5	47	6	12	5
6	…	…	…	25.9	25.3	11.9	24	24	…	…
8	…	…	…	23.5	27.0	2.8	42	20	…	…
7	…	…	…	20.4	21.6	6.7	29	20	21	26
10	4.8	3.2	4	18.4	35.7	4.9	30	6	31	25
6	…	…	…	3.4	3.2	7.2	36	11	…	…
14	7.8	3	4.7	22.7	38.6	0.7	64	10	34	19
9	13.1	3.7	13.3	21.6	25.0	10.3	46	10	12	8
12	35.2	16.4	5	2.8	11.1	4.3	26	2	13	7
10	…	14.9	…	32.9	48.5	3.0	67	43	43	32
11	4.3	2.2	9.5	35.5	45.9	0.1	…	…	25	11
10	12.9	2.8	7	11.5	17.3	4.3	50	4	12	5
11	43.8	26.5	2	2.1	4.9	7.3	60	11	19	6
5	…	…	…	22.0	25.1	12.3	51	24	39	41
8	…	…	…	26.3	37.7	2.4	43	29	42	31
12	39	13.5	7.3	4.1	24.0	6.5	50	0	26	22

附录2-4　续表4

序列	国家	安全饮用水普及率(%)						卫生厕所普及率(%)					
		城市		农村		合计		城市		农村		合计	
		2011	2012	2011	2012	2011	2012	2011	2012	2011	2012	2011	2012
97	利比里亚	89	87	60	63	74	75	30	28	7	6	18	17
98	利比亚	…	…	…	…	…	…	97	97	96	96	97	97
99	立陶宛	98	99	…	89	…	96	95	99	…	85	…	94
100	卢森堡	100	100	100	100	100	100	100	100	100	100	100	100
101	马达加斯加	78	78	34	35	48	50	19	19	11	11	14	14
102	马拉维	95	95	82	83	84	85	50	22	53	8	53	10
103	马来西亚	100	100	99	99	100	100	96	96	95	95	96	96
104	马尔代夫	100	100	98	98	99	99	97	97	98	100	98	99
105	马里	89	91	53	54	65	67	35	35	14	15	22	22
106	马耳他	100	100	100	100	100	100	100	100	100	100	100	100
107	马歇尔群岛	93	93	97	98	94	95	84	84	55	56	76	76
108	毛利塔尼亚	52	52	48	48	50	50	51	51	9	9	27	27
109	毛里求斯	100	100	100	100	100	100	92	92	90	90	91	91
110	墨西哥	96	96	89	91	94	95	87	87	77	79	85	85
111	密克罗尼西亚	95	95	88	87	89	89	83	85	47	49	55	57
112	摩纳哥	100	100	…	…	100	100	100	100	…	…	100	100
113	蒙古	100	95	53	61	85	85	64	65	29	35	53	56
114	黑山	100	100	95	95	98	98	92	92	87	87	90	90
115	摩洛哥	98	98	61	64	82	84	83	85	52	63	70	75
116	莫桑比克	78	80	33	35	47	49	41	44	9	11	19	21
117	缅甸	94	95	79	81	84	86	84	84	74	74	77	77
118	纳米比亚	99	98	90	87	93	92	57	56	17	17	32	32
119	瑙鲁	96	96	…	…	96	96	66	66	…	…	66	66
120	尼泊尔	91	90	87	88	88	88	50	51	32	34	35	37
121	荷兰	100	100	100	100	100	100	100	100	100	100	100	100
122	新西兰	100	100	100	100	100	100	…	…	…	…	…	…
123	尼加拉瓜	98	98	68	68	85	85	63	63	37	37	52	52
124	尼日尔	100	99	39	42	50	52	34	33	4	4	10	9
125	尼日利亚	75	79	47	49	61	64	33	31	28	25	31	28
126	纽埃岛	99	99	99	99	99	99	100	100	100	100	100	100
127	挪威	100	100	100	100	100	100	100	100	100	100	100	100
128	阿曼	95	95	85	86	92	93	97	97	95	95	97	97
129	巴基斯坦	96	96	89	89	91	91	72	72	34	34	47	48
130	帕劳群岛	97	97	86	…	95	…	100	100	100	100	100	100
131	巴拿马	97	97	86	87	94	94	77	80	54	52	71	73
132	巴布亚新几内亚	89	88	33	33	40	40	57	56	13	13	19	19
133	巴拉圭	99	100	…	83	…	94	…	96	…	53	…	80
134	秘鲁	91	91	66	72	85	87	81	81	38	45	72	73
135	菲律宾	93	92	92	91	92	92	79	79	69	69	74	74
136	波兰	100	100	…	…	…	…	96	96	…	…	…	…
137	葡萄牙	100	100	100	100	100	100	100	100	100	100	100	100
138	卡塔尔	100	100	100	100	100	100	100	100	100	100	100	100
139	韩国	100	100	88	88	98	98	100	100	100	100	100	100
140	摩尔多瓦	99	99	93	94	96	97	89	89	83	84	86	87
141	罗马尼亚	99	99	…	…	…	…	…	…	…	…	…	…
142	俄罗斯	99	99	92	92	97	97	74	74	59	59	70	70
143	卢旺达	80	81	66	68	69	71	61	61	61	64	61	64
144	圣基茨和尼维斯	98	98	98	98	98	98	…	…	…	…	…	…

附录2-4 续表5

早产发生率(%) 2010	5岁以下儿童 2007～2014			成人(≥18岁)肥胖率(%) 2014		成人(>15岁)平均饮酒精量(升/人/年) 2010	成人(>15岁)吸烟率(%) 2012		未成年人(13～15岁)吸烟率(%) 2007～2014	
	发育迟缓率(%)	低体重率(%)	超重率(%)	男	女		男	女	男	女
14	32.1	15.3	3.2	2.7	10.6	4.7	25	3	…	…
8	21	5.6	22.4	26.6	39.5	0.1	…	…	11	5
6	…	…	…	23.1	28.3	15.4	41	22	38	29
8	…	…	…	26.6	19.7	11.9	27	22	…	…
14	49.2	…	…	2.2	8.6	1.8	…	…	33	14
18	42.4	16.7	5.1	1.6	8.9	2.5	27	7	17	11
12	…	…	…	10.6	16.0	1.3	45	2	35	9
8	20.3	17.8	6.5	5.0	10.8	1.2	39	4	15	7
12	…	…	…	3.8	9.9	1.1	33	3	23	9
6	…	…	…	24.6	28.5	7.0	32	22	…	…
12	…	…	…	36.9	48.9	…	…	…	29	22
15	22	19.5	1.2	5.8	13.6	0.1	39	4	28	18
13	…	…	…	11.2	24.3	3.6	41	4	20	8
7	13.6	2.8	9	22.8	33.1	7.2	23	8	22	18
11	…	…	…	31.0	43.7	3.3	…	…	52	36
…	…	…	…	…	…	…	…	…	…	…
14	10.8	1.6	10.5	14.6	18.8	6.9	49	6	20	8
9	9.4	1	22.3	19.3	20.7	8.7	…	…	7	6
7	14.9	3.1	10.7	16.2	28.3	0.9	43	2	11	7
16	43.1	15.6	7.9	1.8	8.7	2.3	33	6	…	…
12	35.1	22.6	2.6	1.4	4.3	0.7	35	8	30	7
14	23.1	13.2	4.1	9.2	28.2	10.8	36	12	32	30
…	24	4.8	2.8	39.7	51.6	3.5	45	54	…	…
14	40.5	29.1	1.5	1.8	4.6	2.2	39	14	25	16
8	…	…	…	21.4	18.3	9.9	28	25	…	…
8	…	…	…	27.7	30.8	10.9	…	…	19	22
9	23	5.7	6.2	10.8	23.2	5.0	…	…	…	…
9	43	37.9	3	1.9	6.8	0.3	16	0	12	6
12	36.4	31	4.9	5.9	16.3	10.1	16	1	…	…
…	…	…	…	37.7	49.0	8.0	22	12	14	19
6	…	…	…	24.6	21.7	7.7	26	25	…	…
14	9.8	8.6	1.7	27.2	37.7	0.9	19	1	5	2
16	45	31.6	4.8	3.7	7.3	0.1	41	4	…	…
…	…	…	…	43.1	52.2	7.9	…	…	54	37
8	19.1	3.9	…	20.6	33.1	8.0	13	3	15	10
7	49.5	27.9	13.8	22.6	33.4	3.0	…	…	55	40
8	10.8	2.6	11.8	13.1	19.5	8.8	31	9	21	13
7	18.4	3.5	7.2	15.8	26.5	8.1	…	7	22	17
15	30.3	19.9	5	3.6	6.6	5.4	46	9	19	9
7	…	…	…	23.5	26.7	12.5	35	26	17	19
8	…	…	…	19.8	20.3	12.9	32	14	…	…
11	…	…	…	40.0	49.7	1.5	…	…	25	13
9	2.5	0.6	6.7	4.8	6.7	12.3	52	4	9	4
12	6.4	2.2	4.9	11.4	17.9	16.8	45	5	15	6
7	…	…	…	20.5	22.7	14.4	40	23	12	10
7	…	…	…	20.3	27.4	15.1	60	23	…	…
10	44.3	11.7	7.1	1.2	6.6	9.8	23	6	13	10
…	…	…	…	21.2	35.3	8.2	…	…	10	8

附录2-4　续表6

序列	国家	安全饮用水普及率(%)						卫生厕所普及率(%)					
		城市		农村		合计		城市		农村		合计	
		2011	2012	2011	2012	2011	2012	2011	2012	2011	2012	2011	2012
145	圣卢西亚岛	98	99	93	93	94	94	70	…	64	…	65	…
146	圣文森特和格林纳丁斯	95	95	95	95	95	95	…	…	…	…	…	…
147	萨摩亚群岛	97	97	98	99	98	99	93	93	91	91	92	92
148	圣马力诺	…	…	…	…	…	…	…	…	…	…	…	…
149	圣多美和普林西比	99	99	94	94	97	97	41	41	23	23	34	34
150	沙特阿拉伯	97	97	97	97	97	97	100	100	100	100	100	100
151	塞内加尔	93	92	59	60	73	74	68	67	39	40	51	52
152	塞黑	99	99	99	99	99	99	98	99	96	96	97	97
153	塞舌尔	96	96	96	96	96	96	97	97	97	97	97	97
154	塞拉利昂	84	87	40	42	57	60	22	22	7	7	13	13
155	新加坡	100	100	…	…	100	100	100	100	…	…	100	100
156	斯洛伐克	100	100	100	100	100	100	100	100	100	100	100	100
157	斯洛文尼亚	100	100	99	99	100	100	100	100	100	100	100	100
158	所罗门群岛	93	93	76	77	79	81	81	81	15	15	29	29
159	索马里	66	…	7	…	30	…	52	…	6	…	24	…
160	南非	99	99	79	88	91	95	84	82	57	62	74	74
161	南苏丹	63	63	55	55	57	57	16	16	7	7	9	9
162	西班牙	100	100	100	100	100	100	100	100	100	100	100	100
163	斯里兰卡	99	99	92	93	93	94	83	83	93	94	91	92
164	苏丹	66	66	50	50	55	55	44	44	13	13	24	24
165	苏里南	97	98	81	88	92	95	90	88	66	61	83	80
166	斯威士兰	93	94	67	69	72	74	63	63	55	56	57	57
167	瑞典	100	100	100	100	100	100	100	100	100	100	100	100
168	瑞士	100	100	100	100	100	100	100	100	100	100	100	100
169	叙利亚	93	92	87	87	90	90	96	96	94	95	95	96
170	塔吉克斯坦	100	93	57	64	66	72	97	94	83	95	95	94
171	泰国	92	97	95	95	96	96	95	89	94	96	93	93
172	马其顿	97	100	99	99	100	99	89	97	96	83	91	91
173	东帝汶	93	95	60	61	69	70	68	69	27	27	39	39
174	多哥	90	92	40	41	59	61	26	25	3	2	11	11
175	汤加	99	99	99	99	99	99	99	99	89	89	92	91
176	特立尼达和多巴哥	98	97	93	…	94	…	92	92	92	92	92	92
177	突尼斯	100	100	89	90	96	97	97	97	75	77	90	90
178	土耳其	100	100	99	99	100	100	97	97	75	75	91	91
179	土库曼斯坦	89	89	54	54	71	71	100	100	98	98	99	99
180	图瓦卢	98	98	97	97	98	98	86	86	80	80	83	83
181	乌干达	91	95	72	71	75	75	34	33	35	34	35	34
182	乌克兰	98	98	98	98	98	98	96	96	89	89	94	94
183	阿联酋	100	100	100	100	100	100	98	98	95	95	98	98
184	英国	100	100	100	100	100	100	100	100	100	100	100	100
185	坦桑尼亚	79	78	44	44	53	53	24	25	7	7	12	12
186	美国	100	99	94	98	99	99	100	100	99	100	100	100
187	乌拉圭	100	100	98	95	100	99	99	96	98	96	99	96
188	乌兹别克斯坦	98	98	81	81	87	87	100	100	100	100	100	100
189	瓦努阿图	98	98	88	88	91	91	65	65	55	55	58	58
190	委内瑞拉	…	…	…	…	…	…	…	…	…	…	…	…
191	越南	99	98	94	94	96	95	93	93	67	67	75	75
192	也门	72	72	47	47	55	55	93	93	34	34	53	53
193	赞比亚	86	85	50	49	64	63	56	56	33	34	42	43
194	津巴布韦	97	97	69	69	80	80	52	52	33	32	40	40

附录2-4　续表7

早产发生率(%) 2010	5岁以下儿童 2007～2014			成人(≥18岁) 肥胖率(%) 2014		成人(>15岁) 平均饮酒精量(升/人/年) 2010	成人(>15岁) 吸烟率(%) 2012		未成年人(13～15岁) 吸烟率(%) 2007～2014	
	发育迟缓率(%)	低体重率(%)	超重率(%)	男	女		男	女	男	女
11	3	3	6	19.7	33.9	10.4	…	…	25	17
12	…	…	…	17.9	30.9	6.6	…	…	24	15
6	…	…	…	36.0	51.3	3.6	45	20	26	20
…	…	…	…	…	…	…	…	…	11	12
11	32	14	12	6.2	18.2	7.1	14	2	31	23
6	…	…	…	29.9	41.4	0.2	26	3	21	9
10	19	17	2	4.8	14.6	0.6	22	1	15	6
7	6	2	14	18.6	20.5	12.6	46	40	18	17
12	8	4	10	17.1	35.9	5.6	44	9	27	25
10	38	18	9	3.1	12.0	8.7	55	13	…	…
12	…	…	…	5.7	6.8	2.0	28	5	…	…
6	…	…	…	24.6	26.7	13.0	41	18	30	28
8	…	…	…	24.6	25.5	11.6	24	19	17	22
12	33	12	3	21.8	33.7	1.7	…	…	44	37
12	…	…	…	2.1	7.2	0.5	…	…	…	…
8	24	9	…	15.7	37.3	11.0	32	7	24	19
…	31	28	6	4	11	…	…	…	…	…
7	…	…	…	22.8	24.7	11.2	34	28	…	…
11	15	26	1	3.4	9.5	3.7	29	1	16	5
13	35	32	…	4.0	11.1	2.7	…	…	10	4
9	9	6	4	19.4	32.9	6.6	…	…	21	17
14	31	6	11	7.5	27.8	5.7	18	2	16	9
6	…	…	…	22.5	18.6	9.2	22	23	…	…
7	…	…	…	22.3	16.5	10.7	28	21	…	…
11	28	10	18	17.4	29.9	1.2	…	…	32	17
11	27	13	7	9.9	17.3	2.8	…	…	…	…
12	16	9	11	5.7	11.1	7.1	42	2	27	9
7	5	1	12	18.3	20.9	6.7	…	…	12	12
12	58	45	6	1.2	3.2	0.6	…	…	66	24
13	30	17	2	3.0	11.9	2.3	…	…	11	4
8	…	…	…	36.4	50.1	1.6	48	13	45	28
8	…	…	…	24.1	38.0	6.7	…	…	20	16
9	10	2	14	20.3	33.8	1.5	…	…	20	4
12	10	2	11	22.9	35.8	2.0	43	14	20	13
10	…	…	…	17.1	23.1	4.3	…	…	…	…
…	10	2	6	34.5	46.4	1.5	…	…	…	…
14	34	14	4	1.6	8.3	9.8	18	3	19	16
7	…	…	…	17.1	22.6	13.9	51	14	23	16
8	…	…	…	33.8	45.1	4.3	…	…	…	…
8	…	…	…	26.9	29.2	11.6	22	20	…	…
11	35	13	6	2.8	11.4	7.7	29	4	…	…
12	2	1	6	32.6	34.7	9.2	…	…	12	10
10	12	5	8	22.5	30.6	7.6	30	22	21	25
9	…	…	…	12.1	18.9	4.6	26	1	…	…
13	26	12	5	29.4	41.5	1.4	…	…	34	20
8	13	3	6	20.3	29.4	8.9	…	…	11	7
9	23	12	5	2.3	4.8	6.6	48	1	7	2
13	47	36	2	11.1	23.4	0.3	…	…	24	10
13	46	15	8	3.4	14.3	4.0	…	…	25	26
17	28	11	4	2.4	18.5	5.7	32	2	…	…

附录2-5 卫生资源

序列	国家	每万人口 2007～2013 医师	每万人口 2007～2013 口腔医师	每万人口 2007～2013 护士和助产士	每万人口医院床位 2006～2012
1	阿富汗	2.7	<0.05	5.0	5
2	阿尔巴尼亚	11.5	…	38.5	26
3	阿尔及利亚	12.1	3.3	19.5	…
4	安道尔	40.0	8.7	47.7	25
5	安哥拉	1.7	…	16.6	…
6	安提瓜和巴布达	…	…	…	21
7	阿根廷	38.6	…	…	47
8	亚美尼亚	27.0	3.9	48.3	39
9	澳大利亚	32.7	5.4	106.5	39
10	奥地利	48.3	5.7	79.1	76
11	阿塞拜疆	34.0	2.6	65.4	47
12	巴哈马群岛	28.2	3.4	41.4	29
13	巴林群岛	9.2	2.4	23.7	21
14	孟加拉国	3.6	0.3	2.2	6
15	巴巴多斯岛	…	…	…	62
16	白俄罗斯	39.3	5.5	106.4	113
17	比利时	29.9	7.5	167.6	65
18	伯利兹	8.3	0.4	19.6	11
19	贝宁湾	0.6	<0.05	7.7	5
20	不丹	2.6	0.3	9.8	18
21	玻利维亚	4.7	1.1	10.1	11
22	波黑	19.3	2.2	56.0	35
23	博茨瓦纳	4.0	0.8	33.5	18
24	巴西	18.9	12.2	76.0	23
25	文莱	14.4	4.2	80.5	28
26	保加利亚	38.7	9.1	47.8	64
27	布基纳法索	0.5	<0.05	5.7	4
28	布隆迪	…	…	…	19
29	佛得角	3.1	0.1	5.6	21
30	柬埔寨	1.7	0.2	7.9	7
31	喀麦隆	0.8	<0.05	4.4	13
32	加拿大	20.7	12.6	92.9	27
33	中非	0.5	<0.05	2.6	10
34	乍得	…	…	…	…
35	智利	10.2	<0.05	1.4	21
36	中国	14.9	…	16.6	38
37	哥伦比亚	14.7	9.2	6.2	15
38	科摩罗	…	…	…	…
39	刚果	1.0	…	8.2	…
40	库克岛	13.3	10.6	64.4	…
41	哥斯达黎加	11.1	1.2	7.7	12
42	科特迪瓦	1.4	0.1	4.8	…
43	克罗地亚	28.4	7.2	58.0	58
44	古巴	67.2	10.7	90.5	53
45	塞浦路斯	23.3	7.2	44.6	35
46	捷克	36.2	7.1	84.3	68
47	朝鲜	…	…	…	132
48	刚果民主共和国	…	…	…	…

注：①中国医师数系执业医师数（不含口腔医师），护士和助产士系注册护士数；②每万人口医院床位系医疗机构床位数。

附录2-5 续表1

序列	国家	每万人口 2007～2013			每万人口医院床位 2006～2012
		医师	口腔医师	护士和助产士	
49	丹麦	34.9	7.9	167.9	35
50	吉布提	…	1.2	8.0	14
51	多米尼加	…	…	…	38
52	多米尼加共和国	14.9	1.9	13.3	17
53	厄瓜多尔	17.2	2.9	21.6	16
54	埃及	28.3	4.2	35.2	5
55	萨尔瓦多	16.0	6.5	4.1	11
56	赤道几内亚	…	…	…	21
57	厄立特里亚	…	…	…	7
58	爱沙尼亚	32.4	8.9	63.8	53
59	埃塞俄比亚	0.3	…	2.5	63
60	斐济	4.3	2.0	22.4	20
61	芬兰	29.1	7.3	108.6	55
62	法国	31.9	6.6	93.0	64
63	加蓬	…	…	…	63
64	冈比亚	1.1	0.3	8.7	11
65	格鲁吉亚	42.7	…	32.2	26
66	德国	38.9	8.1	114.9	82
67	加纳	1.0	0.1	9.3	9
68	希腊	…	…	…	48
69	格林纳达	…	…	…	35
70	危地马拉	9.3	1.8	9.0	6
71	几内亚	…	…	…	3
72	几内亚比绍	0.7	0.1	5.9	…
73	圭亚那	2.1	0.6	5.3	20
74	海地	…	…	…	…
75	洪都拉斯	…	…	…	7
76	匈牙利	30.8	5.6	64.8	72
77	冰岛	34.8	8.2	155.9	32
78	印度	7.0	1.0	17.1	7
79	印尼	2.0	1.0	13.8	9
80	伊朗	…	…	…	1
81	伊拉克	6.1	1.5	…	13
82	爱尔兰	26.7	…	…	29
83	以色列	33.4	7.0	49.6	33
84	意大利	37.6	…	…	34
85	牙买加	4.1	0.9	10.9	17
86	日本	23.0	7.9	114.9	137
87	约旦	25.6	9.0	40.5	18
88	哈萨克斯坦	36.2	3.9	82.6	72
89	肯尼亚	2.0	0.2	8.6	14
90	基里巴斯	3.8	1.7	37.1	13
91	科威特	17.9	3.5	45.5	22
92	吉尔吉斯	19.7	1.8	62.2	48
93	老挝	1.8	0.4	8.8	15
94	拉脱维亚	35.8	6.6	34.4	59
95	黎巴嫩	32.0	14.7	27.2	35
96	莱索托	…	…	…	…

附录2-5　续表2

序列	国家	每万人口　2007～2013 医师	口腔医师	护士和助产士	每万人口医院床位 2006～2012
97	利比里亚	0.1	<0.05	2.7	8
98	利比亚	19.0	6.0	68.0	37
99	立陶宛	41.2	7.5	71.7	70
100	卢森堡	29.0	8.9	126.1	54
101	马达加斯加	1.6	<0.05	…	2
102	马拉维	0.2	0.1	3.4	13
103	马来西亚	12.0	3.6	32.8	19
104	马尔代夫	14.2	0.9	50.4	43
105	马里	0.8	0.1	4.3	1
106	马耳他	34.9	4.7	74.9	48
107	马歇尔群岛	4	2	17	27
108	毛利塔尼亚	1	0	7	…
109	毛里求斯	…	…	…	34
110	墨西哥	21	1	25	15
111	密克罗尼西亚	2	4	33	32
112	摩纳哥	72	10	172	138
113	蒙古	28	2	36	68
114	黑山	21	0	54	40
115	摩洛哥	6	1	9	9
116	莫桑比克	0	…	4	7
117	缅甸	6	1	10	6
118	纳米比亚	4	0	28	…
119	瑙鲁	7	2	49	50
120	尼泊尔	…	…	…	50
121	荷兰	…	…	84	47
122	新西兰	27	5	109	23
123	尼加拉瓜	9	0	14	9
124	尼日尔	0	<0.05	1	…
125	尼日利亚	4	0	16	…
126	纽埃岛	30	40	160	52
127	挪威	43	9	173	33
128	阿曼	24	3	54	17
129	巴基斯坦	8	1	6	6
130	帕劳群岛	14	3	57	48
131	巴拿马	17	3	14	22
132	巴布亚新几内亚	1	0	6	…
133	巴拉圭	12	2	10	13
134	秘鲁	11	2	15	15
135	菲律宾	…	…	…	5
136	波兰	22	3	62	65
137	葡萄牙	41	8	61	34
138	卡塔尔	77	…	119	12
139	韩国	21	5	50	103
140	摩尔多瓦	30	5	64	62
141	罗马尼亚	25	6	56	61
142	俄罗斯	…	…	…	97
143	卢旺达	1	0	7	…
144	圣基茨和尼维斯	…	…	…	23

附录2-5　续表3

序列	国家	每万人口　2007～2013			每万人口医院床位2006～2012
		医师	口腔医师	护士和助产士	
145	圣卢西亚岛	1	2	…	16
146	圣文森特和格林纳丁斯	…	…	…	52
147	萨摩亚群岛	5	3	19	…
148	圣马力诺	51	…	88	38
149	圣多美和普林西比	…	…	…	29
150	沙特阿拉伯	25	1	49	21
151	塞内加尔	1	0	4	…
152	塞黑	21	2	…	…
153	塞舌尔	11	2	48	36
154	塞拉利昂	0	<0.05	2	…
155	新加坡	20	4	58	20
156	斯洛伐克	33	5	61	60
157	斯洛文尼亚	25	6	85	46
158	所罗门群岛	2	…	21	13
159	索马里	…	…	…	…
160	南非	8	2	51	…
161	南苏丹	…	…	…	…
162	西班牙	50	8	57	31
163	斯里兰卡	7	1	16	36
164	苏丹	3	0	8	8
165	苏里南	…	…	…	31
166	斯威士兰	2	0	16	21
167	瑞典	39	8	111	27
168	瑞士	41	5	174	50
169	叙利亚	15	8	19	15
170	塔吉克斯坦	19	2	50	55
171	泰国	4	3	21	21
172	马其顿	26	7	…	45
173	东帝汶	1	0	11	59
174	多哥	1	<0.05	3	7
175	汤加	6	4	39	26
176	特立尼达和多巴哥	12	2	36	27
177	突尼斯	12	3	33	21
178	土耳其	17	3	24	25
179	土库曼斯坦	…	1	…	40
180	图瓦卢	11	4	58	…
181	乌干达	…	…	…	5
182	乌克兰	35	7	77	90
183	阿联酋	25	4	32	11
184	英国	28	5	88	29
185	坦桑尼亚	0	0	4	7
186	美国	25	…	…	29
187	乌拉圭	37	7	56	25
188	乌兹别克斯坦	25	2	119	44
189	瓦努阿图	1	0	17	18
190	委内瑞拉	…	…	…	9
191	越南	12	…	12	20
192	也门	2	0	7	7
193	赞比亚	2	0	8	20
194	津巴布韦	1	0	13	17

附录2-6　卫生经费

序列	国家	卫生总费用占GDP%			卫生总费用构成(%)					
					政府卫生支出			个人卫生支出		
		2000	2011	2012	2000	2011	2012	2000	2011	2012
1	阿富汗	…	8.4	8.5	…	19.0	20.8	…	81.0	79.2
2	阿尔巴尼亚	6.3	6.0	5.6	36.1	47.9	49.3	63.9	52.1	50.7
3	阿尔及利亚	3.5	4.4	6.0	73.3	82.0	73.5	26.7	18.0	26.5
4	安道尔	6.0	7.2	8.3	64.8	73.6	76.6	35.2	26.4	23.4
5	安哥拉	3.4	3.4	3.5	49.5	62.6	62.2	50.5	37.4	37.8
6	安提瓜和巴布达	4.2	5.5	5.4	67.1	73.7	68.0	32.9	26.3	32.0
7	阿根廷	7.6	7.9	6.8	53.9	66.5	69.3	46.1	33.5	30.7
8	亚美尼亚	6.3	3.7	4.5	18.2	52.2	41.8	81.8	47.8	58.2
9	澳大利亚	8.1	9.0	8.9	66.8	67.6	67.0	33.2	32.4	33.0
10	奥地利	10.0	11.3	11.1	75.6	75.3	75.9	24.4	24.7	24.1
11	阿塞拜疆	4.7	5.0	5.4	18.6	21.6	22.6	81.4	78.4	77.4
12	巴哈马群岛	5.2	7.5	7.3	48.1	45.6	45.1	51.9	54.4	54.9
13	巴林群岛	3.5	3.8	4.4	67.3	69.9	70.1	32.7	30.1	29.9
14	孟加拉国	2.6	3.8	3.5	40.7	38.2	31.9	59.3	61.8	68.1
15	巴巴多斯岛	5.2	7.2	6.8	65.8	66.0	60.9	34.2	34.0	39.1
16	白俄罗斯	6.1	4.9	5.0	75.5	70.5	77.2	24.5	29.5	22.8
17	比利时	8.1	10.5	10.9	74.6	75.9	75.2	25.4	24.1	24.8
18	伯利兹	4.0	5.8	5.3	52.6	66.5	64.9	47.4	33.5	35.1
19	贝宁湾	4.3	4.5	5.0	44.2	52.1	57.4	55.8	47.9	42.6
20	不丹	6.7	3.7	3.6	79.3	83.9	73.4	20.7	16.1	26.6
21	玻利维亚	6.1	5.0	5.8	60.1	70.8	71.8	39.9	29.2	28.2
22	波黑	7.1	9.9	10.1	56.7	71.3	71.2	43.3	28.7	28.8
23	博茨瓦纳	4.7	5.2	5.5	62.2	61.6	58.1	37.8	38.4	41.9
24	巴西	7.2	8.9	9.5	40.3	45.7	47.5	59.7	54.3	52.5
25	文莱	3.0	2.2	2.3	86.5	92.0	91.8	13.5	8.0	8.2
26	保加利亚	6.2	7.3	7.4	60.9	55.3	56.3	39.1	44.7	43.7
27	布基纳法索	5.1	6.4	6.1	39.6	49.5	58.5	60.4	50.5	41.5
28	布隆迪	6.3	9.0	8.2	30.6	63.3	60.1	69.4	36.7	39.9
29	佛得角	4.8	4.0	4.6	73.3	75.5	72.4	26.7	24.5	27.6
30	柬埔寨	5.8	5.6	7.3	22.2	22.6	19.7	77.8	77.4	80.3
31	喀麦隆	4.4	5.4	5.0	21.0	34.7	32.4	79.0	65.3	67.6
32	加拿大	8.7	10.9	10.9	70.4	70.4	70.1	29.6	29.6	29.9
33	中非	4.3	3.9	3.8	50.2	51.4	51.1	49.8	48.6	48.9
34	乍得	6.3	2.8	3.6	42.5	29.6	38.1	57.5	70.4	61.9
35	智利	7.2	7.1	7.3	36.1	48.4	47.7	63.9	51.6	52.3
36	中国	4.6	5.1	5.4	38.3	55.9	56.0	61.7	44.1	44.0
37	哥伦比亚	5.9	6.5	6.8	79.3	75.2	75.8	20.7	24.8	24.2
38	科摩罗	3.5	3.6	6.5	43.7	40.2	38.8	56.3	59.8	61.2
39	刚果	2.1	2.5	4.0	57.5	67.5	79.2	42.5	32.5	20.8
40	库克岛	3.4	3.6	3.3	90.1	91.0	90.8	9.9	9.0	9.2
41	哥斯达黎加	7.1	10.2	10.1	78.6	74.7	74.7	21.4	25.3	25.3
42	科特迪瓦	6.2	6.8	6.5	29.6	24.5	30.4	70.4	75.5	69.6
43	克罗地亚	7.8	6.8	7.3	86.1	82.5	80.1	13.9	17.5	19.9
44	古巴	6.1	10.0	8.6	90.8	94.7	94.2	9.2	5.3	5.8
45	塞浦路斯	5.8	7.4	7.3	41.7	43.3	47.0	58.3	56.7	53.0
46	捷克	6.3	7.5	7.5	90.3	84.2	84.0	9.7	15.8	16.0
47	朝鲜	…	…	…	…	…	…	…	…	…
48	刚果民主共和国	1.4	6.1	3.6	3.1	50.8	51.5	96.9	49.2	48.5

附录2-6　续表1

政府卫生支出占政府总支出%			社会医保支出占政府卫生支出%			人均卫生费用（美元）			人均政府卫生支出（美元）		
2000	2011	2012	2000	2011	2012	2000	2011	2012	2000	2011	2012
…	3.5	7.1	…	0.0	0.0	0	48	58	0	9	12
7.1	9.8	9.8	20.4	74.1	74.1	70	243	220	25	116	109
8.8	9.0	9.8	35.5	31.6	29.1	60	233	319	44	191	234
19.1	…	23.1	88.1	57.4	24.2	1318	3053	3414	854	2247	2614
2.9	5.6	5.6	0.0	0.0	0.0	22	178	190	11	111	118
11.4	15.8	17.2	0.0	11.1	7.6	420	703	727	281	518	494
14.7	21.7	22.5	59.6	64.1	52.8	710	866	994	383	576	689
5.3	7.4	7.9	0.0	0.0	0.0	39	127	150	7	66	63
15.1	17.2	17.8	0.0	0.0	0.0	1714	5991	6097	1145	4052	4085
14.6	16.9	16.3	58.6	53.6	55.1	2406	5643	5206	1820	4251	3951
5.4	3.7	3.8	0.0	0.0	0.0	30	359	402	6	77	91
14.8	15.7	15.1	1.8	2.2	0.0	1107	1622	1618	532	740	730
10.7	8.7	9.3	0.4	1.6	1.5	476	766	920	320	535	645
7.4	9.8	6.8	0.0	0.0	0.0	9	27	26	4	10	8
11.7	10.3	9.9	0.0	0.2	0.2	602	935	1009	396	617	615
10.1	13.0	13.2	0.0	0.0	0.0	75	311	339	56	219	262
12.3	15.0	14.9	85.4	86.2	85.5	1845	4914	4742	1377	3730	3567
6.5	13.4	12.1	0.0	13.5	13.9	139	264	259	73	175	168
10.0	10.8	13.5	0.5	0.4	0.1	15	34	37	7	18	21
12.2	8.0	6.1	0.0	0.0	0.0	52	94	90	41	79	66
9.8	7.9	9.5	62.0	42.9	50.9	60	115	149	36	82	107
11.4	16.6	16.6	97.7	90.1	91.0	103	471	446	59	336	318
7.4	8.0	8.8	0.0	…	0.0	152	404	402	95	249	233
4.1	8.7	7.9	0.0	0.0	0.0	265	1119	1078	107	512	512
6.3	6.2	6.0	0.0	…	0.0	543	917	946	470	844	869
9.1	11.3	11.7	12.0	68.4	76.4	97	522	520	59	288	292
8.8	12.4	13.5	0.8	0.2	0.2	12	39	40	5	19	23
7.3	13.6	14.1	29.5	12.4	13.6	7	21	21	2	13	13
9.9	8.8	10.0	34.9	25.2	29.6	59	153	163	43	116	118
8.7	6.2	6.7	0.0	…	0.0	17	49	69	4	11	14
6.1	8.5	8.5	3.9	2.6	2.6	26	64	61	5	22	20
15.1	17.4	18.5	1.9	2.0	1.9	2100	5656	5763	1477	3982	4037
12.9	12.5	11.4	0.0	…	0.0	11	19	18	5	10	9
13.1	3.3	5.9	0.0	…	0.0	10	25	37	4	7	14
11.0	14.8	14.9	19.3	11.4	9.2	364	1022	1106	131	495	528
10.9	12.5	12.5	57.2	67.0	67.9	43	274	322	16	153	180
19.3	20.2	18.5	66.8	83.4	84.0	148	466	530	117	350	402
9.3	6.5	9.9	0.0	0.0	0.0	13	31	54	6	13	21
4.8	6.5	8.7	0.0	0.0	0.0	22	85	125	13	58	99
9.9	11.7	9.3	0.0	0.0	0.0	175	511	498	158	464	452
24.1	28.0	27.7	80.7	81.0	79.3	287	883	952	226	659	711
10.0	8.5	8.1	2.0	6.3	6.6	40	84	80	12	21	24
13.0	15.1	12.7	97.6	94.3	93.5	371	992	950	320	818	761
10.8	14.0	11.5	0.0	…	0.0	166	605	558	151	573	526
6.5	6.9	7.5	0.0	1.6	1.5	753	2123	1936	314	919	910
13.7	14.6	14.2	89.5	92.3	92.7	361	1545	1411	326	1301	1186
…	…	…	…	…	…	…	…	…	…	…	…
1.8	11.5	12.9	0.0	…	0.0	19	15	15	1	8	8

附录2-6　续表2

序列	国家	卫生总费用占GDP%			卫生总费用构成(%)					
					政府卫生支出			个人卫生支出		
		2000	2011	2012	2000	2011	2012	2000	2011	2012
49	丹麦	8.7	10.9	11.0	83.9	85.3	85.8	16.1	14.7	14.2
50	吉布提	5.8	8.7	8.8	67.8	57.4	59.7	32.2	42.6	40.3
51	多米尼加	5.0	6.0	5.8	69.0	71.0	70.2	31.0	29.0	29.8
52	多米尼加共和国	6.3	5.4	5.4	34.5	49.3	50.9	65.5	50.7	49.1
53	厄瓜多尔	3.6	6.9	6.4	31.2	36.1	44.8	68.8	63.9	55.2
54	埃及	5.4	4.9	4.9	40.5	40.7	39.0	59.5	59.3	61.0
55	萨尔瓦多	8.0	6.8	6.7	45.2	63.6	62.8	54.8	36.4	37.2
56	赤道几内亚	2.7	4.5	3.4	79.3	54.2	80.3	20.7	45.8	19.7
57	厄立特里亚	4.1	2.7	3.0	39.1	50.5	46.5	60.9	49.5	53.5
58	爱沙尼亚	5.3	5.8	5.9	77.2	80.5	78.7	22.5	19.5	21.3
59	埃塞俄比亚	4.4	4.1	4.9	54.6	50.0	60.6	45.4	50.0	39.4
60	斐济	3.9	3.8	4.0	83.6	65.3	66.2	16.4	34.7	33.8
61	芬兰	7.2	9.0	9.1	71.3	75.4	75.0	28.7	24.6	25.0
62	法国	10.1	11.6	11.6	79.4	76.8	77.4	20.6	23.2	22.6
63	加蓬	2.9	3.4	3.7	40.5	52.9	52.8	59.5	47.1	47.2
64	冈比亚	3.6	4.7	6.2	34.2	62.3	60.0	65.8	37.7	40.0
65	格鲁吉亚	6.9	9.4	9.2	17.0	18.1	18.0	83.0	81.9	82.0
66	德国	10.4	11.3	11.3	79.5	76.5	76.7	20.5	23.5	23.3
67	加纳	3.0	5.3	5.2	50.0	55.9	68.3	50.0	44.1	31.7
68	希腊	7.9	9.0	9.3	60.0	66.1	67.1	40.0	33.9	32.9
69	格林纳达	6.6	6.5	6.2	52.0	48.3	47.2	48.0	51.7	52.8
70	危地马拉	5.6	6.7	7.1	40.2	35.4	38.0	59.8	64.6	62.0
71	几内亚	3.5	6.0	4.5	31.7	24.3	39.2	68.3	75.7	60.8
72	几内亚比绍	4.9	6.3	6.2	10.5	26.8	24.6	89.5	73.2	75.4
73	圭亚那	5.8	6.8	6.6	84.7	67.3	66.1	15.3	32.7	33.9
74	海地	6.1	8.5	9.6	27.7	21.5	9.2	72.3	78.5	90.8
75	洪都拉斯	6.6	8.4	9.5	54.2	49.4	44.4	45.8	50.6	55.6
76	匈牙利	7.2	7.9	8.0	70.7	65.0	62.6	29.3	35.0	37.4
77	冰岛	9.5	9.2	9.0	81.1	80.7	80.5	18.9	19.3	19.5
78	印度	4.3	3.9	3.8	27.0	30.5	30.5	73.0	69.5	69.5
79	印尼	2.0	2.9	3.0	36.1	37.9	39.6	63.9	62.1	60.4
80	伊朗	4.6	4.6	6.6	41.6	49.5	40.4	58.4	50.5	59.6
81	伊拉克	0.8	2.7	4.8	4.8	75.1	60.5	95.2	24.9	39.5
82	爱尔兰	6.2	8.8	8.9	74.1	67.0	67.6	25.9	33.0	32.4
83	以色列	7.1	7.6	7.4	62.6	61.2	59.8	37.4	38.8	40.2
84	意大利	7.9	9.2	9.2	74.2	77.8	77.3	25.8	22.2	22.7
85	牙买加	5.5	5.2	5.6	52.6	53.6	58.7	47.4	46.4	41.3
86	日本	7.6	10.0	10.3	80.8	82.1	82.1	19.2	17.6	17.9
87	约旦	9.7	8.8	8.0	48.0	65.5	68.7	52.0	34.5	31.3
88	哈萨克斯坦	4.2	3.9	4.3	50.9	57.9	55.8	49.1	42.1	44.2
89	肯尼亚	4.7	4.4	4.5	46.3	39.4	40.9	53.7	60.6	59.1
90	基里巴斯	8.0	10.8	10.2	94.9	82.0	81.7	5.1	18.0	18.3
91	科威特	2.5	2.6	2.6	76.3	82.4	82.8	23.7	17.6	17.2
92	吉尔吉斯	4.7	6.2	7.0	44.3	59.9	60.2	55.7	40.1	39.8
93	老挝	3.3	2.8	1.9	35.1	49.4	31.8	64.9	50.6	68.2
94	拉脱维亚	6.0	6.0	5.9	54.4	57.1	60.6	45.6	42.9	36.7
95	黎巴嫩	10.9	7.4	7.5	29.5	38.0	46.3	70.5	62.0	53.7
96	莱索托	6.9	11.7	12.1	50.2	77.5	78.6	49.8	22.5	21.4

附录2-6　续表3

政府卫生支出占政府总支出%			社会医保支出占政府卫生支出%			人均卫生费用(美元)			人均政府卫生支出(美元)		
2000	2011	2012	2000	2011	2012	2000	2011	2012	2000	2011	2012
13.6	16.1	15.9	0.0	0.0	0.0	2613	6521	6204	2191	5563	5320
12.0	14.1	14.1	11.3	9.5	9.5	44	119	139	30	68	83
6.6	12.3	10.4	0.0	0.8	0.1	231	402	399	159	285	280
15.9	14.2	14.3	17.0	25.8	41.8	173	293	310	60	145	158
6.4	6.4	7.1	28.0	34.5	33.1	53	362	361	16	131	162
7.3	6.3	5.8	24.3	19.4	20.8	80	137	158	33	56	62
14.3	14.7	15.5	49.3	42.5	43.1	176	252	254	80	160	159
8.7	7.0	7.0	0.0	0.0	0.0	55	1051	769	44	570	618
2.6	3.6	3.6	0.0	0.0	0.0	7	12	15	3	6	7
11.3	12.3	11.7	86.4	86.4	86.6	214	928	994	165	747	783
9.4	11.1	16.4	0.0	0.0	0.0	5	14	22	3	7	14
11.3	9.2	9.4	0.0	0.0	0.0	80	167	184	67	109	122
10.6	12.3	12.0	19.5	19.0	19.1	1700	4411	4158	1212	3327	3119
15.5	15.9	15.8	94.3	92.3	95.1	2209	4968	4644	1754	3813	3592
5.3	7.2	7.2	14.5	27.1	27.1	118	401	399	48	212	211
10.4	11.2	12.4	0.0	0.0	0.0	23	24	31	8	15	19
6.9	5.3	5.2	46.0	68.8	68.8	45	310	333	8	56	60
18.3	19.1	19.3	87.3	88.6	88.8	2387	4996	4717	1898	3819	3618
7.8	12.5	10.6	0.0	21.6	22.2	12	83	86	6	46	59
10.1	11.4	11.7	45.9	64.0	57.8	918	2304	2070	551	1522	1390
13.2	11.0	9.0	0.0	0.4	0.6	339	481	471	176	232	223
17.0	15.7	18.3	51.2	41.8	52.5	96	215	236	39	76	90
6.4	6.8	6.8	1.1	4.5	4.5	12	27	22	4	7	9
2.3	7.8	7.8	5.4	1.5	1.5	16	35	31	2	9	8
10.8	15.6	13.1	7.1	2.7	2.6	56	221	235	47	149	155
16.0	5.5	2.4	0.0	0.0	0.0	26	62	73	7	13	7
18.1	17.0	11.8	13.7	26.2	29.6	76	187	221	41	92	98
10.6	10.3	10.2	83.9	83.7	83.3	326	1096	999	230	713	625
18.4	15.6	15.4	33.4	36.1	35.8	2961	4051	3850	2400	3268	3100
4.6	8.2	4.3	17.4	15.8	6.5	20	62	58	5	19	18
4.5	6.2	6.6	6.3	18.2	17.6	15	99	108	6	38	43
10.6	10.5	17.5	57.8	50.2	47.2	229	326	485	95	161	196
0.1	4.9	6.0	0.0	0.0	0.0	7	160	282	<1	120	171
14.7	12.4	14.1	1.2	0.5	0.2	1593	4306	4079	1181	2883	2757
9.2	10.4	10.5	72.5	71.5	71.8	1487	2373	2395	930	1453	1432
12.7	14.4	14.0	0.1	0.2	0.4	1527	3339	3114	1134	2599	2408
6.6	8.6	7.1	0.0	0.3	0.2	189	273	298	100	146	175
15.9	19.4	20.0	84.9	87.6	87.0	2865	4656	4787	2315	3824	3932
13.7	17.8	17.3	9.7	28.2	6.3	171	386	351	82	253	241
9.2	10.5	10.9	0.0	…	0.0	52	458	539	27	265	301
10.6	5.9	5.9	10.9	13.1	13.1	19	35	42	9	14	17
8.8	10.3	10.0	0.0	0.0	0.0	65	181	177	62	149	144
5.2	5.6	5.8	0.0	0.0	0.0	494	1349	1446	377	1112	1197
12.0	11.6	12.2	10.0	64.1	64.1	13	71	84	6	42	51
5.8	6.1	2.6	1.2	4.9	4.2	11	35	27	4	18	9
8.7	8.9	9.8	0.0	…	0.0	196	826	820	107	472	497
7.6	9.5	10.7	46.3	49.7	39.4	579	646	663	171	246	307
6.3	14.5	14.5	0.0	0.0	0.0	29	146	138	14	113	108

附录2-6　续表4

序列	国家	卫生总费用占GDP%			卫生总费用构成(%)					
					政府卫生支出			个人卫生支出		
		2000	2011	2012	2000	2011	2012	2000	2011	2012
97	利比里亚	5.9	15.6	9.4	24.5	29.7	34.5	75.5	70.3	65.5
98	利比亚	3.4	3.9	4.3	48.7	77.3	70.3	51.3	22.7	29.7
99	立陶宛	6.5	6.7	6.7	69.7	71.4	65.3	30.3	28.6	31.1
100	卢森堡	7.5	6.7	7.2	85.1	84.1	83.5	14.9	15.9	16.5
101	马达加斯加	5.0	4.1	3.3	49.6	55.9	50.7	50.4	44.1	49.3
102	马拉维	6.1	8.3	9.2	45.8	72.4	56.1	54.2	27.6	43.9
103	马来西亚	3.0	3.8	4.0	55.8	55.2	55.2	44.2	44.8	44.8
104	马尔代夫	7.1	8.1	11.4	57.6	44.4	57.1	42.4	55.6	42.9
105	马里	6.3	6.8	5.8	32.9	43.8	38.8	67.1	56.2	61.2
106	马耳他	6.6	8.7	8.7	72.5	63.9	65.6	27.5	36.1	34.4
107	马歇尔群岛	22.5	16.0	15.6	87.9	83.0	82.6	12.1	17.0	17.4
108	毛利塔尼亚	5.2	5.9	3.8	52.6	65.2	47.0	47.4	34.8	53.0
109	毛里求斯	3.8	4.9	4.8	52.1	48.2	48.2	47.9	51.8	51.8
110	墨西哥	5.1	6.0	6.1	46.6	50.3	51.8	53.4	49.7	48.2
111	密克罗尼西亚	7.8	13.7	12.8	93.9	91.0	90.4	6.1	9.0	9.6
112	摩纳哥	3.3	4.4	4.3	87.1	88.6	88.5	12.9	11.4	11.5
113	蒙古	4.7	6.0	6.3	82.1	63.3	62.8	17.9	36.7	37.2
114	黑山	7.3	7.2	7.2	71.0	58.2	61.7	29.0	41.8	38.3
115	摩洛哥	4.2	6.3	6.1	29.4	33.1	35.5	70.6	66.9	64.5
116	莫桑比克	6.2	6.4	5.8	70.0	44.0	49.4	30.0	56.0	50.6
117	缅甸	2.1	1.8	1.8	14.2	15.9	23.9	85.8	84.1	76.1
118	纳米比亚	6.1	8.6	8.0	68.9	61.3	61.9	31.1	38.7	38.1
119	瑙鲁	13.3	8.1	7.0	94.4	88.0	93.4	5.6	12.0	6.6
120	尼泊尔	5.4	6.1	5.5	24.6	45.3	39.5	75.4	54.7	60.5
121	荷兰	8.0	11.9	12.7	63.1	79.5	79.6	36.9	13.4	13.2
122	新西兰	7.6	10.3	10.2	78.0	82.7	82.9	22.0	17.3	17.1
123	尼加拉瓜	5.4	7.6	8.1	53.5	54.3	54.3	46.5	45.7	45.7
124	尼日尔	5.8	6.8	6.1	26.2	33.2	33.1	73.8	66.8	66.9
125	尼日利亚	2.8	5.7	3.4	33.5	34.0	33.2	66.5	66.0	66.8
126	纽埃岛	7.9	10.6	7.1	98.5	98.9	98.3	1.5	1.1	1.7
127	挪威	8.4	9.9	9.3	82.5	85.1	85.0	17.5	14.9	15.0
128	阿曼	3.1	2.4	2.7	81.8	81.7	80.5	18.2	18.3	19.5
129	巴基斯坦	3.0	3.0	2.8	21.7	31.0	36.9	78.3	69.0	63.1
130	帕劳群岛	12.0	9.0	9.5	58.5	74.7	77.2	41.5	25.3	22.8
131	巴拿马	7.8	7.9	7.2	68.1	68.2	68.6	31.9	31.8	31.4
132	巴布亚新几内亚	4.0	4.2	4.4	81.7	77.7	80.2	18.3	22.3	19.8
133	巴拉圭	8.1	8.9	9.7	39.9	38.6	42.6	60.1	61.4	57.4
134	秘鲁	4.9	4.7	5.2	56.4	56.9	55.0	43.6	43.1	45.0
135	菲律宾	3.2	4.4	4.4	47.6	36.9	30.4	52.4	63.1	69.6
136	波兰	5.5	6.9	6.8	70.0	70.3	69.2	30.0	29.2	30.3
137	葡萄牙	9.3	10.2	9.9	66.6	65.0	64.0	33.4	35.0	36.0
138	卡塔尔	2.2	1.9	2.2	72.3	78.6	83.6	27.7	21.4	16.4
139	韩国	4.4	7.4	7.6	49.0	55.3	54.5	51.0	44.7	45.5
140	摩尔多瓦	6.7	11.4	11.8	48.5	45.5	45.6	51.5	54.5	54.4
141	罗马尼亚	4.3	5.6	5.6	81.2	79.2	80.3	18.8	20.8	19.7
142	俄罗斯	5.4	6.1	6.5	59.9	59.8	51.1	40.1	40.2	48.9
143	卢旺达	4.2	11.0	11.2	39.2	59.3	58.8	60.8	40.7	41.2
144	圣基茨和尼维斯	4.3	5.8	6.4	60.4	37.9	36.8	39.6	62.1	63.2

附录2-6　续表5

政府卫生支出占政府总支出%			社会医保支出占政府卫生支出%			人均卫生费用（美元）			人均政府卫生支出（美元）		
2000	2011	2012	2000	2011	2012	2000	2011	2012	2000	2011	2012
6.7	19.1	13.2	0.0	0.0	0.0	11	59	39	3	18	13
6.0	4.5	7.9	0.0	…	0.0	253	211	669	123	163	470
11.3	12.7	12.1	88.3	84.9	85.1	211	887	939	147	634	613
16.9	13.5	13.6	71.0	80.5	83.6	3500	7751	7551	2978	6516	6302
15.5	13.5	8.7	0.0	…	0.0	12	19	15	6	10	8
9.0	17.8	22.1	0.0	0.0	0.0	9	30	32	4	22	18
5.3	6.2	5.7	0.7	0.9	0.9	122	384	418	68	212	231
10.9	9.3	16.0	0.0	22.2	56.5	162	525	710	93	233	405
8.9	12.3	12.5	1.5	0.7	0.7	16	51	42	5	22	16
12.1	13.3	13.3	0.0	…	2.7	656	1900	1852	476	1215	1215
21.1	22.9	24.4	35.0	15.2	14.1	466	567	589	409	470	487
10.7	10.1	5.5	7.7	11.1	15.1	25	51	44	13	33	21
8.7	9.7	9.8	0.0	…	0.0	146	450	439	76	217	212
16.6	15.1	15.8	67.6	55.7	55.1	328	609	618	153	306	320
10.9	19.1	17.8	21.4	17.1	18.5	170	412	404	159	375	365
14.2	18.8	18.8	98.1	98.7	98.7	2684	7180	6521	2338	6359	5769
10.9	8.4	9.2	24.1	21.5	21.2	22	190	232	18	120	146
16.9	9.1	9.8	99.0	89.3	89.3	118	522	472	84	304	291
4.8	6.0	6.0	0.0	24.5	24.5	54	195	181	16	65	64
17.0	7.7	8.8	0.3	33.1	22.8	15	33	33	10	14	16
8.6	1.5	1.5	2.9	3.0	3.0	3	19	20	<1	3	5
13.9	13.9	13.9	1.8	2.5	2.5	126	486	472	87	298	292
11.2	9.9	11.5	0.0	0.0	0.0	288	365	836	272	321	781
7.6	13.6	9.8	0.0	0.0	0.0	12	41	36	3	19	14
11.4	19.1	20.0	93.9	90.5	91.2	1932	5997	5836	1219	4769	4646
15.7	20.3	20.5	0.0	9.4	10.4	1056	3715	3954	824	3072	3279
13.1	19.1	19.7	27.0	35.2	37.0	54	124	144	29	67	78
8.4	10.3	8.7	3.3	1.7	1.7	9	25	24	2	8	8
10.3	6.7	18.0	0.0	…	0.0	17	85	93	6	29	31
6.6	8.4	4.8	0.0	0.0	0.0	318	1820	1273	313	1799	1251
16.4	19.3	18.2	17.1	12.2	12.8	3165	9908	9312	2611	8436	7919
7.0	5.3	4.8	0.0	…	0.0	273	610	605	223	498	486
3.5	4.7	4.7	5.8	3.1	2.9	15	36	34	3	11	12
12.0	16.4	16.5	0.0	0.0	0.0	908	923	976	532	689	753
21.3	12.8	12.7	50.0	35.6	33.1	295	664	723	201	453	496
9.9	10.2	11.6	0.0	0.0	0.0	26	74	97	21	58	78
17.7	11.2	10.3	52.4	34.8	35.4	124	352	358	49	136	152
14.1	15.0	13.9	45.3	52.2	37.2	95	283	333	53	161	183
8.4	10.2	8.0	14.7	24.6	36.5	33	105	115	16	39	35
9.4	11.1	11.1	82.6	85.4	86.2	247	920	859	173	646	594
14.9	13.5	13.4	1.7	1.9	1.7	1064	2302	2000	708	1497	1280
5.0	4.9	5.8	0.0	0.0	0.0	652	1738	2029	471	1366	1697
9.7	13.5	11.7	77.3	78.9	77.8	504	1652	1724	247	914	940
8.9	13.3	13.4	0.0	84.9	85.0	23	224	241	11	102	110
9.1	11.3	12.2	81.9	82.1	83.0	73	480	468	59	380	375
12.7	10.1	8.9	40.3	47.1	38.9	96	803	913	57	480	467
8.5	24.0	24.0	6.4	10.5	10.5	9	62	70	3	37	41
9.6	6.5	7.1	0.5	0.3	0.2	392	820	880	237	311	324

附录2-6　续表6

序列	国家	卫生总费用占GDP%			卫生总费用构成(%)					
					政府卫生支出			个人卫生支出		
		2000	2011	2012	2000	2011	2012	2000	2011	2012
145	圣卢西亚岛	5.6	7.6	7.9	52.6	46.6	53.6	47.4	53.4	46.4
146	圣文森特和洛林纳丁斯	3.7	4.9	5.4	82.3	81.7	82.1	17.7	18.3	17.9
147	萨摩亚群岛	6.0	7.0	6.7	76.8	88.5	88.2	23.2	11.5	11.8
148	圣马力诺	5.1	5.5	6.5	85.8	85.8	87.2	14.2	14.2	12.2
149	圣多美和普林西比	8.9	7.6	7.9	43.2	34.2	31.7	56.8	65.8	68.3
150	沙特阿拉伯	4.2	3.5	3.8	72.1	67.3	72.0	27.9	32.7	28.0
151	塞内加尔	4.6	5.0	4.3	40.9	55.8	50.6	59.1	44.2	49.4
152	塞黑	6.8	10.3	10.6	67.2	62.1	61.2	32.8	37.9	38.8
153	塞舌尔	4.6	3.6	4.5	82.0	94.8	93.0	18.0	5.2	7.0
154	塞拉利昂	13.8	16.3	10.9	28.7	16.2	17.9	71.3	83.8	82.1
155	新加坡	2.7	4.2	4.2	45.0	33.3	35.9	55.0	66.7	64.1
156	斯洛伐克	5.5	7.9	8.1	89.4	70.9	69.7	10.6	29.1	30.3
157	斯洛文尼亚	8.3	8.9	9.4	74.0	73.7	71.5	26.0	26.3	28.5
158	所罗门群岛	4.6	7.7	5.5	94.3	96.7	94.4	5.7	3.3	5.6
159	索马里	…	…	…	…	…	…	…	…	…
160	南非	8.3	8.7	8.9	41.3	47.7	48.4	58.7	52.3	51.6
161	南苏丹	…	1.7	2.7	…	41.3	33.3	…	58.7	66.7
162	西班牙	7.2	9.3	9.3	71.6	73.0	71.7	28.4	27.0	28.3
163	斯里兰卡	3.7	3.3	3.1	48.4	42.1	39.1	51.6	57.9	60.9
164	苏丹	3.4	6.7	6.7	27.2	30.2	22.5	72.8	69.8	77.5
165	苏里南	6.2	6.0	4.8	53.4	49.8	69.0	46.6	50.2	31.0
166	斯威士兰	5.3	8.3	8.1	56.3	69.4	72.6	43.7	30.6	27.4
167	瑞典	8.2	9.5	9.6	84.9	81.6	81.3	15.1	18.4	18.7
168	瑞士	9.9	11.0	11.4	55.4	64.9	65.8	44.6	35.1	34.2
169	叙利亚	4.9	3.4	3.3	40.4	46.3	46.1	59.6	53.7	53.9
170	塔吉克斯坦	4.6	5.8	6.4	20.4	29.6	29.4	79.6	70.4	70.6
171	泰国	3.4	4.1	4.5	56.1	77.7	79.5	43.9	22.3	20.5
172	马其顿	8.7	6.9	6.9	57.7	63.6	65.3	42.3	36.4	34.7
173	东帝汶	3.4	4.6	1.4	65.7	75.3	93.8	34.3	24.7	6.2
174	多哥	5.3	8.0	8.2	28.5	52.2	50.9	71.5	47.8	49.1
175	汤加	4.8	5.0	4.4	70.5	83.5	80.7	29.5	16.5	19.3
176	特立尼达和多巴哥	4.0	5.3	5.5	45.4	49.2	51.1	54.6	50.8	48.9
177	突尼斯	5.4	7.0	7.0	54.9	59.4	59.0	45.1	40.6	41.0
178	土耳其	4.9	6.1	5.4	62.9	72.7	76.8	37.1	27.3	23.2
179	土库曼斯坦	3.9	2.1	1.9	81.5	63.8	63.5	18.5	36.2	36.5
180	图瓦卢	11.0	17.6	15.0	100.0	99.9	99.9	0.0	0.1	0.1
181	乌干达	6.0	9.3	9.8	26.8	25.0	43.0	73.2	75.0	57.0
182	乌克兰	5.6	7.3	7.5	51.8	55.7	55.4	48.2	44.3	44.6
183	阿联酋	2.2	3.1	3.0	76.7	69.5	69.1	23.3	30.5	30.9
184	英国	6.9	9.4	9.3	79.1	82.8	84.0	20.9	17.2	16.0
185	坦桑尼亚	3.4	7.4	7.1	43.4	37.4	39.0	56.6	62.6	61.0
186	美国	13.1	17.7	17.0	43.0	47.8	47.0	57.0	52.2	53.0
187	乌拉圭	11.2	8.6	8.6	54.6	69.5	64.5	45.4	30.5	35.5
188	乌兹别克斯坦	5.3	5.6	6.1	47.5	50.9	51.1	52.5	49.1	48.9
189	瓦努阿图	3.6	3.8	3.6	76.6	87.3	86.6	23.4	12.7	13.4
190	委内瑞拉	5.7	4.5	4.7	41.5	36.6	33.7	58.5	63.4	66.3
191	越南	4.9	6.8	6.0	30.9	45.2	42.6	69.1	54.8	57.4
192	也门	4.1	5.0	5.6	54.0	26.8	27.7	46.0	73.2	72.3
193	赞比亚	6.5	6.2	4.8	47.4	63.6	53.9	52.4	36.4	46.1
194	津巴布韦	…	…	…	…	…	…	…	…	…

附录2-6　续表7

政府卫生支出占政府总支出%			社会医保支出占政府卫生支出%			人均卫生费用（美元）			人均政府卫生支出（美元）		
2000	2011	2012	2000	2011	2012	2000	2011	2012	2000	2011	2012
11.7	11.1	10.3	4.9	4.3	3.3	272	513	573	143	239	307
10.8	11.7	15.0	0.0	0.0	0.2	137	310	340	113	253	279
13.7	13.5	17.3	0.3	0.5	0.0	80	245	243	61	217	214
20.4	13.6	13.1	100.0	85.0	73.5	2166	3553	3877	1860	3050	3380
9.0	5.6	5.6	0.0	0.0	0.0	46	108	109	20	37	35
8.6	5.7	7.7	0.0	…	0.0	396	721	992	285	486	714
10.1	9.6	7.5	7.4	4.0	5.1	22	54	44	9	30	22
13.6	14.1	13.4	92.2	93.2	93.4	64	622	556	43	387	340
7.9	9.5	10.4	0.0	5.2	0.0	356	413	502	292	392	467
14.2	12.3	9.5	0.0	0.0	0.0	21	82	69	6	13	12
7.1	8.9	11.1	4.8	15.5	14.1	662	2144	2287	298	714	821
9.4	14.7	14.9	94.4	89.6	90.0	208	1415	1377	186	1004	960
13.1	12.8	13.8	93.7	93.4	91.3	831	2171	2069	615	1600	1479
20.7	21.6	13.3	0.0	0.0	0.0	48	124	101	45	119	95
…	…	…	…	…	…	…	…	…	…	…	…
13.3	12.9	14.0	3.3	2.8	2.8	246	670	651	102	319	315
…	4.0	4.0	…	…	0.0	…	32	25	…	13	8
13.2	15.0	13.9	9.6	6.3	6.6	1045	2978	2626	749	2175	1883
6.8	6.5	5.9	0.3	0.1	0.1	32	93	88	16	39	34
8.3	10.9	11.1	8.3	11.1	10.9	15	119	113	4	36	25
11.3	11.9	11.2	33.8	41.7	41.7	167	490	437	89	244	302
10.5	18.1	18.1	0.0	0.0	0.0	75	270	265	42	188	192
12.6	15.1	15.0	0.0	…	0.0	2282	5419	5293	1938	4423	4301
15.4	21.1	22.1	72.8	70.8	69.2	3541	9248	9071	1963	6001	5970
6.5	5.3	5.3	0.0	…	0.0	58	102	73	23	47	34
6.5	6.2	7.5	0.0	…	0.0	7	48	61	1	14	18
11.0	15.3	16.9	9.4	9.3	9.2	67	214	247	38	166	196
15.0	13.7	13.3	97.4	91.9	91.7	153	344	314	88	219	205
20.4	2.9	2.9	0.0	0.0	0.0	18	46	68	12	35	64
8.5	15.4	15.4	11.7	6.5	6.5	14	43	48	4	22	24
15.4	12.6	14.1	0.0	0.0	0.0	92	219	197	65	183	159
6.4	7.2	7.6	0.0	0.0	0.0	260	935	958	118	460	489
8.1	13.3	13.3	28.9	56.3	56.3	121	304	292	67	180	173
9.8	12.8	10.7	55.6	57.0	64.1	197	644	569	124	469	437
13.7	8.7	8.7	6.5	6.5	6.5	44	114	128	36	73	81
5.9	17.2	17.3	0.0	0.0	0.0	161	639	559	161	639	559
7.3	10.1	24.2	0.0	0.0	0.0	16	41	57	4	10	25
10.2	11.8	11.9	0.0	0.6	0.6	36	262	290	18	146	161
7.8	9.3	9.4	0.0	0.0	0.0	753	1375	1235	578	955	854
15.1	16.0	16.2	0.0	…	0.0	1761	3659	3595	1394	3031	3019
10.2	10.2	11.2	0.0	…	4.5	10	38	42	4	14	16
16.8	20.3	20.0	83.7	86.0	87.3	4818	8467	8845	2074	4047	4153
20.5	21.8	19.3	27.4	45.2	56.8	773	1174	1265	422	816	816
8.7	9.0	9.6	0.0	…	0.0	29	91	110	14	46	56
10.5	14.0	13.5	0.0	0.0	0.0	52	125	116	40	109	100
8.0	6.3	5.5	34.6	32.2	31.1	273	487	592	113	178	200
6.6	10.1	9.3	19.7	39.6	37.0	20	93	102	6	42	44
8.0	4.3	3.9	0.0	0.0	0.0	26	63	76	14	17	21
11.1	16.4	12.6	0.0	0.0	0.0	23	87	84	11	55	45
…	…	…	…	…	…	…	…	…	…	…	…

附录2-7 人口与社会经济

序列	国家	总人口(千人)2013	0～14岁人口%2013	60岁及以上人口%2013	人口年增长率(%)2003～2013	城镇人口%			
						2010	2011	2012	2013
1	阿富汗	30552	47	4	2.8	23	24	24	26
2	阿尔巴尼亚	3173	21	15	-0.2	52	53	55	55
3	阿尔及利亚	39208	28	7	1.7	66	73	74	70
4	安道尔	79	15	23	0.5	88	87	…	86
5	安哥拉	21472	47	4	3.3	59	59	60	43
6	安提瓜和巴布达	90	26	13	1.1	30	30	30	25
7	阿根廷	41446	24	15	0.9	92	93	93	92
8	亚美尼亚	2977	20	14	-0.2	64	64	64	63
9	澳大利亚	23343	19	20	1.6	89	89	89	89
10	奥地利	8495	15	24	0.4	68	68	68	66
11	阿塞拜疆	9413	22	9	1.2	52	54	54	54
12	巴哈马群岛	377	21	12	1.8	84	84	84	83
13	巴林群岛	1332	21	3	5.5	89	89	89	89
14	孟加拉国	156595	30	7	1.2	28	28	29	33
15	巴巴多斯岛	285	19	16	0.5	44	44	45	32
16	白俄罗斯	9357	15	20	-0.4	75	75	75	76
17	比利时	11104	17	24	0.7	97	97	98	98
18	伯利兹	332	34	6	2.5	52	45	45	44
19	贝宁湾	10323	43	5	3.0	42	45	46	43
20	不丹	754	28	7	2.0	35	36	36	37
21	玻利维亚	10671	35	7	1.7	67	67	67	68
22	波黑	3829	16	21	-0.2	49	48	49	40
23	博茨瓦纳	2021	34	6	1.0	61	62	62	57
24	巴西	200362	24	11	1.0	87	85	85	85
25	文莱	418	25	8	1.7	76	76	76	77
26	保加利亚	7223	14	26	-0.8	71	73	74	73
27	布基纳法索	16935	46	4	2.9	26	27	27	28
28	布隆迪	10163	44	4	3.4	11	11	11	12
29	佛得角	499	30	7	0.7	61	63	63	64
30	柬埔寨	15135	31	8	1.6	20	20	20	20
31	喀麦隆	22254	43	5	2.6	58	52	53	53
32	加拿大	35182	16	21	1.1	81	81	81	82
33	中非	4616	40	6	1.9	39	39	39	40
34	乍得	12825	48	4	3.2	28	22	22	22
35	智利	17620	21	14	1.0	89	89	89	89
36	中国	1393337	18	14	0.6	47	51	52	53
37	哥伦比亚	48321	28	10	1.4	75	75	76	76
38	科摩罗	735	42	5	2.5	28	28	28	28
39	刚果	4448	42	5	2.8	62	64	64	65
40	库克岛	21	30	9	1.0	75	74	…	74
41	哥斯达黎加	4872	24	11	1.6	64	65	65	75
42	科特迪瓦	20316	41	5	1.8	51	51	52	53
43	克罗地亚	4290	15	25	-0.3	58	58	58	58
44	古巴	11266	16	19	0.0	75	75	75	77
45	塞浦路斯	1141	17	17	1.3	70	70	71	67
46	捷克	10702	15	24	0.5	74	73	73	73
47	朝鲜	24895	22	13	0.6	60	60	60	61
48	刚果民主共和国	67514	45	5	2.8	35	34	35	42

附录2-7　续表1

生命登记覆盖人口% 2007～2013		总和生育率			成人识字率(%) 2007～2012	人均国民收入(美元，购买力平价)				日均<1美元(购买力平价)人口% 2007～2013
出生	死亡	2000	2010	2013		2010	2011	2012	2013	
37	…	7.7	6.3	4.9	…	1060	1140	1560	2000	…
99	53	2.2	1.5	1.8	97	8740	8820	9280	10520	<2.0
>90	…	2.6	2.3	2.8	…	8180	8310	8360	12990	…
100	>80	1.4	1.3	1.4	…	…	…	…	…	…
…	…	6.8	5.4	5.9	70	5410	5230	5400	6770	43.4
>90	79	2.7	2.1	2.1	99	20240	17900	18920	20070	…
100	100	2.5	2.2	2.2	98	15570	17130	…	…	<2.0
100	76	1.7	1.7	1.7	100	5660	6100	8820	8140	<2.0
100	100	1.8	1.9	1.9	…	…	38110	43300	42540	…
100	100	1.4	1.4	1.5	…	39790	42050	43390	43840	…
>90	93	2.0	2.2	1.9	100	9280	8960	9310	16180	<2.0
…	93	2.2	1.9	1.9	…	…	…	29020	…	…
>90	88	2.6	2.5	2.1	92	…	…	…	…	…
31	…	3.0	2.2	2.2	58	1810	1940	2030	2810	43.3
>90	100	1.5	1.6	1.8	…	…	…	25670	…	…
100	100	1.2	1.4	1.5	100	13590	14460	14960	16940	<2.0
>90	100	1.6	1.8	1.9	…	38260	39190	39860	40280	…
95	100	3.6	2.8	2.7	…	6210	6090	7630	8160	…
80	…	6.0	5.3	4.8	42	1590	1620	1550	1780	51.6
100	…	3.8	2.4	2.2	…	4990	5570	6200	7210	2.4
76	…	4.1	3.3	3.2	91	4640	4890	4880	5750	8.0
>90	89	1.4	1.1	1.3	98	8810	9190	9650	9820	<2.0
72	…	3.4	2.8	2.6	85	13700	14550	16060	15500	13.4
93	93	2.4	1.8	1.8	90	11000	11420	11530	14750	3.8
>90	89	2.5	2.0	2.0	95	…	…	…	…	…
100	100	1.2	1.5	1.5	98	13290	14160	15450	15200	<2.0
77	…	6.3	5.9	5.6	29	1250	1300	1490	1560	44.5
75	…	5.8	4.3	6.0	67	400	610	550	820	…
91	…	3.7	2.4	2.3	85	3820	3980	4930	6220	13.7
62	…	3.9	2.6	2.9	74	2080	2230	2330	2890	10.1
61	…	5.0	4.5	4.8	71	2270	2330	2270	2660	27.6
100	100	1.5	1.7	1.7	…	38310	39660	42530	42610	<2.0
61	…	5.4	4.6	4.4	57	790	810	1080	600	62.8
16	…	6.6	6.0	6.3	35	1220	1360	1620	2000	36.5
99	100	2.1	1.9	1.8	99	14590	16330	21310	21030	<2.0
…	4	1.8	1.6	1.7	95	7640	8390	9040	11850	6.3
97	98	2.6	2.4	2.3	94	9060	9560	9990	11890	5.6
87	…	4.3	4.9	4.7	76	1090	1110	1210	1560	…
91	…	4.8	4.5	5.0	…	3220	3240	3450	4720	32.8
>90	82	3.2	2.4	2.3	…	…	…	…	…	…
100	91	2.4	1.8	1.8	96	11270	11860	12500	13570	<2.0
65	…	5.2	4.4	4.9	57	1810	1710	1920	2900	35.0
>90	100	1.4	1.5	1.5	99	18860	18760	20200	20370	<2.0
100	98	1.6	1.5	1.4	100	…	…	…	…	…
>90	86	1.7	1.5	1.5	99	30300	…	29840	28830	…
100	100	1.1	1.5	1.6	…	23620	24370	24720	25530	<2.0
100	…	2.0	2.0	2.0	100	…	…	…	…	…
28	…	6.9	5.8	5.9	67	320	340	390	680	…

附录2-7　续表2

序列	国家	总人口（千人）2013	0～14岁人口% 2013	60岁及以上人口% 2013	人口年增长率(%) 2003～2013	城镇人口%			
						2010	2011	2012	2013
49	丹麦	5619	18	24	0.4	87	87	87	87
50	吉布提	873	34	6	1.5	76	77	77	77
51	多米尼加	72	26	13	0.3	67	67	…	69
52	多米尼加共和国	10404	30	9	1.4	69	70	70	77
53	厄瓜多尔	15738	30	10	1.7	67	67	68	63
54	埃及	82056	31	9	1.7	43	43	44	43
55	萨尔瓦多	6340	30	10	0.5	64	65	65	66
56	赤道几内亚	757	39	5	2.9	40	39	40	40
57	厄立特里亚	6333	43	4	3.5	22	21	22	22
58	爱沙尼亚	1287	16	24	-0.4	69	69	70	68
59	埃塞俄比亚	94101	43	5	2.7	17	17	17	19
60	斐济	881	29	9	0.8	52	52	53	53
61	芬兰	5426	16	26	0.4	85	84	84	84
62	法国	64291	18	24	0.6	85	86	86	79
63	加蓬	1672	38	7	2.4	86	86	87	87
64	冈比亚	1849	46	4	3.2	58	57	58	58
65	格鲁吉亚	4341	18	20	-0.5	53	53	53	53
66	德国	82727	13	27	-0.1	74	74	74	75
67	加纳	25905	38	5	2.4	51	52	53	53
68	希腊	11128	15	26	0.1	61	61	62	77
69	格林纳达	106	27	10	0.3	39	39	39	36
70	危地马拉	15468	40	7	2.5	49	50	50	51
71	几内亚	11745	42	5	2.4	35	35	36	36
72	几内亚比绍	1704	41	5	2.3	30	44	45	48
73	圭亚那	800	36	5	0.6	29	28	28	28
74	海地	10317	35	7	1.4	52	53	55	56
75	洪都拉斯	8098	35	7	2.0	52	52	53	54
76	匈牙利	9955	15	24	-0.2	68	69	70	70
77	冰岛	330	21	18	1.3	93	94	94	94
78	印度	1252140	29	8	1.4	30	31	32	32
79	印尼	249866	29	8	1.4	44	51	51	52
80	伊朗	77447	24	8	1.2	71	69	69	72
81	伊拉克	33765	40	5	2.6	66	66	66	69
82	爱尔兰	4627	22	17	1.4	62	62	62	63
83	以色列	7733	28	15	2.0	92	92	92	92
84	意大利	60990	14	27	0.5	68	68	69	69
85	牙买加	2784	27	11	0.5	52	52	52	54
86	日本	127144	13	32	0.0	67	91	92	93
87	约旦	7274	34	5	3.8	79	83	83	83
88	哈萨克斯坦	16441	26	10	1.1	59	54	53	53
89	肯尼亚	44354	42	4	2.7	22	24	24	25
90	基里巴斯	102	30	9	1.6	44	44	44	44
91	科威特	3369	25	4	4.6	98	98	98	98
92	吉尔吉斯	5548	30	6	1.0	35	35	35	36
93	老挝	6770	35	6	1.9	33	34	35	37
94	拉脱维亚	2050	15	24	-1.1	68	68	68	68
95	黎巴嫩	4822	21	12	2.7	87	87	87	88
96	莱索托	2074	36	6	0.9	27	28	28	26

附录2-7　续表3

生命登记覆盖人口% 2007～2013		总和生育率			成人识字率 (%) 2007～2012	人均国民收入 (美元，购买力平价)				日均<1美元 (购买力平价) 人口% 2007～2013
出生	死亡	2000	2010	2013		2010	2011	2012	2013	
100	98	1.8	1.9	1.9	…	40230	41900	43430	44460	<2.0
…	…	4.8	3.8	3.4	…	…	…	…	…	…
>90	100	2.3	2.1	2.1	…	11990	13000	11980	9800	…
81	52	2.9	2.6	2.5	90	9030	9420	9660	11150	2.3
90	80	3.0	2.5	2.6	92	7880	8510	9490	10310	4.0
>90	95	3.3	2.7	2.8	74	6060	6120	6450	10850	<2.0
99	78	2.9	2.3	2.2	85	6550	6640	6720	7490	2.5
54	…	5.8	5.2	4.8	94	23750	25620	18570	23240	…
…	…	5.4	4.5	4.7	69	540	580	550	1180	…
100	100	1.3	1.7	1.6	100	19760	20850	22500	24230	<2.0
…	…	6.2	4.2	4.5	39	1040	1110	1110	1350	36.8
>90	100	3.1	2.7	2.6	…	4510	4610	4690	7610	5.9
100	100	1.7	1.9	1.9	…	37290	37670	38220	38480	<2.0
100	100	1.8	2.0	2.0	…	34440	35910	36720	37580	…
90	…	4.1	3.3	4.1	89	13170	13740	14090	17220	…
53	…	5.6	4.9	5.8	51	1300	1750	1830	1620	…
100	98	1.6	1.6	1.8	100	4990	5350	5770	7040	14.1
100	100	1.3	1.4	1.4	…	37950	40230	42230	44540	<2.0
63	…	4.7	4.2	3.9	67	1660	1810	1910	3880	…
>90	100	1.3	1.5	1.5	97	27050	25100	25460	25630	<2.0
…	100	2.6	2.2	2.2	…	9890	10350	10350	11120	…
97	92	4.8	4.0	3.8	76	4650	4760	4880	7130	13.7
58	…	6.0	5.2	4.9	41	1020	1020	970	1160	40.9
24	…	5.9	5.1	4.9	55	1180	1240	1100	1240	…
88	81	2.5	2.3	2.5	85	3450	…	3340	6550	…
80	…	4.3	3.3	3.1	…	…	1180	1220	1710	…
94	17	4.0	3.1	3.0	85	3770	3820	3880	4270	16.5
100	100	1.3	1.4	1.4	99	19050	20310	20710	…	<2.0
>90	100	2.0	2.1	2.1	…	27680	31020	33480	38870	<2.0
84	8	3.3	2.6	2.5	…	3550	3590	3910	5350	24.7
67	…	2.5	2.1	2.3	93	4200	4500	4730	9260	16.2
99	…	2.2	1.7	1.9	85	…	…	…	15600	…
99	65	5.0	4.7	4.0	79	3370	3750	4230	15220	3.9
>90	100	1.9	2.1	2.0	…	33370	34180	35670	…	<2.0
100	100	2.9	2.9	2.9	…	27630	27110	…	32140	<2.0
100	100	1.2	1.4	1.5	99	31130	32400	32920	34100	<2.0
98	…	2.6	2.3	2.3	87	7310	…	…	8480	…
100	100	1.3	1.4	1.4	…	34640	35330	36300	37630	<2.0
99	65	3.9	3.1	3.2	96	5800	5930	5980	11660	<2.0
100	91	1.9	2.6	2.5	100	10770	11250	11780	20570	<2.0
60	…	5.0	4.7	4.4	87	1680	1710	1730	2250	…
94	…	4.3	2.9	3.0	…	3530	3300	3870	2780	…
>90	95	2.4	2.3	2.6	94	…	…	…	…	…
98	96	2.7	2.7	3.1	99	2100	2180	2230	3070	5.1
75	…	4.6	2.7	3.0	…	2460	2580	2690	4570	30.3
100	100	1.2	1.5	1.6	100	16350	17700	21920	22970	<2.0
100	…	2.4	1.8	1.5	90	14080	14470	14160	17390	…
45	…	4.1	3.2	3.0	90	1960	2050	2170	3320	56.2

附录2-7 续表4

序列	国家	总人口（千人）2013	0～14岁人口% 2013	60岁及以上人口% 2013	人口年增长率(%) 2003～2013	城镇人口%			
						2010	2011	2012	2013
97	利比里亚	4294	43	5	3.2	48	48	49	49
98	利比亚	6202	30	7	1.3	78	78	78	78
99	立陶宛	3017	15	21	-1.1	67	67	67	67
100	卢森堡	530	17	19	1.7	85	85	86	90
101	马达加斯加	22925	42	5	2.8	30	33	33	34
102	马拉维	16363	45	5	2.9	20	16	16	16
103	马来西亚	29717	26	9	1.8	72	73	73	73
104	马尔代夫	345	29	7	1.8	40	41	42	43
105	马里	15302	47	4	3.1	36	35	36	38
106	马耳他	429	15	24	0.4	95	95	95	95
107	马歇尔群岛	53	30	9	0.1	72	72	…	72
108	毛利塔尼亚	3890	40	5	2.7	41	41	42	59
109	毛里求斯	1244	20	14	0.3	42	42	42	40
110	墨西哥	122332	29	10	1.2	78	78	78	79
111	密克罗尼西亚	104	35	7	-0.3	23	23	23	22
112	摩纳哥	38	18	24	1.4	100	100	…	100
113	蒙古	2839	27	6	1.4	62	69	…	70
114	黑山	621	19	19	0.1	61	63	63	64
115	摩洛哥	33008	28	8	1.1	58	57	57	59
116	莫桑比克	25834	45	5	2.6	38	31	31	32
117	缅甸	53259	25	8	0.7	34	33	33	33
118	纳米比亚	2303	36	5	1.5	38	38	39	45
119	瑙鲁	10	30	9	0.0	100	100	…	100
120	尼泊尔	27797	35	8	1.3	19	17	17	18
121	荷兰	16759	17	23	0.4	83	83	84	89
122	新西兰	4506	20	19	1.1	86	86	86	86
123	尼加拉瓜	6080	33	7	1.3	57	58	58	58
124	尼日尔	17831	50	4	3.8	17	18	18	18
125	尼日利亚	173615	44	5	2.7	50	50	50	46
126	纽埃岛	1	30	9	-2.7	38	38	…	41
127	挪威	5043	19	22	1.0	79	79	80	80
128	阿曼	3632	23	4	4.2	73	73	74	77
129	巴基斯坦	182143	34	7	1.8	36	36	37	38
130	帕劳群岛	21	30	9	0.6	83	84	…	86
131	巴拿马	3864	28	10	1.8	75	75	76	66
132	巴布亚新几内亚	7321	38	5	2.3	13	12	13	13
133	巴拉圭	6802	32	8	1.8	61	62	62	59
134	秘鲁	30376	29	9	1.2	77	77	78	78
135	菲律宾	98394	34	6	1.7	49	49	49	45
136	波兰	38217	15	21	0.0	61	61	61	61
137	葡萄牙	10608	15	25	0.2	61	61	62	62
138	卡塔尔	2169	13	2	11.9	96	99	99	99
139	韩国	49263	15	17	0.6	83	83	83	82
140	摩尔多瓦	3487	17	17	-1.1	47	48	48	45
141	罗马尼亚	21699	15	21	-0.2	57	53	53	54
142	俄罗斯	142834	16	19	-0.1	73	74	74	74
143	卢旺达	11777	43	4	2.5	19	19	19	27
144	圣基茨和尼维斯	54	26	13	1.3	32	32	…	32

附录2-7　续表5

生命登记覆盖人口% 2007～2013		总和生育率			成人识字率 (%) 2007～2012	人均国民收入 (美元，购买力平价)				日均<1美元 (购买力平价) 人口% 2007～2013
出生	死亡	2000	2010	2013		2010	2011	2012	2013	
4	…	5.9	5.2	4.8	61	340	540	580	790	83.8
…	…	3.2	2.6	2.4	90	…	…	…	…	…
100	100	1.3	1.5	1.5	100	17870	19640	23560	24500	<2.0
>90	100	1.7	1.6	1.7	…	61790	64260	60160	…	…
83	…	5.6	4.7	4.5	65	960	950	930	1350	87.7
2	…	6.2	6.0	5.4	61	850	870	730	750	72.2
>90	56	3.0	2.6	2.0	93	14220	15650	16270	22460	<2.0
93	84	2.8	1.8	2.3	…	8110	7430	7560	9890	…
81	…	5.8	6.3	6.8	33	1030	1040	1140	1540	50.6
100	100	1.6	1.3	1.4	…	24840	…	27000	28030	…
96	…	4.4	3.5	3.3	…	…	…	…	4620	…
59	…	5.1	4.5	4.7	59	1960	2400	2480	2850	23.4
>90	100	2.0	1.6	1.5	89	13960	14330	15060	17220	<2.0
93	99	2.5	2.3	2.2	94	14290	15390	16450	16110	<2.0
…	…	4.3	3.5	3.3	…	3490	3580	3920	3840	…
…	>80	1.2	1.5	1.5	…	…	…	…	…	…
99	92	2.2	2.5	2.4	97	3670	4290	5020	8810	…
>90	100	1.8	1.7	1.7	99	12930	13700	14590	14600	<2.0
94	25	2.7	2.3	2.7	67	4600	4880	5060	7000	2.6
48	…	5.7	4.9	5.2	56	930	970	1000	1040	60.7
72	…	2.5	2.0	1.9	93	1950	…	…	…	…
78	…	4.0	3.2	3.1	89	6420	6560	7240	9590	23.5
83	…	3.5	3.1	2.9	…	…	…	…	…	…
42	…	4.0	2.7	2.3	57	1210	1260	1470	2260	23.7
100	100	1.7	1.8	1.8	…	41900	43140	43510	43210	<2.0
100	100	1.9	2.2	2.1	…	…	…	…	…	…
85	68	3.3	2.6	2.5	…	2790	3730	3890	4440	8.5
64	…	7.5	7.1	7.6	…	720	720	760	910	40.8
30	…	5.9	5.5	6.0	61	2170	2290	2450	5360	62.0
>90	…	…	…	…	…	…	…	…	…	…
100	100	1.8	1.9	1.9	…	56830	61460	66960	66520	<2.0
…	87	4.4	2.3	2.9	87	…	…	…	…	…
34	…	4.7	3.4	3.2	55	2790	2870	2880	4920	12.7
…	…	2.0	1.7	2	…	11000	11080	16870	14540	…
>90	90	2.7	2.5	2.5	94	12770	14510	15150	19290	4.0
…	…	4.5	4.0	3.8	62	2420	2570	2740	2430	…
76	81	3.7	3.0	2.9	94	5050	5390	5720	7640	3.0
96	69	2.9	2.5	2.4	90	8930	9440	10090	11360	2.9
90	90	3.5	3.1	3.0	95	3980	4140	4380	7820	19.0
100	100	1.3	1.4	1.4	100	19060	20430	21170	22300	<2.0
100	100	1.4	1.3	1.3	95	24760	24440	24770	25360	…
>90	77	3.1	2.3	2.0	96	…	86440	…	123860	…
>90	99	1.4	1.3	1.3	…	29010	30370	30970	33440	…
100	90	1.6	1.5	1.5	99	3360	3640	3630	5190	<2.0
>90	100	1.3	1.4	1.4	98	14060	15120	16860	18060	<2.0
>90	100	1.2	1.5	1.5	100	19190	20560	22720	23200	<2.0
63	…	5.9	5.4	4.5	66	1150	1270	1320	1430	63.0
…	79	2.2	1.8	1.8	…	15850	16470	17630	20400	…

附录2-7　续表6

序列	国家	总人口（千人）2013	0～14岁人口% 2013	60岁及以上人口% 2013	人口年增长率(%) 2003～2013	城镇人口%			
						2010	2011	2012	2013
145	圣卢西亚岛	182	24	12	1.2	28	18	17	19
146	圣文森特和格林纳丁斯	109	25	10	0.1	49	49	50	50
147	萨摩亚群岛	190	38	8	0.7	20	20	20	19
148	圣马力诺	31	14	27	0.9	94	94	…	94
149	圣多美和普林西比	193	42	5	2.7	62	63	63	64
150	沙特阿拉伯	28829	29	5	2.3	82	82	83	83
151	塞内加尔	14133	44	5	2.8	42	43	43	43
152	塞黑	9511	16	21	-0.6	56	56	57	55
153	塞舌尔	93	22	10	1.0	55	54	54	53
154	塞拉利昂	6092	42	4	2.6	38	39	40	39
155	新加坡	5412	16	16	2.4	100	100	100	100
156	斯洛伐克	5450	15	19	0.1	55	55	55	54
157	斯洛文尼亚	2072	14	24	0.4	50	50	50	50
158	所罗门群岛	561	40	5	2.3	19	20	21	21
159	索马里	10496	47	5	2.7	37	38	38	39
160	南非	52776	30	9	1.2	62	62	62	64
161	南苏丹	11296	42	5	4.2	…	18	18	18
162	西班牙	46927	15	23	1.1	77	77	78	79
163	斯里兰卡	21273	25	13	0.9	14	15	15	18
164	苏丹	37964	41	5	2.4	40	33	33	34
165	苏里南	539	27	10	1.0	69	70	70	66
166	斯威士兰	1250	38	5	1.4	21	21	21	21
167	瑞典	9571	17	26	0.7	85	85	85	86
168	瑞士	8078	15	23	1.0	74	74	74	74
169	叙利亚	21898	35	6	2.4	56	56	56	57
170	塔吉克斯坦	8208	36	5	2.3	26	27	27	27
171	泰国	67010	18	15	0.4	34	34	34	48
172	马其顿	2107	17	18	0.1	59	59	59	57
173	东帝汶	1133	46	5	1.9	28	28	29	32
174	多哥	6817	42	4	2.6	43	38	38	39
175	汤加	105	37	8	0.5	23	23	24	24
176	特立尼达和多巴哥	1341	21	14	0.4	14	14	14	9
177	突尼斯	10997	23	11	1.1	67	66	67	67
178	土耳其	74933	26	11	1.3	70	72	72	72
179	土库曼斯坦	5240	29	7	1.2	50	49	49	49
180	图瓦卢	10	30	9	0.3	50	51	…	58
181	乌干达	37579	48	4	3.4	13	16	16	15
182	乌克兰	45239	14	21	-0.6	69	69	69	69
183	阿联酋	9346	15	1	10.2	84	84	85	85
184	英国	63136	18	23	0.6	80	80	80	82
185	坦桑尼亚	49253	45	5	2.9	26	27	27	30
186	美国	320051	20	20	0.9	82	82	83	81
187	乌拉圭	3407	22	19	0.2	92	93	93	95
188	乌兹别克斯坦	28934	29	7	1.2	36	36	36	36
189	瓦努阿图	253	37	6	2.4	26	25	25	26
190	委内瑞拉	30405	29	9	1.6	93	94	94	89
191	越南	91680	23	10	1.0	30	31	32	32
192	也门	24407	40	5	2.5	32	32	33	34
193	赞比亚	14539	47	4	2.9	36	39	40	40
194	津巴布韦	14150	40	6	1.1	38	39	39	33

附录2-7　续表7

生命登记覆盖人口% 2007～2013		总和生育率			成人识字率(%) 2007～2012	人均国民收入(美元，购买力平价)				日均＜1美元(购买力平价)人口% 2007～2013
出生	死亡	2000	2010	2013		2010	2011	2012	2013	
92	85	2.3	2.0	1.9	…	10520	11220	11300	10350	…
＞90	100	2.4	2.1	2.0	…	10830	10440	10870	10610	…
48	…	4.5	3.9	4.1	99	4270	4270	4250	4840	…
＞90	＞80	1.3	1.5	1.5	…	…	…	…	…	…
75	…	4.6	3.7	4.1	89	1920	2080	1810	2950	43.5
…	51	4.2	2.8	2.6	87	…	24700	…	53780	…
73	…	5.6	4.8	4.9	50	1910	1940	1880	2240	34.1
99	90	1.7	1.6	1.4	98	11020	11540	11430	12020	＜2.0
＞90	100	2.2	1.9	2.2	92	21210	25140	25740	23270	＜2.0
78	…	5.4	5.0	4.7	43	830	840	1340	1750	56.6
＞90	74	1.5	1.3	1.3	96	55790	59380	60110	76850	…
＞90	100	1.3	1.3	1.4	…	23100	22130	24770	25500	＜2.0
100	100	1.2	1.4	1.5	100	26660	26510	27240	28130	＜2.0
…	…	4.6	4.2	4.0	…	2210	2350	2130	1810	…
…	…	6.5	6.3	6.6	…	…	…	…	…	…
85	91	2.9	2.5	2.4	93	10360	10710	11010	12240	9.4
35	…	…	…	4.9	…	…	…	…	2190	…
100	100	1.2	1.5	1.5	98	31640	31400	31670	31850	2.3
97	…	2.2	2.3	2.3	91	5010	5520	6030	9470	4.1
59	…	5.1	4.4	4.4	…	2030	2120	2070	2370	19.8
99	100	2.7	2.3	2.3	95	…	…	8380	15860	…
50	…	4.2	3.4	3.3	88	4840	5930	4760	6220	39.3
100	100	1.6	1.9	1.9	…	39730	42200	43980	44760	…
100	100	1.4	1.5	1.5	…	50170	52570	55090	56580	…
…	92	3.8	2.9	3.0	84	5120	…	5120	…	…
88	…	4.0	3.3	3.8	100	2140	2300	2180	2500	6.5
99	…	1.8	1.6	1.4	…	8190	8360	9280	13510	＜2.0
100	100	1.7	1.4	1.4	97	10920	11090	11540	11520	＜2.0
55	…	7.1	6.2	5.9	58	3600	…	6230	6410	34.9
78	…	5.1	4.1	4.6	60	890	1040	900	1180	52.5
…	…	4.2	3.9	3.8	…	4580	5000	5020	5450	…
…	85	1.6	1.6	1.8	99	24040	…	22860	26210	…
99	37	2.1	2.0	2.0	79	9060	9030	9210	10960	＜2.0
94	78	2.4	2.1	2.0	94	15170	16940	18190	18760	＜2.0
…	…	2.8	2.4	2.3	100	7490	8690	9070	12920	…
50	…	3.6	3.1	3.0	…	…	…	…	5990	…
30	…	6.8	6.1	5.9	73	1250	1310	1120	1370	37.8
100	99	1.1	1.4	1.5	100	6620	7040	7180	8960	＜2.0
100	87	2.7	1.7	1.8	…	…	47890	…	…	…
100	100	1.7	1.9	1.9	…	36410	36010	37340	35760	＜2.0
16	…	5.7	5.5	5.2	73	1430	1500	1560	1750	43.5
100	98	2.0	2.1	2.0	…	47360	48820	52610	53960	＜2.0
100	99	2.2	2.1	2.0	98	13990	14640	15310	18930	＜2.0
＞90	…	2.8	2.4	2.3	99	3120	3420	3670	5340	…
43	…	4.5	3.9	3.4	83	4320	4330	4300	2840	…
81	100	2.8	2.5	2.4	96	12150	12430	12920	17890	…
95	…	2.3	1.8	1.7	93	3070	3250	3620	5030	2.4
17	…	6.3	5.2	4.1	65	…	2170	2310	3820	…
14	…	6.2	6.3	5.7	71	1380	1490	1590	3070	74.3
49	…	3.9	3.3	3.5	84	…	…	…	1560	…